# 极限运动医学

原　著　［意］弗朗西斯科·费莱蒂（Francesco Feletti）

主　译　郝跃峰　胡　丹

副主译　顾雪平　杨　兴

译者（按姓氏笔画排序）

万国杨　南京医科大学附属苏州医院运动医学中心

马　魁　南京医科大学附属苏州医院运动医学中心

严　凯　南京医科大学附属苏州医院运动医学中心

杨　兴　南京医科大学附属苏州医院运动医学中心

吴腾飞　南京医科大学附属苏州医院运动医学中心

陈群超　南京医科大学附属苏州医院运动医学中心

邵志强　南京医科大学附属苏州医院运动医学中心

周　静　南京医科大学附属苏州医院运动医学中心

郝跃峰　南京医科大学附属苏州医院运动医学中心

胡　丹　南京医科大学附属苏州医院运动医学中心

顾雪平　南京医科大学附属苏州医院运动医学中心

上海交通大学出版社
SHANGHAI JIAO TONG UNIVERSITY PRESS

## 内容提要

极限运动是一门新兴的以医学奉献为核心的极限运动学科。越来越多的人享受极限运动，不幸的是越来越多的人也因极限运动而受伤。本书适用于极限运动，提供了广泛的覆盖领域，远远超出通常的重大创伤和急性伤害。本书还涉及物理治疗、心理学、皮肤病学、眼科学、传染病学、生理学，以及营养学、训练、伤害预防策略、康复、兴奋剂、敌对环境中的治疗和法律方面的问题。讨论了一些不常考虑的主题，如保护设备和材料，暴露对全身振动的影响，以及冷暴露风险管理。

超过 60 位来自世界各地权威的专家对这本书做出了贡献，无论是主题还是插图都是经过精心挑选的。希望本书能在一个新的科学领域传递更多能量，让极限运动发展越来越好。

**图书在版编目（CIP）数据**

极限运动医学 /（意）弗朗西斯科·费莱蒂
（Francesco Feletti）著；郝跃峰，胡丹译 . —上海：
上海交通大学出版社，2023.6
    书名原文：Extreme Sports Medicine
    ISBN 978–7–313–24557–1

Ⅰ . ①极… Ⅱ . ①弗… ②郝… ③胡… Ⅲ . ①运动医学 Ⅳ . ① R87

中国版本图书馆 CIP 数据核字（2022）第 214710 号

**极限运动医学**

JIXIAN YUNDONG YIXUE

著     者：［意］弗朗西斯科·费莱蒂（Francesco Feletti）

出版发行：上海交通大学出版社

邮政编码：200030

印     制：上海景条印刷有限公司

开     本：787mm×1092mm  1/16

字     数：674 千字

版     次：2023 年 6 月第 1 版

书     号：ISBN 978–7–313–24557–1

定     价：188.00 元

译     者：郝跃峰  胡 丹

地     址：上海市番禺路 951 号

电     话：021–64071208

经     销：全国新华书店

印     张：28.75

印     次：2023 年 6 月第 1 次印刷

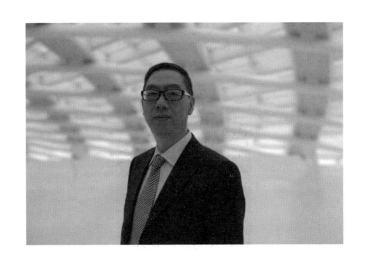

　　郝跃峰，主任医师，医学博士，南京医科大学骨科学博士生导师，苏州大学运动人体科学博士生导师，中国科学院苏州生物医学工程技术研究所客座研究员。苏州市立医院副院长，苏州医学会常务理事，江苏省医学重点专科骨科与运动医学首席专家和学科带头人。中华运动康复教育学院副院长。中华医学会运动医疗专委会运动促进与医务监督学组副组长、足踝工作委员会委员。中西医结合学会江苏省运动医学专委会主任委员、苏州市运动医学专业委员会主任委员。江苏省医学会运动医疗专委会候任主任委员兼运动促进健康学组组长。江苏省医学会创伤分会副主任委员兼运动创伤与修复重建学组组长。苏州市体育运动与赛事医疗保障指导中心主任，医学运动处方临床研究基地负责人。苏州市健康管理学会运动健康分会主任委员。江苏省首批医学拔尖人才，省333工程三层次培养人才。中华创伤骨科杂志通讯编委，中国矫形外科杂志编委。中国健康传播与教育协会健康传播大使，苏州市足球协会副主席，苏州市登山与户外运动协会副会长，2017年度苏州市"十大魅力体育人物"，2018年度苏州市"十大科学健身指导明星"。主要从事大运动医学、骨科、严重创伤、人工关节的研究以及健康生活方式传播。在学术界首先提出并积极推进大运动医学八大理念、四大技术，科学健身八大法则。首创并开设全国三级综合医院第一家"科学健身指导门诊"。主持开发并运营国内第一家"运动云医院网络平台"及"运动云医院科普版微信公众号"。

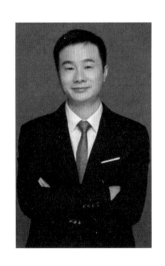

　　胡丹，主任医师，南京医科大学硕士研究生导师，南京医科大学附属苏州医院骨科与运动医学中心主任，市级临床重点专科学科带头人，国家级运动处方师，三级健康管理师。中华医学会运动医疗分会上肢学组青年委员会委员，中国医师协会骨科医师分会关节镜学组委员，中华医学会中华运动康复教育学院常委，中国医药教育协会肩肘运动医学专业委员会委员，江苏省中西医结合学会运动医学专业委员会副主任委员，江苏省医学会运动医疗分会运动创伤学组委员，江苏省医学会运动医疗分会运动促进健康学组委员。

　　长期从事骨科和运动医学临床工作，主要研究方向为关节外科和运动医学。曾在国内外多家著名骨科医院接受专业培训，美国芝加哥大学运动医学中心访问学者。擅长关节镜下微创手术治疗肩、肘、膝关节运动损伤性疾病。

# 原著序

　　极限运动不再是一个噱头，也不再是一个利基领域。尽管存在着潜在风险，在过去几十年里极限运动迅速发展，并获得了较高的知名度，还培养出了很多专业运动员（体育精英）和业余运动员。极限运动的参与者拍摄出了令人印象深刻的电影片段，包括惊险的特技表演以及重大车祸或未遂事故，不仅吸引了体育迷，还吸引了主流的电视媒体、观众以及广告商，并带来了相关的经济效益。对普通大众来说，极限运动存在的挑战和相关风险似乎高得不合理，但就像其他专业领域或更常见的运动追求一样，每一项极限运动都是经过数小时的训练和准备。

　　越来越多的人享受极限运动，不幸的是越来越多的人也因极限运动而受伤。随着体育事业的发展，未来的研究也让人们更好地了解极限运动的机制、损伤模式和伤痛诱发因素。所有研究人员和运动员都希望在不破坏极限运动冒险性质的情况下，使这项运动更加安全。研究极限运动需要对其进行深入了解，最好是从极限运动内部开始，因为与所使用相关的技术和设备的每一个小细节都有助于极限运动全球形势的发展。

　　Feletti 博士作为一名医生和一名极限运动员，他对极限运动的热情在这一综合领域是显而易见的，而且书中交叉了许多医学分支和领域，这在之前从未进行过任何讨论或介绍。我相信这将是医疗保健工作者了解和接触极限运动员的重要来源。

Omer Mei-Dan
Boulder, Colorado

# 原著前言

极限运动医学是一门新兴的以医学奉献为核心的极限运动学科。

极限运动不仅仅意味着运动的极限。极限运动应严格定义为需要特定技能的体育活动——参与者在运动不当的情况下面临重伤或死亡的风险的运动。

然而，目前尚不存在学者普遍认同的定义。在定义极限运动时，风险起着不可否认的关键作用，但一项活动需要多大的风险才能定义为"极端"，这是值得商榷的。感知到的风险可能优先于任何实际危险。

因此，许多涉及速度快、海拔高或极度紧张的活动通常定义为与真正危险水平无关的极限运动。

与传统运动相比，极限运动有几个显著突出的特点：

·人们从日常生活中摆脱束缚，克服自身极限。

·因为生活环境和气象环境的作用，许多极限运动的表现取决于自然力并开始挑战物理规律；极限运动的易变环境与传统体育赛事的可控环境形成鲜明对比。

·高科技设备的重要性以及创新方法对极限运动具体行为的应用（例如，在单人海洋帆船赛中的特定生活节奏管理）。

·对集体想象力和媒体兴趣的吸引有着显著的影响，这是营销活动和时尚界所利用的强烈吸引力。

尽管有一些例外，极限运动也有以下特点：

·极限运动的独立性，通常单独练习或在环境恶劣的地区练习。

·在评估成绩时，更注重审美标准而不是传统的定量参数（距离、时间、分数等），对于很多极限运动来讲，竞争不是极限运动的核心。

极限运动从未如此流行过。今天，全世界数以百万计的人都在进行这项运动，这是医学界需要面对的一个事实。

事实上，到目前为止，医学只在有限的基础上研究这些运动，主要是处理他们的突发伤痛。

然而，运动过度带来的伤痛和疾病、特定的心理－身体训练、运动前准备和治疗康复计划以及特定的饮食和营养补充也需要进行评估。

在极限运动领域工作的专业人员必须具备所需的知识和技能，以便在偏僻恶劣的环境中进行事故处理。

涉及许多医学专业的多学科方法是必要的——物理治疗、心理学、生理学，以及工程学、人体工程学、物理学和材料学。

研究遇到许多困难而且需要不同的方法。一方面,极限运动参与者由于文化水平的限制,可能不愿意参加医学研究。另一方面,由于所涉及的变量较多,因此进行这些研究是比较困难的,传统体育项目中采用的评估参数可能不适用于极端运动的许多活动项目。

例如,在极限运动中的许多活动是间歇性进行的,所有以练习时间评估受伤率并不完全准确,因为在运动场上的时间不一定在训练。

因此,在研究、支持、预防、诊断和治疗方面,应该以一种新的且更有意义的方式来评估极限运动。

本纲要包括世界范围内极限运动医学关键领域中最权威专家的公开贡献。

本书没有系统的结构,作者允许自由地讨论主题。由于主题的广泛性和相关主题的多样性,编辑特地采用这种方法。这项开创性的工作,在一个新的科学领域传递了能量,这个新的科学领域肯定会继续发展而且越来越好。

Francesco Feletti

2016 年 5 月写于意大利拉文纳

# 目 录

## 第一部分　极限运动医学概论

# 第二部分　极限运动所发生的损伤和疾病

# 第三部分　预防、训练和康复

# 关于编者

Francesco Feletti 博士是一位热爱极限运动的医学专家。

他目前是意大利拉文纳 S.Maria delle Croci 医院的放射科医生。

他与米兰理工大学合作，从事顶尖的极限运动医学学术研究，并于 2013 年与他人共同创办了极限运动国际医疗科学研究中心。

他是国际极限运动医学大会（位于美国博尔德）的教员和讲师，也是该大会驻欧洲大使。

他在许多极限运动方面有 20 多年的国际运动经验和帆板运动的背景，从事帆板运动和担任帆船教练都让他以独特的视角来洞察整个世界。

# "意外"和"事件"的使用

在整本书中，作者决定使用"意外"这个词，不选用"事件"这个词。

许多行业、政府机构、法律和科学领域，不会使用"意外"一词，或者即使使用，也会有争议，因为这个词意味着事件不可避免（即偶然事件或不可抗力）且无法预防。

这就是 2001 年《英国医学杂志》（*British Medical Journal*，*BMJ*）在一篇社论中禁止使用"意外"一词的原因，且引起了激烈讨论。

然而，在某些领域，如航空业，"意外"和"事件"用于描述不同特征的事件，会对风险实际管理产生影响。

特别是在航空领域，这两个术语都可以指能够采取预防措施的事件。"意外"一词可用于描述造成任何伤害、物质损害或死亡的事情，而"事件"一词，使用范围更广，可用于描述可能影响安全的事情。

"意外"一词在医学文献中也很常见，特别在有关极限运动的医学文献中广泛使用。

极端运动医学会涉及专门的方法和术语，如前文所述，因为极限运动这种运动的特殊性，在极端运动预防伤害领域中合适术语的选择可能特别复杂。

在极限运动医学领域，使用"意外"和"事件"可能有助于区分不同特征的事件。更重要的是，"意外"的使用很难用其他词来替代。

特别是，"意外"一词通常适用于下列事件：

·实际上会产生不良后果，如物质损害、人身伤害、疾病或死亡；

·包括环境和天气条件、设备故障或人为错误等一连串复杂事件导致的意外情况。

因此，"意外"可适用于指在乘坐或驾驶特定的极限运动车辆或飞行器（如跳板、降落伞、滑翔衣、山地自行车等）时发生的伤害。

或者，"事件"一词更为笼统地指某件事情：

·影响或可能影响人身安全的情况，也包括未遂；

·不属于极限运动标准表现的一部分，无论是运动员故意行为或误判，即因疲劳或处于极端环境（如极限潜水中的醉氮）中所造成的暂时性精神损害。

因此，在极限运动的特定环境中，"意外"一词暗含不可预测性，"意外"适用于由各种复杂原因引起的事件，其中许多原因很难预测，如环境和天气相关因素。

然而，"意外"一词的使用并不意味着运动员任凭命运摆布；仍然有可能采取预防措施来尽量降低风险或防止一连串意外的发生并进行干预。这是极限运动医学的目标之一。

出于上述原因，本书认为应该选择使用"意外"这个术语，但研究者仍可根据他们所讲述的内容选最适合术语。

我们认为，无论采用哪个术语来描述受伤事件，通过不同方式对极端运动进行干预，防止受伤是每个章节以及整本书的重要目标。

## 参考文献

［1］Davis RM, Pless B. BMJ bans "accidents" Accidents are not unpredictable. BMJ 2001;322:1320. doi:10.1136/jech.2003.017715. PMCID: PMC1733021.

［2］Pless IB, Hagel BE. Injury prevention: a glossary of terms. J Epidemiol Community Health. 2005; 59(3): 182–185.

［3］International Civil Aviation Organization. International standards and recommended practices. Annex 13 to the Convention on the International Civil Aviation. Aircraft accidents and incidents investigation. http://www.cad.gov.rs/docs/udesi/an13_cons.pdf.

Francesco Feletti
意大利拉文纳 S.Maria delle Croci 医院放射诊断科
罗马涅地方医疗信托

意大利米兰
米兰理工大学
电子系，信息与生物工程

# 第一部分

# 极限运动医学概论

# 1 心理学与极限运动体验

Eric Brymer 和 Susan Houge Mackenzie

## 1.1 内容介绍

在过去的 40 年里，极限运动的普及呈指数增长。这一现象同参与其他体育运动和休闲活动选择的重大转变一并发生；近几十年来，"极限"或冒险运动中的参与率增长率远远超过了许多传统体育活动的参与增长率。据此，人们通过崭新的渠道着重去寻找生活的意义，所以这一现象不应该是"昙花一现"，而是人们参与选择的重大转变。从这个角度来看，极限运动提供了一种发泄的方式，可以消除人为规则限制的存在，这些人为规则使人与人之间的潜能没有激发出来。

关于极限运动参与者的心理体验，这部分由于缺乏通用术语和操作定义，学术文献仍然不够完整。虽然"极限运动"一词众所周知，但对于什么是"极限运动"，人们仍然感到困惑。例如，"高速运动""自由运动""冒险运动""生活方式运动""另类体育""动作运动"和"快板运动"等术语经常与极限运动交替使用，用于描述同一类型的活动。有时"极限运动"一词被用来指非传统的青年竞技运动，如滑板和 BMX。另一些时候，它指那些几乎不需要技巧或专业知识的活动，如商业漂流和蹦极。在某些情况下，"极限运动"一词是各种冒险体验的同义词，如登山、攀岩、滑雪和皮划艇运动。此外，关于极限运动是否必须是个人活动或者是否可以包括团队活动（如彩弹游戏和乘竹筏漂流），也存在争议。

E. Brymer (✉)
利兹贝克特大学体育学院
英国利兹大学
电子邮件：e.brymer@leedsbeckett.ac.uk
S. Houge Mackenzie
旅游管理与公共基础系
加州理工学院行政学院
美国加利福尼亚州波莫纳圣路易斯奥比斯波大学
电子邮件：mackenzi@calpoly.edu

© 斯普林格国际出版社，瑞士，2017 年
F.Feletti （编者），极限运动医学，DOI 10.1007/978-3-319-28265-7_1

这种概念上交叉使用的后果包括不精确的定义、模型和理论的发展，它们不能充分反映不同参与者的生活经历。例如，研究人员可以从蹦极的研究中推断出结果来解释那些参与定点（摩天大楼、高塔、跨越物和地表）跳伞的人的心理过程，从而假设定点跳伞和蹦极沿同一物体在不同位置降落。同样，一项对年轻跳伞者的研究说明，年轻跳伞者将寻求刺激作为主要动机，从而会错误地推断出所有跳伞者的动机都是为了寻求刺激。

在本章中，我们将极限运动定义为，在活动中出现错误操作或意外极易导致死亡的独立的冒险活动。这一定义的典型活动包括定点跳伞、极限滑雪、瀑布皮艇运动、巨浪冲浪运动、高难度水平登山和"单人自由"攀登。定点跳伞是一项降落伞运动，参与者从离地面只有几百英尺的坚固结构（如桥梁、建筑物、悬崖）上跳下。在极限滑雪中，参与者滑下陡峭的悬崖时很可能因失控而摔倒。极限皮艇运动员所挑战的瀑布在国际激流分级系统中被评为"门户"或航行难度最大（即 6 级）。冲浪者面对超过 20 英尺（1 英尺 =0.30 米）高的巨浪，这种运动甚至导致知名冲浪者死亡。高难度水平的登山活动在死亡地带（8000 米）之上，在那里登山者的身体处于生理极限状态。单人自由攀爬需要在没有绳索或其他辅助设备保护的情况下在高岩石结构上攀爬，如约塞米蒂的 Half Dome。

## 1.2 极限运动的传统心理学观点

直到最近，研究人员和理论家提出普遍假设的前提是，参与极限运动的人是非正常人，具有"死亡愿望"，其动机完全是为了追求刺激和冒险，且与普通人群的动机完全不同。人们认为这类运动的参与者通常是自私的男青年，他们"对'极限'运动的特性、风险和危险着迷"。大众媒体和广告反映了这些看法。这些看法背后的假设是，参与者喜欢冒险，他们可能对所从事的极限运动不够熟练，但是却极度渴望自己与极限运动相关的魅力形象联系起来。研究人员和大众媒体认为，如果死亡是必然结果，为什么还会有人愿意从事这项冒险活动呢？给出的解释认为，参与者是"疯狂的人"，他们具有"离经叛道"的特征，由于深层次的、未满足的心理需求和（或）肾上腺素上瘾，使他们更容易产生不正常的冒险行为。这些假设甚至导致一些理论家认为，参与极限运动的这种行为类似于吸毒或其他的社会不正常行为。

参与极限运动人数的增加和差异化也导致心理学理论和模型的产生，这些理论和模型试图解释这些看似"自相矛盾"的追求。一些占主导地位的理论仍用来解释极限运动的动机，这些理论包括寻求刺激、精神分析、"T"型人格、逆转理论和边缘因素。以下各节简要概述和讨论了这些理论。

### 1.2.1 寻求刺激

寻求刺激理论通过一种人格特征解释了对极限运动的参与，这种特征导致一些人寻求更大的新刺激。因此，"天生具有寻求刺激"的个体更喜欢去冒险，例如，那些在骨子里就喜欢冒险的人。寻求刺激理论解释了为什么一些人似乎总有一个内在的需求，来不断寻求刺激，经历复杂的或新颖的体验。Zuckerman 将"寻求刺激"定义为"寻求多样、新颖、复杂和强烈的感觉和体验，并愿意为这种体验承担身体、社会、法律和财务风险"。这一理论认为，为了保持最佳刺激水平，刺激寻求者所需要的刺激水平需要高于非刺激寻求者的刺激水平。

这一理论提出了四种不同类型的寻求刺激行为：寻求刺激和冒险（thrill and adventure seeking，TAS）、寻求体验（experience seeking，ES）、无聊敏感性（boredom susceptibility，BS）和抑制解除（disinhibition，DIS）。四种不同类型的寻求刺激行为测量相关心理量表已经制定出来，用于衡量个体对每一种行为类型的积极或消极倾向的程度。每个量表上的个体得分累积起来给出整体的感觉寻求量表（sensation-seeking score，SSS），可从整体上衡量寻求刺激的特征。TAS 量表可测量寻求冒险、刺激性运动或其他活动的个体需要，是极限运动中最常用的量表。ES 量表可测量与通过头脑或感觉寻求刺激以及对非常规的需求。DIS 量表可测量一个人对社会刺激的需求，对可能产生抑制解除的体验的追寻动机进行测定。BS 量表可测定个人对单调和不安的厌恶程度。

目前有许多关于寻求刺激和"极限运动"的研究。然而，有两个因素常常模糊了对结果的解释：对极限运动的不同定义和以冒险为前提的假设。在这些研究中的许多运动都不符合本文所给出的极限运动的定义，而那些符合这一定义的极限运动则没有确定性发现。

例如，Goma 的一项研究调查了登山家（$n=27$）、登山运动员（$n=72$）、从事冒险运动但与登山无关的普通运动员，如静水皮划艇运动员和洞穴探险家（$n=221$）以及不参与任何冒险运动的普通人（$n=54$）。Goma 认为，在这项活动中登山家是极端运动员，因为他们有可能会在登山途中死亡。作者发现，无论是登山家组还是登山运动员组或普通冒险组，在任何一种寻求刺激量表上所有小组都没有显著差异。然而，登山运动员组的 TAS 和 ES 得分明显高于普通冒险组。这一结果表明，极限运动参与者没有比"非极限"冒险参与者更倾向于寻求刺激。然而，事实上不认为登山运动员组的人员属于极限运动的运动员，与普通冒险组相比，登山运动员组在 TAS 和 ES 得分方面明显较高，这意味着，如果寻求刺激理论有用的话，登山运动员组的效果可能会达到极限。

Slanger 和 Rudestam 通过对比攀岩运动员、滑雪者、小型飞机驾驶员与传统运动员（如保龄球运动员和健身者），研究参加极端运动、高风险运动和传统运动的参与者之间寻求刺激方面的差异。根据本章中的定义，要探讨的是各组在运动过程中出现错误后，死亡风险是否有差异。研究发现，极高危组和低危组之间没有显著差异。作者认为这些发现可能反映了一些原因。一种看法是寻求刺激理论在区分极限运动和非极限运动中不起作用。另一种看法是，寻求刺激理论是有效的，但量表可能需要进一步细化，以反映个体在寻求刺激上的差异。

寻求刺激理论可能有助于解释某些行为模式或参与高风险运动的原因，但这一理论可能不能全面解释极限运动员的动机。寻求刺激可能表明对"高风险"运动的潜在兴趣，但这一特征不一定能预测这类人参与极端运动的可能性高。寻求刺激研究的综合结果表明，参与极限运动除了寻求刺激之外，可能还受到一系列因素的影响。

### 1.2.2 逆转理论

逆转理论一种动机和情感的一般理论模型，与元动机状态（metamotivational state）

相对立。元动机状态是一种思维框架，或是一种更高层次的动机水平，它决定了一个人在任何给定时间如何解释他们的情况。众所周知，元动机状态是指看待事物夹杂有一种主观态度；一个人总是在元动机镜片的背景下有所"发现"，或者更恰当地说，有所感受。个人情绪、动机和情感的变化是通过这些对立的元动机状态之间的定期交替或反转来激发的。虽然有四对对立的元动机状态，但在极限运动中，大多数逆转理论的研究都集中在目标导向/非目标导向状态。人们认为这些状态与极限运动高度相关，因为这些状态能够解释强烈情绪为什么会通过不同的方式表现出来，例如，在相同的外界环境中感受兴奋与焦虑。

目标导向（telic）状态主要是一种以目标导向的非刺激寻求的严肃动机，而非目标导向（paratelic）状态主要是一种自发的、好玩的和寻求刺激的动机。在目标导向状态下，当前活动是达成未来重要目的的一种手段，且想法动机也是以未来目标为导向的。过度刺激会导致焦虑或恐惧，而低度刺激则会导致放松和愉快。非目标导向状态与目标导向状态正好相反，在非目标导向状态下，活动作为目的来追求，注意力集中在以活动过程为导向的目标中。高度唤醒是一种兴奋的体验，而低度唤醒是一种无聊的体验。

目标导向（telic）状态和非目标导向状态反转取决于是否存在"保护框架"。顾名思义，"保护框架"在危险时出现的保护感（例如，对自己、他人或装备安全性的信任）。当保护框架处于活动状态（为非目的导向状态）时，刺激增加会使人感到兴奋和挑战；少保护框架处于非活动状态（为目的导向状态）时，刺激增加会使人会感到焦虑。尽管逆转理论更多的是基于状态而不是基于特征，但是人们认为个人的支配状态往往比其他状态更容易反转。例如，在严肃的场合花费更多时间的人们，他们的为目的状态是"以目的导向为主导"的，而在嬉戏的场合花费更多时间的人们，他们的为好玩状态是"为好玩主导"的。

对跳伞运动员优势的研究证明了该理论的有效性。Kerr 等的研究一般支持这样一种假设，即经常参加极限运动的参与者是为了寻求刺激（即以好玩为主）。例如，与马拉松运动员、健身教练或普通人相比，普通冲浪运动员、驾驶冲浪板冲浪运动员、摩托车赛车手和跳伞运动员的刺激回避水平明显较低。Shoham 等还记录了高空跳伞运动员、攀岩者和深海潜水员（$n=72$）中的低刺激回避水平（即无目的支配为主）。然而，这些研究并没有明确区分极限运动和高风险运动，因此，将研究结果推演到典型的极端运动参与者身上可能并不合适。此外，这些研究无法解决的一个问题是参与者是因享受高唤醒状态而参加了极限运动，还是因参与极限运动而学会了享受高唤醒状态。因此，最初参与极限运动的动机问题仍然存在。

最近关于逆转理论的研究进一步扩大了对参与极限运动的狭隘看法。例如，Kerr 和 Houge Mackenzie 对冒险运动专家的深入定性研究强调了极限运动参与者动机方面的多样性。专家们确定了不同的动机，包括目标实现、与自然环境的联系、社会动机和愉悦的动作感受（通过在水或空气中移动），以及其他动机，例如摆脱无聊、冒险、突破个人极限和克服恐惧。作者得出的结论是，动机超越了兴奋状态或参与者寻求刺激的解释，并确定了需要探索更全面的参与动机模式。

### 1.2.3 边缘因素

边缘因素（edgework）定义了激发自愿冒险欲望的社会因素，以及这种经历所产生的感觉。边缘因素还强调了自愿承担风险的各种动机，例如在现代社会往往缺乏掌握身体平衡、自我控制、自给自足和效率。"边缘因素"一词源自个人的欲望，以探索自己在一系列问题上的控制边缘或界限。一些人经历了幸存事件的"强烈的刺激"后，将他们的心理和身体推到边缘极限，立即感受到了对他们生活的高度控制。边缘因素的有关活动是指"对一个人的身心健康或有秩序的存在感有明显的威胁"的活动。边缘代表着生命与死亡、混乱与秩序、意识与无意识等对立状态之间的狭小边界。

对边缘因素进行的研究表明，在冒险活动中挑战各种"极限"（如竞争极限/控制极限）是主要的动机，边缘因素研究者试图通过提高身体和精神极限来确定他们的"性能极限"。为了保持这种"极限"，边缘因素本质上需要不断地调整挑战和技能的平衡。边缘因素体验的特点是自我实现感、感觉知觉改变与关键对象、"超现实"和无法完全表达的经历和体验融为一体。Lois 对志愿搜救人员（年龄在 22～55 岁）的纵向研究得出以下结论：在一次严重的救援中，个人经历了四个阶段：准备阶段、表现阶段、边缘超越阶段和边缘扩展阶段。这些发现的推断可能是极限运动员是处于相同阶段的边缘工作者。相反，Celsi 等人发现极限运动参与者没有感觉到他们正处于控制的边缘。相反，他们表示，如果他们觉得他们的控制范围过度扩大，他们更愿意停止活动或推迟一天。虽然边缘因素确定了可能推动关键的社会学因素，并强调积极参与的结果，但边缘因素却忽略了相关的心理动机和益处。

### 1.2.4 其他理论

其他解释极限运动的理论包括 T 型人格理论和精神分析。在 T 型人格理论中，"T"型人格的人会寻求刺激，而"t"型人格的人则会规避风险。在这种情况下，大"T"代表刺激，而具有大"T"性格的人倾向于寻求刺激、冒险、激情和新奇的感觉。这一理论的主要区别之一是承认"T"型人格的建设性（如创造力、发明）和破坏性（如破坏、犯罪）的结果。然而，对这一理论的研究很少，因此，它仍然是一个未经检验的一维理论。

精神分析理论用来解释通过死亡愿望和病态欲望的其他假设参与极限运动。例如，Hunt 通过对深海潜水员的研究得出的结果，解释了参与"风险运动"的总体情况。Hunt 认为，日常生活中的病态问题表现为攻击性幻想、缺乏力量以及对男性化和双性恋的担忧，可能会导致一个人从事危险运动："从事的运动越危险越暴力，双性恋、男性化、侵略性和性虐待的问题就越可能出现"。尽管存在这些猜测，Hunt 得出结论，认为个体对童年模式的反应不同，她的发现可能只适用于某些极限运动运动员，而不是所有极限运动运动员。有趣的是，她还发现从事极限运动与丰富的智力以及对创造力和意义的渴望之间存在着联系。这项研究的存在局限性：只关注男性参与者而不涉及女性参与者或他们的动机，而且只关注对病态的解释。

总之，在呈现极限运动运动员的整体心理图景方面，寻求风险或刺激的解释有相当大的局限性。也许正如 Farley 指出的那样：

太多的精力花在了对那些与我们不同的人进行病态诊断上。我有时认为心理学家看到了太多的病态……相反，这些人都在挑战极限，这就是他们的生活。他们不要没有挑战极限的生活。对他们来说，这样的生活就没有生命。

## 1.3 超越风险和刺激

Milovanovic 认为，以风险为中心的极限运动参与解释过于简单化，根据不熟悉的非参与者观点，而不是参与者本身的经验。此外，以风险为中心的参与者通常受到基于行为赤字模型的理论驱动。这些理论可能依赖于没有参与者报告所支持的先验判断或假设。

例如，Celsi 等列举了许多备受尊敬的极限运动员的例子，这些极限运动员在个人能力范围内参与极限运动并发挥得很好；这些运动员发现参与的运动超出了自己的个人能力范围，更愿意将他们的活动推迟到晚些时候。Pain 的团队观察到极限运动员花费大量的时间和精力来练习高水平技能，进行全面规划，并深入了解他们的特定活动。这些运动员研究所有可能的变量，如环境、他们的装备和天气。

有趣的是，对摩托车手、定点跳伞者和登山者的死亡率进行统计比较表明，与骑摩托车相比，定点跳伞造成严重伤害的可能性要小很多。也许，正如 Storry 所认识到的那样，更愿意专注于"风险"或"刺激"的动机完全忽略了这一点。极限运动不一定是风险的同义词，参与也不一定会遇到风险。相反，研究表明，极限运动的参与者是谨慎的、训练有素的、准备充分的、自我意识强的，并且更愿意受到控制。这一结论得到了Pain 和团队的支持。

尽管公众有这样的看法，极限运动员还是需要长期的照顾、高强度的训练和准备，最重要的是遵守纪律和极限控制。大多数极限运动员都很清楚自己在面对明显危险时的优势和局限性。对登山者的广泛研究结果表明，这些人不想因为超越个人能力而把自己的生命置于危险之中。

对冒险欲望的简要关注也使人很难解释为什么一个人要选择滑雪或定点跳伞，而不是冲浪或登山。这些通常都是在参与前几年做出的有目的的选择。如果冒险是这些活动的唯一目的，值得怀疑参与者在进行他们选择的追求之前，是否会花数年的时间准备确保相对的"安全"。例如，在一些例子中，参与者需要大约 6 年的时间来计划一次定点跳伞和需要大约 14 年来计划一次探险。因此，严格以风险为动机或倾向于冲动的参与者可能会选择其他更直接的方式来追求风险和体验刺激。

总之，遵循传统理论观点的极限运动研究人员普遍认为，参与极限运动的动机是风险和刺激。研究人员通常认为极限运动参与者是那些寻找刺激和不确定性的自欺欺人者。然而，证据表明这些假设在很大程度上可能是不够准确的。事实上，对风险的传统关注可能来源于我们对风险的厌恶或我们渴望从风险中释放出来的强迫性欲望。"风险"这一概念一直作为生活的一部分；直到最近，人们才把缺乏确定性和控制周围环境的必要性作为一种构造加以限制，并将其贴上了"越轨"的标签。极端运动的体验可能会起到一种因社会对风险的厌恶而忽视的许多因素的作用。此外，以风险为中心的极端运动的解释完全集中在潜在的负面结果上。这种方法的问题是：①文献记录了不符合传统风险动机假设的特征和统计数据；②对风险的关注在很大程度上掩盖了极限运动体验的其他方面；以及③传统理论驱动的观点往往与极限运动参与者的现实情况不符。因此，对参与极限运动的整体调查可能导致对这一现象的理论和理解更加多样化。

## 1.4 对参与极限运动积极的心理解释

以下各节概述了参与极限运动积极的心理解释，这些心理解释源于对极限运动参与者生活经验的调查。在本节中，我们通过参考已发表的文献和新的研究数据，证明极限运动体验不需要以风险为动机并且有许多积极的心理解释。

### 1.4.1 高峰体验和流动体验

高峰体验和流动体验具有相似和重叠特性。高峰体验聚焦在超快乐的实现上，而流动体验则是一种完全沉浸在手头的任务中、以最佳体验为特征的内在价值体验。尽管这两者存在差异，但都是积极主观体验，并为极限运动的动机提供了依据。Csikszentmihalyi 将流动体验描述为一种非常愉快的体验，人们想为了自己的利益而重复它，而不管外部回报如何。流动体验记录了包括极限运动、外科手术和插花在内的各种活动状态。例如，攀岩的"深度体验"或"深度玩耍"是"一类特殊流动体验的突出事例"。用于描述流动体验的术语包括"进入区域"和"乐趣"。早期的攀岩流动体验研究表明，除了存在冒险或寻求刺激外，还有一系列的动机和积极的经验（见表1.1）。最初的流动体验就已经包括了九个流程维度：挑战技能平衡、行动和意识的融合、明确的目标、明确的反馈、专注于手头的任务、控制悖论、丧失自我意识、时间转换和自动终端体验。

表 1.1 攀岩的流动体验与规范的生活经验相比较 ( 版权所有 © 由 Jossey–Bass Inc. 于 1975 年 )

| 规范生活 | 攀岩生活 |
| --- | --- |
| 信息噪声：注意力分散和分心 | 心一境性 |
| 界限、需求、动机、决定、反馈的模糊性 | 限制、需求、决策、反馈的清晰性和可管理性 |
| 行为与意识的分离 | 行为与意识的合并 |
| 无法控制的、隐藏的以及不可预测的危险 | 有待评估和控制的明显危险 |
| 焦虑、忧虑、困惑 | 幸福、健康、远见 |
| 时间的奴役，生命的冲刺 | 超越时间的限制：永恒 |
| 以结果导向的；威逼利诱专注于外来的、外在物质和社会回报 | 以过程为导向的；专注于自我和内在回报；征服无用的人 |
| 身心二元论 | 恍惚 |
| 缺乏自我理解，虚假的自我意识，自我之间的战争 | 理解真实的自我，进行自我整合 |
| 与他人沟通不当；伪装、身份和不平等秩序中的角色；虚假独立或错位依赖 | 在平等的秩序下与他人进行直接和即时的沟通，这是对他人真实和受欢迎的依赖 |

（续表）

| 规范生活 | 攀岩生活 |
|---|---|
| 对人类在自然界或宇宙中的地位的困惑，与自然秩序的隔离，对地球的破坏 | 人在宇宙中的地位感、与自然的统一性、心理与环境生态学的一致性 |
| 关注的肤浅，意义的贫乏 | "向上"的深度；遇到终极问题 |

马斯洛认为高峰体验在自然界中几乎是神秘的，并把它们概括为"'小小的死亡'和各种意义上的重生"。Panzarella（1980）坚持认为，高峰体验的经历更有可能发生在自我实现的人中。在一项对资深跳伞运动员的研究中，Lipscombe（1999）发现所有参与者报告了马斯洛19项高峰经验特征中的至少八项（见表1.2）。这八个特征是全神贯注、丰富的知觉、对经验的敬畏或崇敬、一分为二的融合、个体的融合、体验或对象统一、自我超越和完美的内在经验。Lipscombe认为，可能只需要这些特征中的三个就可以实现高峰体验。这些结果表明，经验丰富的跳伞运动员的高峰体验可能不依赖于对风险或刺激的感知，而是来自对"敏锐的幸福、和平、平静和静止、超然、独特、自由、漂浮、飞行和失重、狂喜、在当下、沉浸在当下和某一刻、不朽、团结、改变对时间和空间的理解、自我确认和对他人的认识"的感觉。

表1.2 马斯洛的19个高峰体验特征

| 特　　征 | 意　　义 |
|---|---|
| 体验或对象统一 | 完全和谐 |
| 全神贯注 | 完全吸收经验 |
| 物体本身的性质 | 无意义感 |
| 丰富的知觉 | 失去的经验 |
| 对经验的敬畏或崇敬 | 最幸福的时刻，狂喜 |
| 世界的统一 | 感觉世界是统一的 |
| 抽象知觉 | 超越现状 |
| 一分为二的融合 | 人与经验的融合 |
| 感觉像上帝一样 | 最大潜力/完全控制 |
| 非分类感知 | 一种新的视角 |
| 自我超越 | 它们是一种活动 |
| 自我证明时刻 | 作为结束本身的经验 |
| 没有时空意识 | 缺乏时空意识 |
| 经验在本质上完美 | 一切都是完美的，美丽的，持久的 |
| 绝对意识 | 最终的真相是体验得出的 |
| 毫不费力 | 在执行技巧上无意识地思考 |
| 丧失恐惧 | 心理防御的瞬间丧失 |
| 个体的独特存在 | 体验一个人独特自我的全部 |
| 个人的融合 | 感觉完整或在一起 |

对极限运动体验的研究反映了高峰体验和流动体验研究中确定的许多概念。例如，Brymer 和 Schweitze 发现，极限运动运动员描述的时间变慢和深刻的、有意义的体验是自由感的缩影。Brymer 等人还描述了极限运动如何通过联系和融合的感觉改变个人体验自然环境的方式。最近流动体验的研究进一步支持了极端运动参与者本质上是由流动体验维度驱动的这一观点，并建议研究人员重新考虑极限运动员和冒险运动员之间"流动体验"的传统特征。研究表明，与单一的流动体验不同，冒险运动员可能会经历一系列兴奋程度、感知挑战、技能水平和阶段各不相同的流动体验状态，这取决于他们注意的焦点和目标。这些进行研究的参与者同时经历了为目的流动体验（一种严肃的、以结果为导向的状态）和为好玩流动体验（一种有趣的、以过程为导向的状态）。尽管这两种流动体验状态同样令人心情愉快，但它们却认为是在质量上的不同体验。在巨大挑战的情况下，例如极限运动中，参与者的状态最常描述的是为目的流动体验。在这种状态下，参与者试图降低他们的兴奋程度和目标实现所带来的快感，而不是兴奋或刺激的感觉。相比之下，为好玩流动体验代表了一种更传统的极限运动参与模式，在这种模式中，高度的挑战和高度的兴奋程度是令人愉快和兴奋的。在这些研究中，参与者报告为目的流动体验比为好玩流动体验更频繁，这表明他们通常是由流动体验维度驱动而不是感觉寻求或立即兴奋。

高峰体验和流动体验似乎包含了许多极限运动的运动体验。然而，其他因素的出现可能进一步加深我们对高峰体验和流动体验的理解。极限运动运动员描述的特征似乎与现有的特征不太相符。例如，Brymer（2009）报告说，参与者经历了持久的转变。这一长期效应与马斯洛定义的短暂高峰体验形成了对比。参加者还报告了这样的期望：每次极限运动被重复时，都会伴随着高峰体验和流动体验。这一发现也与马斯洛的假设（高峰体验很罕见，或者说是一生中只发生一次）形成了对比。因此，极限运动体验可能更多地与非凡和超然的人类体验有关。

### 结束语

综上所述，极限运动体验似乎有助于积极的心理体验，并导致意识状态的改变，如时间观念的变化和感官意识的提高。这些发现与传统的极限运动参与理论相矛盾。最近的文献表明，极限运动经验往往是非凡的，卓越的和可转变的。对于极限运动参与者来说，超越日常体验的机会比通过冒险运动体验短期刺激提供更多的动力和灵感。

### 参考文献

［1］Puchan, Heike. Living "extreme": Adventure sports, media and commercialization[J]. J Sport Manage, 2004, 9(2):171–178.

［2］Schneider, M. Time at High Altitude Experiencing Time on the Roof of the World[J]. Time Soc, 2002, 11(1):141–146.

［3］Zhang, James, Bennett, et al. Generation Y's Perceptions of the Action Sports Industry Segment[J]. J Sport Manage, 2003, 17(2):95–95.

［4］Davidson L. Tragedy in the Adventure Playground: Media Representations of Mountaineering Accidents in New Zealand[J]. Leis Stud, 2008, 27(1):3-19.

［5］Rinehart, R. "Babes" & Boards: Opportunities in New Millennium Sport?[J]. J Sport Soc Issues, 2005, 29(3):232-255.

［6］Olivier S. Moral Dilemmas of Participation in Dangerous Leisure Activities[J]. Leis Stud, 2006, 25(1):95-109.

［7］Abraham P, Arie R, Natan U. Sensation Seeking and Tourist Behavior[J]. J Hosp Leis Mark, 2002;9(3/4):17-33.

［8］Self D R, Henry E D V , Findley C S, et al. Thrill seeking: the type T personality and extreme sports[J]. Int J Sport Manage Mark, 2007;2(1-2):175-90..

［9］Lyng S, Young K. Risk-taking in sport: Edgework and reflexive community[M].In: Atkinson M, editor. Tribal play: subcultural journeys through sport. Bingley: Emerald, 2008, 83-109.

［10］Shoham A, Rose GM, Kahle LR. Practitioners of risky sports: a quantitative examination[J].J Bus Res, 2000;47(3):237-51.

［11］Kerr J H, Mackenzie S H. Multiple Motives for Participating in Adventure Sports[J]. Psychol Sport Exerc, 2012, 13(5):649-657.

［12］Lois J. Peaks and valleys: the gendered emotional culture of edgework[J]. Gend Soc, 2001, 15(3):381-406.

［13］Brymer E. Risk taking in Extreme Sports: A phenomenological perspective[J]. Ann Leis Res, 2010, 13(1):218-238.

［14］Brymer E, Downey G, Gray T. Extreme sports as a precursor to environmental sustainability[J]. J Sport Tour, 2009, 14(2-3):1-12.

［15］Brymer E, Oades L G. Extreme sports: a positive transformation in courage and humility[J]. J Humanist Psychol, 2009, 49(1):114-126.

［16］Brymer E, Schweitzer R . Extreme sports are good for your health: A phenomenological understanding of fear and anxiety in extreme sport[J]. J Health Psychol, 2013, 18(4):477-487.

［17］Brymer E, Schweitzer R. The search for freedom in extreme sports: A phenomenological exploration[J]. Psychol Sport Exerc, 2013, 14(6):865-873.

［18］Willig CA. Phenomenological investigation of the experience of taking part in 'Extreme Sports'[J].J Health Psychol, 2008;13(5):690-702.

［19］Brymer E, Gray T. Dancing with nature: rhythm and harmony in extreme sport participation[J]. Adventure Educ Outdoor Learn, 2009, 9(2):135-149.

［20］Brymer E, Gray T . Developing an intimate "relationship" with nature through extreme sports participation[J]. Loisir, 2010, 34(4):361-374.

［21］Mackenzie S H, Hodge K , Boyes M . Expanding the Flow Model in Adventure Activities: A Reversal Theory Perspective[J]. J Leis Res, 2011, 43(4):519-544.

［22］Houge M S, Ken H , Mike B . The Multiphasic and Dynamic Nature of Flow in Adventure Experiences[J]. J Leis Res, 2013, 45(2):214-232.

# 2 极限运动的营养

Mayur K. Ranchordas，Sean Hudson 和 Steve W. Thompson

## 2.1 内容介绍

足够的营养可以加速身体恢复，增强训练的适应能力，提高运动表现，这些已经得到充分的证实。参加极限运动比赛会给身体带来压力，在极端环境中进行比赛会加剧对竞争对手的生理压力。幸运的是，正在逐步增加对这一领域的科学研究，我们现在有一系列的营养方案，可以帮助运动员以各种方式参加极限运动。

不同极限运动的生理和代谢需求差异很大，因此对不同极限运动提供特定的营养建议是有问题的。例如，某些极限运动，如悬崖跳水和攀岩，与冒险赛、登山和马拉松等超长耐力长跑项目相比，营养需求有很大差异。然而，本章的目的是为特殊情况提供一般营养指南和具体建议。

## 2.2 一般营养建议

### 2.2.1 能量

最佳膳食摄入量对成功的表现至关重要。多种营养元素由碳水化合物、蛋白质和脂肪组成，并有助于大多数营养素的摄入。从数量和时间两个方面对多种营养元素进行控制，可以为运动员提供一个平台，帮助他们根据运动类型进行选择。如果目标是控制体

M.Mayur K. Ranchordas, Sean Hudson, and Steve W. ThompsonK. Ranchordas (*) · S. Hudson

· S.W. Thompson

运动和体育活动学院

谢菲尔德哈勒姆大学，

新月校区学院会议厅，

英国谢菲尔德 S10 2BP

电子邮件：m.ranchordas@shu.ac.uk

© 2017 年瑞士斯普林格国际出版社

F.Feletti（编者），极限运动医学，DOI 10.1007/978-3-319-28265-7_2

重，那么为了达到能量平衡，摄入的能量必须等于消耗的能量。在某些需要减肥或肌肉肥大的情况下，负能量平衡或正能量平衡可能是有利的。女性（1600 ～ 3700 千卡）的一般每日能量摄入要求低于男性（2900 ～ 5900 千卡），然而，这可能会因运动员的情况而有所不同。

### 2.2.2 碳水化合物

碳水化合物（carbohydrate，CHO）在体内有四个主要作用。最主要的作用是在高强度运动中，糖原（碳水化合物的储存形式）分解为葡萄糖（糖原分解），作为主要的能量来源。然后，用葡萄糖通过糖酵解过程（氧化生成水和二氧化碳）产生 ATP。CHO 还有助于保存对肌肉维护、修复和生长至关重要的组织蛋白，在大脑代谢血糖和作为脂肪氧化的代谢引物时，为中枢神经系统提供不间断的燃料供应。现有的碳水化合物来源相当有限（即1500 ～ 2000 千卡），并成为延长次极值或间歇性高强度运动（＞ 90 分钟）的限制因素。因此，对于持续 90 分钟以上的极限运动来说，运动前、运动中和运动后摄入足够的碳水化合物至关重要。应注意，碳水化合物指南根据所进行活动的强度和持续时间而有所不同。

#### 1）强度

随着强度的增加，葡萄糖从肝脏向活跃肌肉的释放也是如此。随着能量的增加，肌肉糖原的利用也会受到刺激。这可以通过进行气体分析和参考呼吸交换率（RER）来确定。如果 RER 高于 1.0，那么碳水化合物将成为主要的能量来源。强度越高，维持工作量所需的碳水化合物就越多。因此，那些时间短、强爆发性的极限运动更适合让碳水化合物作为能量供应。

#### 2）持续时间

随着运动持续时间的增加，肌肉糖原减少，开始导致脂肪分解代谢提供总能量的百分比增加。因此，如果长时间比赛，运动前可能需要更多的碳水化合物。此外，单一碳水化合物，如葡萄糖，可以在运动期间摄入，以维持对肌肉的糖原供应。CHO 的类型和时间也非常重要。更具体地说，碳水化合物可以通过种类（单糖、二糖或多糖）和血糖指数（glycaemic index，GI）来确定。尽管有许多研究存在着相互矛盾，但人们认为在运动前食用低 GI 食物更为有利，因为它们会导致游离脂肪酸的增加、更好地维持血糖水平和缓慢地释放血浆糖原，从而在运动期间产生更持久的碳水化合物效用。人们还一致认为，在运动期间和运动后，高 GI 和单一碳水化合物是有利的（葡萄糖和蔗糖），因为它们通过糖酵解分解，更快地促进肌肉糖原的恢复。

美国运动医学会（The American College of Sports Medicine，ACSM）建议每天摄入 6 ～ 10 g/kg 的碳水化合物（ACSM，2009 年）。但是，这可能会因表 2.1 中运动项目而波动。

表 2.1　CHO 极限运动指南

| 强度 / 持续时间 | 推荐 CHO 摄入量 | 极限运动 |
| --- | --- | --- |
| 中低强度运动（＜ 1 小时） | 5 ～ 7 g/（kg·d） | 自行车越野赛（BMX）<br>攀岩<br>滑雪<br>帆板运动<br>冲浪 |

（续表）

| 强度 / 持续时间 | 推荐 CHO 摄入量 | 极限运动 |
|---|---|---|
| 耐力运动员（中、高强度 1 ～ 3 小时） | 7 ～ 10 g/（kg·d） | 登山运动 |
| 极端条件（中等至高强度 3 小时） | 10 ～ 12g/（kg·d） | 攀登冰坡 |
| | | 越野滑雪（与高山滑雪相对） |
| | | 铁人三项 |
| 运动前餐 | 前 1 ～ 4 小时，1 ～ 4 g/kg | |
| 中度至高强度运动（＞1 小时） | 0.5 ～ 1.0 g/（kg·h） | |
| 运动后快速恢复 | 运动后立即补充 1 g/kg，2 小时后重复 | |

### 2.2.3 蛋白质

蛋白质（protein，PRO）是由氨基酸（amino acids，AA）组合而成。一些蛋白质可以在体内合成，如丙氨酸、丝氨酸和谷氨酸。然而，有许多我们不能合成的必需氨基酸，如亮氨酸、赖氨酸和色氨酸。因此，要从日常饮食中摄取足够的蛋白质十分重要，以维持蛋白质合成和补充。

蛋白质主要用于促进肌肉纤维的修复、再生和生长。但是，如果碳水化合物和脂肪来源显著减少，它们也可以作为能源。对于大多数运动来说，这不是一个理想的结果，因为它导致可用于恢复和再生的氨基酸减少。根据极限运动的规律，推荐每日摄入量和恢复摄入量差异很大。ACSM 建议每天摄入 1.2 ～ 1.7 g/kg，这是通过饮食摄入完成的。对于耐力运动员，如果通过碳水化合物和脂肪摄入足够的燃料，可能不需要 1.7 g/kg。但对于任何需要强度和力量的运动（如 BMX、自由式滑雪板或自由奔跑），每天摄入超过 1.7g/kg 可能是有利的。然而，有人认为摄入更多的蛋白质并没有什么害处。例如，对于一些需要大量能量摄入（约 6400 kcal）的运动，可能需要高达 2.5 ～ 3.2 g/kg 的蛋白质。

为了满足饮食需求，同样，蛋白质摄入的时间也是必要的。研究表明，运动前摄入蛋白质比运动后摄入蛋白质更能促进净蛋白质平衡（前提是提供足够的碳水化合物）。也有报道称，当摄取蛋白质和碳水化合物的结合物时，蛋白质净摄取量会增加，而这两种都物质是单独摄入的。训练后摄入的单一的形式蛋白质仍对身体有利，如乳清蛋白，因为它可以被快速消化。

### 2.2.4 脂肪

脂肪（脂类）是所有运动员正常饮食的必要组成部分。大量的脂肪可以储存在脂肪组织中，因此可以随时用于长期运动。脂肪也可以保护心脏、大脑、肝脏和肾脏等重要器官。脂肪是脂溶性维生素如维生素 A、维生素 D、维生素 E 和维生素 K 的重要来源，也是细胞膜的重要组成成分。胆固醇是一种脂质，是睾酮等重要激素的前体。根据 ACSM 指南，脂肪消耗量应在活动强度和持续时间内占总能量摄入的 20% ～ 35%。这应包括大约 10% 的饱和脂肪酸、10% 的多不饱和脂肪酸、10% 的单不饱和脂肪酸以及必需脂肪酸。应避免使用饱和脂肪酸。对于某些极限运动，如登山和极限探险类活动，参赛者必须携带自己的食物，高脂肪食物对他们来说可能是有利的。因为高脂肪食物能够提供 9 kcal/g 的能量，而不是碳水化合物和蛋白质提供的 4 kcal/g 的能量。在这些情况下，能量大量消耗，高脂肪食物在一定程度上有助于保持能量平衡。

## 2.3 体重管理

不管何种运动项目，体重管理的原则都是一样的。因此，本节将重点介绍增重或减肥的一般方法。体重改变最好在淡季或比赛以外的时段进行，以防止对比赛表现产生任何潜在的不利影响。对于攀岩和超耐力运动等极限运动来说，高强度与重量比是可取的，因此运动爱好者希望自己能更好地控制身体。同样，对于其他运动，如 BMX、独木舟和白水漂流，参赛者更希望能提高肌肉质量和减少体脂。

### 2.3.1 增加体重

在许多运动环境和活动中，通过增加骨骼肌质量（增肌）来增加体重往往是有利的。为了增加体重，运动员必须达到正向能量平衡，增肌只有在肌肉蛋白质合成长期超过蛋白质分解率时才会发生。成人骨骼肌蛋白质合成的两个主要决定因素是体力活动和营养供应。

在身体活动（特别是抗阻训练）中进行蛋白质摄取，与单独刺激相比，抗阻训练更能促进骨骼肌中形成最佳合成代谢环境。在一轮抗阻训练后，可以通过增加蛋白质的摄入来证明肌肉蛋白质的合成增强，在一段时间的抗阻训练中，随着蛋白质摄入的增加，这可能导致骨骼肌质量增加。营养的合成代谢效应是由从食物来源的蛋白质中获取的氨基酸转移和结合到骨骼肌的蛋白质中所驱动的效应。所有的氨基酸中，亮氨酸在刺激蛋白质合成中特别重要，对激活蛋白质的合成具有控制作用。因此，建议那些希望增加肌肉质量的运动员，结合抗阻训练快速消化富含亮氨酸的蛋白质，如乳清蛋白。在蛋白质含量方面，20 ～ 25 g 高质量蛋白质和 8 ～ 10 g 必需氨基酸已证明可以最大限度地提高健康青年运动员的肌肉蛋白质合成率。总的来说，建议运动员摄入 1.3 ～ 1.8 g/（kg·d）的蛋白质随四餐食用，同时通过增加肌肉质量来增加体重。应注意的是，这些建议取决于训练状态，在高频率/高强度训练期间会消耗更多的蛋白质。

### 2.3.2 减轻体重

减轻体重对于运动员来说并不少见，而且往往是由与运动表现相关的因素引起的。这通常包括为了提高身体机能或美学原因而减轻体重。过多的脂肪通常不利于进行体育活动，需要垂直式（如跳跃）或是水平式（如跑步）进行减重。这是因为脂肪增加了体重，而不提供任何额外的能量。过多的脂肪也可增加身体活动所需要的新陈代谢，从而不利于身体健康，这就要求进行全身运动。

当产生负向能量平衡时，会发生体重减轻。因此，减肥可以通过限制能量摄入、增加训练的量或强度，或者通常将两种策略结合起来进行减重。运动员和教练员必须认识到，在能量限制的极端条件下，肌肉和脂肪质量的损失可能对运动员的表现产生不利影响。因此，在大多数情况下，运动员在减肥期间保持其无脂体重是很重要的。有越来越多的证据表明，在能量限制期间，较高的蛋白质摄入量可以增强无脂体重的保持。饮食中脂肪和碳水化合物的减少可以使运动员在不受特定营养素的过度限制的情况下获得更高的蛋白质摄入量。目前的建议是将中度能量摄入不足（～500 kcal/d）与蛋白质消耗量在 1.8～2.0 g/（kg·d）之间结合起来进行抗阻训练，使运动员在不损失无脂体重的情况下达到减肥目的。

## 2.4 营养问题和挑战

### 2.4.1 旅行

因为运动和比赛的性质，极限运动运动员经常旅行，这并不少见；他们可能面对频繁的旅行、很长的旅行时间，会引起疲劳。获得营养均衡的膳食和充足的液体补给是很有挑战性的；然而，旅行前计划准备好充足的食物、零食和液体补给，可以让运动员在旅行时的饮食准备更加营养。表 2.2 提供了关键饮食策略的实际总结，可帮助团队应对挑战性的旅行需求。

表 2.2　旅行营养策略

| 问　题 | 细　节 | 策　略 |
|---|---|---|
| 感染与疾病 | 旅行会带来感染和胃肠道紊乱的风险（如果出国旅行，更是如此） | 使用抗菌洗手凝胶和洗手经常可以将感染和胃肠道紊乱的风险降到最低。此外，益生菌的使用在某些情况下也是有用的 |
| 准备食物 | 不同的酒店和厨房有自己的烹饪方式，这可能与预期非常不同 | 与酒店和厨房的饮食计划、可能的食谱以及特制小吃进行沟通可能会很有用 |
| 食品卫生和水卫生 | 在一些国家，饮用自来水的来源不明确，水果、蔬菜、沙拉和冰块等食品可能会带来风险。 | 坚持饮用密封瓶装水；在刷牙时避免吞饮刷牙水；洗澡和清洗食物时，确保用不受污染的清洁水 |
| 外出就餐 | 旅行会带来一些不确定的问题，例如旅行中飞机延误和食物的供应；因此，团队应确保预先准备好零食和餐点 | 与旅游公司、酒店和预包装食品的沟通很重要，因为诸如飞机延误之类的问题可能会造成麻烦 |

改编自 Ranchordas 等。

## 2.5 液体和电解质要求

### 2.5.1 出汗率和电解质

运动与高代谢产热率相关，为了减缓本来会发生的体温升高而引起大量的汗液分泌。如果运动时间延长，会导致进行性的水分过少和电解质的流失，特别是在出汗率超过 2 L/h 的炎热环境中。

在许多类型的运动活动中会出现明显的水分流失，对个人的表现和健康构成挑战。水分流失会通过破坏热调节平衡、长时间进行有氧运动、认知能力的下降以及促进胃排空对运动结果产生负面影响。当液体流失低至体重的 1.8% 时，可以检测到这些负面影响。运动过程中水分流失超过体重的 4% 可能导致中暑和热病。即使在预计出汗率较低的寒冷的运动环境中，液体流失也可能非常严重。北欧滑雪运动员在 15 ~ 30 km 的比赛中通常会减轻体重的 2% ~ 3%，大学越野滑雪运动员在 90 分钟的滑雪训练后会减轻体重的 1.8%。因此如果可能的话，应在运动前、运动中以及运动恢复过程中采取尽可能减少水分流失的策略。

### 2.5.2 检测水分流失和电解质状况

在相同的环境条件下，不同的个体和不同的活动之间的出汗率和电解质流失会有很大的差异。因此，在不了解个人出汗率的特定环境条件下，很难准确地规定液体和电解质摄入量。水分流失状态可以通过简单的尿液和体重测量来监测。体重的变化可以反映运动过程中的出汗量，并可用于计算特定运动和环境条件下的个人补液需求。尿液渗透压（urine osmolality）也是水分流失的一个明确指标，可以快速并简单地使用便携式渗透压计测量。尿液渗透压为 100 ~ 300 mOsmol/kg，说明个体的水分充足。尿液渗透压超过 900 mOsmol/kg，说明个体相对脱水。便携式尿液渗压计体积小、使用方便、结果可靠，可立即检测水分流失状况，是客观监测水分流失状况的良好工具。

准确测量电解质损耗是一项更具挑战性的工作，因为汗液成分难以测量，而汗液补片试验（sweat patch testing）等方法的可靠性较差。不同个体的电解质损失差异很大，但随着时间的推移，出汗率也会变化。汗液中流失的主要电解质是 $Na^+$ 和 $Cl^-$。这些是细胞外的主要离子，因此，应该优先考虑补充这些离子（特别是钠离子）。把口渴当作体液补给的信号是不可靠的。当出现明显的口渴时，身体已发生相当程度的脱水，足以影响运动员的运动表现。口渴感使垂体后叶分泌的抗利尿激素增加，后者作用于肾脏以减少尿的排出。然而，在大量的水分被肠道吸收之前，口渴会通过液体补给而迅速缓解。因此，口渴状态的出现不应该单独作为液体平衡的指标。

### 2.5.3 液体补给的成分

在运动后补液中电解质起着关键作用。Costill 和 Sparks 首先强调了这一点，他们指出，在出现相对严重的水分流失（流失运动前体重的 4%）后，补给葡萄糖电解质溶液与补给纯水溶液相比，前者会更快地恢复血浆容量。在水试验中也观察到较高的尿量。运动后补给含钠的液体补给有助于小肠快速吸收液体，使血浆钠浓度在补液过程中升高，并有助于保持口渴状态，同时延缓对尿液产生的刺激。含有多种碳水化合物（如葡萄糖和果糖）的液体补给与单一碳水化合物的液体补给相比，也可以通过提高胃排空率、改善液体消耗量来发挥补液作用（这在碳水化合物补充部分中有更详细的介绍）。添加碳水化合物也可以使液体补给的适口性更好，有助于补液。

Gonzales-Alonso 等证实稀释碳水化合物电解质溶液（碳水化合物的浓度为 60 g/L，$Na^+$ 的浓度为 20 mmol/L，$K^+$ 的浓度为 3 mmol/L）比白开水或低电解质可乐在促进运动后补液方面更有效。两种液体补给的差别主要是产生尿量的多少。如前所述，不同人汗液中的钠含量差异很大，在任何情况下，任何一种液体补给都不能满足所有个体的要求。钠浓度正常范围的上限（80mmol/L）类似于用于治疗腹泻引起的脱水的口服补液溶液的钠浓度。相比之下，大多数运动饮料的钠浓度在 10 ~ 30 mmol/L 之间。最常见的碳酸饮料几乎不含钠，因此这些饮料不适合用于补液。高钠浓度的问题是，这可能会对味觉产生负面影响，从而降低消耗量。因此，在电解质含量和适口性之间取得平衡是很重要的。

**1）运动前液体补给**

低水分状态下开始运动会对高强度运动和耐力运动的表现产生负面影响。因此，运动前进行液体补给的主要目的是在正常血浆电解质水平的状态下开始运动。这可以通过在运动前 24 小时内进行均衡的饮食和饮用充足的液体来实现。运动前约 2 小时再多喝 500 ml 液体，有助于促进充分的水合作用，并留出时间排出过量摄入的水分。然而，如果一个人的体液大量流失，并且在随后的一轮运动之前只有很短的恢复期，那么一个积极的运动前液体补给策略可能是建立水合作用的最佳方法。

在运动前进行过多的液体补给会大大增加在比赛中无效的风险，并且与正常液体补给相比没有生理或机体的明显优势。此外，在开始运动前，进行过多的液体补给可以大量稀释和降低血浆钠浓度，从而增加稀释性低钠血症的风险，特别是在运动期间进行大量液体补给情况下。

**2）运动中液体补给**

极限运动在性质上和某些运动有所不同；在运动过程中可能没有机会补充一些液体，而在其他运动中，这可能不是问题。然而，如果运动过程中有可能摄入液体，那么主要是为了防止出现过度脱水（液体流失超过体重的 1.8%）和电解质平衡的过度变化，这可能会影响运动表现。

尤其是在炎热的环境中进行运动，只有出汗量与液体消耗量相平衡，才能避免脱水。然而，在高温下剧烈运动时的出汗率可能高达 2 ~ 3 L/h，而在大多数人在运动时饮用超过 1 升的液体就会感到胃部不适。因此，在运动过程中饮用与出汗量相平衡的液体往往是不切实际的。在这些情况下，特别是当天晚些时候或第二天进行下一轮运动（例如，对于冒险、赛车和探险类活动）需要补充水分。

在持续时间小于 30 分钟的剧烈运动中，液体补给没有任何好处。在进行短时间的剧烈运动时胃排空受到抑制，从而吸收了少量的液体。对于大多数在适宜环境条件下运动 30 ~ 60 分钟的人来说，适合的液体补给是凉水。对于进行持续时间超 1 小时的运动或在湿热条件下的进行运动，需要饮用含碳水化合物和电解质的饮料。长时间运动时补充液体不仅有助于维持血浆容量和防止脱水，还为外源性燃料消耗提供了机会。如前所述，补充因出汗而流失的电解质通常要等到运动后的恢复期。在训练期间，运动员应习惯于定期（有或无口渴）进行液体补给，这样他们在比赛中就不会感到不适。

**3）运动后液体补给**

运动后，液体补给的主要目标是完全补充运动过程中流失的液体及电解质，并恢复到正常平衡状态。如前所述，当运动时间延长、在炎热的环境中进行以及在运动过程中不便补充液体时，运动后进行液体补给尤为重要。

即使在长时间的运动期间进行液体补给，补充的液体量也不能与出汗率相匹配，而且运动通常会有一定程度的液体流失。在进行下一轮运动之前，必须在运动结束后的恢复期内尽快进行液体补给。

液体补给也来自食物的消耗。有些食物，特别是植物材料，含水量很高。事实上，食物中的水对体液的总摄入量有着重要的贡献。水也可以由水、脂肪和蛋白质在内部的分解代谢产生的（代谢水）。例如，在一个葡萄糖分子的完全氧化过程中，会产生 6 个二氧化碳分子和 6 个水分子。因此，建议在运动后使用液体食物，以帮助补液，同时还可以补充必要的电解质。

运动结束后，鼓励运动员在运动后 6 小时内补充相当于失汗量 150% 的液体（即运动恢复期间每千克体重流失 1.5 升液体）。这是因为运动停止后，汗液和尿液仍在持续流失。

# 2.6 极限运动的特殊营养考虑：实用建议

运动员应尝试在水分充足的状态下开始所有的运动课程。考虑到目前的建议，参加极端运动的运动员在大量出汗时，应补充大量的液体，其量远远大于出汗量。这应该相当于 6 小时内大约出汗量的 150%，以补充停止运动后持续流失的汗液和尿液。这显然需要了解出汗的情况，并且可以从体重的变化中得到合理的估计。运动后饮用的补液饮料应该对身体有益，既可以有效补充体液而且适口性还好。

为了在长时间的运动中获得最佳的水分平衡，特别是在炎热和潮湿的环境中，添加钠（10 ~ 30mmol/L）和多种碳水化合物可以帮助液体吸收、提供外源性燃料源并防止过度的水分流失。理想的液体补给饮料是一种对运动员有益的饮料，大量饮用时不会造成胃肠不适，还可促进胃排空和液体吸收，以帮助维持细胞外体积，并以碳水化合物的形式向肌肉提供一些能量。

## 2.6.1 降温营养策略

在炎热的环境条件下进行运动时观察到的体温升高与自配速运动期间的运动输出减少，以及在疲劳期间停止运动有关。中枢神经系统会在核心温度升高后减少运动输出，一旦达到极高的体温，中枢神经系统就会发布指令停止运动，以防止中暑。

对精力的主观认识是一个值得考虑的重要因素。如果运动时感觉困难，运动时间往往会缩短，而且坚持运动的可能性会很小。众所周知，在温暖的环境中进行运动时，感到疲劳的主观感受高于在凉爽的环境中进行运动时的主观感受。

全身含水量对体温调节和运动性能有着至关重要的影响。全身含水量通相对较稳定；然而，体育锻炼和暴晒会通过增加水分流失以调节体温。在炎热的环境中，汗液蒸发是人体散热的主要途径，这些热量是从周围吸收的或由运动肌肉产生的。因此，在炎热的环境下锻炼最显著的效果是加速液体流失。

在给定的温度下，水分过少通过减少皮肤血流量和出汗率来增加热量储存。水分过少会使细胞内液和细胞外液减少，也会导致血浆高渗，在温暖环境中水分过少的潜在影响更大。

运动前降温是一种可以提高在高温下长时间运动性能的策略。这是基于以下证据：降低初始核心温度可在运动期间提供更大的储热能力，进而延长高温引起的疲劳的发生。摄入冷水或冰浆已被建议作为可用于内部冷却的营养策略。事实上，在高温环境中运动前和运动期间，服用冷水（4℃）和温水（37℃）将会延长 23% ± 6% 的运动时间。与冷水（4℃）相比，运动前服用冰浆（-1℃）在更能降低直肠温度和延长 19% ± 6% 的运动时间。运动前 30 分钟内服用大量（6.5 ～ 7.5 g/kg 体重）冰浆似乎是最有效的降温营养策略，还可以提高运动期间的耐力和性能。

## 2.7 补充剂和辅助物

运动食品和膳食补充剂在运动员中的使用很普遍；然而，许多产品并不有效，缺乏改善运动性能的证据。此外，许多补充剂混合使用，增加了兴奋剂检测阳性的风险；因此，接受反兴奋剂检测的运动员应确保在使用前对膳食补充剂进行批量检测，以确定补充剂是否可以混合使用。本节概述了对极限运动有益的某些补充剂。

### 2.7.1 肌酸

补充肌酸会增加肌内磷酸肌酸的量，并会提高短时间高强度重复运动的成绩，这些运动需要来自 ATP-PC 能量系统提供的能量。因此，考虑到这些活动主要由长期使用 ATP-PC 能量系统的运动组成，在诸如下坡山地自行车、滑板、BMX 和其他具有短时爆发的极限运动中补充肌酸来提高成绩的理论是有价值的。大多数早期研究已经验证了补充肌酸的有效性，建议在最初的 5 天内使用肌酸的加量阶段，5 g×4 次 / 天，然后使用 5 g/ 天的维持剂量，以最大限度地提高磷酸肌酸的含量和作用。

如果不需要快速补充肌酸，那么肌酸负荷也应该不需要。在这种情况下，每天一次或两次 5 g 的肌酸剂量就足够了。当肌酸与高 GI 碳水化合物一起服用时似乎更有效，因为血糖升高，随后胰岛素在人体内对肌酸的吸收中起作用，因此鼓励运动员服用 5g 的肌酸和大约 40 g 高 GI 碳水化合物。

### 2.7.2 β - 丙氨酸

增加 β - 丙氨酸的补充可能对 1 ～ 4 分钟的高强度运动的运动能力有影响。因此，属于这一范围的极限运动，如滑板、BMX、下坡山地自行车和冲浪，可能会受益于 β - 丙氨酸的补充。人类骨骼肌中肌肽合成的速度受到饮食中 β - 丙氨酸可用性的限制。尽管肌肽在骨骼肌中有几种潜在作用，但由于其分子结构，其主要作用是作为肌内 pH 缓冲液。

高强度的运动会导致骨骼肌中氢离子（$H^+$）的聚集，使肌肉的 pH 降低。在正常休息条件卜，肌肉的 pH 大约为 7.0。然而，在高强度运动中，肌肉的 pH 可能会降至 6.0。这会造成肌肉功能下降和肌无力，从而导致疲劳。

肌肽分子含有一个咪唑环，它可以通过直接结合和缓冲 $H^+$ 离子而使肌肽分子成为细胞内的缓冲剂。由于肌肽分子的 pKa 为 6.83，且在肌肉中的浓度高，特别是快收缩肌肉中，肌肽可以作为一种强大的即时 $H^+$ 缓冲剂。较高的肌肉缓冲值有利于长时间的高强度运动，因为在达到极限肌肉 pH 值之前，允许肌肉中积累更多的 $H^+$。

每天补充 6.4 g β – 丙氨酸，连续 4 周，可以使骨骼肌中的肌肽浓度增加约 60%，同样剂量的 β – 丙氨酸补充 10 周后肌肽浓度增加约 80%。Stellingwerff 及其同事建议，想要达到肌肉肌肽的预期增加量（约 50%），在 1.6 ~ 6.4 g/d 的消耗范围内，必须摄入约 230 g β – 丙氨酸。不建议加大剂量，因为可能出现感觉异常。此外，一旦肌肉肌肽增加，每周约 2% 的冲洗周期就会非常缓慢。

### 2.7.3 膳食硝酸盐

近年来，膳食硝酸盐在体育运动中的应用越来越广泛，现在有浓缩甜菜根、含有硝酸盐的凝胶和棒状物等补充剂，目的是用来提高运动成绩。各种研究发现，约 8.4 mmol 的膳食硝酸盐可以提高耐力运动的耐受性，降低运动的氧气消耗，增加耗竭时间，这对具有大耐力的极限运动有益，如超耐力运动。在这些研究中使用的补充剂类型主要集中在可购买到的甜菜根苗。一项研究调查了低氧条件下补充膳食硝酸盐的影响。Kelly 和同事研究了在进行循环性能测试前的几天内，12 名健康受试者在正常氧（含氧量 20.9%）和低氧（含氧量 13.1%）的环境下服用 140 ml 浓缩甜菜根汁（其中含有约 8.4 mmol 硝酸盐）和无效对照剂对身体机能产生的影响。研究发现，在低氧状态下，补充膳食硝酸盐可提高中等强度运动时的 $VO_2$ 动力学，提高高强度运动的耐受性。这些结果表明，补充膳食硝酸盐对在高海拔条件下运动的运动员有益；因此，在诸如高海拔攀登和探险活动等极限运动中的运动员应考虑补充膳食硝酸盐。

### 2.7.4 咖啡因

在过去的 20 年里，咖啡因被广泛研究，许多研究表明咖啡因可以提高耐力。使用咖啡因有几个好处，包括促进脂肪酸的活化来增加能量的使用，肌肉收缩力的变化，刺激中枢神经系统，刺激肾上腺素的释放和活性的变化。

以长距离运动为特征的极限运动（诸如远征之类的），运动员在参加比赛时往往选择超过 24 小时不睡觉，而咖啡因可以用来帮助运动员保持清醒和提高成绩。当以低至中等剂量（3 ~ 6mg/kg）服用时，咖啡因能有效提高耐力，并且有人认为，在长时间的疲劳运动和持续无睡眠期间，咖啡因可以提高警惕性。应该注意的是，科学文献不支持咖啡因在运动中引起的利尿或破坏水分平衡，这会对运动性能产生负面影响；因此，极限运动运动员应该考虑是否在比赛中使用咖啡因。

### 2.7.5 碳水化合物补充剂

运动饮料、运动凝胶和能量棒是一种方便携带且可以在运动中食用的碳水化合物。这些产品中的碳水化合物通常来源于葡萄糖，许多研究发现运动饮料、运动凝胶和能量棒可以延长耐力。然而，最近在碳水化合物的类型及其对耐力的影响方面有了一些新的进展。Currell 和 Jeukendrup 发现运动饮料含有比例为 2∶1 的葡萄糖和果糖，与单独摄入葡萄糖相比，循环时间 – 试验性能提高了 8%。这些发现已经在其他几项研究中得到了相似的结果和进一步研究，这些研究已经证明，运动饮料和运动凝胶含有多种可利用的碳水化合物（即葡萄糖和果糖）。进行快速补充时，在运动持续时间为 3 小时或更长的耐力运动中是有益的。对于持续时间超过 2 小时的极限运动，运动员可以服用含有葡萄糖和果糖等多种可利用碳水化合物的运动饮料、运动凝胶和能量棒。在长时间运动期间，应每小时摄入 60 ~ 90 g 多种可利用碳水化合物的补充剂。参赛者应在训练期间练习碳水化合物补充策略，以确保这些碳水化合物的剂量是身体可以良好耐受的。此外，由于个人偏好，某些运动员可能更喜欢用运动凝胶或能量棒来补充碳水化合物，而不是运动饮料。

### 2.7.6 混合补充剂

运动食品和营养补充剂市场充斥着各种所谓的以增强力量、速度、耐力和加速恢复的辅助物。然而，这些辅助物很少能通过令人信服的科学试验使其功效得到证实。本章回顾的一些补充剂，如碳水化合物和咖啡因，可以提高极限运动的成绩。然而，应该认识到营养补充剂可能是多种补充剂的混合物，因此兴奋剂检测可能是阳性的。各种研究表明，在网上或柜台上买到的膳食补充剂和辅助物与世界反兴奋剂机构（WADA）禁用品清单上的禁用品一起混用。重要的是，极限运动运动员必须服用以证据为基础且不是混合使用的补充剂；因此，向合格的专业人士寻求运动营养建议是一种很好的做法，尤其是在运动员接受药物测试的情况下。此外，还有一些实验室提供了检测膳食补充剂是否含有世界反兴奋剂机构禁用品清单中的禁用品的设备；因此，运动员应使用该检测确保补充剂的安全。

### 结束语

极限运动的营养需求因运动类型、环境条件和活动持续时间的不同而有很大差异。一般来说，对于持续时间较长的极限运动，如登山、冒险比赛、超耐力活动和探险类活动，能量需求要大得多，因此参赛者应提前计划他们的饮食需求。不适当的饮食和糟糕的补充策略可能会影响比赛表现，并增加比赛期间受伤和生病的风险。如果在极端环境中，需要提前计划适当的液体补给策略，并且可以在高温下使用定制的降温策略，如使用冰浆。咖啡因、碳水化合物和膳食硝酸盐等补充剂可用于提高身体机能，但运动员应检查其安全性，并确保它们是经过批量检验和安全的产品。

### 参考文献

［1］O' Reilly J, Wong S H S, Chen Y . Glycaemic index, glycaemic load and exercise performance[J]. Sports Med, 2010, 40(1):27–39.

［2］Atherton P J, Smith K . Muscle protein synthesis in response to nutrition and exercise[J]. J Physiol, 2012;590(5):1049–1057.

［3］Breen L, Phillips S M . Nutrient interaction for optimal protein anabolism in resistance exercise[J]. Curr Opin Clin Nutr Metab Care, 2012, 15(3):226–232.

［4］Phillips, Stuart M . The science of muscle hypertrophy: making dietary protein count[J]. Proceedings Nutr Society, 2011, 70(01):100–103.

［5］Phillips S M, Van Loon L J C . Dietary protein for athletes: from requirements to optimum adaptation[J]. J Sports Sci, 2011;29(Suppl 1):29–38

［6］Murphy C H, Hector A J, Phillips S M . Considerations for protein intake in managing weight loss in athletes[J]. Euro J of Sport Sci, 2015, 15(1):21–28.

［7］Helms E R, Zinn C, Rowlands D S, et al. A Systematic Review of Dietary Protein During Caloric Restriction in Resistance Trained Lean Athletes: A Case for Higher Intakes[J]. Int J Sport Nutr Exerc Metab, 2014, 24(2): 127–138.

［8］Josse A R, Atkinson S A, Tarnopolsky M A, et al. Increased consumption of dairy foods and protein during diet– and exercise–induced weight loss promotes fat mass loss and lean mass gain in overweight and obese premenopausal women[J]. J Nutr, 2011;141(9): 1626–1634.

［9］Ranchordas M K, Rogersion D, Ruddock A, et al. Nutrition for tennis: practical recommendations[J]. J Sport Sci Med, 2013, 12(2): 211–224.

［10］Maughan R J, Shirreffs S M . Nutrition for sports performance: issues and opportunities[J]. Proceedings Nutr Society, 2012, 71(01):112–119.

［11］Jeukendrup A, Moseley L . Multiple transportable carbohydrates enhance gastric emptying and fluid delivery[J]. Scand J Med Sci Sports, 2010; 20(1): 112–121.

［12］Kreider R B, Wilborn C D, Taylor L, et al. ISSN Exercise & Sport Nutrition Review: Research & Recommendations[J]. J Int Soc Sports Nutr, 2010; 7(7): 2–43.

［13］Lee J K W, Shirreffs S M, Maughan R J . Cold Drink Ingestion Improves Exercise Endurance Capacity in the Heat[J]. Med Sci Sports Exerc, 2008, 40(9): 1637–1644.

［14］Siegel R, Mate J, JOSEPH, Brearley M B, et al. Ice Slurry Ingestion Increases Core Temperature Capacity and Running Time in the Heat[J]. Med Sci Sports Exerc, 2010, 42(4): 717–725.

［15］Burdon C A, Hoon M W, Johnson N A, et al. The effect of ice slushy ingestion and mouthwash on thermoregulation and endurance performance in the heat[J]. Int J Sport Nutr Exerc Metab, 2013, 23(5): 458–469.

［16］Ihsan M, Landers G, Brearley M, et al. Beneficial effects of ice ingestion as a precooling strategy on 40–km cycling time–trial performance[J]. Int J Sports Physiol Perform, 2010, 5(2): 140–151.

［17］Sale C, Saunders B, Harris R C . Effect of beta–alanine supplementation on muscle carnosine concentrations and exercise performance[J]. Amino Acids, 2010, 39(2): 321–333.

［18］Hill C A, Harris R C, Kim H J, et al. Influence of β –alanine supplementation on skeletal muscle carnosine concentrations and high intensity cycling capacity[J]. Amino Acids, 2007, 32(2): 225–233.

［19］Harris R C, Tallon M J, Dunnett M, et al. The absorption of orally supplied β –alanine and its effect on muscle carnosine synthesis in human vastus lateralis[J]. Amino Acids, 2006, 30(3): 279–289.

［20］Hobson R M, Saunders B, Ball G, et al. Effects of β –alanine supplementation on exercise performance: a meta–analysis[J]. Amino Acids, 2012, 43(1): 25–37.

［21］Vanthienen R, Vanproeyen K, Vanden–Eynde B, et al. β –Alanine Improves Sprint Performance in Endurance Cycling[J]. Med Sci Sport Exerc, 2009, 41(4): 898–903.

［22］Stellingwerff T, Decombaz J, Harris R C, et al. Optimizing human in vivo dosing and delivery of β-alanine supplements for muscle carnosine synthesis[J]. Amino Acids, 2012, 43(1):57-65.

［23］Bescos R, Sureda A, Tur J A, et al. The effect of nitric-oxide-related supplements on human performance[J]. Sports Med, 2012, 42(2): 99-117.

［24］Jones A M . Influence of dietary nitrate on the physiological determinants of exercise performance: a critical review[J]. Appl Physiol Nutr Metab, 2014, 39(9): 1019-1028.

［25］Kelly J, Vanhatalo A, Bailey S J, et al. Dietary nitrate supplementation: effects on plasma nitrite and pulmonary O2 uptake dynamics during exercise in hypoxia and normoxia[J]. Am J Physiol Regul Integr Comp Physiol. 2014;307(7): 920-930.

［26］Triplett D, Doyle J A, Rupp J C, et al. An isocaloric glucose-fructose beverage's effect on simulated 100-km cycling performance compared with a glucose-only beverage[J]. Int J Sport Nutr Exer Metab, 2010, 20(2): 122-131.

# 3 极限运动的内分泌反应

Pawel Jozkow 和 Marek Medras

## 3.1 定期运动对内分泌功能的影响

身体活动直接或间接影响所有内分泌腺的功能。然而，运动的影响因运动类型、持续时间和强度、遗传变异、种族、性别、年龄、身体组成、营养状况、饮食、日 / 季变化、训练历史或运动员的表现水平等而有很大差异。

任何一种短时运动都与下丘脑 – 垂体 – 肾上腺（hypothalamo- pituitary-adrenal，HPA）轴分泌激素的显著变化有关。儿茶酚胺（由肾上腺髓质分泌）和皮质醇在这里起着关键作用。运动开始后，儿茶酚胺（肾上腺素和去甲肾上腺素）的浓度可能会立即升高几倍。运动结束后的 5 ～ 10 分钟，儿茶酚胺恢复到基础水平（或更低）。儿茶酚胺水平的变化取决于运动强度和运动的持续时间。表明肾上腺髓质的反应性随着年龄的增长而降低。

肾上腺皮质中皮质醇的分泌受到垂体激素 – 促肾上腺皮质激素（ACTH）的刺激。对于能够激活促肾上腺皮质激素分泌的运动强度，尚无共识。阈值可能在 30% ～ 80% 的最大耗氧量之间。皮质醇浓度升高是因为耐力而不是力量训练。长距离跑步或划独木舟比短时间或间歇运动更能促进唾液 / 血浆皮质醇的浓度增加。同样，无氧运动比有氧运动更能改变皮质醇的浓度。在训练有素的人中，HPA 轴对运动的反应不那么明显。

常规训练不影响基础的促肾上腺皮质激素或皮质醇浓度。然而，流行病学研究的一些数据表明，体力活动可能与头发的皮质醇浓度有关。

一般来说，过度训练的特点是促肾上腺皮质激素和皮质醇对刺激的反应性降低。在过度拉伸和过度训练的综合征中，观察到促肾上腺皮质激素和皮质醇反应的特殊模式。

P. Jozkow (✉)

运动医学部

大学体育学院

ul. Paderewskiego 35, 弗罗茨瓦夫 51–612, 波兰

电子邮件：jozkow@gmail.com; http://about.me/ paweljozkow

Medras

波兰弗罗茨瓦夫医科大学内分泌科，糖尿病与同位素治疗

© 2017 年瑞士斯普林格国际出版社

F.Feletti（编者），极限运动医学，DOI 10.1007/978-3-319-28265-7_4

定期运动有许多好处，必须强调这些好处对葡萄糖代谢的影响。进行 10 ～ 15 分钟的运动而且超过 40% 的最大耗氧量就可以减少 40% 的胰岛素分泌。体育锻炼通过增加肌肉中胰岛素受体的表达和刺激葡萄糖的利用来提高胰岛素的敏感性。长时间的运动（例如，在最大耗氧量 30% ～ 50% 的强度下运动 120 分钟）可导致胰高血糖素分泌增加和肝糖原异生增加。尽管运动对葡萄糖转运到肌肉细胞的影响持续 120 ～ 240 分钟，但在运动后 48 小时内胰岛素的敏感性仍然很高。耐力训练（特别是有规律的耐力训练）可以增强骨骼肌中葡萄糖转运蛋白 4（glucose transporter 4，GLUT4）的活性和表达。

体育锻炼是生长激素（growth hormone，GH）分泌的最强生理刺激。运动超过最大耗氧量的 30% 可能导致血浆 GH 浓度增加 10 倍。生长激素的升高通常在运动开始后 10 ～ 15 分钟内可检测到，从运动后 25 ～ 30 分钟达到峰值。GH 浓度可能会在一个多小时后持续升高。IGF-1 的分泌方式也跟 GH 的分泌方式类似，在运动后 10 分钟开始上升，在运动后 20 ～ 40 分钟达到峰值。反应最大的是超过乳酸阈值的强度。中等强度的运动、短间隔的连续跳跃以及大肌肉的激活与 GH/IGF-1 轴的更强反应有关。另一方面，低温、高脂饮食或肥胖会减弱运动对生长激素反应。

GH/IGF-1 轴的反应性在不同种族之间有所不同；在这里性别差异是次要的。年龄越小，运动对生长激素的反应就越大。长期运动对年轻人和老年人生长激素的基础浓度没有影响。一些作者认为，较低的健康水平与较不明显的生长激素反应有关；然而，其他人却破坏了这种联系。

运动员和非运动员、男性和女性的短期训练（几天、几周）造成 IGF-1 浓度降低。某些作者认为，较低浓度的 IGF-1 可能意味着训练过度。持续时间较长（几个月）的训练会或不会增加 IGF-1 的基础浓度。然而，发表的结果表明，最大耗氧量与血浆 IGF-1 之间存在正相关。

只有运动强度超过最大耗氧量的 50%，才会引起垂体 – 甲状腺轴成分的显著波动。短时运动对甲状腺激素的影响通常是温和而短暂的。关于甲状腺素（T4）、三碘甲状腺原氨酸（T3）、血清游离三碘甲状腺原氨酸和血清游离甲状腺素（FT4、FT3）浓度变化的报告，结果却不够明确。

有些作者发现，在高强度运动后促性腺激素浓度降低；然而，也有报道称促性腺激素浓度没有变化或浓度增加。同样，一些研究者观察到运动后睾酮浓度上升了 10% ～ 25%，但另一些研究者也注意到睾酮浓度下降，在 13 小时后仍保持较低水平，如抗阻训练。体育锻炼对雄激素浓度的长期影响不显著。

## 3.2 在超耐力运动中的内分泌反应

关于 HPA 轴对耐力运动 / 训练的反应性的研究是明确的。非洲裔美国人的 HPA 轴似乎比欧洲裔美国人更敏感。

例如，紧张的 4 天户外运动（164 km）不会影响男运动员促肾上腺皮质激素的基础浓度或运动后浓度。然而，在超级马拉松运动员中，观察到超生理浓度的促肾上腺皮质激素。其他一些研究结果也表明，这种类型的训练可能会提高促肾上腺皮质激素的浓度水平。在 2 天内重复男子 50 km 滑雪比赛（芬兰迪亚滑雪比赛），比赛后皮质醇浓度增加了 2.2 倍和 2.6 倍。皮划艇划行 42 km 后，皮质醇浓度的变化大于行驶 19 km 时皮质醇浓度的变化。

铁人三项是超耐力运动的典范。铁人三项将游泳、自行车和跑步结合在一起。在五种铁人三项中，铁杆距离是要求最高的。参与者必须完成 3.9 km 的游泳、180.2 km 的自行车骑行和 42.2 km 的跑步。美国作家报道了参加夏威夷铁人三项的 57 名运动员（38 名男子）类固醇激素浓度的显著变化。他们发现，这种类型的运动会雌二醇的浓度明显增加（58%），男性的睾酮（58%）浓度也同样会减少。在女性中，雌二醇和睾酮的浓度增加不明显。在马拉松和超级马拉松的男性运动员中也进行了类似的观察。另一方面，在负重 10 kg 重的情况下，男性运动员徒步 4 天（185 km）时下丘脑 – 垂体 – 性腺轴没有显著变化。

据某些作者说，马拉松运动员的游离三碘甲状腺原氨酸（FT3）浓度下降、反三碘甲腺原氨酸（reverse T3，rT3）的浓度增加，而 T3 水平没有变化。据其他人说，马拉松比赛与垂体 – 甲状腺轴的任何显著变化都没有关系。

参加为期 2 天的空中滑翔（100 km）比赛的男性运动员，他们的黄体生成素（LH）和睾酮的浓度下降，而 FSH 的浓度没有变化。在参加为期几周的自行车赛的运动员或参加军事训练营的士兵中也进行了类似的观察。对职业自行车运动员、精英铁人三项全能运动员、休闲马拉松运动员和那些习惯于久坐不动的生活方式的普通人（对照组），进行耐力训练的效果比较，发现研究组之间的差异不大。唯一显著的是在季前比赛期间，职业自行车运动员的睾酮浓度较高。日本作者研究了 1999 年对马瑟布拉姆探险队成员的精液和内分泌参数。三名受试者在海拔 5100 米以上停留超过 3 周，在海拔 6700 米以上停留 4 ～ 5 天。在探险出发前和从探险队返回后的 1 个月、3 个月和 24 个月收集标本。研究期间的精液量无变化。在最初的 3 个月内，精子数量减少，睾酮浓度下降。从探险运动开始 2 年后，研究参数无持续变化。

超耐力运动对女性来说尤其危险。一个巨大的风险是女运动员三联征。该综合征会出现饮食紊乱、月经不调或不孕以及骨质疏松的症状。据估计，15% ～ 62% 的年轻女运动员患有某种因过度节食而导致的进食障碍。通常在体操、滑冰或跑步等学科中进行这种进食障碍的诊断（厌食症是问题的极端形式）。女性运动员体内脂肪含量的百分比通常是非运动女性的 50%。如果脂肪量下降到 22% 以下，可能导致月经不调甚至闭经。在 48% ～ 66% 的女运动员中发现，运动女性月经不调的风险比一般女性高 10 倍。女运动员三联征可能会造成长达一年的健康隐患。规律且剧烈的运动改变了 GnRH 的分泌频率，减少了 LH 分泌的量和次数。通常与雌二醇的降低、性激素结合球蛋白（sex hormone-blnding globulin，SHDG）的增加和黄体期缺陷有关。不能完全解释的是褪黑素、促甲状腺激素和催乳素的紊乱。少女闭经对成年后的骨骼结构和功能产生不利影响。雌二醇的浓度可降低了 30 岁之前达到的骨峰值。闭经女性运动员的 BMD 比正常月经对照组低 22% ～ 29%。等她们 40 ～ 50 岁时，骨折的风险仍然很高。

## 3.3 对极端心理压力的内分泌反应

受到威胁和意识到的失控都会引起心理压力。精英体育运动与心理压力有关，尽管在娱乐比赛中也不能排除这种心理压力。

心理压力激活两个主体系统。由交感神经肾上腺系统产生速发型应激反应，包括肾上腺素和去甲肾上腺素的释放。交感神经刺激的明显症状包括心率加快、外周血管收缩、血压升高、出汗、颤抖和瞳孔扩张。

下丘脑－垂体－肾上腺（HPA）轴对迟缓型应激反应起着关键作用。从下丘脑室周核分泌促肾上腺皮质激素释放激素（corticotropin-releasing hormone，CRH）开始。CRH反过来增加促肾上腺皮质激素（adrenocorticotropin，ACTH）的分泌。垂体释放的促肾上腺皮质激素刺激肾上腺皮质和髓质分泌激素。另一种调节应激反应的激素是血管升压素——抗利尿激素（antidiuretic hormone，ADH）。抗利尿激素在下丘脑合成，然后储存在垂体后叶。ADH与CRH共同促进促肾上腺皮质激素的分泌。

许多其他激素也参与了上述过程，应激反应会诱导释放神经肽Y（neuropeptide Y，NPY）从而刺激CRH的产生。在应激条件下，受试者会出现褪黑素、多巴胺和血清素系统的紊乱。褪黑素分泌的昼夜节律可能会改变。血清素的浓度可能降低，多巴胺的浓度可能增加。应激反应可能与促甲状腺激素（thyroid-stimulating hormone，TSH）的生成减少有关。

CRH刺激下丘脑产生β－内啡肽。β－内啡肽增加催乳素和生长抑素的分泌，从而降低了生长激素的浓度。CRH释放增加通过抑制促性腺激素释放激素而干扰下丘脑－垂体－性腺轴的功能。下丘脑－垂体－肾上腺轴对压力的反应在性别上有显著差异。

降落伞跳伞/跳伞运动通常是产生极端心理压力的例子。激素变化可能是一种预期的应激反应。在应激状态下，血浆和尿的儿茶酚胺浓度显著升高。另一方面，跳伞过程中加速度产生的力可能会改变血流，导致儿茶酚胺和血浆皮质醇增加$2 \sim 3$倍。

空中救援人员进行的调查表明，体力劳动与肾上腺素和去甲肾上腺素在尿液中的含量增加有关，但心理压力只与肾上腺素的含量增加有关。在对执行长距离飞行任务的F-15飞行员的另一项评估中，注意到飞行后尿肾上腺素和去甲肾上腺素的含量增加。

在一项对年轻志愿者（年龄在$22 \sim 36$岁之间）进行的病例对照研究中发现，在跳伞当天的心理压力与皮质醇（血浆和唾液）、催乳素和生长激素的浓度增加有关，而血浆睾酮没有增加。跳伞运动员的唾液睾酮在整个跳伞过程中都低于对照组。着陆后发现跳伞运动员的黄体生成素浓度较高，而血浆睾酮和皮质醇与对照组没有区别。

GII-IGF-1轴对心理应激的反应尚不清楚。一般认为，在急性压力情况下（跳伞），生长激素浓度会增加；然而，并不是所有的研究都证实了这一点。对处于压力下的受试者长期观察得出生长激素浓度正常或降低。

由于应激反应而产生的相关焦虑，血浆催乳素水平呈上升趋势。这种行为是一系列高风险行为，包括跳伞。

与预期相反，经验丰富的跳伞者也会产生与跳伞相关的心理压力。在一些实验中，经验丰富的跳伞者表现出与新手类似的交感神经肾上腺轴反应。同时也确定了HPA轴对这种心理压力的反应。在一项对13名有经验和11名首次潜水员进行的研究中，在潜水前和潜水后1小时进行检测时，皮质醇的含量没有什么变化。

屏气潜水可能会给参与者带来极大的心理压力。潜水练习包括在水下屏气并停留几分钟，而屏气潜水的世界纪录是在潜水深度超过200米时进行10分钟以上的屏气。在练习屏气时发生潜水员死亡和严重的并发症并不罕见。例如，潜水员的训练包括每周最多20小时的屏气相关训练。屏气引起的低氧可能改变血清促红细胞生成素（erythropoietin，EPO）的水平。在一个实验中，10名志愿者进行了15次最长持续时间的屏气（分为三个阶段，每个阶段间隔2分钟，换气过度1分钟）。连续性屏气后，EPO浓度增加了24%。

我们的小组检测了潜水员潜水前、立即潜水后和潜水60分钟后血清中的促性腺激素和雄激素的浓度水平。我们发现，由于不同时间段的检测，促性腺激素和总睾酮、游离睾酮、检测出的游离睾酮或生物可利用睾酮浓度均无显著变化。

另一方面，在研究美国陆军生存过程中，对109/72名受试者进行了调查，发现由于极大的军事压力，这些人的甲状腺、肾上腺和性腺发生了明显的改变。在囚禁期间，皮质醇浓度增加，睾酮浓度下降。观察到游离和总甲状腺素/三碘甲状腺激素的减少，促甲状腺激素的增加。

在另一项研究中，观察了在水下航行压力下的受试者（作战潜水员资格课程）。较低的DHEA和DHEA-S基线浓度对任务期间缓解应激反应不具有预测作用。

## 参考文献

［1］Tanskanen M M, Kyrolainen H, Uusitalo A L, et al. Serum sex hormone-binding globulin and cortisol concentrations are associated with overreaching during strenuous military training[J]. J Strength Cond Res, 2011;25(3): 787-797.

［2］Meeusen R, Nederhof E, Buyse L, et al. Diagnosing overtraining in athletes using the two-bout exercise protocol[J]. Br J Sports Med, 2008, 44(9): 642-648.

［3］Holloszy J O . Regulation of mitochondrial biogenesis and GLUT4 expression by exercise[J]. Compr Physiol, 2011, 1(2): 921-940.

［4］Rodriguez N N R, Di Marco N M, Langley S, et al. American College of Sports Medicine position stand. Nutrition and athletic performance[J]. Med Sci Sports Exerc, 2009, 41(3): 709-731.

［5］Rodriguez N R, Dimarco N M, Langley S . Position of the American Dietetic Association, Dietitians of Canada, and the American College of Sports Medicine: Nutrition and athletic performance[J]. J Am Diet Assoc, 2009, 109(3): 509-527.

［6］Kraemer W J, Ratamess N A. Hormonal responses and adaptations to resistance exercise and training[J]. Sports Med. 2005;35(4): 339-361.

［7］Smilios I, Pilianidis T, Karamouzis M, et al. Hormonal Responses after a Strength

Endurance Resistance Exercise Protocol in Young and Elderly Males[J]. Int J Sports Med, 2007, 28(05): 401–406.

[ 8 ] Eliakim A, Portal S, Zadik Z, et al. The Effect of a Volleyball Practice on Anabolic Hormones and Inflammatory Markers in Elite Male and Female Adolescent Players[J]. J Strength Cond Res, 2009, 23(5): 1553–1559.

[ 9 ] Eliakim A, Nemet D . Exercise Training, Physical Fitness and the Growth Hormone– Insulin–Like Growth Factor–1 Axis and Cytokine Balance[J]. Med Sport Scit, 2010, 55: 128–140.

[ 10 ] Linnamo V, Pakarinen A, Komi P V, et al. Acute hormonal responses to submaximal and maximal heavy resistance and explosive exercises in men and women[J]. J Strength Cond Res, 2005, 19(3): 566–571.

[ 11 ] Ohrui N, Kanazawa F, Takeuchi Y, et al. Urinary catecholamine responses in F–15 pilots: evaluation of the stress induced by long–distance flights[J]. Mil Mede, 173(6): 594–598.

[ 12 ] Hare O A, Wetherell M A, Smith M A . State anxiety and cortisol reactivity to skydiving in novice versus experienced skydivers[J]. Physiol Behav, 2013; 13(118): 40–44.

[ 13 ] Bruijn R D, Richardson M, Schagatay E . Increased erythropoietin concentration after repeated apneas in humans[J]. Eur J Appl Physiol, 2008, 102(5): 609–613.

[ 14 ] Jozkow P, Medras M, Chmura J, et al. Effect of breath–hold diving (freediving) on serum androgen levels −− a preliminary report[J]. Endokrynol Pol, 2012, 63(5): 381–387.

[ 15 ] Morgan 3rd C A, Rasmusson A, Pietrzak R H, et al. Relationships Among Plasma Dehydroepiandrosterone and Dehydroepiandrosterone Sulfate, Cortisol, Symptoms of Dissociation, and Objective Performance in Humans Exposed to Underwater Navigation Stress[J]. Biol Psychiatry, 2009, 66(4): 334–340.

# 4 传染病与极限运动

Ricardo Pereira Igreja

## 4.1 内容介绍

最近在竞技体育中爆发的传染病引起了人们对运动员健康的极大关注。运动给运动员、从事运动的工作人员和社会人士提供了一个将疫情传播到社会上极好的机会。此外，国际体育赛事的日益普及可能会使运动员感染他们几乎没有自然免疫力的原发疾病。

冒险旅行已造成与工业化国家的罕见传染因子接触的风险增加。因为极限运动运动员经常穿越热带和亚热带贫穷的农村地区到达目的地，所以他们可能面临更大的风险。此外，比赛可以在丛林、山脉或沙漠等极端地区进行。感染特定传染因子的风险取决于世界上旅行的地区、与食物或水源的接触以及是否在农村或城市旅行。

常见的接触源包括受污染的湖泊、河流、洞穴和峡谷。运动员也可能会接触昆虫媒介。在生态挑战的参与者中，非洲蜱虫是非洲蜱咬热爆发的罪魁祸首。

除了缺乏可使这些疾病的严重程度复杂化和恶化的及时医疗外，这些疾病可能对旅行者回国后的医生来说是陌生的，而且无法根据症状进行诊断。负责极限运动员的医生必须仔细检查旅行史和接触史，并对异常疾病要高度怀疑。

## 4.2 传染病与极限运动

以下讨论的传染病更可能发生在极限运动员中。对每种传染病的流行病学、临床表

R.P. Igreja
预防医疗保健部，Faculdade de
里约热内卢联邦大学医学院
Rua von Martius 325/608, 里约热内卢
CEP:22460–040，巴西
电子邮件 : rpigreja@cives.ufrj.br

© 2017 年瑞士斯普林格国际出版社
F.Feletti（编者），极限运动医学，DOI 10.1007/978-3-319-28265-7_4

现和预防都进行了讨论。仅通过食物传播的感染不在讨论的范围内。

### 4.2.1 疟疾

疟疾仍然是全球健康的主要问题，全球人口的 40% 以上（超过 33 亿人）在疟疾感染传播的国家（仍在 99 个国家传播）面临不同程度的患疟疾风险。此外，随着现代、便捷的旅行方式，大量来自非疟疾地区游客受到感染，这可能会严重影响他们回家后的生活。恶性疟原虫（*Plasmodium falciparum*）在热带地区十分常见，它可导致最严重的疾病。如果延误非重症疟疾的治疗，那么进展到严重疟疾的风险会增加。由于感染这种寄生虫可能是致命的，因此认识到并及时治疗非重症疟疾就变得至关重要。恶性疟原虫的非重症表现是高度变异的，与许多其他疾病相似。虽然发热很常见，但在某些情况下却不发热。早期表现为不规则发热并伴有寒战。患者通常出现发热，头痛和身体其他地方的疼痛，偶尔腹痛和腹泻。体检时，发热可能是唯一的临床表现。在一些患者中，可扪及肝脏和脾脏。疟疾的发热原因通常与流感和其他多种疾病常见的发热原因无法区分。除非疾病得到及时诊断和治疗，否则恶性疟原虫患者的病情会迅速恶化。

所有前往疟疾流行地区的旅客都应采取个人防护措施，防止按蚊叮咬。由于按蚊的夜间摄食习性，疟疾传播主要发生在黄昏和黎明之间。含有 DEET（N，N- 二乙基 -3- 甲基苯甲酰胺）的驱蚊剂在户外活动中特别有效。应涂抹在暴露的皮肤表面上（除了脸、嘴唇或眼睑上），4 ～ 6 小时后重复使用。尤其是对于儿童不应超过使用剂量。羟哌酯（羟乙基哌啶羧酸异丁酯）和对二甲苯 -3,8- 二醇（柠檬桉油）可作为替代驱蚊剂使用。如果旅客也涂防晒霜，应该先涂防晒霜，然后再涂驱虫剂。混合使用 DEET 和氯菊酯浸泡衣服，可以防止节肢动物的叮咬，加强对旅客的保护。经杀虫剂处理（氯菊酯）的蚊帐已证实是有效的，并被告知所有前往疟疾流行地区的旅客，在睡觉时有被节肢动物叮咬的风险。

是否有必要进行化学预防取决于要访问的地区以及旅客接触蚊子和发展为疟疾的风险。旅客感染疟疾和出现并发症的风险越大，对化学预防的需求就越大。在决定是否需要进行化学预防时，必须记住，所有药物都有不良反应，发生严重不良反应的风险必须与患疟疾的风险进行权衡。多西环素、氯喹、阿托喹酮 - 丙胍或甲氟喹可预防性使用。甲氟喹确实降低了癫痫发作的阈值，但甲氟喹副作用可能与减压或麻醉事件混淆。还应该注意的是，一些潜水中心禁止服用甲氟喹的潜水员潜水。因此，对于那些选择潜水度假的人来说，最好避免使用甲氟喹，但对于偶尔服用并耐受过甲氟喹的潜水员，或那些能够尽早服用甲氟喹以确保不会发生不良事件的潜水员，没有禁止使用该药物。头晕是化学预防研究中出现的副作用之一。多西环素可能引起轻度和短暂的光过敏。医生应警告旅客不要过度暴露在阳光下（并建议正确使用广谱防晒霜）。没有化学预防是 100% 有效的。然而，即使寄生虫表现出一定程度的耐药性，那些接受化学预防的旅客的病情可能会轻一些或进展不快。除个人防护措施外，还需要使用化学预防措施，而不是代替个人防护措施。预防疟疾最可靠的方法是避免蚊虫叮咬。

### 4.2.2 蝇蛆病

蝇蛆病是由蝇幼虫感染活的人和脊椎动物而致病的。旅客感染蝇蛆的风险是微不足道的，但随着冒险运动和户外旅行的日益普及，这种风险可能需要重新评估。据报道，一名芬兰男子参加了在 Pará（巴西亚马逊丛林地区）举行的国际冒险运动比赛，晚上骑自行车时被一块松动的岩石绊倒。

蝇蛆病发生在热带和亚热带地区。人们通常在前往非洲和南美洲的热带地区时被传染。旅客如果有未经治疗和开放性伤口，则患蝇蛆病的风险就更大。

即使不熟悉这种情况的医生也能很容易地诊断出有蛆的病例。另一方面，糠疹、移行性疾病、空洞性疾病和假蝇蛆病对医生诊断疾病提出了挑战，尤其是对那些不了解蝇蛆病及其并发症的医生来说更是如此。蝇蛆需要手术去除。

针对在流行病高发地区的旅客提出的关键建议是预防可能的接触。在流行病高发地区，旅客应避免裸睡以及在户外或者地板上睡觉。适当的预防措施有助于避免感染。使用纱窗和蚊帐是防止苍蝇接触皮肤的关键。含有 DEET 的驱虫剂也会防止苍蝇接触皮肤。在明亮的阳光下烘干衣物并熨平，是消灭衣物中隐藏的苍蝇卵的有效方法。其他一般预防措施包括穿长袖衣服和覆盖伤口。

### 4.2.3 血吸虫病

人类血吸虫病是非洲、亚洲和拉丁美洲许多地区的主要健康问题。据估计，76 个国家中有 2 亿人感染了引起这种疾病的血吸虫。全世界大多数感染可归因于三种血吸虫：曼森氏裂体吸虫、埃及血吸虫和日本血吸虫。人类的感染来自水接触，通过幼虫尾蚴在受污染的淡水中穿透皮肤而发生感染的。

旅客中的感染血吸虫病已经很普遍，包括运动员在接触淡水后感染，主要是长时间接触淡水，如漂流或皮划艇比赛。

许多从未接触过血吸虫病的旅客可以发展成急性疾病。急性血吸虫病是由日本血吸虫属的幼虫引起的一种短暂性超敏综合征。该综合征的临床表现通常在接触淡水后 2～8 周出现，常表现为发热、荨麻疹、身体不适、咳嗽、肌痛和胃肠道不适。由于旅客中的无症状血吸虫病也很常见（血吸虫病中有 43% 无症状），因此应鼓励所有在疫区接触淡水的旅客接受筛查。

既没有预防血吸虫病的疫苗，也没有预防血吸虫病的药物。预防措施主要是避免在血吸虫病流行的国家涉水、游泳或与淡水接触。直接来自淡水源且未经处理的管道水可能含有尾蚴，但用细网过滤器过滤，将洗澡水加热至 122°F（50℃）5 分钟，或在使用前使水静置 24 小时以上可消除感染风险。即使在疾病流行的国家，在完全氯化的游泳池游泳几乎总是安全的。有人建议在意外暴露于水中后用毛巾强力擦干，以在尾蚴穿透皮肤之前清除，但这只能防止某些不适，不应建议作为预防措施。局部应用驱虫剂（如 DEET）可以阻止尾蚴穿透皮肤，但其效果取决于驱虫剂的配方，可能使用时间相对较短，无法有效地防止血吸虫感染。

### 4.2.4 立克次氏体病

蜱虫传播的立克次氏体疾病（tick borne rickettsial diseases，TBRD）在临床表现上是相似的，但在流行病学和病因学上是不同的疾病。在其他健康的成人和儿童中，尽管有低成本且有效的抗菌治疗，但 TBRD 仍会造成严重的疾病和死亡。

蜱传播疾病可能对参加户外活动的运动员构成威胁。在法国，13 例感染蜱虫的病例是在南非一次冒险比赛回来的参赛者中确诊的。

对临床医师来说，最大的挑战是这些感染对临床的早期诊断造成的困难，此时抗生素治疗是最有效的。这些疾病的早期症状和体征是众所周知的非特异性疾病，或是模仿良性病毒性疾病的症状和体征，使得诊断变得困难。

目前还没有针对 TBRD 的疫苗。避免蜱虫叮咬和及时去除附着的蜱虫仍然是最佳预防策略。防护服，包括帽子、长袖衬衫、裤子、袜子和封闭的脚趾鞋，有助于防止蜱虫接触和附着皮肤。旅客最好穿浅色衣服，因为蜱虫爬上去可以很容易被看见。户外活动前，最好使用含有 DEET 的驱蚊剂进行预防。含有氯菊酯的产品可用于处理外穿衣物（如衬衫和裤子），不可应用于皮肤。

如果发现附着的蜱虫，应使用镊子或靠近皮肤的尖头镊子抓住蜱虫并用恒力轻轻拔出。禁止使用汽油、煤油、凡士林、指甲油或点燃的火柴等民间方法拔取蜱虫。应避免徒手拔取蜱虫，因为蜱虫体内和伤口处可能存在有传染性生物体的液体。去除的蜱虫不应在手指间压碎以防止感染，应立即洗手以避免潜在的皮肤接触传染。这样，蜱虫咬伤的部分就应该被切除了。

### 4.2.5 钩端螺旋体病

感染钩端螺旋体是一个全球性的公共卫生问题，但大多数热带和亚热带润湿地区的发展中国家比温带地区发展中国家，更会感染钩端螺旋体。钩端螺旋体病与各种野生和家畜污染的水或土壤的接触有关，这些动物是钩端螺旋体的宿主，通过排出尿液中的致病物质来传播感染。人类通常通过破损的皮肤或黏膜与受尿液污染的水接触而感染，而与动物或其尿液直接接触的频率较低。

参加水上运动的兴趣增加，导致钩端螺旋体病的发病率增加。据报道，钩端螺旋体病与各种体育娱乐活动有关。钩端螺旋体病的暴发与泰国、哥斯达黎加、马提尼克、马来西亚、菲律宾和美国（威斯康星、伊利诺伊州和佛罗里达州）等不同地区的洞穴探险、划独木舟、皮划艇、漂流、三项全能运动和多项体育比赛有关。在婆罗洲的多项运动生态挑战赛中发生了至少 68 例钩端螺旋体病，单变量分析显示，患病的危险因素包括皮划艇、在昔加末河中游泳、饮用昔加末河的河水和洞穴探险。

那些在休闲活动时接触了天然淡水后发生急性发热性疾病的患者，临床医生应该对他们患钩端螺旋体病有较高的怀疑。任何患者出现突然发热、寒战、结膜充血、头痛、肌痛和黄疸的临床表现都应考虑钩端螺旋体病。钩端螺旋体病的潜伏期通常为 5～14 天，也可以为 2～30 天。钩端螺旋体病的症状可能同许多其他无关感染的症状相似，如流感、脑膜炎、肝炎、登革热和病毒性出血热。因此，在钩端螺旋体病流行国家的患者中，区分登革热和病毒性出血热非常重要。

运动员预防钩端螺旋体病的第一步应该是避免在河中游泳和饮用湖水或河水，并防止皮肤割伤。可通过穿防护服（靴子、手套、眼镜、口罩）、用防水敷料覆盖皮肤损伤、接触尿液或受污染的土壤后用干净的水清洗或淋浴以及清洗和清洁伤口来防止流行病的传播。这类预防措施很重要，但对于必须游泳的运动员来说可能是不可行或不充分的，因此运动员应该考虑使用多西环素预防，以平衡不必要的副作用与感染钩端螺旋体病的风险。通常的钩端螺旋体病预防（200 mg 多西环素一周一次）可能是不够的。尽管未经证实，但对于任何高风险的暴露，如游泳、饮用河水或接触蝙蝠或大鼠的尿液，洞穴探险者应考虑每次添加 200 mg 多西环素来加强每日或每周的预防措施。当职业、娱乐或社会环境使人们处于危险之中时，相关人员应了解钩端螺旋体病的症状，如果出现与钩端螺旋体病相似的疾病，应立即寻求医疗帮助，并将接触情况告知医生。

### 4.2.6 狂犬病

狂犬病是一种由弹状病毒科狂犬病毒属的单股核糖核酸（ribonucleic acid，RNA）病毒引起的人畜共患疾病。狂犬病是通过受感染的动物咬伤或抓伤传播的，或是通过感染性物质（几乎总是唾液）污染擦伤、形成开放性伤口或黏膜破损而传播的。在城市地区，这种病毒主要传播给人类的是家犬。在城市狂犬病受到控制的国家，人们对森林狂犬病给予了极大的关注，在森林狂犬病中，病毒已在几种动物物种（浣熊、臭鼬、狐狸以及各种蝙蝠和非人类的灵长类动物）中分离出来，此外，还通过与这些动物接触证实了人类狂犬病病例。人类接触蝙蝠的情况值得特别评估，因为在某些情况下，从人类的角度来看，蝙蝠会对人类造成更大的感染风险（即使是轻微的咬伤或损伤）。

在全球范围内，狂犬病是导致人类感染致死的第十大主要原因。世界上大部分地区会受到狂犬病的威胁。狂犬病主要影响发展中国家的穷人，在这些发展中国家的穷人中的真实发病率可能被低估。2005 年，据报告估计，每年有近 6 万人死于狂犬病，主要发生在亚洲和非洲。世界卫生组织赞助的一项多中心研究表明，仅在印度每年就有至少 2 万人死于狂犬病。

前往狂犬病流行地区的国际旅客有可能受到来自家犬狂犬病和野犬狂犬病的风险。据报道，越野自行车手曾被狗咬伤。

狂犬病病毒进入中枢神经系统后，引起致命的急性进行性脑脊髓炎。狂犬病病毒在人类的潜伏期通常是接触后 1 ～ 3 个月，但也可以是几天到几年之间。狂犬病应包括在任何原因不明的急性、快速进行性脑炎的鉴别诊断中，特别是当患者出现自主神经不稳定、吞咽困难、恐水症、轻瘫或感觉异常时。

狂犬病可以通过避免病毒接触和在接触病毒时立即进行医疗救治来预防。一般来说，人们知道狗和猫可以传播狂犬病，但他们不知道蝙蝠、狐狸、猴子和其他野生动物也是这种疾病的传播者。因此，人们被这些动物咬伤后不会寻求医疗护理，从而增加了成为狂犬病受害者的风险。对于经常接触狂犬病病毒或可能患有狂犬病的蝙蝠、浣熊、臭鼬、猫、狗或其他危险物种的人，应考虑接触前进行疫苗接种。虽然洞穴探测者很少与蝙蝠直接接触，但由于可能会被蝙蝠咬伤、非咬伤或通过气溶胶而感染狂犬病病毒，因此目前疾病预防控制中心对接触前疫苗接种列为经常发生的危险类别。

在接触任何潜在的狂犬病动物后，立即用肥皂和清水冲洗伤口是必要的，是预防狂犬病最有效的程序。及时的伤口护理、狂犬病免疫球蛋白和疫苗的应用对于预防人类接触狂犬病病毒是非常有效的。

### 结束语

在户外活动中可能会发生感染，为了在极限运动时降低患病风险，在从事这些活动前了解潜在风险是很重要的。一般建议是预防性药物；应更新疫苗；运动员应抵制接近动物并始终保持与动物最小距离的诱惑；以及关于其他保护措施的建议。

随着户外活动越来越流行，医生将认识到野外医疗在这一患者群体中所占据的独特地位，对医生来说，了解户外爱好者在其特定的医疗领域所经历的疾病性质将变得非常重要。

**参考文献**

［1］ Turbeville S D, Cowan L D, Greenfield R A . Infectious disease outbreaks in competitive sports: a review of the literature[J]. Am J Sports Med, 2006, 34(11): 1860–1865.

［2］ Young C C, Niedfeldt M W, Gottschlich L M, et al. Infectious Disease and the Extreme Sport Athlete[J]. Clin Sports Med, 2007, 26: 473–487.

［3］ Igreja R P . Infectious diseases associated with caves[J]. Wilderness Environ Med, 2011, 22(2): 115–121.

［4］ Igreja R P, Matos J A, Goncalves M M, et al. Schistosoma mansoni–related morbidity in a low prevalence area in Brazil: a comparison between egg–excretors and S. mansoni antibody positive individuals[J]. Ann Trop Med Parasitol, 2007, 101(7): 575–584

［5］ Morgan O W, Brunette G, Kapella B K, et al. Schistosomiasis among Recreational Users of Upper Nile River, Uganda, 2007[J]. Emerg Infect Dis, 2010, 16(5): 866–868.

［6］ Tamar L, Moshik T, Tamar G, et al. High Rate of Schistosomiasis in Travelers After a Brief Exposure to the High–Altitude Nyinambuga Crater Lake, Uganda[J].Uganda Clin Infect Dis, 2013, 57(10): 1461–1464.

［7］ Hochedez P, Rosine J, Th é odose R, et al. Outbreak of lepto–spirosis after a race in the tropical forest of Martinique[J]. Am J Trop Med Hyg, 2011, 84(4): 621–626.

［8］ Ansari M, Shafiei M, Kordi R. Dog bites among off–road cyclists: a report of two cases[J]. Asian J Sports Med, 2012, 3(1): 60–63.

# 5 极限运动中的眼部问题

Martina M. Bosch, Pascal B. Knecht 和 Stephanie Watson

## 5.1 高海拔徒步旅行

在低海拔地区的健康人群中为了娱乐而去高海拔地区徒步旅行越来越受欢迎。除了辐射更加强烈外，旅行者还经历了因徒步旅行的海拔不同而导致的低压缺氧条件下的身体变化。

太阳发出的辐射会对人体造成各种伤害。太阳光的波长可以影响眼睛中的不同结构。幸运的是，太阳发出的紫外线（紫外线 C 辐射，波长 200～290nm）完全被高层大气吸收，因此即使在海拔很高的地区，也不会对眼睛造成伤害。另一方面，紫外线 A 辐射（波长 320～380nm）和紫外线 B 辐射（波长 290～320nm）以及可见光（波长 380～700nm）确实在不同的海拔都能影响眼睛，根据眼部吸收能量的结构不同，可能对眼睛造成不同伤害。

由于对未适应环境的人出现缺氧，造成血氧饱和度（oxygen saturation, SpO2）连续下降，高海拔登山活动可能导致复杂的高原相关疾病（altitude-related illness, AI），包括急性高山病（acute mountain sickness, AMS）、高原视网膜病变（high-altitude

M.M. Bosch (✉)
眼科，
苏黎世大学，维斯塔诊断
瑞士苏黎世地区 8001, Limmatquai 4
电子邮箱：martina.boesch@bluewin.ch
P.B. Knecht
眼科，
瑞士苏黎世大学
瑞士维廷根的 Augenpraxis Centerpassage
S.Watson
眼科，
悉尼大学恢复视力研究所
澳大利亚新南威尔士州悉尼

© 2017 年瑞士斯普林格国际出版社
F.Feletti（编者），极限运动医学，DOI 10.1007/978-3-319-28265-7_5

retinopathy，HAR）、潜在致死性高原脑水肿（high- altitude cerebral edema，HACE）、以及高原肺水肿（high- altitude pulmonary edema，HAPE）。高原相关疾病的独立危险因素是登山的最高海拔、个体高原相关疾病的易感性和登山海拔的升高速度。

## 5.2 缺氧

### 5.2.1 眼前段改变

眼前段的病理改变与缺氧很少相关。尽管有证据表明高海拔地区的角膜肿胀是由低血氧饱和度引起的，但健康角膜的视力并未受到不利影响。此外，隐形眼镜的佩戴本身会导致角膜缺氧，这表明在不影响视力的情况下，佩戴隐形眼镜会产生更大的压力，因此不排除隐形眼镜在高海拔地区的正常磨损。高海拔地区的低压缺氧导致受全身氧饱和度的调节的眼压变化较小，但具有统计学意义。在眼内压变化方面，高海拔登山似乎是安全的。

**屈光手术后角膜屈光改变**

除急性高山病外，先前接受过角膜屈光手术的旅客视力可能显著下降，在高海拔登山活动过程中的角膜变化也可能是一个危险因素。Beck Weathers 博士就是这样一个例子，他是珠穆朗玛峰的一名登山者，在攀登之前接受了径向角膜切除术，在登山活动中视力极度下降。有无数种不同的手术方法帮助患者摘下眼镜。在早期，进行径向角膜切除术；这一技术已被广泛废弃，准分子和飞秒激光目前用于激光原位角膜磨镶术（laser in situ keratomileusis，LASIK）、激光上皮下角膜磨镶术（laser epithelial keratomileusis，LASEK）、光性屈光性角膜切削术（photorefractive keratectomy，PRK）、飞秒激光透镜切除术（femtosecond lenticule extraction，FLEx）和小切口透镜切除术（small incision lenticule extraction，SmILE）。为了纠正屈光不正而不过度破坏角膜结构，这些技术仍在继续发展。

以前的研究已经证明，表面缺氧可以导致径向角膜切除术后的患者出现明显的远视改变，但似乎不影响 PRK 的屈光稳定性。这样的病例系列已经公认，其中近视改变似乎发生在那些进行了 LASIK 随后缺氧的登山者身上。据报道，这些屈光变化在回到海平面后消失了。随着术后时间的增加，远视或近视的改变似乎减少了。海拔问题对进行不同屈光手术后患者的影响仍然是不可预测的，对高海拔徒步旅行者来说也是一个潜在的危险。

**治疗** 受影响的旅客可能会考虑在屈光手术后佩戴具有矫正屈光误差变化的眼镜，以提高高海拔徒步旅行时的视力。

**预防** 屈光不正手术后至少恢复 6 个月再尝试进行高海拔徒步旅行。

### 5.2.2 眼后段改变

在高海拔徒步旅行中已记录眼后段的不同病理变化。

### 1）高原视网膜病变

高原视网膜出血（high-altitude retinal hemorrhages，HARH）（见图 5.1）的影响常常被旅行者忽视，通常可以在海拔 3500 米左右发现该病。据报道，高原视网膜出血的发病率从 0% 到 79% 不等。登山者在徒步过程中会承受更长时间和更广泛的全身缺氧，表现出更频繁的呼吸困难。在身体健康的年轻登山者，尤其是在那些在高海拔地区进行剧烈运动的人中，更容易发生高原视网膜出血。到目前为止，高原视网膜出血的发病率与服用利尿剂、非甾体类抗炎药或类固醇等药物之间无关。

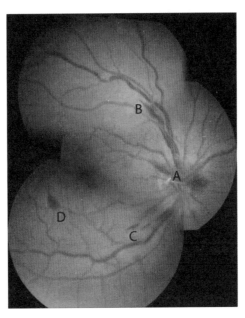

**图 5.1** 高原视网膜病变。这张眼底照片显示了在海拔 6870 米的一位登山者的视网膜，他在 2005 年参加了 Muztagh Ata 的研究。所示为（A）毛细血管周围出血，（B，C）视网膜颞血管处的视网膜出血，（D）黄斑区内的白中心出血点（罗特斑），以及（A）视盘肿胀的早期征象（Schnetzler 等人 2006 年）

高原视网膜病变（high-altitude retinopathy，HAR）的症状包括高原视网膜出血（HARH）、视网膜血管充血和扭转、视盘充血肿胀、棉絮状渗出点，甚至玻璃体积血。视网膜中央静脉阻塞、视网膜分支静脉阻塞伴黄斑水肿导致的视力丧失均与高原视网膜病变有关。一部分登山者出现以白色为中心的出血点，也被称为罗特斑。在平原地区观察到的这种特殊类型的出血发生在因全身感染、高血压、糖尿病、贫血和白血病而导致毛细血管脆弱的患者身上。与未出现白斑出血且患视网膜炎的高海拔攀岩者相比，具有罗特斑的高海拔攀岩者常出现较大的视网膜出血。如前所述，在高海拔徒步旅行时视网膜出血通常没有症状。然而视出血部位而定，视力受损的明显程度可能很小，如视网膜中心静脉出血，特别是其双侧出血。如果出现视网膜中心静脉双侧出血，则需要辅助降压，因为根据出血的严重程度，重新吸收血液可能需要数天到数周的时间。

**治疗** 与在平原地区发生的视网膜出血类似，高原视网膜出血通常在数天或数周内消失，且无后遗症。因此，通常的治疗方案是观察并等待其自愈。高原视网膜病的其他实质性病变如静脉阻塞也需要随访，最终可能需要特殊的眼科治疗。

**预防** 允分适应高海拔环境将有助于缓解高原视网膜病变。迄今为止，还没有药物能成功预防视网膜出血。由于高原视网膜出血具有短暂性，因此没有很好的证据来劝阻先前出现视网膜出血症状的登山者重返高海拔地区。如果在高海拔地区停留期间出现视觉障碍且在一周内未解决，登山者必须在下一周让眼科医生进行全面检查。由于没有明确的证据表明视网膜出血是即将发生的严重急性高山病甚至是高原脑水肿的警告信号，所以可以冒险继续登山，前提是在进行高海拔登山期间登山者绝不能孤身一人，并且只有当视网膜出血引起视觉问题最少且不影响安全的情况下登山者才能进行高海拔登山活动。

### 2）视盘肿胀

据报道，超过 79% 的登山者在海拔 4560 米的高度上发生了视盘肿胀（见图 5.2），至少有 59% 的登山者在海拔 6800 米的高度上发生了视盘肿胀。视盘肿胀的发生率随着海拔的升高而增加，并且视神经盘肿胀在海拔降低时会迅速消退。据报道，27 名视盘肿胀的登山者的外周血氧饱和度较低，并伴有急性高山病的症状，其结论是视神经盘肿胀最有可能是缺氧导致的脑容量增加的结果。Willman 等人对此进行了讨论。在 18 名视盘肿胀的登山者中，他们没有发现视盘肿胀与急性高山病症状之间的相关性。出现此差异的一个可能解释是两项研究中登山速度的不同（快速和缓慢）和达到高度的不同（4559米和 6800 米）。

**治疗** 由于视神经盘肿胀在海拔降低时会迅速消退，到目前为止还无后遗症的相关报告，因此治疗的主要方法与需要下降到较低海拔的其他高原疾病类似。如果检测到 AMS 或 HACE 的症状和体征，则应考虑进行治疗。

**预防** 至于预防高原视网膜病变，需要谨慎选择适当的登山地点，并进行充分的适应，无疑有利于登山者在高海拔登山期间的健康。

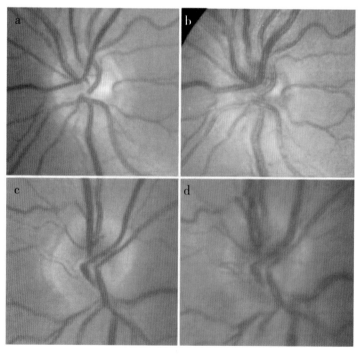

**图 5.2** 视盘肿胀。第 1 组 9 号攀岩者在基线检查（490 m）、登山（a）前 1 个月的左视盘显示正常和登山至 2 号营地（6265 m）时，出现（b）视盘肿胀。第 2 组 5 号登山者在基线检查、登山（c）前 1 个月和登山至 3 号营地（6865 m）时（d），右视盘也出现了类似的变化

## 5.3 与高海拔徒步旅行相关的紫外线照射

### 5.3.1 急性辐射

**光化性角膜炎／紫外线性角膜炎**

角膜吸收大部分紫外线辐射，因受到辐射积累从而破坏角膜上皮，也就是角膜的最外层。在高海拔地区不受保护地暴露在阳光下，通常是在高反射的雪地上，直接造成角膜上皮损伤，也称为"雪盲症"。角膜炎的有效辐照度取决于海拔高度、臭氧层特性以及暴露时地球表面的反射率。

紫外线性角膜炎是眼部出现剧烈疼痛、视力下降、异物感、灼伤和红眼流泪等症状一种自限性角膜炎性疾病。这些症状在大量接触紫外线后 6 ~ 12 小时开始出现，通常会在 72 小时内消失。临床上，浅表点状角膜炎主要发展为双侧的角膜损伤。病情越严重，对细胞黏附的损伤就越大，导致角膜上皮缺损，进而导致角膜上皮的完全磨损。通常也会出现溢泪症、结膜水肿和眼睑痉挛，从而使彻底的眼科检查变得困难。

**治疗** 据我们所知，尚无关于治疗光化性角膜炎的前瞻性研究报告。常见的治疗方式包括局部消炎药、散瞳、无防腐剂的滴眼液、绷带式隐形眼镜和全身镇痛药。角膜的长期损伤较为罕见。

**预防** 预防雪盲症的主要方法是戴上太阳镜，如果有暴露在紫外线下的风险，带侧护罩的太阳镜能提供足够的保护。

### 5.3.2 慢性辐射

关于冲浪的段落中讨论了结膜黄斑、翼状胬肉、白内障、年龄相关性黄斑变性和眼表面鳞状细胞瘤／癌。

气候性水滴状角膜病变，也称为球状变性或气候性角膜病，该病主要受累部位是前角膜或结膜，与光化学损伤密切相关。裂隙灯检查显示，气候性角膜病的病变范围从对视力没有影响的角膜上皮下轻微混浊，到轴向角膜瘢痕形成和强烈的视力下降。

## 5.4 冲浪

冲浪板运动，即冲浪，是一种日益流行的极限水上运动。冲浪的成功与否取决于冲浪者的战术、认知、心理、技术、生物力学和生理能力，是一项十分复杂的体育活动。

冲浪起源于几百年前的南太平洋，那里是波利尼西亚和夏威夷文化的中心地区。据说约瑟夫·班克斯于 1779 年首次描述了詹姆斯·库克船长的第三次航行中，在"奋进号"上冲浪的情形（http://www. surfingforlife.com/history.html）。在 20 世纪初，现代冲浪作为一项体育运动、业余爱好以及娱乐活动出现。自那以后，冲浪的受欢迎程度不断提高，冲浪者的数量每年都在增加，目前冲浪这项运动在世界上许多国家都有所涉及。

国际冲浪协会估计全世界大约有 2300 万名冲浪者（http://www.statisticbrain.com/ surfing-statistics/ ）。

虽然冲浪板的设计各种各样；但是，所有的冲浪板前后两端稍窄小，都有一个尖前部，后端有一到三个尾鳍以及一个脚踝皮带。每位冲浪者使用的冲浪板将取决于他们的冲浪经验和海浪条件。"短板"1.83 ~ 2.13 米（6 ~ 7 英尺）长，通常是经验丰富的冲浪者的首选，因为短板尤其是在大浪中很容易操纵；而"长板"2.44 ~ 3.04 米（8 ~ 10 英尺）长，提供了更好的稳定性，因此在初学者和小浪中更受欢迎。冲浪板通常是通过一根被称为"皮带"的松紧绳固定在冲浪者的脚踝上，可以让冲浪者在摔倒后与冲浪板保持一致。皮带通常长 2.1 ~ 2.4 米（7 ~ 8 英尺），但可以伸展到其长度的两倍。皮带的长度通常与板的长度成正比。为了防止冲浪者滑倒，冲浪板要么用蜡质的外膜来增加摩擦，要么用防滑垫来增加摩擦。

在成人和儿童的急慢性创伤中都与冲浪有关。急性创伤最常见，据报道急性创伤包括撕裂伤、挫伤、扭伤和骨折，也包括眼部和眼眶损伤。环境问题，如强烈的紫外线和高浓度海水，主要导致慢性创伤。紫外线性角膜炎产生的剧烈疼痛也会使冲浪者受到影响。

# 5.5 与冲浪相关的眼外伤

与冲浪相关的眼外伤可以同时影响眼睛和眼眶。虽然这种情况很少发生，但有可能导致严重的疾病。在所有眼部创伤中，运动相关损伤占很小比例，但发病率很高。头部和颈部是冲浪相关创伤的常见部位，但幸运的是，眼部或眼眶的创伤在冲浪中并不常见。

### 5.5.1 流行病学

关于冲浪相关损伤的全球流行病学资料有限。进行的大多数研究都只包含了少量的患者，并且仅局限于一组地理位置。在对澳大利亚维 8 个维多利亚式海滩的冲浪者进行的一项为期 12 个月的现况调查中，共有 646 名冲浪者（其中男性占 90%；中位年龄为 27 岁；中位冲浪年龄为 10 岁）参与了调查，145 名冲浪者在 2003 年调查前 12 个月报告了严重的急性损伤（每年每位冲浪者受伤的概率为 0.26）。1983 年公布的一项对维多利亚 346 名冲浪者的研究报告称，每 1000 天的冲浪运动中，中度和重度的受伤率为 3.5。然而，这些数据可能高估了由于报告偏差造成的受伤率。出现这种情况因为研究是基于调查的。至于竞技性冲浪，每 1000 小时有 13 次急性损伤发生。

总的来说，大多数研究发现冲浪板被海浪击中是冲浪相关伤害的最常见原因。例如，Taylor 等报告称，撞击冲浪板或其他冲浪者（45%）、被海浪吞噬（36%）以及撞击海床（18%）是最常见的急性损伤原因。在另一项关于头部撕裂伤的调查研究中，15% 的冲浪者在眉毛处撕裂。据报道，加利福尼亚州在冬季发生了三起严重的受伤事件，原因是冲浪者在试图乘坐巨浪或避开迎面而来的巨浪时"被冲走"。据报道，头部和腿部受伤在冲浪运动中最为常见，但在竞技性冲浪者中，膝盖扭伤或拉伤最为常见。

冲浪导致眼睛和眼眶损伤的流行病学资料也十分缺乏。在文献中，关于男性冲浪相关眼部损伤的报道更多，这可能是因为男性冲浪者比女性冲浪者多。在所有眼部创伤中，运动相关损伤占很小的比例，但发病率很高，并且在眼球摘除术中占很大比例。

冲浪时眼睛受伤主要是因为与冲浪板顶端直接碰撞造成的钝性损伤，最常见的损伤包括撕裂伤和软组织损伤。当力量扩散到眼眶时，撕裂伤发生在眼组织破裂、眼部整体破裂以及眼眶骨折的情况。

随着时间的推移，冲浪板变得越来越小，重量越来越轻，有着尖尖的前部、后部和尾鳍；皮带已经失去松紧，冲浪休息时间也越来越短。据推测，这些因素可能导致头部或面部受伤的频率增加，因为短且轻的冲浪板在海浪中更有可能被抛来抛去，而弹性皮带猛击冲浪板"啪"地向冲浪者抛去，此时产生的力量和能量相当大。

### 5.5.2 机制与临床表现

受伤通常是由冲浪者自己的冲浪板直接造成的；与岩石或其他冲浪者的冲浪板碰撞而受伤不太常见。受伤最常见的原因是在摔倒后高速撞击冲浪板的尖锐部分，如尖前部、尾鳍或后端。尖前部最常发生碰撞，因为它很尖锐，足以插进骨骼中。当与冲浪板碰撞产生的能量转移到骨骼中时，就会发生外伤；这会破坏眼部组织，并可能导致眼部整体破裂和眼眶骨折。

在冲浪运动中冲浪板上面的皮带与眼部受伤有关。皮带将冲浪者的脚踝连接到冲浪板的底部，防止冲浪板在摔倒后丢失。然而，在一次摔倒后，皮带允许冲浪板具有很大的质量并以很快的速度运动，以巨大的力量和能量从破碎的海浪中再送回来。皮带的长度可能会有所不同，虽然短的皮带有利于保持冲浪板靠近冲浪者，但也可能使冲浪者面临更大的风险。在一系列与冲浪相关的眼外伤中，所有冲浪者都使用短的皮带。在另一个案例中，有9%的受伤是由皮带牵引造成的。然而，值得注意的是，皮带可以防止因冲浪板松动而造成的伤害，并在严重受伤的情况下起到漂浮装置的作用。

尽管冲浪板上的残留异物不太常见，但也有报道称，在高速撞击下残留异物与冲浪相关的创伤有关。这类似于其他高速运动，如水橇运动。值得注意的是，大多数现代冲浪板是由一种由硬质玻璃纤维（二氧化硅、各种金属和元素混合而成）和树脂皮增强的轻质聚氨酯泡沫芯构成的。现代冲浪板由一种将熔融玻璃通过筛子后形成的织物所覆盖，然后将熔融的玻璃纺成线，织成薄片。一项研究报告了高能冲浪创伤后玻璃纤维残留导致了眼眶异物的情况，另一项研究报告了与冲浪板上玻璃纤维残留相关的异物假瘤（"surnoma"）的情况。

### 5.5.3 发病率

与冲浪相关的眼部损伤有很高的发病率，其中许多眼部损伤会导致永久性视力丧失。在一项研究中，美国三个州（加利福尼亚、佛罗里达和夏威夷）的视网膜研究专家报告了11起眼部损伤，只有两名患者恢复了他们的损伤前的正常视力。其中5名患者的最终只能恢复到视力控制手部运动或者更差。不良的结果是由于高概率的眼后段创伤和眼球破裂造成的。考虑到进入育龄期的年轻男性受到的影响最大，视觉障碍可能会对社会心理产生重大影响。

### 5.5.4 与冲浪相关眼外伤的处理

与冲浪相关的眼外伤应根据创伤管理原则进行处理。这意味着，在治疗眼外伤之前应提供一般创伤管理，如注意控制出血、考虑颈部损伤、固定受伤区域以及密切监测危及生命的紧急情况（如颈部骨折或脾脏破裂）。应尽早确定破伤风的状况，并根据实际情况进行预防。

眼部和眼眶的创伤处理将取决于受伤的严重程度，以及特殊的眼部、眼眶和 / 或眶周结构。眼部和皮肤的"水创伤"伤口应分别用平衡盐溶液和生理盐水（0.9% 氯化钠）冲洗，以降低感染风险。如果需要，然后进行清创以清除异物和 / 或失活组织。与冲浪相关的创伤发生在水中，但水可能被细菌和沉积物污染。发生创伤后应尽快对眼球破裂或皮肤撕裂进行初步修复。但是，如果伤势不严重，冲浪者可能会继续完成冲浪或推迟几天再完成，在某些情况下可能需要对创伤进行二次修复。眼球破裂后，视网膜检查是必要的，因为眼球破裂威胁眼后段并产生相关并发症。

文献报道了从冲浪者伤口分离出的细菌，包括白色葡萄球菌、金黄色酿脓葡萄球菌（凝固酶试验阳性）、大肠杆菌和乙型溶血性化脓性链球菌（A 组）。据此，应考虑伤口感染的可能性。清洁皮肤伤口，并给予广谱抗生素抗感染。如果感染确实发生，可能会成为慢性感染并与软组织炎症相关。值得注意的是，一些冲浪的休息地点可能位于排水口附近。对于眼部损伤，密切监测眼内炎症是必不可少的。

# 5.6 与冲浪相关眼外伤的预防

预防是处理与冲浪相关眼部创伤的一个关键部分，因为眼部一旦受伤，尽管进行了治疗，眼外伤的发病率仍然很高。虽然冲浪板改装和保护装置可以防止冲浪者受伤，但它们可能会改变冲浪板的性能、外观或影响冲浪者的发挥；考虑到冲浪与向往自由的态度有关，引入此类预防措施可能很困难。在竞争性冲浪中，强制性地使用改良的冲浪板和安全设备可能有助于更广泛地采用这些设备。研究确定安全措施的好处也是有益的。

## 5.6.1 冲浪板模型

特别是，由于冲浪板的前尖部是造成大多数伤害的主要原因，因此，在这一部分上安装防护装置可以减少伤害，使前尖部比人类平均骨骼更宽——宽度为 40 mm，高度为 35 mm。在澳大利亚，由于冲浪板设计的简单修改有可能节省视线，因此冲浪板制造商现在制定了前尖部形状标准。

同样，可以使用较钝、较软、柔韧或易折断的尾鳍。尽管采取了这样的尾鳍，但还是不可能防止冲浪者受伤，因为冲浪板仍然会影响冲浪者，尤其是通过皮带拴住冲浪者时。由于皮带的牵引好处不太能忽略，较长的踝关节牵引可能会减少冲浪者上浮时，由于皮带产生的张力而导致冲浪板回缩的趋势。如果冲浪者接受的冲浪板的改装程度影响了冲浪板的性能或外观，那么也要限制冲浪板的改装程度。

## 5.6.2 保护装置

鉴于以上讨论的冲浪板改装的局限性，防护眼镜和头盔等保护装置在预防冲浪相关创伤方面发挥着重要作用。然而，担心这些保护装置对冲浪板性能和形象的影响，通常不使用这些保护装置，因为这些保护装置被认为与冲浪者追求"自由"的态度不一致。传统的防护眼镜也与起雾和视力下降有关。

为其他水上运动设计的防护眼镜推荐用于防止与冲浪相关的眼部创伤，以及保护眼睛免受紫外线伤害。冲浪者可以佩戴各种各样的防护眼镜，这些防护眼镜在贴合度和保护眼睛免受伤害的能力方面有很大的不同。

最近，防护眼镜在儿童运动中的重要性得到了美国儿科学会和美国眼科学会的认可。在一份联合声明中，虽然没有特别提到冲浪运动，但他们建议所有参加有受伤风险运动的儿童佩戴防护眼镜。对于那些功能性单眼的人，以及在进行眼部手术后受伤的人，这种眼镜应该是强制性的（http://www.aao.org/about/ policy/upload/Protective–Eyewear–for–Young– Athletes.pdf）。对于佩戴有度数的眼镜的冲浪者来说，也有可能将他们的防护眼镜配成有度数的。

由于冲浪可造成面部或头部的受伤，建议冲浪者佩戴防护头盔。尽管缺乏证据证明防护头盔的有效性，但假设防护头盔能够为冲浪板提供某种保护，这是不合理的。防护头盔还设计了可伸缩、防碎的护目镜来保护眼睛。

### 5.6.3 结束语

尽管冲浪运动造成的整体伤害比其他运动中的伤害要少，但在冲浪者中，眼部伤害很常见，而且通常很严重，有效的治疗和预防策略可以将伤害和疾病的风险降到最低。提高公众意识和需求可能使所有冲浪者的冲浪板设计更安全。

## 5.7 与冲浪相关的紫外线照射

冲浪是一种户外活动，冲浪者通常进行一次冲浪需要几个小时。因此，冲浪者会暴露在潜在的大量紫外线照射下，无论是直接从太阳照射还是从水中反射。

### 5.7.1 紫外线照射的影响

紫外线（UV，260～400nm）照射可对眼睛和眶周结构产生急性损伤和慢性损伤。有足够的证据表明，眼睑恶性肿瘤（如基底细胞和鳞状细胞癌）的形成，以及良性变化（如光性角膜炎、气候性水滴状角膜病变、翼状胬肉和皮质性白内障）都与紫外线照射有关。然而，对于结膜黄斑、眼表鳞状瘤（ocular surface squamous neoplasia，OSSN）、眼黑色素瘤、核性和后囊下白内障与紫外线照射的关系，证据较少。在冲浪过程中，眼睛暴露在阳光和水面反射的直接紫外线下。

### 5.7.2 急性紫外线暴露

剧烈的紫外线照射，如长时间冲浪后发生的紫外线照射，可导致疼痛性角膜炎，已在第1章高空徒步旅行中讨论过。疼痛性角膜炎是痛苦的，但会自愈，治疗仅是缓解疼痛。

### 5.7.3 慢性紫外线暴露

长期暴露于紫外线和盐水会影响眼睛的表面；下面将讨论结膜黄斑、翼状胬肉和眼表面鳞状瘤的患病增加率。气候性水滴状角膜病变、白内障和黑色素瘤也与紫外线照射有关。

**1）结膜黄斑和翼状胬肉**

在睑裂黄斑的角膜两侧，邻近边缘的小凹呈淡黄色病变。组织学上，它是由退行性胶原组成。这些病变很常见，通常为双侧且无症状。结膜黄斑很少引起重大问题，因此通常不需要治疗。然而，结膜黄斑有时会发炎，需要局部润滑和（或）类固醇的治疗，并可发展为翼状胬肉。

翼状胬肉是来自结膜黄斑角膜并且据报道经常发生在冲浪者身上的翼状赘生物。组织学上，可见一个角膜翳侵犯鲍曼氏膜。如果纤维血管组织生长到瞳孔区，或间接地引起角膜明显散光，则纤维血管组织可能直接干扰视力。翼状胬肉的病理生理机制是紫外线照射。对于冲浪者来说，被风吹干和接触海水也是原因之一。

**2）眼表面鳞状细胞瘤**

长期暴露在太阳紫外线下会增加患眼部上皮不典型增生的风险，并已被认为是合并鳞状细胞癌的危险因素之一。结膜鳞状细胞癌是罕见的，但据报道，这与一名 31 岁的澳大利亚白人冲浪者的坏死性巩膜炎有关。

**3）眼睑癌**

紫外线照射与眼睑恶性肿瘤直接相关，最常见的恶性肿瘤是基底细胞癌（basal cell carcinoma，BCC）和鳞状细胞癌（squamous cell carcinoma，SCC）。

**4）老年性黄斑变性**

阳光照射也与老年性黄斑变性（age-related macular degeneration，ARMD）有关。目前的证据表明，ARMD 不是紫外线照射造成的，而是可见光成分，特别是蓝光部分（峰值波长：465nm）照射的结果。由于皮肤暴露于阳光照射下更多，冲浪者和高海拔徒步者在这些情况下可能面临更大的风险。然而，目前还没有研究确定 ARMD 在冲浪者或高海拔登山者中是否更常见。

**5）紫外线相关眼周疾病的预防**

佩戴太阳镜可以减少眼睛和眼睑的紫外线照射。在泳衣的帽檐上，一个帽舌或帽子绑在护目镜后面，使用带有紫外线滤光片的泳镜也可以减少对冲浪者的紫外线照射。

# 5.8 影响冲浪者的水上条件

冲浪是在有植物、微生物和海洋动物的海水或淡水中进行的，所有这些动植物都会在冲浪者身上产生过敏反应、感染、创伤和中毒，这可能会影响眼睛或皮肤。

棘阿米巴是一种普遍存在于水、空气、土壤和灰尘中，可以感染眼角膜的原生动物。棘阿米巴感染可能发展为慢性疾病，在某些情况下难以治疗，导致视力丧失。佩戴隐形眼镜游泳和接触受污染的水是感染棘阿米巴的危险因素。曾报告有帆板运动的运动员在运动后患棘阿米巴角膜炎；因此，冲浪者可能有角膜感染棘阿米巴的风险。

人们已经描述了各种与冲浪相关的皮肤状况，其中许多与细菌、支原体、寄生虫和酵母菌在内的生物体的感染有关。例如，浮游植物皮肤病包括水藻、蓝藻和甲藻引起的疾病。

冲浪者也有被水母和黄貂鱼咬伤的危险，这可能会引起皮肤反应，称为"海水浴者疹"，但很少致命。珊瑚礁也可对冲浪者造成伤害。

## 参考文献

［1］ Bosch M M, Barthelmes D, Merz T M, et al. New insights into changes in corneal thickness in healthy mountaineers during a very-high-altitude climb to Mount Muztagh Ata[J]. Arch Ophthalmol, 2010, 128(2): 184-189.

［2］ Honigman B, Noordewier E, Kleinman D, et al. High altitude retinal hemorrhages in a Colorado skier[J]. High Alt Med Biol, 2001, 2(4): 539-594.

［3］ Rodriguez-Adrian L J, King R T, Tamayo-Derat L G, et al. Retinal lesions as clues to disseminated bacterial and candidal infections: frequency, natural history, and etiology[J]. Medicine (Baltimore), 2003, 82(3): 187-202.

［4］ Wechsler DZ, Tay TS, McKay DL. Life-threatening haematological disorders presenting with ophthalmic manifestations[J]. Clin Experiment Ophthalmol, 2004, 32(5): 547-550.

［5］ Bosch M M, Barthelmes D, Landau K . High altitude retinal hemorrhages-an update[J]. High Alt Med Biol, 2012, 13(4): 240-244.

［6］ Bosch M M, Barthelmes D, Merz T, et al. High incidence of optic disc swelling at very high altitudes[J]. Arch Ophthalmol, 2008, 126(5): 1-7.

［7］ Mendez-Villanueva A, Bishop D . Physiological aspects of surfboard riding performance[J]. Sports Med, 2005, 35(1): 55-70.

［8］ Taylor K S, Zoltan T B, Achar S A . Medical illnesses and injuries encountered during surfing[J]. Curr Sports Med Rep, 2006, 5(5): 262-267.

［9］ Moran K, Webber J . Leisure-related injuries at the beach: An analysis of lifeguard incident report forms in New Zealand, 2007-12[J]. Int J Inj Contr Saf Promot, 2014, 21(1): 68-74.

［10］ Hall G, Benger R S . Missed diagnosis of an intraorbital foreign body of surfboard origin[J]. Ophthal Plast Reconstr Surg, 2004, 20(3): 250-252.

［11］ Zoumalan C I, Blumenkranz M S, Mcculley T J, et al. Severe surfing-related ocular injuries: the Stanford Northern Californian experience[J].Br J Sports Med, 2008, 42(10): 855-857.

［12］ Squire T, Sherlock M, Wilson P, et al. Surfinoma: a case report on a pseudotumor developing after a surfing sports injury[J]. Skeletal Radiol, 2010, 39(12):1239-1243.

［13］ Bailey P M, Little M, Jelinek G A, et al. Jellyfish envenoming syndromes: unknown toxic mechanisms and unproven therapies[J]. Med J Aust, 2003, 178(1): 34-37.

［14］ Taylor M D, Dianne Bennett B N, Bmedsci M C, et al. Perceptions of Surfboard Riders Regarding the Need for Protective Headgear[J]. Wilderness Environ Med, 2005, 16(2): 75-80.

［15］Yam J C, Kwok A K . Ultraviolet light and ocular diseases[J]. Int Ophthalmol, 2014, 34(2): 383–400.

［16］Kheirkhah A, Safi H, Molaei S, et al. Effects of pterygium surgery on front and back corneal astigmatism[J]. Can J Ophtalmol, 2012, 47(5): 423–428.

［17］Tlougan B E, Podjasek J O, Adams B B . Aquatic sports dermatoses: Part 3 On the water[J]. Int J Dermatol, 2010, 49(10): 1111–1120.

［18］Dart J K G, Saw V P J, Kilvington S . Acanthamoeba Keratitis: Diagnosis and Treatment Update 2009[J]. Am J Ophthalmol, 2009, 148(4): 487–499.

# 6 极限运动皮肤病学

Brian B. Adams

## 6.1 创伤条件

极限运动员在运动的极限进行活动，在这样的经历中他们的运动环境会让他们消耗大量体力。皮肤是运动员与运动环境之间的第一道也是最重要的障碍。

### 6.1.1 摩擦性大疱

也许极端运动员最常见的皮肤状况是大疱。摩擦性大疱是因运动员的皮肤在运动器材上快速摩擦而产生的。高温、潮湿、不合脚的鞋和粗糙的衣服都有可能增加运动员产生摩擦性大疱的可能性（见图6.1）。

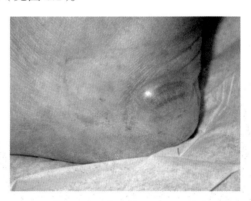

**图6.1** 足跟部摩擦性大疱

这些大疱是由表皮颗粒层层面的裂痕造成的，最常见于脚和手，但也可发生在皮肤反复摩擦的任何部位。一旦表皮裂开，空间就会充满液体，形成一个紧张的水疱。这些大疱会引起不适，并可能妨碍进一步的活动。

B.B. Adams
辛辛那提市维斯塔广场2343号，辛辛那提大学医学院皮肤科
美国辛辛那提市，OH 45208
电子邮件：Adamsbb@ucmail.uc.edu

© 2017年瑞士斯普林格国际出版社
F.Feletti（编者），极限运动医学，DOI 10.1007/978-3-319-28265-7_6

这些大疱是由表皮颗粒层水平上的裂痕造成的，最常见于脚部皮肤和手部皮肤，但也可发生在皮肤反复摩擦的任何部位。一旦表皮层裂开就会充满组织液，形成一个表面张力很大的水疱。这些大疱会引起不适并妨碍进一步的活动。

虽然该病可以直接诊断，但对这些病变的控制和预防却是一个挑战。研究表明，水疱应在 1 天内反复刺破并引流 3 次，这样愈合得更快且不易发生继发感染。临床医生刺破时应该把水疱对准一个焦点并注意保持水疱顶部的完整性。没有一种市售的敷料具有理想的覆盖伤口的底部以及运动员自己的皮肤。

一旦刺破大疱，运动员应涂上凡士林，并用黏性敷料覆盖该区域。这些水疱很少会感染，但仍需要局部或口服抗生素。运动员可以通过减少皮肤和运动环境之间的摩擦来预防大疱。

穿上人工合成的速干服可以让皮肤保持相对干燥和凉爽，最大限度地减少摩擦性大疱的产生。特别容易起水疱的运动员可能需要穿戴防护手套或双层袜子。在运动前将凡士林涂抹在皮肤上，可以极大地减少大疱的产生。运动员还必须确保他们的鞋子合脚，因为不合适的装备与皮肤发生或松或紧摩擦而产生大疱。

### 6.1.2 运动员的指甲创伤

极限运动员的指甲由于他们的活动而承受巨大的压力和张力。突然的爆发力可以完全移除手指甲或脚指甲。更常见的是，运动员的指甲会出现相关的慢性改变、承受低级别压力和指甲牵引。与这些物理力相关的变化包括指甲纵向和横向凸起、指甲剥离（指甲板与甲床分离）、甲周变色和甲周厚茧（见图 6.2）。

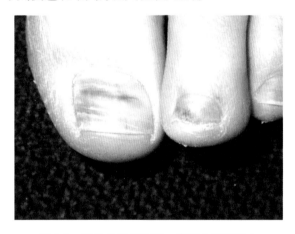

**图 6.2　运动员甲周改变，横向凸起和出血**

极限运动员必须使用多种手段来防止运动员的指甲受伤。所有的指甲都应该以直线交叉的方式剪掉，这样运动员在体育活动中所产生的力量就可以均匀地分布。在有弧度的地方剪指甲会增加指甲中间部分的压力。在这项运动允许的情况下，戴手套也有助于减少指甲的摩擦和降低压力。极限运动员需要确保他们的鞋子的前部有足够的空间。独特的鞋带技术还可以重新分配物理力，使之远离脚趾甲，并进入脚踝，这更适合造成指甲长期变化的力。为了使用这种系鞋带方法，运动员从最后一个孔眼上解开两条鞋带，不是将鞋带穿过另一侧的孔眼，而是将一条鞋带穿过同一侧的孔眼，从而形成两个环。然后，鞋带自由交叉且通过相反的环。这样运动员就可以像往常一样把鞋带的两头绑起来了。

### 6.1.3　足跟瘀斑

足跟瘀斑这种情况会使临床医生混淆疾病，认为运动员患有疣或黑色素瘤。足跟瘀斑，也被称为黑踵病，最常见于年轻运动员足跟的后外侧或内侧（见图 6.3）。足跟瘀斑是与足跟皮肤出血摩擦而产生的，通常无症状，因此不需要治疗。

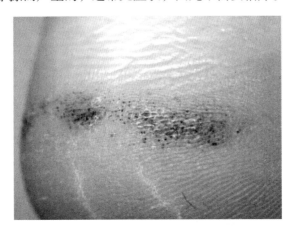

**图 6.3**　足跟瘀斑，很容易与疣混淆

### 6.1.4　压迫性足部丘疹

除了摩擦之外，压力也会对运动员的皮肤造成严重的伤害。压迫性足部丘疹主要影响年轻女性的足部，虽然大多数情况下通常不痛，但与压迫性足部丘疹有关的不适可以影响极限运动运动员的发挥。皮下脂肪和相关的神经和微血管系统浸润到真皮中，可出现足部坏死和疼痛。临床医生可能会误诊为脚痛，然后进行全面的肌肉骨骼检查，而不是让运动员只局限在受影响的肢体上，然后很容易发现皮肤颜色的改变和最常出现在足跟两侧的黄色丘疹。压迫性足部丘疹有多种治疗方法，包括皮损内注射皮质类固醇、压迫疗法和针灸疗法。易患压迫性足部丘疹的运动员有时会发现足后跟垫可以预防该病。

### 6.1.5　运动员结节病

由于皮肤受到压力和摩擦的双重影响，尤其是下肢，会出现一种叫作运动员结节的皮肤状况。运动员结节病有两种发病机制。首先，由于压力、摩擦和粗糙的冲浪板（以及沙子），冲浪者的腿上会出现"冲浪运动员结节"。当冲浪者划水去冲浪时（尤其是在较冷的水域），他们跪在冲浪板上，这些因素和体重结合后在皮肤上产生了异物反应。其次，这些结节可以在一个特定的位置形成对恒定压力的反应，通常与防护装置或鞋有关。最后，真皮增生形成了胶原瘤。

无论这些疾病的病因和鉴别诊断如何，皮肤颜色到红斑结节可以是巨大的。非典型分枝杆菌和深层真菌性皮肤感染有这种表现，炎性疾病如环状肉芽肿和类风湿结节也有这种表现。原发性和继发性恶性肿瘤也有相似的形态。虽然活检可以区分这些不同的皮肤疾病，但将病变与运动活动联系起来有助于疾病早期准确的诊断。

运动员结节病可能需要手术切除，而其他的病变可以在皮损内注射皮质类固醇。偶尔更换装备或鞋子会导致结节。为了预防运动员结节病，极限运动员可以在他们的皮肤和不合适的装备之间垫上衬垫。在冲浪运动员患结节的情况下，冲浪者可以躺在冲浪板上，沿冲浪板平均分配力量。在较冷的水域，冲浪者可能会穿着湿的冲浪服，以舒适地保持俯卧姿势。

### 6.1.6 晒伤和光化学损伤

极限运动员会受到极高水平的紫外线辐射（ultraviolet radiation，UVR）。因此，会增加这些运动员最终有患皮肤癌和光化学损伤（皱纹和色素沉着）的风险（见图 6.4 和 6.5）。

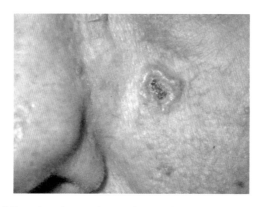

**图 6.4** 长期进行极端运动的运动员有患基底细胞癌的风险。该照片描绘了典型的珍珠状边缘和毛细血管扩张

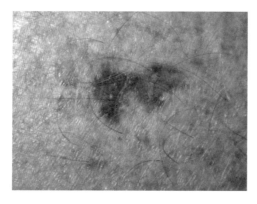

**图 6.5** 极端运动员的皮肤受到大量紫外线的照射，最终会产生恶性黑色素瘤

有几个因素让运动员受到极高水平的紫外线辐射。运动员从上午 10 点到下午 4 点之间处于峰值紫外线辐射的时间内进行练习和比赛。此外，他们训练了很长一段时间，并且在他们很小的时候就开始了这种训练，造成了终身接触辐射。出汗是大多数极限运动的固有特征。出汗还可以增强紫外线辐射，如果运动员不出汗的话，接受紫外线辐射就要减少 40%。在高海拔地区有几种极限运动。在高海拔地区，大气层没有机会过滤大部分紫外线。例如，在山上受到的 UVR 与在海平面上个体受到的 UVR 相当。最后，在雪地和水上进行比赛的极限运动员也必须与显著反射的紫外线相平衡。戴上能遮住脸部的帽子将无法防止紫外线反射到运动员的脸上。

为了防止晒伤和长期光化损伤，运动员必须在练习或比赛后涂抹防水和防汗的防晒霜并重新涂抹乳液或喷雾。他们应该注意经常忽略的部位，包括耳朵和任何由发型遮挡的部位。如果可能的话，运动员应该避免紫外线暴露的高峰时间，宜早晚练习。用料厚实和深色衣服可以提供理想的防晒。虽然传统意义上运动员更喜欢浅色衣服来保持相对凉爽，但大量的人工合成速干服允许运动员穿一件既有出色的紫外线阻隔能力，又有良好的散热性能的运动服。

### 6.1.7 晶形粟粒疹

在许多极限运动中，暴露在极高温和紫外线辐射下对疾病的产生起着重要作用。一个相对罕见的皮肤状况，可能更经常发生在这个群体是晶形粟粒疹。受影响的运动员会在皮肤上形成脆弱的、晶体状的小水疱；毫无疑问，临床医生可能会将该病误诊为疱疹或其他皮肤感染（见图 6.6）。

晶形粟粒疹是由皮囊导管的浅表阻塞引起的，强调了运动员要忍受无法散出的热量，穿上深色合成速干服可以减轻热量对运动员的影响。

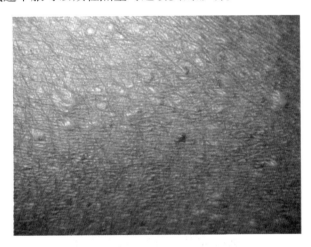

**图 6.6　晶形粟粒疹的晶形小水疱极易破碎**

### 6.1.8 冻伤

虽然热会导致运动员的皮肤发生许多疾病，但暴露在寒冷的环境中也对运动员自身充满挑战。长期暴露于寒冷的环境中可能会对皮肤结构造成严重伤害。大风和潮湿会加剧这一问题。患有冻伤的极限运动员最初会出现疼痛并在脚趾和手指上出现红斑；随着病情的发展，坏死会接踵而至。为了治疗冻伤，临床医师应将冻伤部位浸泡在 40℃ 的水中，重新温暖这个部位。只有不会再暴露于长期寒冷的环境中，这种治疗才有效。对冻伤的皮肤进行复温，然后又造成冻伤，会导致最大限度的组织损伤。在低温环境中的极端的运动员必须穿上隔热服、佩戴手套以及使用化学加热包。

### 6.1.9 水母蜇伤

尽管水母蜇伤总体上不常见，但极限运动员可能会遇到会蜇伤皮肤的海洋生物。水上极限运动员可能会经历水母长触手刺痛的痛苦。一旦水母的触手接触到皮肤，刺胞便会释放毒液，并引起线状红肿、红斑和水肿。治疗方法包括用镊子拔掉触手和使用醋溶液。运动员和临床医生应避免使用能够激活刺胞释放毒液的淡水。那些想和水母一起进入海水的极限运动员应该尽可能地减少皮肤暴露，因为他们的运动允许穿潜水服。

## 6.2 过敏性皮肤反应

在极端运动员最常见的皮肤病中，除了创伤性皮肤病就是过敏性皮肤反应。过敏性皮肤反应的主要类型包括过敏性接触性皮炎、运动性过敏反应和荨麻疹。

### 6.2.1 过敏性接触性皮炎

在极限运动员的运动追求中，他们会对活动所需的各种装备产生过敏。保护装备通常会引起过敏性接触性皮炎。护腿板可能含有脲醛，头盔可能含有环氧树脂。极端运动员接触含有甲醛树脂的胶带或含有桉树成分的止痛膏也会患过敏性接触性皮炎。受伤或瘙痒的运动员往往会使用苯海拉明喷雾，这也可能会产生过敏性接触性皮炎。

过敏的运动员会在接触装备的区域中迅速出现明显的鳞状红斑（见图 6.7 ）。

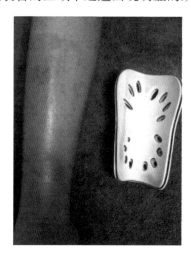

图 6.7　呈线性排列的疹强烈提示为过敏性接触性皮炎

急性皮炎表现为小疱状，而亚急性皮炎则无小疱状，常表现为较多的鳞片状和较少的红斑。

过敏性接触性皮炎对局部类固醇药膏反应良好。躯干、四肢和头皮的皮损区域对强效（Ⅰ类）局部类固醇药膏反应良好。运动员应在面部（尤其是眼睑）、腹股沟和腋窝使用局部类固醇药膏。后两个区域易发生闭塞，应该增强局部类固醇药膏的用量。在这种情况下，强效局部类固醇药膏更容易引起不良反应，包括色素减退、皮肤变薄、皮肤表面糜烂和毛细血管扩张。像这样的敏感的皮损区域只需要中等药效的局部类固醇药膏，如 0.1% 的曲安奈德，每天两次；低药效的局部类固醇药膏，如 2.5% 的氢化可的松，每天两次有效。当运动员需要长期使用外用类固醇治疗腹股沟、腋窝或面部皮炎时，临床医生应考虑使用外用吡美莫司或他克莫司。这些药膏不会引起色素减退、皮肤变薄、皮肤表面糜烂和毛细血管扩张等不良反应。

为了预防过敏性接触性皮炎，极易过敏的极限运动员可以使用硅胶头盔，而不是含有环氧树脂的头盔。在保护垫和皮肤之间放置一个吸汗巾，不仅会在保护垫和皮肤之间提供一个屏障，而且会吸汗，否则会增强装备中有害过敏原的传播。易过敏的运动员可使用丙烯酸酯胶带来避免皮炎（见表6.1）。

表 6.1　运动员中皮肤过敏现象

| 运动装备 | 过敏原 | 过敏部位 | 非过敏性的选择 |
| --- | --- | --- | --- |
| 止痛膏 | 桉属（Eucalyptus） | 局灶性 | 冷热包装 |
| 透气胶带 | 甲醛树脂 | 局灶性 | 丙烯酸酯胶带 |
| 保护头盔 | 环氧粉末 | 前额，头皮 | 硅树脂 |
| 帆板叉骨 | Thiorams | 手部 | 铝 |
| 护腿板 | 尿素甲醛 | 胫骨 | 间隙填充 |

### 6.2.2 荨麻疹

在运动员身上，荨麻疹是另一种常见的过敏性皮肤反应。极限运动员有可能患上三种类型的荨麻疹：胆碱能性荨麻疹、日光性荨麻疹和寒冷性荨麻疹。虽然每种类型的荨麻疹都有明确的定义并以瘙痒、水肿、泡状丘疹和斑块发展到最严重的程度，但这三种荨麻疹的病因和形态学不同。胆碱能性荨麻疹表现为小风团样皮疹，可导致运动员核心体温升高；跑步者似乎特别容易患上这种疾病。寒冷性荨麻疹发生在气温骤降时或接触冷水的运动员身上，日光性荨麻疹在紫外线照射后（几分钟内）迅速出现。冰块试验可确定寒冷性荨麻疹的诊断。一个冰块放在运动员的皮肤上，移除后皮肤变暖，在冰块停留的地方形成风团样皮疹。光敏感试验可确定日光性荨麻疹的诊断。

所有荨麻疹患者的治疗包括定期（不按需）口服抗组胺药。虽然风团样皮疹爆发可能持续24小时以上，但每个患者都不应该随意用药。典型的荨麻疹病变会在几个小时内消退，只会在皮肤的其他部位产生另一种皮疹。持续时间超过24小时的个别病变应立即进行荨麻疹性血管炎的活检。易感运动员应该在活动前开始服用口服组胺药，这样有助于他们预防患各种类型的荨麻疹。患寒冷性荨麻疹的极限运动员应尽量减少皮肤的暴露；同样，患有日光性荨麻疹的运动员应采取防晒措施，包括涂抹阻挡紫外线（UVA/UVB）SPF 50 的防晒霜。

### 6.2.3 运动性过敏反应

所有类型的运动员如果具有运动诱发的过敏倾向，都有可能发展成运动性过敏反应。由于不清楚的原因，跑步者似乎特别容易患上这种疾病。过敏反应的名字误导了大多数临床医生，因为大多数运动引起的过敏反应会造成血流动力学的障碍或呼吸衰竭。瘙痒是最常见的症状。运动后长时间的头痛可能会持续数天。运动性过敏反应引起的血管性水肿影响手掌和足底（见表6.2）。

表 6.2　运动性过敏症状的发生频率

| 症　状 | 发生频率 (%) |
| --- | --- |
| 血管性水肿（手掌或足底肿胀） | 72 |
| 胸部紧迫感 | 33 |

（续表）

| 症　状 | 发生频率 (%) |
|---|---|
| 呼吸困难（气短） | 50 |
| 肠胃不适 | 25 |
| 瘙痒症（瘙痒） | 92 |
| 荨麻疹（风团） | 86 |

　　血管或呼吸系统受损的运动员需要迅速治疗才能稳定下来。易感者应定期口服抗组胺药。易感的极限运动员应始终与至少一名其他运动员一起参加，并随身携带肾上腺素笔。有两种方法可以减轻运动性过敏反应的过敏程度。首先，在运动前避免进食可以缓解运动性过敏反应的发作，其次，避免在极端温度（太冷或太热）下进行活动同样可以避免运动性过敏反应的发作。最后，易感的极限运动员不应在手指或脚趾上佩戴首饰，因为血管性水肿会造成局部组织血液不循环而坏死，因此必须切断首饰以恢复血流供应。

# 6.3 皮肤感染

　　极限运动员还必须与他们从运动环境中获得的皮肤感染作斗争。细菌、病毒和真菌最常引起这些感染。

## 6.3.1 细菌

### 1）毛囊炎、脓疱病和疖病

　　葡萄球菌和少数不常见的链球菌与极限运动员绝大多数的细菌感染有关。通常情况下，耐甲氧西林的金黄色葡萄球菌（MRSA）是造成运动员细菌性皮肤感染的主要细菌，但越来越多地研究表明，耐甲氧西林的金黄色葡萄球菌（MRSA）变种也会导致葡萄球菌感染。多种因素诱发极限运动员发生葡萄球菌感染（见表 6.3）。

表 6.3　葡萄球菌皮肤感染的危险因素

| 行　为 | 相对感染风险（％） |
|---|---|
| 相邻的储物柜 | 60 |
| 共用毛巾 | 47 |
| 共用肥皂 | 15 |
| 草皮烧伤 | 7.2 |
| 刮体毛 | 6.1 |

　　皮肤感染的特定位置决定了临床上出现皮疹的种类不同。当这些细菌感染毛囊浅部时，会形成伴周围红斑的毛囊脓疱；如果感染深入毛囊内部，可能会形成一个深红色的丘疹结节，这就是糠疹。如果皮肤表层受到感染，运动员将出现脓疱，临床表现为黄色

（蜂蜜色）脓包周围伴皮肤红肿。

极限运动员会从运动环境或皮肤直接接触其他运动员来受到细菌污染。许多实验仔细研究了运动员皮肤感染流行的危险因素。感染细菌风险的常见危险因素有使用公共用品、先前受伤的皮肤和草皮烧伤。研究人员还证明，MRSA 在运动环境中许多物体表面的定植率很高。运动员本身也可能携带 MRSA 或 MSSA。一项研究显示，在一所学校中，超过四分之一的橄榄球运动员和曲棍球运动员在赛季期间都携带耐甲氧西林的金黄色葡萄球菌。

一旦怀疑运动员有细菌感染，临床医生应通过细菌培养和药敏试验来确认感染细菌。一项研究指出，没有进行药敏试验而接受经验性抗生素治疗的运动员，其再次受到细菌感染的可能性高出 33 倍。轻度毛囊炎和脓疱病患者通常只需用莫匹罗星局部治疗，每日两次，持续 5 ～ 7 天。许多细菌感染的运动员可能需要口服抗生素来对抗感染。多西环素、四环素、米诺环素或甲氧苄啶 – 磺胺甲恶唑可治疗由 MRSA 引起的脓疱、毛囊炎或糠疹。由 MSSA 引起的细菌感染可用双氧西林或头孢氨苄来对抗感染。临床医生还需要用柳叶刀切开和引流来治疗疖病。

极限运动员可以通过减少皮肤暴露和皮肤接触、不使用公共用品以及在训练和比赛后认真洗澡来减少感染细菌的机会。具有 UPF（防晒系数、衣服等级）的合成速干服将为运动员提供保护屏障。鼻腔定植呈阳性且反复出现由 MRSA 或 MSSA 造成皮肤感染的运动员，应使用莫匹罗星，每日两次，持续 7 ～ 10 天。

**2）窝状角质松解症**

窝状角质松解症是由棒状杆菌或微球菌会导致的另一种细菌性皮肤感染。这种皮肤感染多发生于足底，与脚癣的临床表现相似。足底皮损区有特征性凹坑，尤其是足底承重部分，可以与足癣区分开来（见图 6.8）。

木灯检查感染区域出现珊瑚红的荧光。局部应用克林霉素或过氧化苯甲酰对抗感染。为了防止皮肤角化，极限运动员应该穿吸湿速干的袜子。

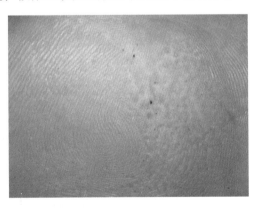

图 6.8　与足癣不同的是，窝状角质松解症在足底上有环形坑

### 6.3.2 病毒

除细菌感染外，极限运动员的皮肤还受到各种病毒的多重攻击。

**1）单纯疱疹病毒感染**

极限运动员的单纯疱疹病毒感染（最常见的是 HSV-1）是通过与另一名受感染运动

员的皮肤密切接触或单纯疱疹感染的再次激活而发展的。所以暴露在紫外线辐射下会重新激活单纯疱疹病毒而引发感染。参加雪地运动和高山运动的极限运动员尤其危险。在高海拔地区，大气层过滤掉的紫外线辐射很少，运动员的皮肤就会受到强烈的紫外线辐射。此外，雪地反射的紫外线可以高达100%，因此运动员要承受双倍的紫外线辐射。

受单纯疱疹病毒感染的运动员皮肤没有任何明显的变化，但首先会感到灼热或刺痛。重新激活单纯疱疹病毒而引发感染常发生在嘴唇上，而皮肤与皮肤接触引发的感染最常见于颈部、面部和手臂上。随后在这些区域出现非特异性红斑，完全成熟的病变在红斑基底上显示有分组的小疱（见图6.9）。

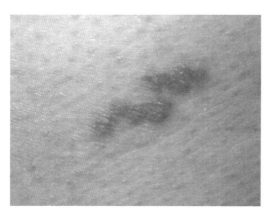

**图6.9　皮肤单纯疱疹病毒感染特征**

服用伐昔洛韦，一天两次，一次2克，5天后可使患者痊愈。极限运动员应该只使用自己的装备并且还应该在参加体育运动之前给嘴唇上涂抹防晒霜，以防止单纯疱疹病毒的复发。预防单纯疱疹病毒可口服伐昔洛韦（每日1克），这样可成功降低单纯疱疹病毒感染的发生率。

2）疣

极端的运动员往往会长出老茧。虽然这些老茧经常为极端运动员提供一种保护，但这种老茧可能含有人乳头瘤病毒（疣发病的原因）。如果运动员的老茧会疼，应该考虑伴随疣的可能性。典型的疣状表现为轮廓分明并伴有黑点的疣状丘疹（见图6.10）。

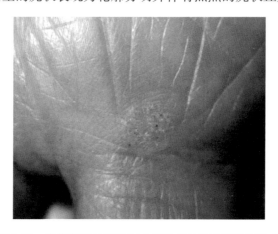

**图6.10　疣状组织的特征黑点反映了毛细血管周围出血**

有了准确的检验设备，临床医生可以缩小这一区域来确定增厚区域的病因。老茧将保持皮肤斑纹的存在，而疣将失去皮嵴，取而代之的是反映毛细血管出血的黑点；鸡眼中央有白色的核心。

破坏性方法（最常涉及液氮）仍然是疣治疗的主要方法；然而，这种方法会导致疼痛，并可能需要极限运动员停止运动数天。因此，极限运动员更适合保守治疗。治疗疣的一个保守方法是浸泡疣10分钟，用浮石擦洗后涂上水杨酸（16%），并用胶带覆盖涂抹区域。这个过程每晚重复一次，直到疣消退。顽固性疣可能需要使用局部处方药（例如，5-氟尿嘧啶或咪喹莫特）来取代非处方水杨酸。运动员在泳池甲板、更衣室和淋浴间行走时必须穿上鞋。当使用举重设备时，极限运动员应该戴上他们自己的手套；共用这些物品可导致疣的扩散。

### 6.3.3 真菌

在运动员身上，真菌引发的皮肤感染也经常发生，可以影响他们的皮肤和指甲。

#### 1）花斑糠疹

极端运动员在温暖潮湿的环境中比赛，往往会患花斑糠疹。花斑糠疹是因糠秕孢子菌侵犯表皮角质层并导致皮肤色素异常的皮肤病。花斑糠疹出现的色素减退可能类似于白癜风、白糠疹（湿疹样病症）、色素减退的脂溢性皮炎或进行性黄斑黑色素不足。临床医师会将此病的色素沉着与黑棘皮病以及 Gougerot–Carteaud 融合性网状乳头状瘤病相混淆（见图 6.11）。

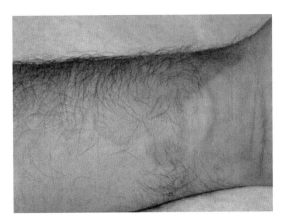

**图 6.11**　花斑糠疹的鳞屑在用载玻片刺激之前可能不太明显

为了确认诊断，临床医生可以用载玻片的边缘轻刮皮肤色素异常的区域，以便在载玻片上获得足够的鳞屑。加入氢氧化钾后可在显微镜下观察发现多个小的圆形孢子和短的混合菌丝。这两个特征的结合就是所谓的"意大利肉丸面"斑癣的特征（见图 6.12）。

外用和口服治疗均能治疗花斑糠疹。易感的运动员应用 2.5% 硫化硒洗剂或洗发液涂抹到花斑糠疹上，10－15分钟后洗净。易感的运动员应每天一次并持续1周；运动员可以每周一次来防止花斑糠疹的复发。口服氟康唑既可以避免局部混合用药也可以治疗皮疹。但是这些口服药物可能会对有肝脏问题的运动员或服用其他影响其肝脏的药物的运动员产生强烈的不良反应。

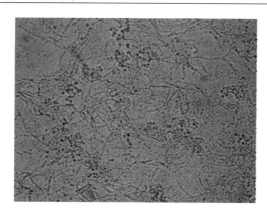

图 6.12　刮过的花斑糠疹的鳞屑置于显微镜下观察，可见短菌丝和小圆孢子群

**2）足癣**

极限运动员需要穿不透气的鞋来完成他们的运动，这就可能为足癣的发生创造了条件。许多运动员都患有足癣。足癣，存在三种不同的类型。红色毛癣菌（trichophyton rubrum）可引起指间型和糜烂型的足癣，而须癣毛癣菌（trichophyton mentagrophytes）引起运动员脚出现水疱样变。前一种真菌感染的足癣不常出现任何症状，但后一种真菌炎症性感染的足癣往往会产生刺激而导致瘙痒，使感染者寻求医疗救助。

极限运动员经常认为，无症状的指间型和糜烂型足癣的发生与足部皮肤干燥有关。这种对足部皮肤健康的忽视可能导致细菌的重叠感染。水疱型炎性足癣最常引起脚背发红、水疱和瘙痒（见图 6.13）。

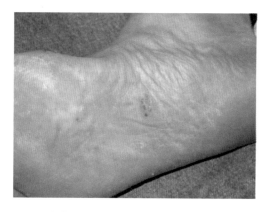

图 6.13　患有水疱型炎性足癣的极限运动员经常出现瘙痒

运动员和临床医生经常把这种感染误认为是患者对袜子或运动鞋上的染料过敏。将鳞屑刮到载玻片上进行氢氧化钾检查，发现有致足癣的长分支菌丝。易感的运动员需要每天使用两次局部杀菌剂，如环匹罗司。大多数临床医生未按照疗程而过早停药；通常情况下进行 8 ～ 12 周的治疗是完全清除足癣真菌的必要条件。有时，运动员足底会伴随角化过度（皮肤很厚）。在这些情况下，局部用药不会充分渗透到角化过度的区域。运动员可以先将角化过度的区域在温水中浸泡 5 ～ 10 分钟以方便药物的吸收。严重的足癣患者需每日口服抗真菌药并持续 4 ～ 6 周。

足癣的复发是十分常见的，因此运动员需要把该病的着重点放在预防上。在运动过程中，极限运动员需要穿速干袜，让他们的足部保持相对凉爽和干燥。由部分椰子壳制成的新产品代表了速干技术取得的重大进步。此外，极易患足癣的运动员应每周在脚上涂抹一次局部抗真菌药物，以帮助预防感染。最后，运动员不应在公共场所（如淋浴间、更衣室地板或游泳池甲板）赤脚。

### 3）甲真菌病

引起足癣的同一种真菌也能引起甲真菌病。甲真菌病的特征是指甲变脆或增厚，呈黄色，甲下有碎屑沉积（见图6.14）。

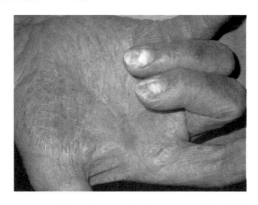

图 6.14　这位运动员因手足癣而患上了指甲真菌病

类似的发现也出现在运动员的脚指甲上，但更确切地说，这反映了由于脚指甲受到持续或突然的创伤而导致的非感染。运动员营养不良的指甲更容易继发皮肤癣菌感染，这使得准确诊断更加复杂。为了进一步确认甲真菌病的诊断，临床医师应将甲下碎屑送至实验室进行 PAS 检查。不幸的是，目前口服治疗甲真菌病只能根除约一半的患者；此外，甲真菌病的再次感染也是很常见的。受感染的运动员不应该对受感染和未受感染的指甲使用相同的指甲钳。这种不分青红皂白的使用方式可能会使正常指甲也受到感染。

### 结束语

极限运动员忍受恶劣的环境，他们的皮肤也承受着强烈的辐射。在运动员的每次运动中都会受到感染、创伤和过敏反应的折磨。防护措施有助于减轻对运动员皮肤屏障的损害。快速诊断以及治疗这些皮肤病，可以使极限运动员能够继续从事他们的运动，使皮肤病对日常生活产生的影响降到最小。

### 参考文献

［1］ Mailler F A, Adams B B . Skin manifestations of running[J].J Am Acad Dermatol, 2006, 55(2):290–301.

［2］ Doukas D J, Holmes J, Leonard J A . A nonsurgical approach to painful piezogenic pedal papules[J]. Cutis, 2004, 73(5):339–340.

［3］ Moehrle M, Koehle W, Dietz K, et al. Reduction of minimal erythema dose by sweating[J].

Photodermatol Photoimmunol Photomed, 2010, 16(6):260-262.

[ 4 ] Englund S L, Adams B B . Winter Sports Dermatology: A Review[J]. Cutis, 2009, 83(1):42-48.

[ 5 ] Adams B B . Exercise-induced anaphylaxis in a marathon runner[J]. Int J Dermatol, 2010, 41:394-396.

[ 6 ] Kirkland E B, Adams B B . Methicillin-resistant Staphylococcus aureus and athletes[J]. J Am Acad Dermatol, 2008, 47:630-632.

[ 7 ] Begier E M, Frenette K, Barrett N L, et al. A high-morbidity outbreak of methicillin-resistant Staphylococcus aureus among players on a college football team, facilitated by cosmetic body shaving and turf burns[J]. Clin Infect Dis, 2004, 39:1446-1453.

[ 8 ] Kazakova SV, Hageman JC, Matava M, et al. A close of methicillin-resistant Staphylococcus aureus among professional football players[J]. N Engl J Med, 2005, 352:468-475.

[ 9 ] Romano R, Lu D, Holtom P . Outbreak of community-acquired methicillin-resistant Staphylococcus aureus skin infections among a collegiate football team[J]. J Athl Train, 2006, 41:141-145.

[ 10 ] Montgomery K, Ryan T J, Krause A, et al. Assessment of athletic health care facility surfaces for MRSA in the secondary school setting[J]. J Environ Health, 2010, 72:8-11.

[ 11 ] Creech CB, Saye E, Mckenna BD, et al. One-year surveillance of methicillin-resistant Staphylococcus aureus nasal colonization and skin and soft tissue infections in collegiate athletes[J]. Arch Pediatr Adolesc Med, 2010, 164:615-620.

[ 12 ] Rihn J A, Posfay-Barbe K, Harner C D, et al. Community-acquired methicillin-resistant Staphylococcus aureus outbreak in a local high school football team unsuccessful interventions[J]. Pediatr Infect Dis J, 2005, 24:841-843.

[ 13 ] Pickup T L, Adams B B . Prevalence of tinea pedis in professional and college soccer players versus non-athletes[J]. Clin J Sport Med, 2007, 17:52-54.

# 7 远足探险比赛的医疗支持

Ryan Ernst 和 David Townes

## 7.1 内容介绍

自20世纪80年代初第一次组织远足探险比赛以来，远足探险比赛就越来越受欢迎。早期的主要活动包括新西兰的海岸赛和阿拉斯加荒野经典赛。之后还有其他的著名事件包括新西兰的突袭高卢人赛和南部山地穿越赛，以及美国的生态挑战赛和原始探索。随着在美国冒险赛协会（the United States Adventure Racing Association，USARA）指导下举行的世界冒险系列赛的顶级赛事－全国冒险锦标赛，将推动着这项运动继续发展下去。除了这些远足探险比赛，世界各地还有许多短距离探险比赛。

远足探险比赛通常是需要团队执行多个运动领域的竞争性团队活动，包括但不限于徒步、山地自行车、徒步旅行、激流漂流或划独木舟、绳索运动，全程可能长达数百英里，需要 10 天或更长时间才能完成。大多数比赛要求参赛队有 4 ～ 5 名队员，每个性别至少有一名队员一起参加比赛，每个队员都要完成比赛中的每一项训练。

对于许多这样的比赛来说，没有固定的路线。相反，参赛队必须通过一组检查站和过渡区（transition areas，TA），在那里参赛队改变参赛方式，例如从山地自行车到徒步旅行。为每个检查站和要通过的过渡区必须提供地图和通用横截面麦卡托投影系统（the Universal Transverse Mercator，UTM）坐标。在检查站和（或）过渡区之间，参赛队根据自身情况以及优缺点来决定参赛队的最佳路线。一个拥有很强的激流漂流技能的参赛队可能会选择在水中快速前进，而另一个参赛队可能会选择在陆地上与他们一起快速前进。同样，一个有着优秀的徒步选手的参赛队可能会越过山峰，而其他参赛队可能会选

R.Ernst
韦恩州立大学医学院急诊医学系
美国密歇根州底特律

D. Townes (✉)
华盛顿大学医学院急诊医学和公共卫生部
美国华盛顿州西雅图
电子邮件：townesd@u.washington.edu

© 2017 年瑞士斯普林格国际出版社
F.Feletti（编者），极限运动医学，DOI 10.1007/978－3－319－28265－7_7

择绕过山嵴。另外，这些比赛的独特之处在于没有特定的休息时间，因为它们不是阶段性的比赛。比赛开始后，允许参赛队昼夜不停地比赛，因此必须制定休息的地点和时间。获胜队是指在分配完任务后，用最快的总时间完成比赛的队伍。在许多重大赛事中，奖金都是颁发给那些顶级参赛队中职业选手的。

在远足探险比赛中，参赛队受"旅行规则"的约束。这组规则说明了参赛队何时或者如何在比赛中取得成绩。例如，为了安全起见，规定一个参赛队是否以及何时可以使用铺好的浮桥，或者禁止参赛队夜间进行激流漂流。旅行规则还规定了需要什么样的安全装备和通信设备。例如，骑自行车或攀岩时必须使用合适的头盔，在水中时必须使用个人漂浮装置（personal flotation devices，PFD）。

若参赛队违反旅行规则，将给予处罚。例如，一些小的违规行为，如在未经批准的铺面道路的路段上行驶，可能会导致车队在比赛结束时的总时间增加额外的时长，而与安全相关的重大违规行为（如在山地自行车路段未戴头盔）可能会导致该参赛队被取消参赛资格。

旅行规则还规定了哪些药物是允许和禁止的，包括潜在提高运动性能的药物、干预措施和治疗药物。旅行规则还包括在参赛期间提供医疗服务的具体条款和在参赛期间从医务人员那里获得的医疗援助。这个范围从比赛结束时全队总时间增加的额外时长到医疗服务从全队撤出的时间。

远足探险比赛在荒野赛和耐力赛中是独一无二的，因为它们需要多个运动领域的表现，没有固定的路线和阶段，也没有特定的休息时间，并且在遥远和严峻的环境中进行数天长途比赛。

根据提供的医疗保障计划的不同，可将活动分为四类。在第Ⅰ类活动中，观众处于某一固定地点，例如音乐会和体育场举办体育赛事。在第Ⅱ类活动中，观众在活动期间可改变位置（如高尔夫锦标赛期间）并可参加活动（如玛迪格拉丝庆祝活动等）。第Ⅲ类活动发生在较大的地理区域，参与者往往超过观众，如超级马拉松或长途自行车骑行。第Ⅳ类事件发生在崎岖不平的山地，通常发生在位置和通信不良的偏远地区，这就需要进行搜救而且接受治疗的运输时间会延长。远足探险比赛属于第Ⅳ类活动。所需医疗保障计划的复杂性随着每一类事件的增加而增加。远足探险比赛对那些提供医疗保障计划的人来说是一个巨大的挑战，并且需要指定一个与任何其他类型活动都不同的全面医疗支持计划。

## 7.2 医疗援助计划

在远足探险比赛中，通常在每个过渡区的医疗站以及沿途的关键检查站提供医疗服务（见图 7.1 和图 7.2）。医疗援助计划概述了为远足探险比赛提供医疗服务的许多关键细节。

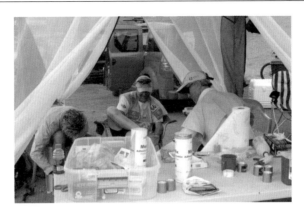

**图 7.1** 远足探险比赛中的"自我足部护理站"

制定医疗援助计划必须考虑到许多因素，包括参与人数、所需临床科室、事件发生的地点和时间、潜在的地方病、当地搜索救援（search and rescue，SAR）的可行性、紧急医疗服务（emergency medical services，EMS）、其他院前援助的能力和质量以及援助环境、当地"确定的"医疗援助水平、沟通的局限性以及在远足探险比赛中可能遇到的各种伤害和疾病。

医疗援助计划应综合考虑所有这些因素，并在适当时纳入应急计划。这应该基于最佳情况和最坏情况下的预期需求。医疗援助计划的基本目标至少应包括患者及时治疗和分诊、对轻伤进行现场救助、稳定重病患者或受伤患者后将其运送到更高级别的地方进行救助。

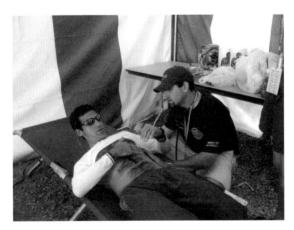

**图 7.2** 在原始探险长跑赛中，对一名参赛者进行体检

医疗援助计划的一些关键组成部分包括人员、设备和物资、通信和位置跟踪、后勤和运输、援助范围、接受医疗援助处罚和取消参赛资格。

医疗援助计划的构成部分见表 7.1。

**表 7.1** 医疗援助计划的构成部分

| |
|---|
| 人员：列出所需人员的种类和数量 |
| 设备和物资：列出所需设备和物资的种类和数量 |

（续表）

通信和位置跟踪：概述用于紧急医疗情况的通信和参与者位置跟踪指南

后勤和运输：概述活动期间人员、设备和用品的位置和运输情况；这对于关键的人员和有限的资源尤为重要，例如便携式压力室和救护车

援助范围：包括现场救治和分诊常见伤害和疾病。在比赛中每个救助站应包括联系资料、当地搜索救援、紧急医疗服务以及医院

接受医疗援助处罚和取消参赛资格：概述了在活动期间接受医疗援助和取消参赛资格的标准，包括重大疾病或伤害以及违禁药物的使用

医疗站的医疗团队配备需要具有多样化技能、团队态度、在非传统环境中有合作精神并且有医学背景的理想人员。

### 7.2.1 设备和物资

为远足探险比赛提供医疗支持的最大挑战之一是预测所需的医疗设备和物资的类型及数量。在活动期间，每个医疗站应配备足够的设备和物资。这应该基于最佳情况和最坏情况下的预期需求。

对赛事的仔细回顾有助于预测所需。回顾以前的事件也很有用。即使有了对以往赛事的仔细回顾，对需求的预期也可能非常具有挑战性，因为每一次远足探险比赛都是不同的。一个例子是 2002 年在科罗拉多州泰卢里德举行的原始探索。在赛前筛查中，很少有运动员报告自己患有哮喘（包括运动诱发的哮喘）；然而，在比赛期间，有大量的参与者需要吸入含 β - 受体激动剂的药物来平息哮喘，这被认为是继该地区森林火灾造成的空气质量差和传播病毒性呼吸道疾病之后的次要原因。一年后在加利福尼亚州的南塔霍湖举行的同一个活动中，几乎没有使用 β - 受体激动剂吸入器；但是泼尼松供应不足，因为许多参与者在比赛的过程中接触了有毒的常春藤。

医疗援助计划中应包括所有设备、物资和药物的综合清单，并在每个医疗站提供一份副本。一般来说，所有医疗站都应该储备相同的物资。根据赛事预期的需求，不同医疗站的供应量可能不同；但基本供应量应相同。这种设备的标准化是有帮助的，因为医务人员可以了解什么是可用的，并且不会查找没有库存的物品。此外，创建标准援助包或手推车应考虑到使用的熟悉性、提高使用效率和减少使用错误。每种物资的供应量可能因预期需求而有所不同。例如，在长时间徒步旅行后，过渡区储存的足底护理用品的，应比经过划船运动的过渡区有更多的库存量。此外，在关键位置可能有专门的设备。例如，应在预期会发生高海拔疾病的位置上放置一个便携式高度舱，而且并不总会在高海拔的位置上发生此类疾病。

设备和物资应存放在耐用的便携式容器中。物品应采用原始包装，放在透明塑料袋或储存容器中，并用适当的专业术语标记。

### 7.2.2 通信和位置跟踪

进行远足探险比赛的参赛者之间的沟通使用的是不同的方法，包括医务人员和比赛参与者之间的沟通。在理想的情况下，应使用主系统再加上辅助系统，因为在这样的环境中，没有哪种通信系统始终可靠。移动电话提供私人的、相对低成本的通信，但是需要一个可能在发生这些事件的环境中不可用的网络。卫星电话也提供私人通信和全球网

络，但成本很高。无线电具有在各种地形中可靠通信的优点，但它们可能需要设置需要电源的中继器，而且不提供私人通信，这对医疗通信不利。强烈建议在比赛中使用两个通信系统，如无线电作为主要系统，卫星电话作为辅助系统。

考虑到通信的局限性和不可靠性，使用一个标准系统让参赛队快速准确地将有关情况的重要信息与医务人员联系起来是很重要的。已经使用的一个系统是医疗紧急情况的三级分类。1级紧急情况是轻微的，不需要疏散，参与者将与参赛队一起前往最近的医疗站接受评估和治疗，例如手腕扭伤或晒伤。2级紧急情况是不危及生命但需要救助的，例如胫骨腓骨骨折。3级紧急情况可能危及生命，需要立即救助，例如头部受伤或呼吸困难。利用这个系统，一个参赛队在比赛过程中在通信不良的情况下可以快速发现紧急情况。

当在需要救助的过程中发生伤害或疾病发作时，能够快速准确地定位生病或受伤的参与者至关重要。如前所述，通信系统是不可靠的，即使通信系统是可用的，参与者也可能无法将他们的位置准确地联系起来。

配备全球定位系统（global positioning systems，GPS）已成为追踪远足探险比赛参与者的标准。与备选方案相比，全球定位系统提供了更高的准确度来定位和追踪参与者的位置，大大提高了赛事工作人员（包括医务人员）在必要时协调赛事、执行救援和医疗响应的速度。

在一些远足探险比赛中，参赛队伍可能携带一个装有 GPS 跟踪装置和无线电话或卫星电话的小箱子。这些设备每小时向参赛人员发送一个信号，告知参赛队的位置。设备没有显示屏，因此参赛队无法使用它来实时确定其位置。在紧急情况下，参赛队打开设备上的开关，将参赛工作人员接收到的信号转换为遇险信号，表明遇到了问题。然后，该参赛队将紧急情况的性质与使用该装置中的无线电话或卫星电话的参赛工作人员联系起来。利用全球定位系统，比赛人员可以快速了解紧急情况的级别和参赛队伍的确切位置。

如果使用全球定位系统，也应该有一个辅助系统，因为在这些遥远崎岖的环境中 GPS 和通信设备如无线电话和卫星电话可能无法工作。理想的整体定位系统需要多种定位系统的组合。最有效的定位系统将取决于具体比赛的地点、路线、地形、现有基础设施、天气和预算等。

### 7.2.3　后勤和运输

比赛沿线医疗站点的适当位置和人员、物资、设备的安置是必不可少的，以确保有效地进行医疗援助。在大多数远足探险比赛中，主要的医疗站点位于过渡区。过渡区之间可能有很长的距离，通常为 25 千米或更长，这比马拉松或超级马拉松的过渡区之间的距离要长得多，远足探险比赛的医疗站间距分别为 1 千米或 5 千米。由于过渡区之间的距离很长，在整个过程中，医疗站点还存在替代站点，包括某些检查点和可利用的移动医疗队，同时还要考虑到预期需求。利用检查点和移动医疗队等医疗站点的替代站点，可以为 400 千米或更长的远足探险比赛提供足够的保障。

每个医疗站点都应该有一个包含来自医疗援助计划中关键信息的活页夹。例如，在整个比赛沿线的每个主要医疗站点（其中大部分位于过渡区），在活页夹中列出所有医疗站这一点很重要。这应包括救护车辆到医疗站接患者并将其运送到医疗机构的道路通行图。此外，如果需要空中救助，还应包括直升机最近着陆区（landing zone，LZ）的位置。此外，活页夹应包含用当地紧急医疗服务或当地搜救人员能够理解的语言来描述医疗站的位置，这可能包括用当地语言和使用当地术语来描述位置。例如，不应将医疗站标识为"4#医疗帐篷"，而是应将医疗站点标识为当地的标志性建筑，例如"33号县道外的海滨小路"。

每个医疗站应备有足够的物资。某些大型或昂贵的设备（如便携式高压室）在比赛期间可能需要从一个医疗站点转移到另一个医疗站点。随着比赛的进行，这些设备也可能需要从一个医疗站转移到另一个医疗站点。关键物资和设备的转移应该在比赛前就计划好。因为比赛的时间以及设备和物资的使用可能无法准确预测，所以需要灵活地进行转移。

考虑到远足探险比赛典型的地理区域和崎岖的地形，医疗队救助的路线和患者的转移都是一个重要的考虑因素。医疗援助计划应包括远足探险比赛各阶段的具体转移路线。这包括列出可用的当地搜索救援和紧急医疗服务，以及最近设施和综合设施的位置及其患者承载量和医疗能力。对于整个比赛过程中的每个站点（包括医疗站点），当地搜救和紧急医疗服务是否会做出响应，或者比赛是否会确定生病或受伤参与者的位置和运送到可以将医疗救助的当地医疗系统？比赛的某些赛道可以允许 ALS 救护车进入；但是，比赛的大部分赛道只能通过四轮车、轮船和直升机进入。最好利用当地搜索救援和紧急医疗服务，包括当地的空中医疗资源，因为他们熟悉的地形、系统、通信标准和治疗指南已经就位。

应在比赛进行之前，在整个比赛过程中的每个站点建立可访问的本地应急网络（如911或类似网络）。如果对于沿途的每个位置有这样一个网络，它是否可以使用手机或移动电话，或是否需要卫星电话，了解这一点是很重要的。对于站点外的移动电话和卫星电话，应测试后再接入。如果此类应急网络不到位，则必须知道如何联系当地搜救组织和紧急医疗服务。在每种情况下，都应向医务人员分发当地搜救组织、紧急医疗服务和医院的通知和激活协议，并将其包含在整个比赛过程中所有医疗站点关于医疗援助计划的活页夹中。

在某些情况下，当地紧急医疗服务和当地搜救组织没有足够的患者承载量或医疗能力，并且还要负责转移患者并运送到当地医疗机构。在这些情况下，就有必要利用比赛资源，例如使用媒体或比赛工作人员运的比赛车辆或直升机来转运患者。提供这些额外服务的能力将很大程度上取决于驾驶员的经验、对该地区的熟悉程度和车辆或直升机内的舒适度水平。直升机的替代使用计划应在比赛开始前得到各方的充分同意。

在当地搜救组织或紧急医疗服务不足的情况下，如果比赛的预算允许，比赛人员应配备包括有高级生命支持的（advanced life support，ALS）救护车，这些救护车在整个比赛过程中都有精准定位。

### 7.2.4 援助范围

远足探险比赛的医疗援助计划的基本目标是为轻度受伤和疾病发作的患者提供明确的医疗服务，并稳定患者情绪和进行重伤员的转移。赛事的医务人员对伤害和疾病类型的具体情况进行最终治疗，将取决于许多因素包括比赛的位置和当地获得优质最终医疗服务的途径，以及医务人员的资格、培训和经验。该"援助范围"应在医疗援助计划中进行概述。

### 7.2.5 受伤情况

医疗援助计划必须考虑到参加者、观众和工作人员预期可能受到的伤害和疾病范围。在远足探险比赛中受伤是很常见的,虽然大部分受伤都比较轻微,很少有人需要抢救或撤离比赛场地。在 2005 年世界冒险锦标赛上,每 1000 个比赛小时有 2.5 人受伤。在这一锦标赛中,42 例受伤的参赛者中有 28 例是下肢软组织损伤。这是最常见的需要医疗护理的损伤。比赛期间的受伤程度与参赛者的年龄、性别、赛前受到的伤害、赛前所患疾病、休息时间或训练时间没有必然的联系。

同样,2002 年和 2003 年在科罗拉多州冒险赛和太浩湖冒险赛进行的初步调查发现,软组织损伤最为常见(在这两个比赛中分别为 70% 和 48%)。骨科损伤是第二常见的损伤类型。在这两个比赛中,水疱是最常见的并且需要医疗护理的损伤。

这些结果也与巴西 Caloi 探险营的一项研究结果相一致,该研究发现擦伤和割伤是最常见的损伤(分别为 37% 和 25%),主要是下肢受伤(49%),扭伤和骨折是第二常见的损伤类型。同一项研究发现,大部分伤者都是在比赛徒步时受伤的(见表 7.2 和图 7.3、图 7.3)。

表 7.2　2002 年科罗拉多州特鲁里德远足探险赛中受伤和疾病的分布(按类型、数量和频率)(n=302)

| 伤害或疾病类型 | 例数(n = 302) | 百分比(%) |
|---|---|---|
| 皮肤 / 软组织 | 145 | 48.0 |
| 水疱 | 99 | 32.8 |
| 磨伤 / 挫伤 | 21 | 7.0 |
| 撕裂伤 | 18 | 6.0 |
| 皮疹 | 4 | 1.3 |
| 蜂窝织炎 | 3 | 1.0 |
| 呼吸问题 | 55 | 18.2 |
| URI/ 支气管炎 | 36 | 12.0 |
| RAD/ 哮喘 | 19 | 6.3 |
| 高海拔 | 36 | 11.9 |
| AMS[a] | 34 | 11.3 |
| HAPE[b] | 2 | < 1 |
| 整形手术 | 29 | 9.6 |
| 下肢 | 25 | 8.3 |
| 膝盖 | 12 | 4.0 |
| 踝关节 | 11 | 3.6 |
| 足部 | 1 | < 1 |
| 小腿 | 1 | < 1 |

| 伤害或疾病类型 | 例数（ $n = 302$ ） | 百分比（%） |
| --- | --- | --- |
| 上肢 | 2 | < 1 |
| 腕关节 | 2 | < 1 |
| 胸部 / 背部 | 2 | < 1 |
| 脱水 | 21 | 7.0 |
| 消化道 | 6 | 2.0 |
| HEENT[c] | 5 | 1.7 |
| 眼部 | 3 | 1.0 |
| 耳部 | 1 | < 1 |
| 鼻子 | 1 | < 1 |
| 泌尿生殖系统 | 3 | 1.0 |
| 其他 | 2 | < 1 |

此表是在 Townes 等人的允许的情况下重新印刷的。

a 急性高山病；b 高空性肺水肿；c 头、眼、耳、鼻、喉。

表 7.3　2003 年在加利福尼亚州太浩湖原始探索赛的长跑期间受伤类型和疾病分布（按类型、数量和频率分列）（ $n=406$ ）

| 伤害或疾病类型 | 例数（ $n = 406$ ） | 百分比（%） |
| --- | --- | --- |
| 皮肤和软组织 | 286 | 70.4[a] |
| 水疱 | 185 | 45.6 |
| 磨伤 / 挫伤 | 43 | 10.6 |
| 皮疹 | 32 | 7.9 |
| 指甲损伤 | 9 | 2.2 |
| 撕脱伤 / 撕裂伤 | 9 | 2.2 |
| 烧伤 | 4 | 1.0 |
| 脓肿 / 蜂窝织炎 | 4 | 1.0 |
| 整形手术 | 60 | 14.8 |
| 上肢扭伤 / 肌腱炎 | 30 | 7.4 |
| 下肢扭伤 / 肌腱炎 | 24 | 5.9 |
| 其他 | 6 | 1.5 |
| 呼吸问题 | 15 | 3.7 |
| 上呼吸道感染 / 支气管炎 / 肺炎 | 10 | 2.5 |
| 反应性气道疾病 / 哮喘 | 5 | 1.2 |
| 脱水 / 发热 | 15 | 3.7 |

| 伤害或疾病类型 | 例数（$n = 406$） | 百分比（%） |
|---|---|---|
| 头/眼/耳/鼻/喉 | 13 | 3.2 |
| 蜇伤/叮咬/中毒 | 4 | 1.0 |
| 蜂螫伤 | 3 | < 1.0 |
| 蛇咬伤 | 1 | < 1.0 |
| 胃肠道/泌尿生殖系统 | 3 | < 1.0 |
| 神经学 | 3 | < 1.0 |
| 低体温 | 2 | < 1.0 |
| 其他 | 5 | 1.2 |
| 总计 | 406 | ～100 |

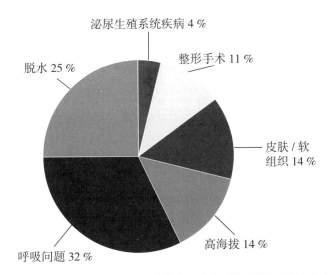

**图 7.3** 2002 年原始探险冒险赛（$n=28$）中因受伤和疾病导致退赛的百分比分布（经 Townes 等许可后图像才可转载）

在每项调查中，下肢软组织损伤是参赛人员需要进行现场医疗护理的最常见原因之一。考虑到这种损伤，医疗援助计划应包括物资、设备和工作人员，以治疗绝大多数的下肢软组织损伤、水疱、扭伤和骨折。考虑到水疱是参赛人员需要进行医疗护理的最常见原因，医务人员应熟悉这种疾病并愿意治疗大量的水疱患者。更重要的是，必须向参赛人员提供足够的补给，尤其是在比赛路线上的预计会出现水疱的路段关键点。准备治疗的轻伤（如水疱）不应取代治疗其他损伤（包括头部、颈部和躯干创伤）的设备、用品和人员。虽然有些轻伤更不常见，但这些潜在且更严重的伤害不应忽视。设备、物资和人员应具备为这些重伤者提供液体复苏、创伤固定和及时转运的能力。

虽然轻微创伤和软组织损伤是需要进行医疗护理的最常见原因，但接触的环境也可能是一个促成因素。根据赛事中所感受的温度、湿度和海拔高度，环境因素可能会导致需要医疗护理的大量参赛人员。但是比赛与比赛之间的环境因素可能有很大的差异，预测环境因素造成的受伤和疾病可能具有挑战性。

例如，在澳大利亚维多利亚举行的为期两天的冬季经典赛中，21% 的参赛人员报告有因环境因素引发的症状。相比之下，2003 年在加利福尼亚州太浩湖进行的原始探索比赛中，那里的每日平均温度为 13℃，很少低于冰点，只有两次因低温进行医疗援助的经历。

在 2002 年的原始探索比赛中，比赛从海拔 9500 英尺开始，在海拔 13 500 英尺处达到顶峰。赛前急性高山病的患病率为 4.5%，但高原疾病占比赛期间所有疾病的 11.9%，占比赛中所有需要退赛的 14.3%。

过去的经验表明，在预测受伤和疾病发作时，应充分考虑温度、湿度和海拔等影响因素。此外，运动员和赛事的工作人员应接受治疗冷热伤害和高原疾病的培训。重要的是给这些因环境因素导致疾病的工作人员和观众提供信息，并鼓励在出现极端温度或海拔过高时采取预防措施。

### 7.2.6 各种疾病

尽管患病的情况比受伤的情况要少，但无论是在比赛还是训练中，冒险赛运动员都会得病。一项调查发现，"医疗疾病"的发生率为每 1000 个比赛小时 1 次。同一项研究还发现，52% 的运动员在赛前 6 个月内报告了自己的病情，而且大约 1/3 的疾病是比较严重的疾病。

有研究表明，比赛中最常见的疾病是呼吸道疾病，包括上呼吸道感染、支气管炎和哮喘或气道反应性疾病。呼吸系统疾病占 2003 年原始探索比赛中疾病的 3.7%，占 2005 年世界冒险赛车锦标赛中疾病的 28.8%。在 2002 年的原始探索比赛中，呼吸系统疾病占所有疾病的 18%，但占比赛中所有需要退赛的疾病的 32%，所以说呼吸系统疾病是最常见的原因。

鉴于远足探险比赛需要极大的耐力以及远足探险的比赛环境，需要考虑脱水和相关并发症的发生。在 2002 年科罗拉多州原始探索比赛中，平均每日最高温度为 26.6℃；脱水占所有疾病的 7%。一年后，在太浩湖原始探索比赛中，每天平均气温为 13℃，气温跌到了冰点以下，脱水或中暑只占所有疾病的 3.7%。

地方性传染病也可以视具体比赛而定。对举办比赛的地区特有的传染病有一个很好的了解是很重要的。医疗队的医务人员应熟悉该地区的地方性传染病的常见临床症状和体征、治疗、传播和预防。运动员可能患上这类疾病，应特别注意疾病的预防策略、体征和症状，以便在比赛期间和赛后阶段进行疾病的预防。

文献中记载了在冒险赛期间发生钩端螺旋体病的多个报告。2000 年在婆罗洲举行的生态挑战赛上，钩端螺旋体病被确定为运动员发热性疾病暴发的原因。CDC 的调查人员联系了 304 名参与者中的 189 名，发现其中 80 名运动员符合疾病定义的症状标准。有 29 例患者进行住院治疗，索性无人员伤亡。68% 的患者钩端螺旋体抗体检测阳性。2005 年，大约 1/4 的运动员参加了佛罗里达州的一次远距离冒险游泳，根据他们出现的症状怀疑钩端螺旋体感染。最终，14 名运动员的血清学的钩端螺旋体抗体检测呈阳性。

其他的钩端螺旋体病暴发包括 2009 年在马提尼克举行的比赛，148 名运动员中有 20 人接触了钩端螺旋体患者。其中有 5 人进行住院治疗，索性无人员伤亡。11 名运动员中有 10 名聚合酶链反应（polymerase chain reaction，PCR）检测呈阳性。此外，2006年在德国，507 名三项全能比赛的运动员中有 142 人接触钩端螺旋体，其中 5 人检测钩端螺旋体呈阳性。2010 年在奥地利，在三项全能运动后有 4 例经证实的钩端螺旋体病病例。在婆罗洲，确定了钩端螺旋体的危险因素包括饮用河水或身体浸泡在河水中。在德国和奥地利，赛前的大雨认为是感染钩端螺旋体的主要原因。

2001 年，一名芬兰运动员在巴西比赛时手臂受伤，在接下来的一周内，伤口愈合缓慢并出现化脓，而且疼痛加剧。最终，在伤口中发现了幼虫，并确定为锥形蛆蝇（*Cochliomyia hominivorax*）或螺旋虫蝇。

1997 年在南非的高卢人突袭比赛期间，450 名参赛者其中的 13 名运动员证实了非洲蜱叮咬热（非洲立克次体）的爆发，他们报告了发烧、头痛、淋巴结肿大和皮疹等全身症状。确诊病例的 61% 报告有非洲蜱咬伤，并且在咬伤后 4 至 10 天出现症状。

这些研究结果表明，运动员和比赛组织者都应该了解传染病的症状和体征，并制定的预防策略，包括钩端螺旋体病潜在地区的抗生素预防、蜱虫预防和蜱虫清除技术以及适当的伤口护理。

### 7.2.7　接受医疗救助处罚和取消参赛资格

医疗援助计划应包括在比赛期间接受医疗救助的处罚，并概述个人参赛者医疗资格的取消以及个人参赛者或参赛队不同意医疗队做出决定时冲突的解决。

关于静脉输液（intravenous fluids，IVF）的原始探索比赛中一个具体例子如下所示。和任何这样的规则一样，我们的目标是优化安全，同时制定足够严重的惩罚，使运动员不会为了竞争优势而利用医疗服务。在这种情况下，要求每个医疗站都要静脉输液以最大限度地补充水分，然而，没有那么苛刻的运动员让自己留在比赛中而将把自己的健康推向危险的边缘。

2002—2008 年原始探索比赛中的静脉输液规则：

（1）无原因接受静脉输液（IVF）的运动员将被自动处罚 4 小时。处罚期从输液完成后开始。

（2）在一个医疗站一次需要超过 2 升静脉输液或在多个医疗站一次需要超过 2 升静脉输液的运动员，将自动取消比赛资格。

（3）所有需要静脉输液的运动员必须在重新比赛前由比赛医疗主管或其指定医务人员进行评估和体检。只有在接受处罚 4 小时后才能回到比赛中。

如果运动员需要更全面的医疗护理，或医务人员认为运动员的病情不稳定，不能继续参加比赛，则应取消该运动员的比赛资格。应建立有关参赛资格不合格原因的规定，并清楚地传达给各参赛队，因为这个问题一直存在争议。在运动员不同意医疗队的决定时，但应把情况完全告知医疗主管，等待医疗主管对取消参赛资格做出最终决定。这有助于医疗主管向被取消参赛资格的运动员及其参赛队的其他成员或支持人员解释情况，以凭借医疗主管的影响，帮助说服运动员为他自己的健康和安全着想，所以需要他的医疗取消资格。

由于远足探险比赛是一项竞赛活动，获奖的参赛队可获得一些奖金，因此就可能有人使用增强体能的物质。许多比赛名单都列出了可能是国际奥林匹克委员会清单上的违禁品。

# 7.3 关于营养的特殊考虑

由于远足探险比赛的极端性，所以在该比赛提供医疗援助时有一些特殊的考虑。

冒险比赛中，咖啡因和营养补充剂的使用在运动员中很常见。由于这些比赛的性质，冒险赛运动员有很高的营养需求，简单地运输足够的营养可能是一个挑战。在比赛中许多耐力运动员的食欲下降可能会使情况更加复杂。在一项旨在模拟 2003 年生态运动项目的实验中，参与者模拟了 67 小时以上的徒步、跑步、骑自行车和划独木舟。结果发现，运动员的能量消耗只有 60%。值得注意的是，绝大多数热量是以食物的形式摄入的，而不是补充剂。另一项 24 小时模拟跑步耐力赛的研究发现，运动员的能量消耗不足 50%。2008 年全美 6.5 天自行车赛也发现了类似的结果。在这项研究中，参赛者在比赛期间仅消耗了 67% 的能量。

在另一项冒险赛运动员营养状况的调查研究中发现，尽管总热量摄入量对男性运动员和女性运动员都足够，但男性运动员和女性运动员的维生素和矿物质摄入量均不足。

由于许多远足探险比赛的连续性，咖啡因是参与者常用的一种物质。2009 年的一项系统性综述分析了 21 项咖啡因的使用和对耐力的表现，发现结果各不相同，但总体而言，在参赛前 1 小时服用适量咖啡因( 3～6 mg/kg )后，耐力表现略有改善。有趣的是，当运动员在比赛前一周戒掉咖啡因时，耐力表现的改善最为明显。

## 结束语

为远足探险比赛提供医疗支持需要进行充分规划，而且需要在最佳情况和最坏情况下的基础上制定医疗援助计划。供应商应准备好治疗各种各样的伤害，包括轻微或严重的创伤和疾病、传染病、地方性疾病以及由环境因素引发的各种疾病。

## 参考文献

［1］Newsham-West R J, Marley J, Schneiders A G, et al. Pre-race health status and medical events during the 2005 World Adventure Racing Championships[J]. J Sci Med Sport, 2010, 13(1):27-31.

［2］Dos Santos G, Marcelo Pastre C, Lia do Amaral S, et al. Nature des lesions chez des athletes pratiquant des sports d' aventure[J]. Sci Sport, 2009, 24:15-20.

［3］Centers for Disease Control and Prevention (CDC). Update: outbreak of acute febrile illness among athletesparticipating in Eco-Challenge Sabah 2000-Borneo, Malaysia, 2000[J]. MMWR, 2001, 50(2):21-24.

［4］Stern E J, Renee G, Shadomy S V, et al. Outbreak of Leptospirosis among Adventure Race Participants in Florida, 2005[J]. Clin Infect Dis, 2010, 50(6):843-849.

［5］Hochedez P, Rosine J, Theodose R, et al. Outbreak of Leptospirosis after a Race in the Tropical Forest of Martinique[J]. Am J Trop Med Hyg, 2011, 84(4):621–626.

［6］Brockmann S, Piechotowski I, Bock–Hensley O, et al. Outbreak of leptospirosis among triathlon participants in Germany, 2006[J]. BMC Infect Dis, 2010, 10:91.

［7］Radl C, Muller M, Revilla–Fernandez S, et al. Outbreak of leptospirosis among triath–lon participants in Langau, Australia, 2010[J].Wien Klin Wochenschr. 2011, 123(23–24):751–755.

［8］Enqvist J K, Mattsson C M, Johansson P H, et al. Energy turnover during 24 hours and 6 days of adventure racing[J]. J Sports Sci, 2010, 28(9):947–955.

［9］Hulton A T, Lahart I, Williams K L, et al. Energy Expenditure in the Race Across America (RAAM)[J]. Int J Sports Med, 2010, 31:463–467.

# 8 恶劣环境条件下人员伤亡的处理

Fidel Elsensohn

## 8.1 内容介绍

山区和边远地区的救援行动不同于城市地区的常规救援行动。地形条件、战术考虑、医疗设备和环境条件使山地救援行动成为整个救援团队的一大挑战。

在大多数欧洲国家，是否启用直升机来参与山区发生意外或疾病的救援，要视天气和能见度的情况而定。他们定期检查装备以覆盖所有可进行的技术和医疗操作，并按照国际标准培训救援人员（见图 8.1）。

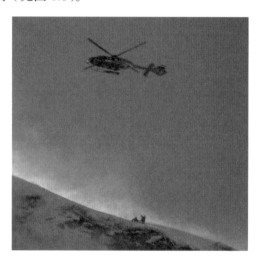

图 8.1　长线操作

F. Elsensohn
国际高山救援委员会
国际山区急救医学委员会
奥地利施洛斯 – 斯特尔 36，Roethis 6832
电子邮件 : fidel.elsensohn@aon.at;
http://www.elsensohn.at

© 2017 年瑞士斯普林格国际出版社
F.Feletti（编者），极限运动医学，DOI 10.1007/978-3-319-28265-7_8

地面救援队通常在恶劣的天气条件下，而且在夜间或高空救援队需要技术援助时工作。在救援行动中，医疗救援人员经常遇到寒冷、潮湿、多风、低能见度的恶劣环境。此外，患者因等待救援的时间过长而出现病情的恶化。

这些情况使患者的初步评估和诊断变得复杂，限制了治疗和结果。地面救援行动需要较长的启动时间、较高的体力消耗和进入意外现场时的环境危害以及较长的患者转移时间（见图 8.2）。

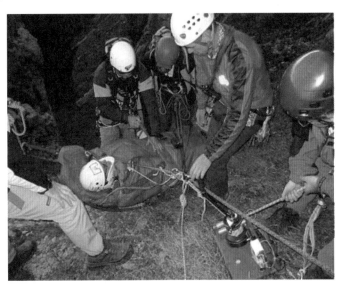

图 8.2 夜间地面运输

医疗水平和救援技术必须适应这些条件，以免增加患者和救援队的风险，并改善救援结果。因为监控设备并非一直可用，所以监控可能会出现受到限制或不能使用的情况，有时因天气状况（监控设备因温度过低而受影响）、黑暗的环境或患者受到的某些伤害（例如体温过低）将设定连续监控的限度。所有在山上受伤和生病的人都认为是体温过低的，直到相反的情况得到了证实。应避免体温进一步下降，评估身体状况和避免衣服减少，并尽快提供适当的保暖措施来隔绝外部寒冷的环境。在山区的医生或山区工作的医生必须适应所处的环境，注意到自己和患者的安全，并能够在极端环境下进行工作。必须具备夏季和冬季在陡峭山间的攀爬技巧、经验以及攀爬的理论和实践技能。对医生的培训基本上必须包括相同的技术技能，如自救和其他救援演习、雪崩受害者的运输和管理、峡谷救援以及其他特定的紧急情况（如对所有救援人员的定期培训）。救援医生作为直升机机组人员的一部分，经常会得到（空中）救援人员的支持。因此，他们必须在没有救援团队支持的情况下接受长绳或绞车操作方面的培训。在恶劣天气条件下，救援医生必须能够安全地移动，并在必要时自行下降（见图 8.3）。

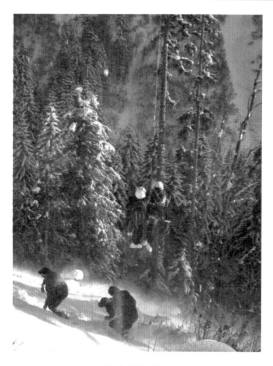

图 8.3    患者的长线运输撤离

总的来说，救援医生应该考虑并接受治疗会受到环境条件的限制，通常在城市地区可以幸存下来而在这种环境下可能导致死亡。尽管经历了集训，阿尔卑斯山的救援医生的医疗教育水平与城市急救医疗系统的医疗教育水平不同，城市急救医疗系统通常由专业人员提供紧急医疗救助。在城市急救医疗系统中，不同位置的伤害由不同专业的医生进行救治。在山区救援行动中，救援医生通常必须根据自己的经验对伤者不同的情况进行救治。然而，救援人员不应失去对伤者整体情况的判断，并使医疗救助适应救援任务的具体情况。不要进行过度的医疗救助（"留在现场继续处理"），这样可能会推迟整个救援行动，并使患者和所有救援人员增加额外的危险。在救援行动中，进行风险评估和管理是救援组长的主要任务之一。但是，救援医生必须根据实际情况调整自己的行动，并将客观风险纳入考虑的范围内。在山区工作的救援人员必须使医疗救助适应现有的人力资源和技术资源。优化治疗应优先于最大化导致延迟的治疗。快速撤离可能是一种有效的治疗方式。每次治疗，一旦开始，就必须进行，直到患者移交给下一个医疗小组。医疗设备或技术设备、药物和氧气的充足供应在合理的时间内要么不可能实现，要么可能推迟整个救援行动。通常情况下，整个救援小组都会推迟到达现场。此外，不断变化的环境因素和（或）患者的情况可能会迫使救援医生与救援组长合作，采用其他的医疗策略或疏散程序。在极端天气情况下，留下来也许是合适的，最好让情况稳定的患者待在安全的地方（棚屋或露营地），直到天气情况允许地面或空中疏散。在山区救援中，救援医生往往不是第一个出现在现场的医生，因为从一开始就没有医生，而且关于受伤或疾病严重程度的第一条信息往往不正确。在这种情况下，关键问题出现了：第一反应者能否充分治疗患者并将其送往医生处？或者救援医生必须到达事故发生的位置？作为第一反应者且受过训练的救援人员可对受伤严重程度的症状和体征进行评估，并且可以通过无线电或手机优先考虑最初的治疗步骤。疏散时间可能会缩短，危害会减少，治疗也会提前开始。越来越多的登山者在现有救援资源少得多、问题比上述情况严重得多的山区寻求娱乐活动。除了是否有专业的山地救援技术和医疗选择外，救援人员一般在数小时或数天后才能到达事发地点。在高海拔地区或偏远山区的远征医学不属于本章的研究范围内。

## 8.2 对山区伤者的评估

在山区发生紧急情况时，救援人员必须首先保证自身的安全。然后，救援人员必须评估伤者是否处于安全位置，并保护其免受进一步伤害，必须将落石、雪崩、闪电等客观风险降到最低。在危险情况下，有理由在评估伤者的整体情况和治疗伤者前进行转移。

坠落造成的钝伤在山区的事故中最常见。坠落可能影响身体的所有部位，并经常导致合并或多发性创伤，伴有低血容量性休克和创伤性脑损伤。损伤机制提供了有关的损伤模式和损伤的严重程度。高冲击机制（从超过3米的高度坠落）可能导致多重创伤和身体内部伤害。山区坠落的伤害机制与城市坠落有着明显的不同。在山区地形中的坠落可能包括自由落体的时期，被滑动和降落的时期所中断。与城市坠落时通常平坦的地面相比，山区的坠落的地面通常不太平整。由于陡坡或积雪，冲击力可能会大大减小。坠落期间可能会发生几次撞击和出现不同的身体创伤。受伤可能是由减速引起的（因为在过程中突然停止运动而引起的组织错位）。评估应遵循标准化算法，并记录所有发现。体温过低是具有极大的风险，在严重的创伤中会导致不良的结果，因此不能忽视。根据救援人员的救助和可用的设备，应持续监测伤者的体温。在极冷的情况下，监测系统可能会由于电池容量的快速消耗和温度过低而失效。每一个负责照顾患者的医疗团队必须对伤者进行重新评估，并且必须将信息从最早的转移医疗团队保留到最后一个医疗团队，直到患者到达医院。

## 8.3 体温过低

体温过低通常根据临床表现来评估（见表8.1）。

表8.1 体温过低的临床分期

| 瑞士低体温分期 | | 温度（℃） |
| --- | --- | --- |
| HT I 期 | 清醒伴颤抖 | 35 ~ 32 |
| HT II 期 | 无颤抖伴意识损害 | 32 ~ 28 |
| HT III 期 | 无意识 | 28 ~ 24 |
| HT IV 期 | 假死 | 24 ~ 15 |
| HT V 期 | 不可逆的低体温致死 | < 15 |

如果伤者处在寒冷环境中，身体冰凉且体温低于35℃，则应将其视为体温过低的患者。通过使用瑞士低体温分期对生命体征进行评估，可以在临床上诊断出低温。行气管插管的患者，应在食管下三分之一处通过伸入探针来测量体温。将热敏电阻探头插入耳道内进行鼓膜测量，需要一个没有雪或耵聍的洁净耳道。用红外线通过皮肤、耳道和口腔测量体温通常不准确。评估每一个没有生命体征的低体温患者，心脏骤停是在低体温（死后冷却）之前发生还是由低体温引起的，这一点非常重要的。在低温下，大脑对心脏停搏的耐受时间比在正常体温下要长得多，而不会造成永久性损伤。院前低温治疗应注重谨慎处理患者、进行基本生命支持（basic life support，BLS）或高级生命支持（advanced life support，ALS）和体外复温。检测深低温患者的脉搏或呼吸可能很困难，检测时间通常在 1 分钟以上。生命的每一个迹象，如呼吸动作，都应该引起医生的警惕并谨慎地运输。在患者没有生命体征的情况下，应开始心肺复苏（cardiopulmonary resuscitation，CPR）。全身绝缘与化学热包提供了大量的热量，以防止身体进一步的热量损失。清醒伴颤抖的患者可以在野外治疗。意识受损但循环稳定的患者需要在最近的医院进行积极的体外复温（使用毯子、强制空气加热、化学或电加热包）。心脏不稳定或心搏骤停的患者应用直升机运送到一个有能力用 ECMO 或心心肺分流术进行下肢复温的医疗中心。

## 8.4 闪电

在持续的雷雨中，如果救援人员认为转移伤者会有较大的风险，那么就可能会推迟转移。如果救援人员决定执行救援行动，应尽快将受害者转移到风险较低的地区。在许多情况下，被雷直接击中的人都会死亡。然而，最常见的死亡原因是由附近物体（如树木）的导电、直接接触被闪电击中的物体（如通过铁塔的固定装置）或接地电流引起的心室颤动或心脏停搏。钝性损伤可能是由冲击力造成的，在攀岩过程中由于失去平衡而导致连续坠落。呼吸骤停可能会延长（由于延髓呼吸中枢瘫痪），并因缺氧发生继发性心脏骤停。在这种情况下，如果患者保持呼吸道通畅且没有出现严重缺氧，则心脏活动会自发恢复。如果不止一名受害者被闪电击中，创伤患者的常规分诊规则不适用于无呼吸的受害者。在外伤伤员的分流情况下，有生命体征的伤员优先接受紧急治疗，而不是心肺骤停的患者。雷击的规则是"先抢救那些显然已经死亡的人"。

## 8.5 山区救援工作中的创伤管理

山区救援工作中最常见的是外伤。大约 10% 的患者遭受严重创伤并伴有外伤性脑损伤（traumatic brain injury，TBI），通常伴有躯干、脊椎、骨盆和四肢损伤。救援医生必须结合患者的损伤机制，以正确评估损伤的类型和严重程度进行止痛，通过控制出血和适当的液体复苏来稳定血液循环，并在密切监控患者的生命体征的情况下进行安全转移。早期疼痛治疗是循环稳定的第一步，不仅是为了减低患者的疼痛感，而且还需要进行骨折和脱位的重新定位，以减少软组织的继发损伤和出血。环境条件以及心理因素、并发症和治疗时间会影响疼痛。使用疼痛评分，如口头数字评分，可能会有所帮助。对疼痛的治疗不充分不仅降低了治疗效果，而且促使创伤后应激障碍的发展。医疗服务提供者的文化和知识决定了院前镇痛的普及。在任何情况下，止痛药都不能达到预期效果。夹板定位等非药理学止痛方法，尤其非医疗人员应用时，是不可能进行药理学止痛治疗的（见图8.4）。

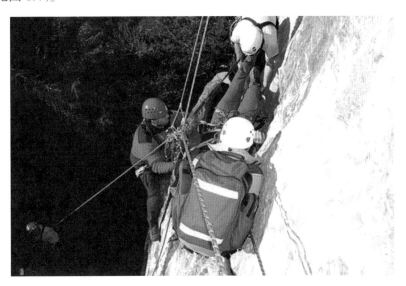

**图 8.4    在陡峭岩石上对受伤患者进行抢救**

在抢救时，救援医生应携带尽可能少的药物，并根据救援医生的预期伤害和治疗手段进行调整。所有开止痛药的医生都应接受适当的详细培训。救援医生应熟悉所有止痛药的作用机制，并应能够控制不良反应。疼痛科的专业医生不定期到事发地点，非专业的医生不允许使用止痛药，国家法律可能会限制充疼痛的完全缓解。应迅速建立静脉通路，根据疼痛分级评估并使用相应等级的、有效的止痛药。如果不能进行静脉内给药，则可以使用其他的肠外途径，如骨内和肌肉内给药。在无法建立静脉通路的情况下，建议在鼻腔和口腔内应用阿片、氯胺酮和镇静剂。局部麻醉提供了另一种极好的镇痛方法。在患者转移过程中时间过长或存在困难以及高空救援时可允许使用局部麻醉。止痛药经常会联合应用，但其不良反应的发生率也会更高。在撤离过程中严重的不良反应（如呼吸抑制、恶心和呕吐）会变得危险，特别是在严峻的环境中。伤者的年龄越大，并发症也就越多。因此，应针对每个伤员进行个体化用药，并且必须考虑到先前用药的不良反应。体温过低会改变芬太尼、吗啡、氯胺酮和咪达唑仑的药代动力学和药效学；尤其是氯胺酮对应激性体温过低而对心脏产生的不良反应可能有害。阿片类药物仍然是急性创伤疼痛治疗的金标准。大量失血引起的低血压可通过在较长时间内减少药物的初始剂量来加以控制（见图8.5）。

| 止痛药 / 给药方式 | | 成人起始剂量（儿童起始剂量） | 成人并发症 | 禁忌证 |
|---|---|---|---|---|
| 阿片类[1] | | | | |
| 吗啡 | IV | 5 ～ 10 mg*（100mcg/kg）最高 10mg | 5mg | 避免肾衰竭 |
| | IM | 10 ～ 20 mg*（200mcg/kg）最高 10mg | 10mg | 同上 |
| | IO | 5 ～ 10 mg*（100mcg/kg）最高 10mg | 5mg | 同上 |
| 盐酸阿芬太尼 | IV | 50 ～ 100 mg*（1 ～ 3mcg/kg，最大 100mcg） | 25mcg | 避免服用单胺氧化酶抑制剂（MAOI）药物 |
| | IN | 180mcg*（1.5mcg/kg） | 60mcg × 2（15mcg × 2） | 同上 |
| | 口腔给药 | OTFC 800mcg*（10 ～ 15mcg/kg） | | 同上 |
| 曲马多 | IV | 50–100 mg（700mcg/kg）超过 2 ～ 3min | 50 mg / 20 min 最大 600 mg/d | 避免服用单胺氧化酶抑制剂（MAOI）药物 |
| NSAID | | | | |
| 酮洛酸 | IV | 15 ～ 30 mg（0.5 mg /kg，最大 15 mg） | 无 | 避免是否有发生胃肠道疾病的风险，以及目前或过去是否存在心血管疾病。 |
| 其他 | | | | |
| 对乙酰氨基酚 | | 体重＞50 kg: – 1g; 体重 ＜ 50 kg: – 15 mg/kg 超过 15 min | | |
| 氯胺酮（用于镇痛）如果使用 S– 氯胺酮则减半 | IV | 10 ～ 20 mg*（100mcg/kg） | 5 ～ 20 mg | 更大剂量的镇静剂，咪达唑仑可以联合使用。 |
| | IM | 1 mg/kg* | – | |
| | IN | 0.5 mg/kg* | 0.5 mg | |
| 吸入性药物 | | | | |
| 长效硝酸甘油 ® 甲氧氟烷 吸入给药 | | 经吸入器自给药 3ml | 3ml（最大 6ml/d；每周 15ml） | 避免肾损害 |
| 50% 氧化亚氮 /50% 氧气 吸入给药 | | 自给 | | 避免 SCUBA 潜水和怀疑张力性气胸时。将气体温度保持在 10℃ |

* 考虑到老年人因虚弱和血流动力学受损而减半剂量。

[1] 在可用的情况下，海洛因是一种替代方案，其优点是可以使用鼻内给药。

OTFC = 口服枸橼酸芬太尼

数据来源：Thomas（2008 年）；Rickard（2007 年）；Moy 和 Le Clerc（2011 年）；Ellerton（2013 年）；英国皇家制药协会和英国医学协会（2013 年）；Finn 和 Harris（2010 年）；Borland 等人（2007 年）；BOC 医疗保健（2011 年）。

图 8.5　山区抢救中重度疼痛的推荐药物及剂量

出现严重出血、外伤性脑损伤（traumatic brain injury，TBI）和多发性创伤需要为每个患者制定个性化治疗策略。特别是在不受控制的出血和（或）外伤性脑损伤中，陆上山地救援行动中的治疗创伤性休克的效果不佳。在大多数研究中，积极的补液管理未能提高生存率。在疑似严重或多发性创伤中，必须认识到两个决定性的关键疾病：严重且不受控制的出血或存在外伤性脑损伤。准确诊断可能很困难，因为在入院前症状可能不怎么明显。压力依赖性出血可导致早期液体复苏时循环系统正常指标的迅速恶化或仅有短暂反应。外伤性脑损伤、动脉性低血压、低氧血症、心功能不全和体温过低可能导致意识障碍。损伤机制（如高速创伤）和（或）头部损伤、瞳孔大小不等和格拉斯哥昏迷评分（Glasgow Coma Scale，GCS）低于 9 是诊断外伤性脑损伤的有力指标（见图 8.6）。

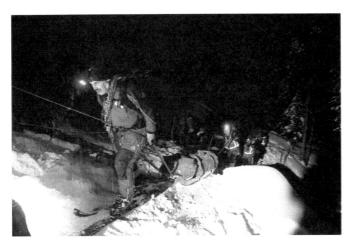

图 8.6　夜间地面救援

多发性创伤和休克的伤者的陆地山区救援行动往往具有转移时间长、环境条件恶劣等特点。较少的疾病诊断和监测设备、有限的氧气和药物使得任何医疗决策都变得困难。世界各地都有不同的入院前补液策略，这些概念中没有一个能支持山区救援时的医疗策略，这是毫无科学依据的。创伤时收缩压（systolic arterial blood pressure，SABP）≤ 90 mmHg 可对预后不利。但在不受控制的严重出血（如肝、脾、肾裂伤或血管破裂）中，积极的补液可能会增加出血量，并且使体液总量没有任何增加。抑制性液体（"延迟补液"）或限制有目标血压的液体，以维持意识和（或）可扪及的中心脉搏（表明 SABP 在 60 mmHg 以上）（"允许性低血压"）即使是在长时间的转移中，也可能是创伤性休克患者的更好选择。

在这些情况下，伤者的快速转移和运输以及充分的镇痛是提高疗效的关键，医疗决策应遵循"负重并继续"的原则。快速转运伤者可被视为治疗的一种形式。

如果怀疑有外伤性脑损伤或脊髓损伤，院前治疗的主要目标是 SABP 在 110 mmHg 以上，以确保中枢神经系统的充分灌注（见图 8.7）。快速升高血压可以通过注射高渗溶液和等渗液体来实现。儿茶酚胺对升压有利。如果有用的话，通过气管插管或喉管建立静脉或骨内通路气道保护后，应吸入高流量的氧气。必须使用足够的止痛药，以减少伤者的交感神经刺激和帮助救援人员加速撤离。在转移伤者的过程中，必须经常重新评估呼吸的恢复（例如，缓解张力性气胸）和循环，并考虑补液的替代策略。除了补液以外，通过伤口管理、复位和夹板固定来控制失血，还必须防止体温过低。创伤性休克和脑脊髓损伤患者由于体温调节功能不稳定容易发生低体温。低体温（低于 34℃）可造成血小板功能下降和连续的严重凝血功能障碍而增加出血的风险，对预后不利。

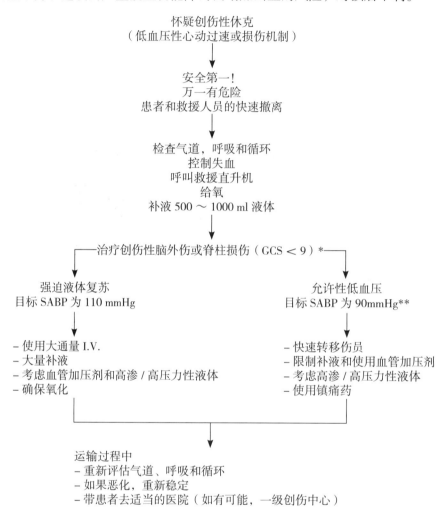

**图 8.7** 外伤性休克的液体处理。山区和偏远地区有或无脑外伤或脊髓损伤的创伤性休克患者的院前管理方案。意识障碍并不一定意味着休克患者出现严重的脑外伤；应排除缺氧、张力性气胸、心脏功能障碍和低体温。如果怀疑伤者的出血不受控制，维持意识和（或）可扪及的中枢脉搏较低可能是合理的。GCS（格拉斯哥昏迷量表），SABP（动脉收缩压）

　　如有可能，所有患者应立即用直升机送往最近的创伤中心。与城市地区相比，在山区或偏远地区发生的多重创伤与脑外伤，预后结果较差，在城市发生创伤休克的方案可能不适用于所有情况。

### 8.5.1 雪崩遇难者的住院前治疗

　　欧洲和北美洲每年大约有 150 人死于雪崩。在不是很发达的国家，死亡人数估计要高出许多倍。如果一个人被雪崩困住，四个因素对生还的概率起决定性作用：掩埋等级、掩埋时间、是否有气囊和无阻碍的气道，以及创伤的严重程度。雪崩的总死亡率为 23%，但在完全掩埋的遇难者中（头在雪下）的死亡率只有 52%，如果头没有被积雪掩埋，那么死亡率只有 4%。在被积雪完全掩埋的遇难者中，存活率从最初 20 分钟后的 80% 下降到 35 分钟后的 30%。最初的死亡率主要是由创伤引起的，而 20 ～ 35 分钟之间的急剧下降是由窒息引起的。在这段时间之后，由于创伤和在雪地下呼吸的可能性，生还的概率正在下降。这一时期生还概率的影响因素是缺氧、高碳酸血症和体温过低。雪崩生还概率的下降似乎受到积雪密度的影响，与瑞士的阿尔卑斯山雪崩的情况相比，加拿大雪崩的存活率更低。（见图 8.8 和 8.9）。

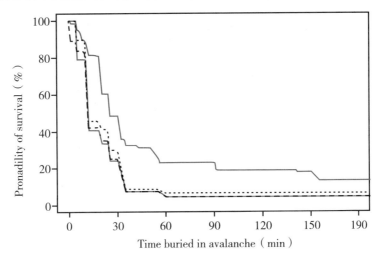

图 8.8　雪崩生还曲线。生还曲线比较：瑞士生还曲线（蓝色；n=946）和加拿大生还曲线（红色；n=301）。黑色虚线生还曲线基于加拿大数据库，无外伤死亡（n=255）。黑色虚线生还曲线用加拿大数据库计算，其中严重创伤死亡的提取时间替换为埋葬后 1 分钟的估计死亡时间（n=301）（来自 Haegeli 等人）

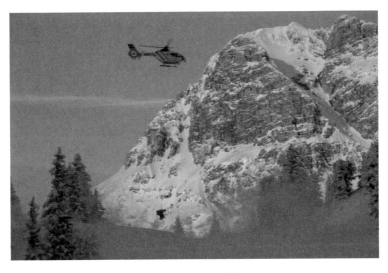

图 8.9　伤员转移撤离

　　雪崩生还与时间密切相关。因此，出同伴进行的即时搜救和挖掘可能会挽救被埋人员的生命。一旦头部留有足够的空间，必须开始评估气道和呼吸，必要时进行心肺复苏（cardiopulmonary resuscitation，CPR），直到自主循环恢复（return of spontaneous circulation，ROSC）或专业救援小组接管。必须用所有可用的材料，如救援毯、夹克、帽子、手套和露营袋，对伤者的身体进行隔热保护，以防冻伤。

欧洲的救援组织主要以直升机救援为主。在良好的天气条件下，一架装备齐全、配备齐全的救援直升机应立即启动（见图 8.10）。

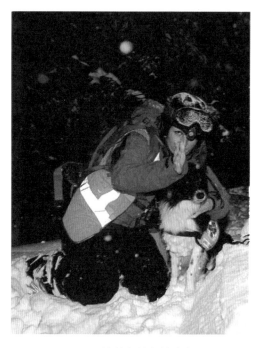

**图 8.10** 搜救犬执行搜索任务

雪崩救援队可能会面临重大风险，因此，必须权衡遇难者进行救援的可能性与救援队面临的风险。过去几年，救援队伍中发生了几起伤亡人数众多的事故，这有力地表明了风险评估的重要性。所有在雪崩现场工作的救援人员必须配备雪崩收发器、探头、铲子，最好配备雪崩安全气囊。为了缩短遇难者的积雪掩埋时间，必须采用最佳搜索策略、使用无线电收发器快速定位受害者以及进行有效铲雪。已定位的遇难者应立即接受评估，并根据临床表现进行适当的治疗。当头部和躯干有空间时，心电图监测和身体温度测量应该已经开始。获救的幸存者必须通过全身绝缘保温来防止体温过低，包括化学热袋、铝箔和热救援袋。进一步的治疗取决于心肺状况和体温。

在有明显致命创伤迹象伴心脏骤停，或胸部或腹部不可按压，或连续心肺复苏术可对被救人员构成较高风险时，不需要进行心肺复苏。

如果掩埋时间超过 60 分钟，保持气道通畅是生还和防止进一步热损失的关键，治疗低体温至关重要。低体温遇难者的意识差异很大。因此，早期的身体温度测量应该立即使用基于热敏电阻的耳道探针进行体温测量。在气管插管患者中，食管探头是检测体温的金标准。所有患者在转运前都应接受心脏监护，以检测在转运过程中因身体移动而引起的心律失常。在体温过低的遇难者中，脉搏血氧测定法是不可靠的。在低体温遇难者中进行静脉输液是困难和耗时的，在深度体温过低的遇难者中禁止进行积极的补液。ALS 药物只能用于正常体温的雪崩遇难者。在体温低于 30℃的遇难者中，由于新陈代谢下降，高级生命支持药物的有效性尚未显现。血管加压剂可能导致心律失常和冻伤。心室颤动的低温遇难者如果不出现传导阻滞或传导中断，应接受三次除颤尝试。

### 8.5.2 被完全掩埋的雪崩遇难的复苏

· 患者有意识和颤抖，掩埋时间 < 60 分钟

· 如果情况允许，通过除去湿冷的衣服来防止体温过低。允许患者饮用非酒精热饮料和步行，并应送往最近的医院进行观察。

· 心脏骤停的遇难者，掩埋时间 < 60 分钟

· 应假定外伤性脑损伤或窒息，并应进行标准的 ALS。如有可能的话，应将患者送往最近的医院进行救治。

· 遇难者昏睡或昏迷但有呼吸，埋葬时间 > 60 分钟

· 院前治疗的重点是充分地吸氧，小心地处理和避免遇难者的移动，以及全身隔绝外界寒冷，包括用化学热包放在躯干部进行保暖，以防止进一步的热量散失。在这种情况下，速度不是主要任务，轻柔的操作和水平的移动可以避免遇难者出现心律失常，从而引起积雪坠落和救援倒塌。如果气道未固定，应将遇难者置于恢复气道通畅的合适位。气管内插管或声门上气道装置保护无意识或无反应遇难者的气道。应避免对遇难者进行长期评估和治疗，以防止进一步的热损失，并且应将遇难者用直升机运送到有治疗经验或严重体温过低的重症监护病房（见图 8.11）。

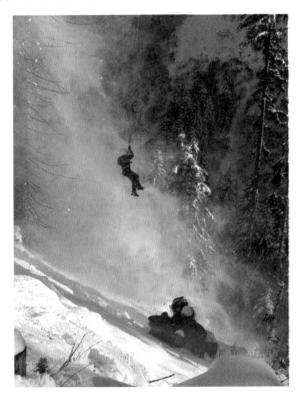

**图 8.11** 冬季情况下患者的长线撤离

· 心脏骤停、气道阻塞和掩埋时间 > 60 分钟的遇难者

· 可以开始心肺复苏，但如果不成功，可能会停止心肺复苏。

·遇难者无呼吸（心脏骤停），但气道通畅，掩埋时间＞60分钟

·精确检测生命体征可能很困难。如果气道未阻塞，所有患者应直接转送至能够外周复温的医院，无论是上心肺转流术还是体外循环膜氧合器（extracorporeal membrane oxygenation，ECMO）。CPR应遵循标准流程。除颤通常在体温极低的情况下不成功，但如果不出现传导阻滞，可以尝试三次除颤。如果除颤不成功也不能停止心肺复苏，因为在长时间的心肺复苏后再进行复温治疗的病例报告很多。机械胸压装置不仅能提高地面CPR的有效性，而且在直升机运输过程中也能提高CPR的有效性。如果不可能将遇难者转送到外周复温的医院，遇难者可能会被带到下一个医院，血清钾可以作为额外的预后标志物。血清钾水平＜8 mmol/L为ROSC提供了良好的机会。高钾血症可被视为终止CPR的原因。雪崩救援的主要原则应该是："低体温、气道通畅的雪崩遇难者在温暖和死亡之前都不会死亡的"（见图8.12和图8.13）。

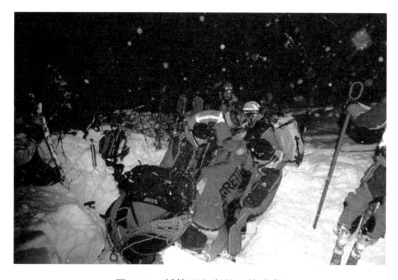

**图 8.12　低体温患者的运输准备**

### 8.5.3　悬吊创伤

悬吊创伤是一种常见的病理生理反应，身体处于静止的直立状态。过了一会儿，血液开始在身体的下肢聚集，患者可能会晕倒。在这个静止的直立位置上持续地悬吊不下来可能会导致心脏骤停。紧急转送和适当的医疗护理可以防止患者死亡。虽然该病确切的病理生理机制尚未明确解释，但不同的医学策略已有报道。保持患者上半身直立是预防抢救死亡的重要措施，并得到了现行指导方针的支持。然而，没有明确的科学证据表明，这一措施可以防止健康受试者死于悬吊性创伤。无论是由心律失常引起的死亡，还是因心负载过大而导致的急性心力衰竭，仍是一个未知数。受到悬吊创伤的受害者一般都是健康的年轻人。在许多其他情况下，急性心力衰竭（过敏反应、创伤性低血容量、血管迷走神经性晕厥等）患者按照ALS指南采取仰卧位接受容量置换治疗。确保气道、呼吸和循环是治疗无意识和（或）创伤患者的重要初始步骤。评估和治疗通常在水平位置进行，因为在垂直位置进行评估和治疗可能有挑战性。院前诊断低血容量和减少中心静脉回流可能是困难的；然而，不应延迟按既定的指导方针进行液体复苏。

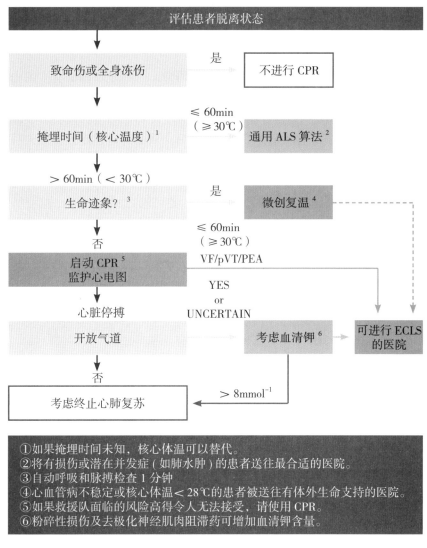

图 8.13 雪崩管理算法

## 8.6 山区救援中的医疗设备

山区救援中的医疗设备通常都是放在背包里。应根据国家法律要求配备，并考虑气候因素、地理条件和救援人员的医疗技能，覆盖某一地区的典型医疗突发事件。如果负担得起，自动体外除颤器( automated external defibrillators, AEDs )应是医疗设备的一部分。在许多组织中，救援策略遵循一个快速到达事故地点的救援团队（第一反应救援队）的原则，提供医疗技术和减少医疗设备，稍后主要的救援团队提供所有其他的医疗支持。在一些国家，如北美、加拿大和英国，医护人员、紧急医疗技术人员或认证的山地救援人员就是第一反应者，能够给患者使用严格管控的药物。

运送给伤员的医疗设备应局限在最基本的物品上，因为在直升机紧急医疗服务和地面救援中的携带的重量是很重要的因素，在陆地救援中，往往需要长时间运送这些医疗设备。

大多数山区救援队都将他们的医疗背包分为两种，一种是供训练有素的山区救援人员使用的背包和另一种供医生根据不同的患者和治疗方案定制的背包。救援人员（急救人员）的背包应包含 BLS、夹板、伤口敷料、血压计和低温治疗设备。在院前护理中氧气是重要的，但携带的氧气的质量可能会减慢第一队的行进速度。救援人员的通风应采用口罩式通风方式。这种通风方式因为处理简单、安全和有效从而有很高的接受度。为了完成对患者的心肺评估，可考虑使用新型具有监测功能的小型 AEDs。监测结果可能会报告给医生（未来可使用遥测数据传输？），并可通过无线电发出监测结果（见表 8.2）。

表 8.2　关于山区救援人员医疗背包的建议

| *Drugs* | 药物 |
| --- | --- |
| According to national and internal regulations, e.g., nonsteroidal anti–inflammatory drug (e.g., acetylsalicylic acid, diclofenac, ketoprofen), morphine, nitroglycerin | 根据国际和国内规定，非甾体抗炎药物（如阿司匹林、双氯芬酸、酮洛芬）、吗啡、硝酸甘油 |
| Medical equipment | 医疗器械 |
| I.v. line | 静脉输液线 |
| Intravenous line set and infusions (e.g., 500 mL crystalloid–fluid) | 静脉输注（例如 500 ml 晶体液） |
| Miscellaneous equipment | 检测其他项目的设备 |
| Adhesive tape, aluminum blanket, gloves, scissors | 胶带，铝制毯子，手套，剪刀 |
| Monitoring | 显示器 |
| Blood pressure measurement, pulse oximetry, thermometer epitympanic | 血压测量，脉搏血氧测定，温度计 |
| Trauma | 创伤 |
| Splinting (e.g., cervical collar, SAM splint®), wound dressing | 夹板（例如，颈领，SAM 夹板），伤口敷料 |
| Ventilation | 空气流通 |
| Bag valve mask, manual suction device, nasopharyngeal and oropharyngeal tube, oxygen, pocket mask ®, venturi mask | 袋式阀罩，手动抽吸装置，鼻咽和口咽管，氧气，袖珍口罩，文丘里面罩 |

医生的背包里应包括 ALS 和治疗外伤、过敏反应、肺疾病和高血压急症的药物。医生应根据经验选择药物，并且应该只使用熟悉并且能够控制不良反应的药物。

为了减轻体重，救援人员和医生的背包应该是互补的，在使用和维护方面的反复训练是强制性的。救援人员的背包通常重 5 ～ 8 kg，医生的背包重 12 ～ 20 kg，包括所有需要携带物品（见表 8.3）。

表 8.3  山区救援中医生背包的建议

| *Drugs* | 药物 |
|---|---|
| ALS | ALS |
| Amiodarone, atropine, epinephrine | 胺碘酮、阿托品、肾上腺素 |
| Analgetics | 镇痛剂 |
| Strong opioid (e.g., fentanyl, morphine), ketamine; nonsteroidal anti-inflammatory drug (e.g., diclofenac, ketoprofen) | 强阿片（如芬太尼、吗啡）、氯胺酮；非甾体抗炎药（如双氯芬酸、酮洛芬） |
| Sedatives | 镇静药 |
| Etomidate, midazolam, propofol | 苯甲咪酯，咪达唑仑，异丙酚 |
| Muscle paralytics | 肌肉麻痹药 |
| Rocuronium, suxamethonium | 罗库溴铵 |
| Cardiovascular drugs | 心血管（用）药物 |
| Acetylsalicylic acid, beta-blocker, fibrinolytic, heparin, nitroglycerin, vasopressor (e.g., dopamine, norepinephrine) | 阿司匹林，β-阻滞剂，纤溶，肝素，硝酸甘油，血管升压素（如多巴胺，去甲肾上腺素） |
| Bronchodilators | 支气管扩张剂 |
| Beta-agonists (inhalative and i.v.), corticosteroids (inhalative), theophylline | β-激动剂（吸入和静脉注射），皮质类固醇（吸入），茶碱 |
| Other drugs | 其他药物 |
| Flumazenil, furosemide, glucose 33 or 40 %, H1- and H2-receptor antagonists, naloxone, corticosteroids (i.v.) | 氟马西尼，呋塞米，葡萄糖33%或40%，H1和H2受体拮抗剂，纳洛酮，皮质类固醇 (i.v.) |
| Medical equipment | 医疗器械 |
| I.v. line | 静脉输液线 |
| Intravenous line set and infusions (e.g., 500 ml crystalloid), hypertonic fluid | 静脉输注（例如500 ml晶体液）、高渗液 |
| Miscellaneous equipment | 检测其他项目的设备 |
| Adhesive tape, aluminum blanket, gloves, indwelling urinary catheter and bag, scissors | 胶带，铝制毯子，手套，留置尿管和尿袋，剪刀 |
| Monitoring | 显示器 |
| Blood pressure measurement, capnography, electrocardiogram, glucometer, pulse oximetry, stethoscope, thermometer esophageal and epitympanic | 血压测量，头部造影设备，心电图器，血糖仪，脉搏血氧计，听诊器，食道温度计和鼓膜温度计 |
| Trauma | 创伤 |
| Replantation bag, splinting (e.g., cervical collar, SAM splint®), wound dressing | 再植袋，夹板（例如，颈领、SAM夹板），伤口敷料 |
| Ventilation | 空气流通 |

（续表）

| Drugs | 药物 |
|---|---|
| Alternative airway device (e.g., laryngeal mask), bag valve mask, manual suction device, nasopharyngeal and oropharyngeal tube, oxygen, thoracotomy set, tracheal intubation set (plastic laryngoscope scoop preferable with cold weather), venturi mask | 另一种气道装置（如喉罩）、袋式阀罩、手动吸管装置、鼻咽管、氧气、开胸器、气管插管装置（塑料喉镜）。适合于寒冷天气，文丘里口罩 |
| ALS denotes advanced life support | ALS 表示高级生命支持 |

# 8.7 终止复苏

山区的救援人员和医生通常会遇到无生命体征的人，无论是当救援人员在医生之前到达事发地点，还是医生在没有技术（如心电图）诊断一个无生命体征的人。决定对伤者复苏可能会增加救援人员的风险，因为在极端气候条件下，需要在危险地形中开始复苏和抢救。过去几年中，几起涉及山区救援人员的致命事故要求制定指导方针，以减少不必要的心肺复苏。这不仅可以降低救援人员的风险，还可以避免不必要的转送，并将有限的资源直接分配给有生存机会的患者。

在城市地区复苏的有关规则可能不适用于山区的情况。2012 年美国心脏协会指南建议，由 BLS 提供者实施的心肺复苏应持续到自发性循环（return of spontaneous circulation，ROSC）恢复，将患者转移到 ALS 小组时，救援人员已精疲力竭，或进行心肺复苏会危及救援人员或其他人，或不符合死亡标准或不符合终止复苏的标准。这些规则是对患者有好处的，但在山区救援中应谨慎应用。在山区和荒野地区，心脏骤停和存活的情况可能不同，也可能会有幸存的情况。国际山区急救医学委员会（International Commission for Mountain Emergency Medicine，ICAR MEDCOM）于 2012 年制定的一项改进的 BLS 终止复苏指南指出在山区救援中不要进行不适宜的 CPR。如果心肺复苏后 20 分钟内未出现心搏骤停和已恢复自发性循环，且 AED 在任何时候均未提示休克，或仅心电图观察到心脏停搏，且无体温过低或其他需要延长心肺复苏的特殊情况，那么心肺复苏可以终止。如果出现心搏骤停或没有达到上述标准，应继续进行心肺复苏，直到有资格的医务人员对患者、病情、心肺复苏和转送条件进行临床评估，进一步确定进行心肺复苏是否无效。经常报告的使用机械按压装置进行长期复苏后出现 ROSC，给有特殊情况的病例带来了希望，强调了医生对患者准确评估的必要性。但是，如果患者无法救治、救援人员的资源不足或预计转送患者的时间过长时，并不表示心肺复苏时间延长，符合医疗救治无效原则（见图 8.14）。

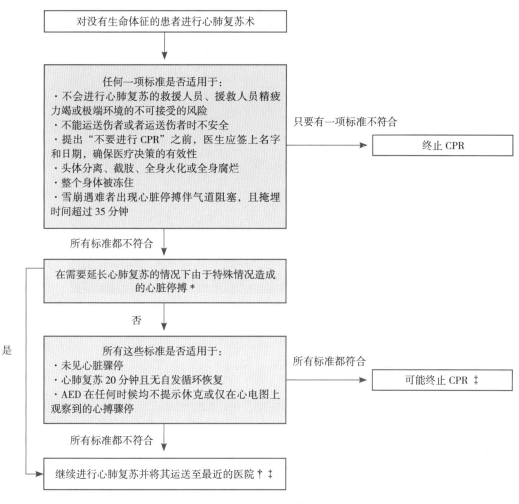

**图 8.14** 终止复苏

**结束语**

　　山区和边远地区的急救医学要求救援人员和医生具备较高的身体素质和技术技能。由于恶劣的环境条件、延迟治疗和运送时间过长导致患者的病情迅速恶化，对患者进行评估和治疗可能受到限制。体温过低是山区人员伤亡的常见原因，所以体温过低不应忽视并准确处理。需要在充分缓解疼痛和进行适当液体复苏的基础上治疗创伤。如果雪崩遇难者在 15 ～ 20 分钟内获救，他们有很大的生还机会。在完全掩埋超过 60 分钟的遇难者中，生还的概率依赖于气道是否通畅。现场治疗和运送遇难者应立即对其进行心肺复苏，防止体温过低，并将遇难者迅速送往就近的医院。携带的山区救援的医疗设备需要适应遇难者预期的受伤情况以及救援人员和医生的操作水平。在特殊情况下，可终止 CPR 降低救援队伍的风险，以节省人力和技术资源（见图 8.15）。

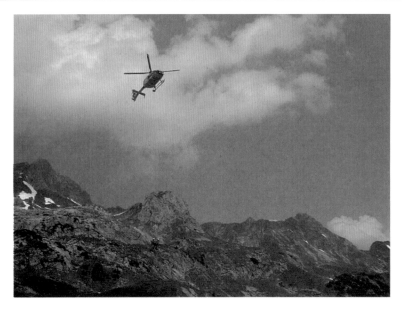

图 8.15　冬季长绳作业

**感谢**

本章以国际山区救援委员会（ICAR:www.alpine-rescue.org）下属小组委员会国际山区急救医学委员会（International Commission for Mountain Emergency Medicine，ICAR MEDCOM）制定的建议和指南为基础。ICAR 是世界范围内交流山区救援经验和知识的平台。ICAR MEDCOM 由 60 多名来自全球近 40 个组织、经验丰富的山区急救医生组成。所有的建议和指导方针都发表在同行评审的医学期刊上。ICAR MEDCOM 与国际山区医学学会（International Society for Mountain Medicine，ISMM）和国际登山联合会医学委员会（UIAA MEDCOM）共同开展了"山区医学国际文凭"和"山区急救医学国际文凭"课程。

**参考文献**

［1］Tomazin I, Ellerton J, Reisten O, et al. Medical standards for mountain rescue operations using helicopters: Official consensus recommendations of the International Commission for Mountain Emergency Medicine (ICAR MEDCOM)[J]. High Alt Med Biol, 2011, 12:335–341.

［2］Brown D, Brugger H, Boyd J, et al. Accidental hypothermia[J]. N Engl J Med, 2012, 367:1930–1938.

［3］Sreide K . Clinical and translational aspects of hypothermia in major trauma patients: From pathophysiology to prevention, prognosis and potential preservation[J]. Injury, 2014, 45(4):647–654.

［4］ Elsensohn F, Niederklapfer T, Ellerton J, et al. Current status of medical training in mountain rescue in America and Europe[J]. High Altitude Medicine & Biology, 2009, 10(2):195-200.

［5］ Ellerton J A, Greene M, Paal P . The use of analgesia in mountain rescue casualties with moderate or severe pain[J]. Emerg Med J, 2013, 30:501-505.

［6］ Rickard C, O'Meara P, Mcgrail M, et al. A randomized controlled trial of intranasal fentanyl vs intravenous morphine for analgesia in the prehospital setting[J]. Am J Emerg Med, 2007, 25:911-917.

［7］ Gros T, Viel E, Ripart J, et al. ［Prehospital analgesia with femoral nerve block following lower extremity injury. A 107 cases survey］[J]. Ann Fr Anesth Reanim, 2012, 31:846-849.

［8］ Smith M D, Wang Y, Cudnik M, et al. The Effectiveness and Adverse Events of Morphine versus Fentanyl on a Physician-staffed Helicopter[J]. J Emerg Med, 2012, 43:69-75.

［9］ Sumann G, Paal P, Mair P, et al. Fluid management in traumatic shock: A practical approach for mountain rescue. Official recommendations of the International Commission for Mountain Emergency Medicine(ICAR MEDCOM)[J]. High Alt Med Biol, 2009, 10:71-75.

［10］ Rajagopalan S, Mascha E, Na J, et al. The effects of mild perioperative hypothermia on blood loss and transfusion requirement[J]. Anesthesiology, 2008, 108:71-77.

［11］ Härtl R, Gerber L M, Iacono L, et al. Direct transport within an organized state trauma system reduces mortality in patients with severe traumatic brain injury[J]. J Trauma, 2006, 60(6):1250-1256.

［12］ Paal P, Milani M, Brown D, et al. Termination of cardiopulmonary resuscitation in mountain rescue[J].High Alt Med Biol, 2012, 13(3):200-208.

［13］ Brugger H, Durrer B, Elsensohn F, et al. Resuscitation of avalanche victims: Evidence-based guidelines of the international commission for mountain emergency medicine (ICAR MEDCOM): Intended for physicians and other advanced life support personnel[J]. Resuscitation, 2013, 84(5):539-546.

［14］ Boyd J, Brugger H, Shuster M . Prognostic factors in avalanche resuscitation: A systematic review[J]. Resuscitation, 2010, 81:645-652.

［15］ Truhlar A, Deakin C D, Soar J, et al. European Resuscitation Council Guidelines for Resuscitation 2015: Section 4. Cardiac arrest in special circumstances[J]. Resuscitation, 2015, 95:148-201.

［16］ Soar J, Nolan J P, Bottiger B W . European Resuscitation Council Guidelines for Resuscitation 2015: Section 3. Adult advanced life support[J]. Resuscitation, 2015, 95:100-147.

［17］ Mortimer R . Risks and management of prolonged suspension in an Alpine harness[J]. Wilderness Environ Med, 2011, 22:77-86.

［18］ Elsensohn F, Agazzi G, Syme D, et al. The use of automated external defibrillators and public access defibrillators in the mountains: Official guidelines of the international commission for mountain emergency medicine ICAR−MEDCOM[J]. Wilderness Environ Med, 2006, 17:64−66.

[ 19 ] Strapazzon G, Beikircher W, Procter E, et al. Electrical heart activity recorded during prolonged avalanche burial[J]. Circulation, 2012, 125:646−647.

# 9 药物滥用、兴奋剂和极限运动

Pawel Jozkow

## 9.1 定义

体育运动中的兴奋剂是指自愿或非自愿使用违禁物品或禁用方法。《世界反兴奋剂条例》是为帮助反兴奋剂工作而制定的一套规则。该准则已被所有国际奥林匹克体育联合会、奥林匹克和残奥会委员会以及许多其他体育组织接受。自 2004 年 1 月 1 日起实施（2009 年 1 月 1 日修订），由世界铁人三项公司、法国高级律师事务所或国际登山联合会等签署。

《世界反兴奋剂条例》与五项国际标准密切相关，五项国际标准在检测、实验室、治疗用药豁免、违禁物品和禁用方法的清单以及隐私保护方面制定了规则。

当某种物质或方法有可能提高运动成绩并且对运动员的健康带来风险或违背运动精神时，应该将这种物质或者方法列入清单。

每年都会在世界反兴奋剂机构的网站上公布最新的违禁物品和禁用方法清单。它包括禁止使用的物质（任何时候都不能使用和在比赛时不能使用）：S0，未经批准的物质；S1，合成代谢剂；S2，肽类激素、生长因子和相关物质；S3，$\beta_2$-激动剂；S4，激素和代谢调节剂；以及 S5，利尿剂和其他遮蔽剂。

一直禁止使用的方法有 M1：血液和血液成分的改变；M2：化学和物理方法的改变；M3：基因兴奋剂。对于竞争中禁止的物质和方法，属于 S6，兴奋剂；S7，麻醉剂；S8，大麻素类药物；S9，糖皮质激素。在特定运动中禁止使用酒精（P.1）和 $\beta$-受体阻滞剂（P.2）。

在 2012 年 WADA 认证的实验室报告的不利分析结果和非典型结果的清单中，最常

P. Jozkow

Division of Sports Medicine , University School of

Physical Education , ul. Paderewskiego 35 , Wroctaw

51–612 , Poland

e-mail: jozkow@gmail.com ;

http://about.me/paweljozkow

© Springer International Publishing Switzerland 2017

F. Feletti (ed.), Extreme Sports Medicine, DOI 10.1007/978-3-319-28265-7_9

见的结果如表 9.1 所示。

表 9.1　2012 年 WADA 认证实验室报告的不利分析结果和非典型性结果清单

| 不利分析结果和非典型结果 | 人数 | 占比 |
|---|---|---|
| AAS | 2279 | 50.6 % |
| 兴奋剂 | 697 | 15.5 % |
| 大麻素类 | 406 | 9.0 % |
| 糖皮质激素 | 365 | 8.1 % |
| 利尿剂和其他遮蔽剂 | 322 | 7.2 % |
| 肽类激素、生长因子及相关物质 | 181 | 4.0 % |
| β-2 激动剂 | 131 | 2.9 % |
| 激素和代谢调节剂 | 74 | 1.6 % |
| 麻醉药 | 26 | 0.6 % |
| β- 受体阻断剂 | 13 | 0.3 % |
| 酒精 | 5 | 0.1 % |
| 加强氧转移 | 0 | 0.0 % |
| 化学和物理操作 | 1 | 0.02 % |
| 总计 | 4500 | 100% |

## 9.2 任何时候都禁用的物品

### 9.2.1 未经批准的违禁物品

警告运动员不要使用任何未注册（或注册过期 / 丢失）用于人体治疗的物质。这也包括临床试验中正在评估的药物。

### 9.2.2 合成类固醇

#### 1）合成雄激素

AAS 可能是全世界最常见的性能增强剂。专业运动员和业余运动员都在使用 AAS。毫无疑问，严格要求自己的运动员也可能滥用 AAS。据估计，2.4% 的澳大利亚运动员终生使用 AAS，而在瑞典，每年可能有 10 000 ～ 100 000 名受试者接触 AAS。来自其他国家的数据表明，数百万的运动员使用过 AAS。这种情况正逐渐成为公共健康问题。

最让运动员心动的效果是增肌。然而，人们不能忘记这些合成药物的不良反应。药物的不良反应很常见，涉及不同的器官和不同的系统。男性使用 AAS 最明显的不良反应之一是抑制下丘脑 - 垂体 - 性腺（hypothalamopituitary-gonadal，HPG）轴，导致睾酮浓度下降和精子生成减少。AAS 滥用者会出现痤疮、脱发、男性乳腺发育、心血管疾病、血脂变化、肝癌和紫癜样肝病的风险。女性运动员可能出现男性化的表现：胸部尺寸减小，脂肪分布和皮肤结构改变，多毛症，脱发，声音变粗，阴蒂增大。由于骨骺过早闭合，使用 AAS 的青少年不能达到预期的身高。

AAS 的作用不局限于合成代谢效应，而且还可以直接影响心理活动。有证据表明，易敏感人群在使用类固醇时可能会出现精神障碍。许多研究表明，滥用 AAS 会增加躁狂、焦虑、攻击、暴力或偏执症的患病风险。

临床医生经常观察业余或专业运动员对 AAS 依赖性。长期高剂量使用类固醇，对身体形象的更大不满是增加这种风险的因素。有人试图通过类固醇化合物的"肌活性"和精神活性效应来解释这一现象。另一个重要的问题是停止使用 AAS 后的抑郁或自杀企图。

AAS 可能与其他滥用药物一起调节神经传递，例如，AAS 与阿片类药物同时使用。有趣的是，动物模型显示 AAS 过量会引起类似过量服用阿片类药物后观察到的变化。睾酮起部分阿片样激动剂的作用。AAS 增加腹侧被盖区和丘脑的 β 内啡肽水平。诺龙的使用与伏隔核的 K（kappa）受体水平降低以及下丘脑、纹状体和中脑导水管周围灰质的 M（mu）、Δ（delta）和 K（kappa）受体结合增加有关。

大脑中 AAS 效应的经典途径包括雄激素受体和雌激素受体（α 和 β），它们在脑基底部和间脑中的浓度最高。在这里起重要作用的酶有 $5\alpha$-还原酶、芳香化酶、$3\alpha$-HSD、$3\beta$-HSD 和 $17\beta$-HSD。AAS 认为能够诱导新蛋白的转录和合成。

除基因组效应外，AAS 还调节激酶活性、离子通道和 G 蛋白第二信使系统。其中一些作用比转录因子诱导的作用都快得多。

攻击性是 AAS 滥用者最显著的行为特征之一。即使在 AAS 停止使用后也能观察到。动物研究证明，可以通过应用选择性 5-羟色胺再摄取抑制剂来减弱 AAS 滥用者的攻击性行为。AAS 减弱下丘脑前部（1A）、苍白球（1B）或海马内 5-羟色胺受体的表达。合成雄激素降低了基底前脑和背侧纹状体的 5-羟色胺浓度，但增加了大脑皮层的 5-羟色胺浓度。例如，甲基睾酮注射液会补充能量、加强性冲动和缩短睡眠时间。这可能是由大脑皮层内 5-羟色胺升高引起的，而脑脊液中 5-羟吲哚乙酸的增加监测到了这一点。

AAS 还可能通过刺激多巴胺的释放和合成来改变中脑边缘多巴胺系统。在人类志愿者中已经发现，注射诺龙增加了多巴胺代谢物-高香草酸的血清水平。

另一个参与 AAS 作用的中枢神经传递系统是 GABA 系统。雄激素衍生物会降低 GABA 受体的浓度，从而减少动物的恐惧感。它的观察结果与 AAS 的男性滥用者的表现结果相一致。

**2）其他合成剂**

克伦特罗是一种 β-2 受体激动剂，是哮喘中常用的支气管扩张剂。与生长激素、左甲状腺素、促红细胞生成素或胰岛素相比，似乎兴奋剂更常将睾酮与克伦特罗结合在一起使用。动物实验研究表明，克伦特罗可以增肌并减少脂肪沉积。克伦特罗的分解代谢减少到 18%，则总蛋白质含量就增加 6%。

由于在肥育动物中使用克伦特罗（欧盟和美国禁止使用这种方法），在食用受污染的肉类后有可能出现反兴奋剂检测的阳性风险。

### 9.2.3 肽类激素、生长因子及相关物质

1）EPO

促红细胞生成素（EPO）负责血液的携氧能力。使用治疗剂量的 EPO 时可能会使红细胞和血红蛋白的携氧能力增加 6% ～ 11%，并使 $VO_{2max}$ 升高。运动员使用 EPO 来增加携氧能力和耐力。EPO 可进行皮下注射、静脉注射或腹膜内注射。

与第一代重组人 EPO 相比，第二代 EPO（如达比泊汀）具有更长的半衰期。连续红细胞生成受体激活剂（Continuous erythropoiesis receptor activators，CERAs）称为第三代 EPO。第二代和第三代 EPO 在其半衰期达到 140 小时时的应用频率较低。从兴奋剂的角度来看，新形式的 EPO 的缺点是检测时间较长。想要作弊的运动员可以在更高的海拔进行训练，也可以用高空帐篷来掩盖兴奋剂的作用。用后一种方法提高运动能力不被禁止。因此，红细胞比容的增加可归因于后一种"方法"，而不是 EPO 的兴奋作用。

近年来的另一个问题是 EPO 生物仿制药的可用性。EPO 生物仿制药的结构和性质不同于医学上批准的形式，并且它们可能无法用标准的抗兴奋剂试验检测到。

EPO 的副作用包括动脉高血压、动脉血栓形成的风险增加和静脉血栓栓塞，而且还包括流感样症状（发热、关节痛、肌肉疼痛、结膜炎）、皮肤过敏反应、癫痫发作以及血清钾、尿素和血清磷浓度的变化。EPO 的兴奋作用对脱水运动员（如三项全能运动员或超级马拉松运动员）具有特殊的风险（红细胞压积增加可达到 80%）。当使用的剂量超过生理剂量时，不能排除 EPO 的促有丝分裂作用。

EPO 表现出兴奋剂作用的第一个疑似病例是 20 世纪 80 年代末几名突然死亡的自行车运动员。第一个记录在案的因达巴泊因检测出兴奋剂结果阳性是 2002 年盐湖城冬奥会的四名获奖者。2004 年夏威夷铁人三项（铁人三项世界锦标赛）冠军尼娜卡夫被世界铁人三项公司剥夺了冠军称号，发现 EPO 检测呈阳性。

2）促性腺激素类

hCG 在睾丸中刺激睾酮的合成。hCG 不太受欢迎，只供男性运动员使用。副作用与 AAS 相似。在使用 AAS 兴奋剂期间，促性腺激素作为性腺的"保护"尚无科学依据。

3）GH/IGF-1

从 1984 年洛杉矶夏季奥运会开始，生长激素（growth hormone，GH）、促生长激素释放激素、胰岛素样生长因子 -1（IGF- 1）及其类似物在体育界享有盛誉。生长激素因其合成代谢和脂溶特性而受到人们的青睐。生长激素通常与 AAS 一起使用。在一项匿名的美国调查中，25% 的 AAS 购买者将 AAS 同 GH 一起使用。

我们对生长激素影响的认识主要基于对生长激素缺乏症患者的研究。在这种情况下，生长激素对身体组成和运动表现的积极影响是有详细记录的。生长激素是增加最大摄氧量和运动时间。相比之下，肢端肥大症（一种生长激素过量的模型）患者的有氧适应性降低，左心室射血分数也降低。

生长激素可以降低体脂，增加心输出量，促进伤口愈合。观察到的生长激素在肌肉中的作用包括：

· ↑ 肌纤维直径

· ↑ 肌肉蛋白质含量

· ↑ 肌细胞核数

- ↑ 葡萄糖摄取
- ↑ 蛋白质合成
- ↓ 肌肉蛋白质降解
- ↑ 成肌细胞增殖
- ↓ 成肌细胞凋亡

生长激素作为一种性能增强剂在健康个体中的有效性的科学证据较少。运动员每周 3 ～ 4 天服用 3 ～ 8 mg 生长激素 /24 小时（生长激素的平均日剂量为 1 ～ 2 mg）。比垂体生理性分泌的生长激素高 2 ～ 3 倍。在一项双盲、安慰剂对照的研究中，与低剂量的睾酮相比，高剂量的睾酮联合生长激素对改变肌肉力量的效果较差。

必须记住的是，长时间高剂量使用生长激素 / 胰岛素样生长因子 –1 与一系列严重的副作用有关。其中最典型的副作用是水肿、肌肉和关节疼痛、动脉高压、头痛、眩晕、耳鸣、恶心、呕吐、男子乳房发育、胰岛素抵抗、甲状腺肿和细胞有丝分裂（结肠癌）。

反兴奋剂实验室研发了检测 GH/IGF–1 滥用的技术；然而，它仍然是一个挑战。

### 9.2.4 β–2 激动剂

β–2 激动剂是治疗支气管哮喘的一线药物。但是证据似乎排除了它们机能增进的作用（如果吸入的话）。例如，在非哮喘运动员吸入高达 1600 μg 的沙丁胺醇后，计时 5 km 此时成绩并没有改善。然而，令人感兴趣的是，优秀运动员（如奥运会冠军）的哮喘患病率是普通人群哮喘患病率的数倍。

兴奋剂应该使用 β–2 激动剂，其使用剂量超过推荐剂量的数倍。使用大剂量的沙丁胺醇、沙美特罗和芬诺特罗等药物可增加糖原分解、脂肪分解和肌肉收缩。它们刺激胰岛素和生长激素的分泌。动物模型的研究表明，β–2 激动剂减少蛋白质降解，刺激肌肉质量增加。这种作用在人类中尚未明确证实；然而，在尚未阐明的机制中，人们怀疑 β–2 激动剂可能增强肌肉力量和耐力。典型的 β–2 激动剂中毒症状有头痛、眩晕、胸痛、呼吸困难、震颤、出汗、心动过速、低血压、高血糖、低钾血症和心肌损伤（导致心脏梗死）。

### 9.2.5 激素和代谢调节剂

激素和代谢调节剂包括芳香化酶抑制剂（如阿那曲唑）、选择性雌激素受体调节剂（如雷洛昔芬）、其他抗雌激素物质（如克罗米芬）、修饰肌生长抑素功能的药物（如肌他汀抑制剂）和代谢调节剂（如胰岛素）。

芳香化酶抑制剂（氨基谷胱甘肽、阿那曲唑、来曲唑、睾酮）抑制由 AAS 或睾酮合成雌激素。芳香化酶抑制剂用于治疗乳腺癌。它们能刺激促黄体激素分泌，进一步促进睾酮的合成。在使用克罗米芬的过程中也观察到类似的效应，克罗米芬用于治疗不孕妇女的排卵功能障碍。选择性雌激素受体调节剂（selective estrogen receptor modulators, SERMs）可作为雌激素受体的激动剂或拮抗剂（取决于何种组织）。它们可防止骨质流失，并用于预防绝经后妇女的骨质疏松症。

肌生成抑制蛋白（myostatin）是骨骼肌质量的负向调节因子，是转化生长因子家族的成员。对动物和人类的观察表明，肌生成抑制蛋白基因的突变导致肌肉肥大。在没有肌生成抑制蛋白的情况下，肌肉纤维表现为肥大、增生、葡萄糖变化和脂肪代谢。肌生成抑制蛋白抑制剂可被运动员用来增加他们的肌肉质量。在这些抑制剂中，我们可以找到针对肌生成抑制蛋白的抗体或蛋白质。到目前为止，这两种物质都没有被批准用于治疗人类的疾病。

胰岛素（insulin）具有强大的合成特性，它与生长激素和雄激素协同作用。胰岛素可以增加葡萄糖在脂肪或肌肉组织中的摄取，刺激糖原生成，从而改善运动后的恢复。除了对葡萄糖代谢的影响外，胰岛素还抑制蛋白质水解，从而使肌肉质量增加。在使用胰岛素期间，观察到运动员耐力的改善。组织修复过程也很容易。使用胰岛素的一个不良反应是有低血糖的危险。使用胰岛素的运动员在使用胰岛素后的很长时间内可能会出现低血糖。随着越来越多的运动员使用 AAS、糖皮质激素或生长激素，这些运动员可能会产生胰岛素抵抗，而这反过来又需要使用胰岛素并进行治疗。关于运动员糖尿病的诊断和治疗（潜在的兴奋剂特性），还有一些尚未解决的问题。

### 9.2.6 利尿剂和其他遮蔽剂

利尿剂通过增强肾脏对盐和水的排泄来改善体液平衡。运动员使用利尿剂的主要目的是需要在比赛前达到某一重量类别而为了快速减肥。利尿剂也可用于掩盖其他非法兴奋剂的存在。利尿剂可增加尿量，从而降低尿液中特定物质的浓度（稀释），利尿剂还可能改变尿液的酸度。

世界反兴奋剂机构最近的报告表明，超过 7% 的兴奋剂阳性病例中都检测出了利尿剂。

## 9.3 禁用方法

### 9.3.1 化学和物理操作

禁止任何可改变兴奋剂在控制期间采集的样品状态的情况。此外，还有一项警告，禁止在合法且必要的医疗过程中进行静脉输液和注射。

### 9.3.2 血液和血液成分的操作

禁止使用血液（自体或异体）或血细胞制品，以及使用技术来优化氧气输送。进行血液操作会增加危及生命的风险，如脑栓塞、肺栓塞以及中风。

1972 年慕尼黑奥运会 5 000 米和 10 000 米障碍赛的金牌得主拉斯·维伦（Lasse Viren）是最早使用血液兴奋剂的运动员之一。目前，作弊者使用的主要方法是自体输血，因为异体输血容易被发现，而且风险很大。

由西班牙当局领导的"波多黎各手术（Operation Puerto）"揭示了许多运动员系统地使用了自体输血融合技术。在重要的比赛前，将采集到的血液冷藏数周，然后在比赛前几天输回运动员自身。顶尖运动员可能会使用血液冷冻保存，这是一种更昂贵的血液储存方法。

另一个重要血液和血液成分的操作是改变 EPO 的浓度或其他基因表达的物质。其中一些操作应用到运动员身上会使他们感到舒适（例如，可以口服的钴盐片）；但是，这可能发生严重的健康危害（心脏和甲状腺紊乱）。例如，通过抑制缺氧诱导因子（hypoxia-inducible factor，HIF），有可能改变缺氧诱导基因的表达。实现该目标的一个可能方法是抑制 HIF 脯氨酰羟化酶（调节 HIF 的酶），但是这样可能导致 EPO 浓度的增加。也禁止输注人造血液增强物质（如血红蛋白血液替代品或全氟化学物质）。

### 9.3.3 基因兴奋剂

基因兴奋剂是指通过基因、遗传物质和或细胞的物质和或技术，以不正当地达到提高运动成绩的目的。可从运动员的细胞获得基因，这些细胞在体外进行修饰，然后再导入运动员相关靶细胞，或仅涉及运动员体内基因进行基因改造（直接基因或核酸转移）。

迄今为止，利用基因兴奋剂进行基因改造以提高运动员的比赛成绩还没有取得惊人的效果。使用基因兴奋剂最大的障碍是不可预知的不良反应，包括致人死亡。

在提升竞技优势方面最受关注的基因是编码促红细胞生成素（EPO）、血管内皮生长因子（VEGF）、过氧化物酶体增殖物激活受体和协同激活因子、胰岛素样生长因子 1（IGF–1）、肌生成抑制蛋白（MSTN）、卵泡抑素（FST）、生长激素（GH）或促生长激素释放激素（GH–RH）的基因。

虽然在基因兴奋剂这一领域有着不断的发展，但是反兴奋剂检测很难发现基因的改变。研究人员致力于研究直接方法或间接技术的组合，以检测运动员的这种作弊行为。到目前为止，还没有发现体育运动中使用基因兴奋剂的病例。

## 9.4 在竞争比赛中的违禁物品或禁用方法

### 9.4.1 兴奋剂

世界上许多地方的人们都喝咖啡和吸烟，它们是人们最常见的习惯。有证据表明，咖啡因和尼古丁可以提高注意力，但在极限运动参与者所希望的其他领域也有效果。

咖啡因摄入可能对有氧运动和无氧运动的表现有积极影响。观察到耐力和最大循环功率增加。咖啡因对提高认知功能、运动技能和减少运动后恢复时间有积极影响。一些作用归因于咖啡因的温和镇痛性能。

尼古丁激活交感神经系统，从而刺激儿茶酚胺的分泌，增加肌肉血流量和脂肪分解。使用尼古丁的运动员在学习能力、记忆力、注意力、反应时间和运动能力方面都有所增强。咖啡因延长了运动的时间，也降低了对疼痛的敏感性。

直到 2003 年，世界反兴奋剂机构才禁止使用咖啡因。咖啡因和尼古丁不在违禁物品和禁用方法的清单中。安非他酮、苯肾上腺素、去氧丙醇胺、哌苯甲醇和脱氧肾上腺素也不作为违禁物品。

### 9.4.2 麻醉药

这组精神活性物质出多种化合物组成。在一系列广泛的应用中，它们可以发挥理想的镇痛作用。另一方面，使用吗啡衍生物等除了会导致频繁的不良反应：低血压、头晕、嗜睡和便秘之外；还会导致不太常见的不良反应：心动过缓、支气管痉挛、皮疹或视力模糊。

英国娱乐匿名调查的作者报告说，22% 的受访者使用苯二氮䓬类、安非他明、可卡因、"摇头丸"、迷幻剂、海洛因或"神奇蘑菇"等违禁药物。

禁止使用以下药物：丁丙诺啡、右旋吗啡、二吗啡（海洛因）、芬太尼及其衍生物、氢吗啡酮、美沙酮、吗啡、羟考酮、氧吗啡酮、五唑啉和哌替啶。

### 9.4.3 大麻素类

目前，大麻在大多数国家是运动员仅在比赛中禁止使用的违禁物品。含大麻素类的物质是反兴奋剂检测中最常见的物质之一（在 AAS 之后）。

大麻含有包括 60 多种大麻素的一系列化合物。吸食大麻可导致 2000 多种化学性病因的形成。大麻的精神活性作用可归因于四氢大麻酚（tetrahydrocannabinol，THC）和更小剂量的大麻醇。其他大麻素具有抗焦虑、抗精神病和紧张的作用（如大麻二酚）。

吸食大麻可以改变认知能力和行为能力。大麻影响感知能力以及失去时间和空间的定向力，产生兴奋和放松的感觉，增强感官体验。一旦吸食大麻，短时记忆、反应时间和运动技能就会受到影响。吸食大麻的生理效应包括心率加快、血压变化、支气管扩张、食欲增加、口干或喉咙干燥、痛觉缺失和嗜睡。

运动员解释说吸食大麻可以减轻压力和焦虑，为了提高注意力和创造力。而且吸食大麻可以减少肌肉紧张，提供更好的睡眠。

吸食大麻的不良反应包括产生焦虑和恐慌反应。长期使用大麻者可能患慢性支气管炎、生殖障碍、注意力或记忆障碍和依赖综合征。

大麻是最常见的毒品。在造成致命事故或驾驶员有驾驶障碍的原因中，大麻仅次于酒精。同样，大麻也会影响飞行员驾驶飞机。

运动员吸食大麻可能会影响技术技能和运动决策，从而增加了发生事故和伤害的风险。

### 9.4.4 糖皮质激素

糖皮质激素（Glucocorticosteroids，GCSs）用于治疗皮肤、呼吸、消化、内分泌和肌肉骨骼系统的各种疾病。运动员在患有肌腱炎时熟悉这类药物。糖皮质激素另一个常见的用途是治疗变应性鼻炎和支气管哮喘。

GCS 的抗炎作用可缩短运动员在损伤后的恢复期，它在各个运动中都很有吸引力。

另一方面，GCS 的应用也存在严重副作用的风险。最典型的副作用是感染风险的增加（吸入真菌类）、痤疮、皮肤角质层变薄、淤伤、伤口愈合延迟、胃炎、体重增加、肌病、心律失常、血压升高、糖尿病、骨质疏松症、青光眼和白内障、情绪变化、富有攻击性和抑郁症。

# 9.5 在特别运动中禁止使用的违禁物质

### 9.5.1 酒精

在许多文化中，饮酒是日常饮食的一部分。适度饮酒有利于降低心血管疾病的患病风险。另一方面，酒精滥用与心肌病、心律失常、脑卒中、动脉高血压、肝病（脂肪变性、肝炎、肝硬化）、胰腺炎、癌症（口腔、食道、喉咙、喉头、肝脏、乳腺）和免疫紊乱有关。

酒精具有机能兴奋作用，长期饮用会诱发肌病。酒精可降低葡萄糖的利用率，降低骨骼肌毛细血管的通透性。

酒精会对精神运动产生影响，增加受伤的风险，而且酒精对耐力和恢复期也会产生不利影响。

在航空、射箭、汽车、空手道、摩托车和摩托艇运动等运动项目中禁止饮酒。

### 9.5.2　β 受体拮抗剂

β 受体拮抗剂拮抗儿茶酚胺通过 β 受体发挥作用。β 受体拮抗剂可降低心率和血压。比索洛尔、美托洛尔、阿替洛尔或普萘洛尔等 β 受体拮抗剂广泛应用于心律不齐、缺血性心脏病、心力衰竭、动脉高压和甲状腺功能亢进等疾病。

在体育运动中，β 受体拮抗剂用于治疗比赛中的焦虑。在需要手部绝对静止的体育活动（如射击、射箭）中，β 受体拮抗剂对比赛产生积极的影响。β 受体拮抗剂使运动员的耐力下降，降低了最大运动负荷、减少脂肪分解和肌肉糖原分解。


### 结束语

众所周知，有相当一部分体力充沛的运动员使用违禁物质来提高他们的运动表现。对于从事流行运动和极限运动的个人、职业运动员和业余运动员来说，这种诱惑似乎是相似的。

目前，有可靠的实验室方法检测兴奋剂与 EPO、GH、自体输血、AAS、兴奋剂、SARMs 和其他物质违禁物质。然而，尽管反兴奋剂检测的数量显著增加（每年从 15 万增加到 25 万），但反兴奋剂组织的努力并没有带来预期的结果。兴奋剂阳性检出率仍然很低（不到 1%），从 1985 年起兴奋剂阳性检出率几乎没有任何变化。

在诸如 BALCO、Festina、Floyd Landis 或 Lance Armstrong（只有几个）等事件中，兴奋剂阳性检出率尤其令人失望。人们认为，这种情况不是因为技术或科学上的不足造成的，而是因为运动员和反兴奋剂机构的失败造成的。


### 参考文献

［1］Dunn M, White V . The epidemiology of anabolic–androgenic steroid use among Australian secondary school students[J]. J Sci Med Sport, 2011, 14(1):10–14.

［2］Lood Y, Eklund A, Garle M, et al. Anabolic androgenic steroids in police cases in Sweden 1999－2009[J]. Forensic Sci Int, 2012, 219(1–3):199–204.

［3］Rachon D, Pokrywka L, Suchecka–Rachon K.Prevalence and risk factors of anabolic–androgenic steroids (AAS) abuse among adolescents and young adults in Poland[J]. Soz Praventivmed., 2006, 51(6):392–398.

［4］Harmer, P A. Anabolic–androgenic steroid use among young male and female athletes: is the game to blame?[J].Br J Sports Med, 2010, 44(1):26–31.

［5］Angell P, Chester N, Green D, et al. Anabolic Steroids and Cardiovascular Risk[J]. Sports Med, 2012, 42(2):119–134.

［6］Turillazzi E, Perilli G, Di Paolo M, et al. Side Effects of AAS Abuse: An Overview[J]. Mini Rev Med Chem, 2011;11(5):374-389.

［7］Quaglio G, Fornasiero A, Mezzelani P, et al. Anabolic steroids: dependence and complications of chronic use[J]. Intern Emerg Med, 2009, 4(4):289-296.

［8］Grimes J M, Melloni R H . Serotonin modulates offensive attack in adolescent anabolic steroid-treated hamsters[J]. Pharmacol Biochem Behav, 2002, 73(3):713-721.

［9］Ricci L A, Rasakham K, Grimes J M, et al.Serotonin-1A receptor activity and expression modulate adolescent anabolic/androgenic steroid- induced aggression in hamsters[J]. Pharmacol Biochem Behav, 2006, 85(1):1-11.

［10］Kindlundh A M S, Lindblom J, Bergstrom L, et al. The anabolic-androgenic steroid nandrolone induces alterations in the density of serotonergic 5HT1B and 5HT2 receptors in the male rat brain[J]. Neuroscience, 2003, 119(1):113-120.

［11］Lindqvist A S, Johansson-Steensland P, Nyberg F, et al. Anabolic androgenic steroid affects competitive behaviour, behavioural response to ethanol and brain serotonin levels[J]. Behav Brain Res, 2002, 133(1):21-29.

［12］Kurling S, Kankaanpaa A, Ellermaa S, et al. The effect of sub-chronic nandrolone decanoate treatment on dopaminergic and serotonergic neuronal systems in the brains of rats[J]. Brain Res, 2005, 1044(1):67-75.

［13］Clark A S, Costine B A, Jones B L, et al. Sex- and age-specific effects of anabolic androgenic steroids on reproductive behaviors and on GABAergic transmission in neuroendocrine control regions[J]. Brain Res, 2006, 1126(1):122-138.

［14］Cordaro F G, Lombardo S, Cosentino M . Selling androgenic anabolic steroids by the pound: identification and analysis of popular websites on the Internet[J]. Scand J Med Sci Sports, 2011, 21(6):247-259.

［15］Mrkeberg J . Blood manipulation: current challenges from an anti-doping perspective[J]. Hematology Am Soc Hematol Educ Program, 2013, 627-631.

［16］Barroso O, Mazzoni I, Rabin O . Hormone abuse in sports: the anti-doping perspective[J]. Asian J Androl, 2008, 10(3):391-402.

［17］Baumann G P . Growth hormone doping in sports: a critical review of use and detection strategies[J]. Endocr Rev, 2012, 33(2):155-86.

［18］Cadwallader A B, Torre X D L, Tieri A, et al. The abuse of diuretics as performance-enhancing drugs and masking agents in sport doping: pharmacology, toxicology and analysis[J].Br J Pharmacol, 2010, 161(1):1-16.

［19］Dowse M S, Shaw S, Cridge C, et al. The use of drugs by UK recreational divers: illicit drugs[J]. Diving Hyperb Med, 2011, 41(1):9-15.

［20］Huestis M A, Mazzoni I, Rabin O . Cannabis in sport: anti-doping perspective[J]. Sports Med, 2011, 41(11):949-966.

［21］Davis E, Loiacono R, Summers R J . The rush to adrenaline: drugs in sport acting on the beta-adrenergic system[J]. Br J Pharmacol, 2010, 154(3):584-597.

第二部分

极限运动所发生的损伤和疾病

# 10 攀岩医学和攀冰医学

Volker Schöffl

## 10.1 内容介绍

岩石攀岩和冰雪攀岩是起源于登山运动的一项极限运动，形式多样，如先锋攀岩或深水攀岩。整体的攀爬性能取决于攀岩者的身体机能（如手指力量、体重指数）、心理能力和攀岩技术。攀岩运动员的年龄大小不等。攀岩总受伤率很低，大多数伤势轻微。然而，攀岩造成的致命风险总是存在的。受伤率和死亡率因不同的攀岩类型而异，室内攀岩、抱石比赛或先锋攀岩的死亡率最低。高山攀岩或自由单人攀岩的死亡率自然就较高了。外部因素如寒风或落石等客观因素会增加攀岩受伤的风险。大多数损伤和过度拉伸发生在上肢，主要发生在手掌和手指上。攀岩对肌肉骨骼系统和精神都是有益的。攀岩可用于物理治疗、行为训练和类似的社会整合活动。

## 10.2 定义

攀岩起源于登山运动，但在 20 世纪 80 年代早期就有了多样化的攀岩运动。由于最初的主要目标仅仅是到达山顶，美国约塞米蒂山谷和德国东部的埃尔布桑茨坦的登山者开始尝试一种不同的方法，并试图在不使用技术援助的情况下选择尽可能困难的道路进行攀登。就这样，"自然式攀岩"的想法诞生了。自然式攀岩在全球范围内广受欢迎而

V. Schöffl

班贝格医院运动骨科及运动医学系

德国班贝格 96049，Bugerstraße 80

德国埃朗根纽伦堡，弗里德里希·亚历山大大学，骨科和创伤外科

瑞士伯尔尼国际攀联的医疗委员会

意大利图里诺国际外科学会联合会医疗委员会

电子邮件：volker.schoeffl@me.com

© 2017 年瑞士斯普林格国际出版社

F.Feletti（编者），极限运动医学，DOI 10.1007/978-3-319-28265-7_10

且种类繁多，包括冰雪攀岩、大圆石攀岩、速度攀岩、器械攀岩和深水攀岩。同时，在登山运动中，到达山顶的路线变得越来越困难和极端。现在户外攀岩比赛和室内攀岩比赛也很受欢迎，但由于本书关注的是极限运动，所以我们只关注户外攀岩活动。

参与任何体育运动，都会存在一些受伤的风险，这些风险必须与这项运动的益处相权衡。迄今为止，还没有一项已知的研究表明，岩石攀岩和冰雪攀岩一般都是高风险运动，这是一种普遍的看法。然而，极限高山攀岩或单人攀岩当然是高风险运动。

对特定运动损伤的流行病学分析有助于为预防措施提供指导，这些预防措施可以针对受伤率并降低其严重性。对普通攀岩、室内攀岩和竞技攀岩的伤害进行了广泛研究，包括每 1000 小时的伤害风险分析。攀岩运动中的大多数损伤发生在上肢，尤其是手指上，通常是由于过度训练而不是急性损伤造成的。

### 10.2.1 攀岩运动的种类和主要技术

攀岩是一项多类型的运动。根据攀岩运动的不同类型、攀岩者的经验和技能、攀岩路线的难度等级、攀岩装备、攀岩表面、攀岩位置、攀岩高度以及天气情况，将决定不同等级的攀岩难度和产生不同程度的攀岩风险。除这些变量外，许多攀岩者会定期参加更多类型的攀岩活动。

#### 1）先锋攀岩

先锋攀岩或自由攀岩在攀岩每一条独特的路线和分级的路线时，都需要体操般的力量、柔韧性、手指力量和身体耐力。当攀岩者爬向大多数永久固定的膨胀钉（如螺栓）时，攀登过程中将快挂扣进挂片成为保护点并扣入主绳保护自己。攀岩者跌倒会经常发生的，攀岩者受过训练，而且大多数的跌倒是没有伤害的。物理危害（落石和天气变化等）是很小的，所以不佩戴攀岩头盔也是被攀岩者广泛接受的（见图 10.1）。

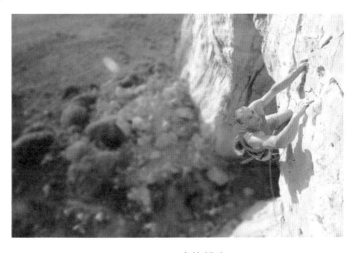

图 10.1　先锋攀岩

#### 2）大圆石攀岩

大圆石攀岩包括无绳攀登，包括一系列强有力的技术动作，以完成在大岩石上的分级路线。大圆石攀岩可以在没有同伴的情况下进行，也可以使用最少的攀岩装备——登山鞋和防撞垫。无论路线是否完成，落在脚上或身体上的岩石都是大圆石攀岩的正常现象（见图 10.2）。

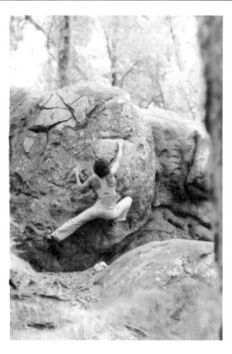

图 10.2　大圆石攀岩

### 3）深水攀岩

深水攀岩（Deep water soloing，DWS），也被称为"psicobloc"，是一种单独的攀岩，在涨潮时在海崖上练习，这种攀岩完全依赖于攀岩底部的水，以防止摔伤。这些攀岩可能高达 20 多米。最近，世界上一些最难的攀岩都是以这种方式进行的（例如，Chris Sharma 和西班牙的 Es Pont à s）（见图 10.3）。

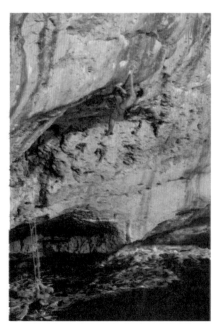

图 10.3　深水攀岩

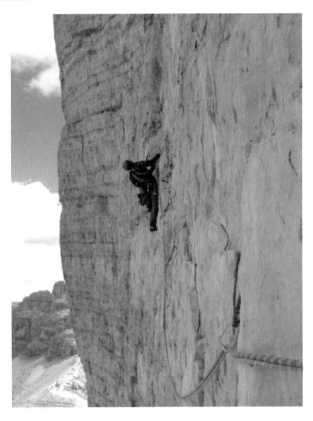

**图 10.4　自然岩壁攀岩**

**4）自然岩壁攀岩**

自然岩壁（高山）攀岩（或传统攀岩）在户外以探索性方式强调建立路线所需的技能。领头攀岩者通常会爬上一块岩石，同时在可能的地方放置可拆卸的保护装置。因此，攀岩者跌倒的用时可能比人工岩壁攀岩所经历的时间要长。不可靠的固定岩钉有时会在旧的定级路线上被发现。由于自然岩壁攀岩可能存在身体危害，因此攀岩者必须佩戴头盔。在攀岩高度达 2500 米以上时，攀岩者的心理高度所引起的不适也必须考虑到攀岩过程当中去（见图 10.4）。

**5）室内攀岩和竞赛攀岩**

室内攀岩和竞赛攀岩是为了模拟室外攀岩在人造结构上进行的攀岩，但要在更可控的环境中进行。由于几乎完全避免了身体上可能出现的危险，这种攀岩在许多国家成为一种课外运动。全国性攀岩比赛和国际性攀岩比赛都在这样人工制造的攀岩墙上进行攀岩，包括三个主要的项目：领头攀岩（即先锋攀岩）、速度攀岩和抱石比赛。室内抱石比赛是在厚泡沫垫地板之上进行的（见图 10.5）。

**6）冰雪攀岩**

冰雪攀岩通常指包括在悬崖和岩石板的冰瀑、冰挂或者在覆盖着从水流中再冻起来的冰上面，进行有绳索和保护措施的攀冰运动。攀冰设备包括手用冰镐和脚用冰爪。在攀冰的过程中可能存在雪崩、岩石坠落和冰崩等物理灾害（见图 10.6）。

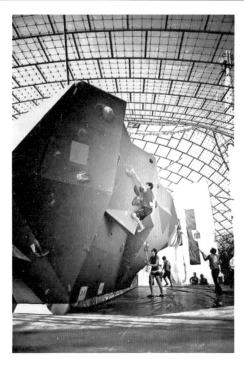

图 10.5　攀岩比赛

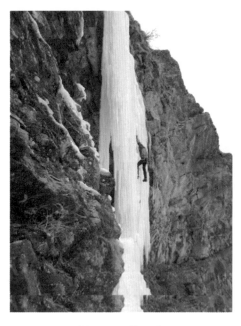

图 10.6　攀　冰

### 7）自由单人攀岩

与公众的看法相反，真正的自由单人攀岩很少可以见到，在目前的攀岩运动中不是主流的攀岩活动。然而，如果攀岩者进行表演，他们通常会得到媒体的高度关注，从而会有更多的人进行模仿。而这些攀岩者出现伤害和死亡的风险明显较高。

### 10.2.2 主要心理特征和人体测量学特征

　　基于攀岩运动不是一项循环运动，而是一项多结构运动，很难评估攀岩运动的性能限制因素，其中许多因素尚未得到证实。一个重要的因素是运动员的人体测量资料，这是在先锋攀岩运动对一般攀岩者和专业攀岩者的进行研究的主题。在科学文献中，攀岩者的人体测量学特征记载为身材相对较小，体脂含量很低。出乎意料的是，通过测力计测得攀岩者的手握力与非攀岩者的手握力没有区别，因为本试验中的握力位置没有特异性。专业攀岩者的左手（通常是不占优势的手）也比业余攀岩者和非攀岩者的左手有力量。出现这种情况的原因可能与攀岩时锻炼双手力量以及双手灵活性有关。作者已经提出了许多与整体爬升性能相关的因素。然而，一些作者已经证明了在具有强相关系数的攀岩运动中，特定强度耐力的重要作用。最近的研究证实了攀岩需要身体素质、技术和战术技能以及心理准备的协调发展（见图 10.7）。

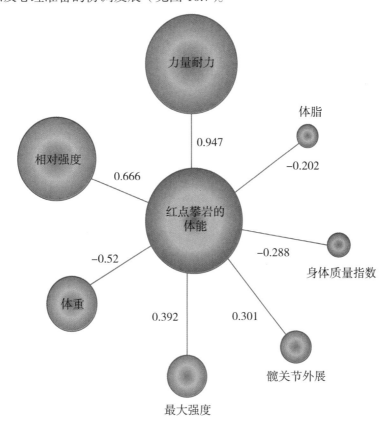

　　**图 10.7**　红点攀岩（red point）与某些性能因素之间的相关性，Michailov(2006)

### 10.2.3 心理特征和行为特征

　　任何类型的攀岩运动的心理特征和行为特征很少被研究，尽管它们是一个关键的性能变量，可能对持续的伤害和死亡有额外的影响。人们普遍认为，那些自我体能良好的攀岩者参与攀岩运动的频率更高，在他们对自己的能力充满信心的情况下，会承担额外的攀岩风险，并尝试更难的攀岩运动，尽管这很少被研究。

## 10.3 攀岩运动的益处

在许多城市里，随着室内人工攀岩墙的出现，学习攀岩从未如此容易。在一些学校里，攀岩运动甚至成为体育课程的一部分。所有年龄段的人都可以参加攀岩活动，无论从幼儿还是到领取养老金的老人们，很多人一生都喜欢攀岩活动。在最近的一项研究中，我们分析了 2009—2012 年间的所有攀岩者，我们发现年龄介于 11 ～ 77 岁和 0.3 ～ 64 岁之间的攀岩者人数最多。攀岩运动是一项终身活动，对健康有许多益处，例如可以进行肌肉骨骼训练、身体平衡训练和心理训练，但是不排除轻微的受伤风险。无论男女都可以一起在一个难度水平上轻松地进行攀岩运动。攀岩运动在康复治疗和物理治疗以及行为训练和社会康复计划中得到了广泛的应用。

## 10.4 急性损伤和恶性事故

对普通攀岩、室内攀岩和竞赛攀岩受到的伤害进行了广泛的研究，包括每 1000 小时的伤害风险分析。室内攀岩或竞赛攀岩中的严重伤害是罕见的，但也确实会发生。

攀岩运动中的大多数损伤发生在上肢，尤其多发于手指上，通常是由于过度训练而不是急性损伤造成的。然而，在一些研究中却发现有更多的下肢损伤。大多数损伤包括骨折、扭伤和脱位。迄今为止，还没有任何已知的研究客观地证明了，攀冰和攀岩都是高风险的运动，或那些专业攀岩者比那些业余攀岩者更容易受到严重伤害。尽管如此，媒体对专业攀岩者和攀冰者的骇人听闻的描绘，诱导人们产生了一种错觉：攀岩是一项危险和高风险的运动。例如，1999 年《时代》杂志的封面上刊登了一个先锋攀岩者，标题是“我们为什么要冒险”，副标题为“寻求刺激从极限运动到日常生活变得越来越流行”。

为了客观地分析和比较不同运动项目的受伤情况，必须建立一个通用的受伤分级评分系统。一般来说，在评估某项运动是否存在高伤害或死亡风险时，应区分过度劳损（过度使用）和急性伤害或事故。其原因是过度劳损一般不那么严重，通常可以通过前期训练避免过度劳损，而对急性运动性损伤的受伤率，特别是对急性损伤严重性的检查是至关重要的。

大多数作者发现攀岩者发生了骨折，其中拉伤和扭伤是大多数损伤的原因。Schöffl 等人发现最常见的攀岩损伤是闭合环状滑车断裂，最常见的过度劳损是指屈肌腱的腱鞘炎。这些滑车损伤几乎是攀岩特有的病理学表现和需要广泛研究的问题。总体而言，在户外攀岩和高山攀岩以及抱石比赛的研究中，大多数损伤都是轻微的（UIAA MedCom 1–2）。

很少有研究检查攀冰损伤和过度劳损综合征。在一项研究中，我们发现大多数急性损伤（61.3%）发生在先锋攀岩的时候，发生在第二次攀岩的时候占 23.8%，其余的很少发生（6.3% 发生在把绳索拴在系绳栓上，3.8% 发生在返回时，2.5% 发生在攀爬时，其他情况为 2.5%）。大多数急性损伤（73.4%）发生在瀑布附近的攀岩中，很少发生在冰川冰壁（11.4%）和人造冰壁（2.5%）攀岩中。与攀岩者摔倒相关的急性损伤占 10.5%。

由于在攀岩研究中分数的使用存在不一致的情况，因此缺乏研究间的可比性，UIAA 医学委员会（国际登山联合会）就山地运动中的损伤和疾病定义发表了共识声明，并提出了一个新的 UIAA MedCom 评分 88，这在 Neuhof 和 Schöffl 等人最近的研究已经显示了其价值。UIAA MedCom 评分使用 OSIC 10 表进行损伤分布和新的分类（见表 10.1）。此外，还提供了死亡风险分类和评估时间相关伤害风险的指南。

表 10.1　2011 年 UIAA MedCom 评分，损伤和疾病严重程度分类 (IIC)–UIAA MedCom 评分

| 评分 | 描　述 |
| --- | --- |
| 0 | 无损伤或疾病 |
| 1 | 轻伤或疾病，不需要进行医疗干预，可自我治疗（如淤伤、挫伤、拉伤） |
| 2 | 中重度损伤或疾病且无生命危险，长期保守治疗或进行小手术，门诊治疗，在短时间内就医（以天数计算），工伤缺勤，无永久损伤的治疗（如无移位的骨折、肌腱断裂、滑轮断裂、脱位、半月板撕裂、轻微冻伤） |
| 3 | 重大伤害或疾病且不危及生命，住院治疗，必要的手术干预，需要立即就医，工伤缺勤，有或无永久性损伤的愈合（例如关节脱臼，骨折，椎体骨折，脑损伤，冻伤伴截肢） |
| 4 | 急性致命危险、多发性创伤、院前立即就医或护理人员进行有经验的创伤护理（如果可能）、急性手术干预、治疗结果：救治成功伴永久性损伤 |
| 5 | 急性致命危险、多发性创伤、院前立即就医或护理人员进行有经验的创伤护理（如果可能）、急性手术干预、治疗结果：救治无效死亡 |
| 6 | 立即死亡 |

### 10.4.1　恶性事故

虽然一些攀岩形式（如单人攀岩或自然岩壁攀岩以及清洁攀岩）会存在更大的伤害风险，室内攀岩和螺栓式先锋攀岩证明是相对安全的。然而，相对安全的攀岩形式仍然存在发生致命伤害的风险。因为大多数都是回顾性研究，所以很少有研究提供关于攀岩死亡率的确切数据。德国阿尔卑斯山协会的统计数据显示，2006 年和 2007 年有 7 人死亡。这些统计数字并不能区分自然岩壁攀岩、冰雪攀岩和先锋攀岩。一项关于登山的回顾性研究总体计算了每攀岩 1000 小时就会有 0.13 人死亡。Bowie 记录了关于自然岩壁攀岩（传统攀岩）的死亡率——220 名受伤的攀岩者中有 13 人死亡，死亡率为 0.6%。由于这些针对攀岩损伤研究中所做的大多数分析都是通过问卷的形式进行，因此所得的死亡率往往存在偏差。"旧的"（20 年前）研究报告了最严重的攀岩损伤和最高的死亡率，而最近一项关于抱石比赛的前瞻性研究报告中没有人员死亡的记录。

　　攀冰过程中的一般死亡人数可以通过各种高山俱乐部的伤亡报告来分析得出。自1951年以来，加拿大和美国阿尔卑斯山俱乐部对所有的山地事故进行了统计记录和分析。截至 2005 年，美国共发生 6111 起事故，有 1373 人死亡（12%）。在攀冰过程发生的事故中，有 254 起（4%）发生在冰上，但未进一步评估攀冰者的受伤情况。然而，如果有 4% 的伤害可以认为是攀冰造成的，那么也有 4% 的死亡也可以认为与攀冰有关。这将在 54 年内计算出 55 起致命的攀冰伤害，在美国，平均每年就有一起攀岩者因攀冰而死亡的事故。加拿大的情况也同美国的类似。30 多年来，92 名登山者在攀冰过程中受伤，其中有 30 人死亡。总的来说，攀冰流行的国家有瑞士和加拿大，这些国家每年有一人因攀冰而死亡；然而最近在冬季，这些数字有所上升。这可能是因为攀冰本身变得更受欢迎。为了进一步了解，UIAA MedCom 还发布了死亡风险分类（表 10.2）。

**表 10.2**　死亡风险分类 (FRC)(UIAA MedCom)

| 分类 | 描述 |
|---|---|
| I | 从技术上讲，死亡是可能的，但非常罕见。无客观危险，如室内攀岩 |
| II | 很少的客观危险，罕见死亡，摔倒并不十分危险且危险主要是可以计算的——例如先锋攀岩、低海拔攀岩和顶尖的攀岩技术 |
| III | 高客观危险、风险难以计算、频繁摔倒导致受伤、死亡人数增加——例如自然岩壁攀岩、攀登喜马拉雅山（7000-8000 米）或困难的山峰。 |
| IV | 非常危险，摔倒致死率很高，对普通人来说是完全不合理的 |

# 10.5 过度拉伤

　　慢性过度劳损最常发生在上肢肘部和手指处。由于最常见的损伤发生在手部和手指处，所以许多研究都集中在这些区域内。Schöffl 等人在 10 年多的时间里发现，最常见的攀爬损伤是闭合环状滑车断裂，最常见的过度劳损是指屈肌腱的腱鞘炎。这些滑车损伤几乎是攀岩特有的病理学表现以及需要广泛研究的问题。其他攀岩的特定手指损伤包括"蚓状肌移位综合征""伸肌腱帽综合征""骨骺骨折""FLIP 综合征""手指截肢 – 绳索缠结损伤"、早期 M. Dupuytren 和指骨关节炎。在近期出版的书中，背部问题（"登山者背部"）和肩部病理学表现（SLAP 和二头肌肌腱撕裂）以及足部变形正在进行研究。

　　在攀冰运动中，因为很少有攀冰者只进行攀冰练习，所以很少会出现过度劳损，也很难与其他类型的攀岩训练区别开来。

# 10.6 最重要疾病的诊断和治疗

## 10.6.1 滑车伤害

手指屈肌滑车系统的损伤是攀岩者最常见的手指损伤。第二指到第五指的滑车系统由五个环状滑车（A1–5 滑车）和三个交叉（C1–3）韧带（滑车）组成。主要是通过压接位置引起的，A2 滑车、A3 滑车或 A4 滑车（认为是最重要的滑车）可能会出现拉伤或断裂。最常受伤的滑车是 A2 滑车。

大多数与攀岩者有关的报告称，在肌腱弯曲时，会出现急性疼痛，有时会听到"啪"的响声。攀岩者在受伤滑车的手掌侧会出现疼痛，压痛，肿胀，很少出现血肿。疼痛可以放射到手掌或前臂。通过放射线拍片排除临床怀疑和骨折后，超声检查可发现滑车受伤。如果多个滑车出现断裂，临床上的"弓形弯曲"就会显现出来。超声波可以观察到屈肌腱到指骨的距离增加。如果超声不能给出准确的诊断，则应进行 MRI 检查。基于 Schöffl 等提出的分级系统和算法，得出单侧滑车断裂接受保守治疗和多部位滑车断裂进行手术治疗。在保守性治疗单侧滑车损伤的滑车断裂，其生物力学分析和强度测试的结果表明，损伤手指仍可进行力量的训练，1 年后攀岩者恢复了原来的攀岩水平。多部位滑车断裂的手术修复后效果也很好，主要是岩者的攀岩能力完全地恢复了。然而，通常会持续存在一个限制运动的较小范围。建议使用生物力学开发的 H 型胶带作为滑车损伤后的保护性胶带（见表 10.3，图 10.8 ）。

表 10.3　环状滑车损伤治疗指南

| | Ⅰ级 | Ⅰ级 | Ⅲ级 | Ⅳ级 |
|---|---|---|---|---|
| 损伤 | 滑车拉伤 | 滑车 A4 完全断裂或滑车 A2 或滑车 A3 部分断裂 | 滑车 A2 或滑车 A3 完全断裂 | 多次破裂，如 A2/A3、A2/A3/A4 或单一断裂（A2 或 A3）与 mm 组合。腰椎或韧带损伤。 |
| 治疗策略 | 保守治疗 | 保守治疗 | 保守治疗 | 手术修复 |
| 固定 | 不用固定 | 10 天 | 10 ～ 14 天 | 术后 14 天 |
| 功能治疗 | 2 ～ 4 周 | 2 ～ 4 周 | 4 周 | 4 周 |
| 滑车保护措施 | 胶带 | 胶带 | 热塑性板材或软铸造环 | 热塑性板材或软铸造环 |
| 进行简单的体育活动 | 4 周后 | 4 周后 | 6 ～ 8 周后 | 4 个月 |
| 进行全面的体育活动 | 6 周 | 6 ～ 8 周 | 3 个月 | 6 个月 |
| 可进行攀岩的时间 | 3 个月 | 3 个月 | 6 个月 | > 12 个月 |

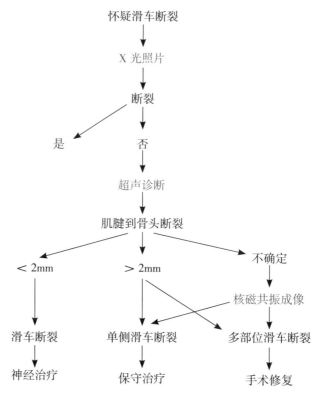

**图 10.8** 疑似滑车损伤的诊断 – 治疗算法

### 10.6.2 腱鞘炎

腱鞘炎是滑车损伤最重要的鉴别诊断，也是攀岩者手指出现的最常见的过度劳损综合征。炎症反应发生在重复性应激后，在经过一天的特殊艰苦训练或攀岩后，可能出现急性炎症反应，或者在几天后缓慢发生。攀岩者疼痛的部位和手掌表面轻微肿胀的部位，与滑车受伤的部位差不多。疼痛可以放射到手掌或前臂。这种诊断可以通过超声波来证明，超声波可以检测到肌腱周围的"光环"现象。肌腱周围积液的增加在横向平面上是最明显的。由于攀岩者受到不同范围的高压力后，往往会使屈肌肌腱板中的积液增加，因此无法给出关于压力正常范围的明确信息。最好将受伤手指的超声检查结果与对侧未受伤手指超声检查的结果进行比较。这种疗法包括消炎药物、将手指固定于夹板上休息几天、进行外部护理、毛刷按摩、冰敷疗法和局部持续注射可的松。因为慢性腱鞘炎可能是不易治愈，所以有时这些注射对攀岩者来讲是无法避免的。

### 10.6.3 骨折和骨骺骨折

骨折和骨骺骨折主要是由岩石坠落或隐蔽的岩石坠落造成的直接创伤造成的，而所有类型的骨折都会发生坠落骨折。另一种损伤机制是手或手指被卡在裂缝，通过非轴向力或弯曲手指造成的间接损伤。这些骨折需要根据创伤或骨科手术标准进行治疗。请注意，一些轻微骨折可能出现滑车断裂的临床症状；因此，在怀疑滑车断裂时，应进行X光检查以排除骨折。令人担忧的是，无外伤的年轻攀岩者的骨骺及骨骺骨折的数量不断增加。因此，它们需要被视为劳损骨折。射线照片主要显示PIP关节骨骺背侧部分的Salter-Harris Ⅲ骨折，可直接与骨折的位置联系在一起。所有患者均报告疼痛缓慢发作，但未出现真正的创伤。患者指间关节疼痛并伴有肿胀。如果一张标准的 X 光片没有发现病理变化，则必须进行额外的 MRI 检查。这些骨折需要严格治疗，否则会造成不可逆转的损伤。对于非脱位骨折和骺脱离，需要进行石膏、夹板和应力降低的保守治疗。如果发现骨头脱位，必须进行外科手术固位治疗。

# 10.7 装备与预防

### 10.7.1 损伤的预防

损伤的预防可以攀岩者和攀岩者的自身、国际登山联合会（International Mountaineering and Climbing Federation，UIAA）以及各自国家的高山俱乐部这两者进行预防。以下要点可以改进，或者已经有了很大的改进：

- ·大圆石攀岩中的缓冲垫和缓冲点
- ·室内攀岩垫
- ·填补垫子间隙
- ·室外攀岩的路线设置
- ·UIAA 安全标签
- ·绳索技术
- ·跌落技术

在进行大圆石攀岩时，应使用"缓冲垫"和观测员。"缓冲垫"是位于攀岩者下方且厚度为 10～15 cm 可折叠的垫子。这些垫子广泛用于大圆石攀岩，并指出了在大圆石攀岩过程中受伤不比在绳索攀岩中更多受伤的原因。另一个同伴在大圆石攀岩的过程中作为观测员，这意味着他可以帮助即将坠落的攀岩者以直立的姿势落到缓冲垫子上。在没有进行讨论的情况下，如果攀岩者用螺栓固定或使用电子干扰设备自由攀岩，在螺栓固定的攀岩路线中，关于螺栓放置位置的一般常识很重要。螺栓之间的距离不应太远，如果太远的话就身材较小的攀岩者在攀岩时就可能发生坠落的危险。UIAA 安全委员会给安全认证设备贴上安全标签（印章），而且在攀岩时只能使用此类设备。UIAA 安全委员会对伤害机制和如何避免技术故障进行了深入的研究，例如在绳索装置中进行研究。必须准备好一种绳索保护技术，以使保护者不会过于快速地落下，从而导致攀岩者高速撞击岩石。这同样适用于学习摔倒时如何最好地保持平衡，以及在摔倒时哪个位置是最安全的。

### 10.7.2 攀岩装备

登山之初，在高山地区登山和攀岩都需要穿着经典的重型登山靴。直到 20 世纪 80 年代初，第一款真正的摩擦鞋底登山鞋才进入市场。所有登山鞋都有一个共同的特点，那就是它们必须穿得非常紧才能与岩石取得最佳的摩擦接触，但是这通常会导致健康问题，比如形成老茧、脚趾指甲感染，或者长时间穿登山鞋后出现足拇外翻畸形。螺栓的引入是攀岩运动快速发展的一个重要因素。现在，使用绳索是攀岩运动员的常事。攀爬安全带也发生了实质性的变化。虽然传统的登山运动中使用了胸部安全带和坐式安全带相结合的方式，但在攀岩运动中只使用了坐式安全带。这将允许攀岩者在攀岩过程中以最大的自由运动进行无伤害的自由落体。使用的螺栓、绳索、安全带和其他设备应获得 UIAA 安全委员会的批准。此外，攀冰设备比传统登山工具还有很长的路要发展。现代的攀冰用鞋带有尖锐的鞋底钉已经成为攀冰运动的标准装备。现在，一个鞋底钉，甚至是鞋跟钉都是最先进的。冰镐见证了长轴冰镐转变为看起来像攻击武器的短轴弯曲横镐。在攀冰界，人们广泛讨论和激烈争论是否应该使用带或不带腕套的冰镐。腕套可以减少前臂的压力，当它们将冰镐套在手腕上时，在坠落过程中会增加受伤的风险。随着冰爪和冰镐技术的进步，瑞士的 Erich Friedli 开发了第一个真正的冰螺钉。这些冰螺钉在提高攀冰运动的安全性方面发挥了关键作用。如果将这些螺钉以正确的角度放置在良好的冰中，这些螺钉保证了与螺栓相当的拔出强度。同样，所有使用过的设备都应经过 UIAA 认证。

## 结束语

攀岩运动和攀冰运动是一项引人入胜的运动，从孩童到老年人都可以参与。该项运动保证进行全面的身体锻炼，同时进行精神训练、心理训练和身体素质训练。攀岩运动的受伤率低，大多数受伤程度较轻。然而，在攀岩过程中死亡也确实会发生，所以进行适当的培训，佩戴专业的装备和进行预防措施是必要的，以减少这些受伤的风险。在攀岩运动中，同伴来进行检查和航空业的类似，最近也在医疗救治的过程中发挥了作用。户外攀岩环境中的危险因素与客观危害如天气条件、积雪、岩石坠落和冰雹等，增加了攀岩者的受伤风险。进行适当的预防措施可以降低这些风险。

## 参考文献

［1］Schffl V, Morrison A, Schwarz U, et al. Evaluation of Injury and Fatality Risk in Rock and Ice Climbing[J]. Sport Med, 2010, 40(8):657–679.

［2］Schffl V, Thomas Küpper. Feet injuries in rock climbers[J]. World J Orthop, 2013, 4(4):218–228.

［3］Schoeffl V R, Hoffmann G, Kupper T. Acute injury risk and severity in indoor climbing-a prospective analysis of 515,337 indoor climbing wall visits in 5 years[J]. Wilderness Environ Med. 2013;24(3):187–194.

［4］Folkl A K . Characterizing the consequences of chronic climbing-related injury in sport climbers and boulderers[J]. Wilderness Environ Med, 2013, 24(2):153–158.

［5］Schöffl V, Burtscher E, Coscia F . Injuries and medical incidences during the IFSC 2012 Climbing World Cup Series[J]. Med Sport, 2013, 17(4):168–170.

［6］Nelson NG, McKenzie LB. Rock climbing injuries treated in emergency departments in the U.S., 1990- 2007[J]. Am J Prev Med. 2009;37(3):195–200.

［7］Backe S, Ericson L, Janson S, et al. Rock climbing injury rates and associated risk factors in a general climbing population[J]. Scand J Med Sci Sports, 2009,19(6):850–856.

［8］Josephsen G, Shinneman S, Tamayo-Sarver J, et al. Injuries in Bouldering: A Prospective Study[J]. Wilderness Environ Med, 2007, 18( 4):271-280.

［9］Schoeffl V R, Schoeffl I . Finger pain in rock climbers: reaching the right differential diagnosis and therapy[J]. J Sports Med Phys Fitness, 2007, 47(1):70-78.

［10］Sheel, A W. Physiology of sport rock climbing[J]. Br J Sports Med, 2004, 38(3):355-359.

［11］Watts P B. Physiology of difficult rock climbing[J]. Eur J Appl Physiol, 2004, 91(4):361-372.

［12］Grant S, Hasler T, Davies C, et al. A comparison of the anthropometric, strength, endurance and flexibility characteristics of female elite and recreational climbers and non-climbers[J].J Sports Sci, 2001, 19(7):499-505.

［13］Watts, P B. Anthropometry of young competitive sport rock climbers[J]. Br J Sports Med, 2003, 37(5):420-424.

［14］Schöffl V, Möckel F, Köstermeyer G, et al. Development of a Performance Diagnosis of the Anaerobic Strength Endurance of the Forearm Flexor Muscles in Sport Climbing[J]. Int J Sports Med, 2006, 27:205-211.

［15］Magiera A, Roczniok R, Maszczyk A, et al. The Structure of Performance of a Sport Rock Climber[J]. J Hum Kinet, 2013, 36:107-117.

［16］Schöffl V, Popp D, K ü pper T, et al. Injury Trends in Rock Climbers: Evaluation of a Case Series of 911 Injuries Between 2009 and 2012[J]. Wild Env Med, 2015, 26(1):62-67.

［17］Schöffl V, Winkelmann H P . Traumatic and degenerative tendon lesions of the hand[J]. Orthopade, 2010, 39(12):1108-1116

［18］Schöffl V, Harrer J, Kupper T . Biceps Tendon Ruptures in Rock Climbers[J]. Clin J Sport Med, 2006, 16(5):426-427.

［19］Schöffl V, K ü pper T . Rope Tangling Injuries—How Should a Climber Fall?[J]. Wilderness Environ Med, 2008, 19(2):146-149.

［20］Stelzle F D, Gaulrapp H, Pforringer W . Injuries and overuse syndromes due to rock climbing on artificial walls[J]. Sportverletz Sportschaden, 2000, 14(4):128-133.

［21］Hochholzer T, Schöffl V R . Epiphyseal Fractures of the Finger Middle Joints in Young Sport Climbers[J]. Wilderness Environ Med, 2005, 16(3):139-142.

［22］Roloff I, Schöffl V R, Vigouroux L, et al. Biomechanical model for the determination of the forces acting on the finger pulley system[J]. J Biomech, 2006, 39(5):915-923.

［23］Schöffl V, Hochholzer T, Schöffl I . Extensor hood syndrome-osteophytic irritation of digital extensor tendons in rock climbers[J]. Wilderness Environ Med, 2010, 21(3):253-256.

［24］Hochholzer T, Schffl V . Osteoarthrosis in Fingerjoints of Rockclimbers[J]. D Z Sportmed, 2009, 60(6):145-149.

［25］Förster R, Penka G, Bosl T, et al. Climber's back-form and mobility of the thoracolumbar spine leading to postural adaptations in male high ability rock climbers[J].

Int J Sports Med, 2009, 30(01):53-59.

［26］Schöffl V, Popp D, Dickschass J, et al. Superior labral anterior-posterior lesions in rock climbers- primary double tenodesis?[J]. Clin J Sport Med, 2011, 21:261-263

［27］Schöffl V, Schneider H, Kupper T . Coracoid impingement syndrome due to intensive rock climbing training[J]. Wilderness Environ Med, 2011, 22(2):126-129.

［28］Schöffl V, Schöffl I . Injuries to the finger flexor pulley system in rock climbers-current oncepts[J]. J Hand Surg ［Am］, 2006, 31(4):647-654.

［29］Schoeffl I, Einwag F, Strecker W, et al. Impact of taping after finger flexor tendon pulley ruptures in rock climbers[J]. J Appl Biomech, 2007, 23:52-62.

［30］Bayer T, Schoffl V R, Lenhart M, et al. Epiphyseal stress fractures of finger phalanges in adolescent climbing athletes: a 3.0-Tesla magnetic resonance imaging evaluation[J]. Skeletal Radiol, 2013, 42(11):1521-1525.

［31］Robertson N. Improving patient safety: lessons from rock climbing[J]. Clin Teach, 2012, 9(1):41-44.

# 11 高山滑雪和单板滑雪：当前趋势和未来方向

Aaron M. Swedberg, Coen A. Wijdicks, Robert F. LaPrade 和 Roald Bahr

## 11.1 内容介绍

双板滑雪运动和单板滑雪是当今最流行的两种冬季运动。滑雪运动已经以一种或另一种形式存在了数千年，世界上最古老的滑雪运动可以追溯到公元前 6300 年至公元前 5000 年。相比之下，单板滑雪是一项较新的运动，1965 年获得第一个滑雪板专利。在 2012/2013 年的滑雪季节，仅在美国就有 477 个滑雪场在运营，据估计有 967 万活跃的国内滑雪者和单板滑雪运动员。据估计，在大多数滑雪场，单板滑雪运动员占所有滑雪者的三分之一到一半。双板滑雪运动和单板滑雪继续活跃在世界的舞台上，无论是娱乐性比赛还是竞争性比赛。在 2014 年索契奥运会上，增加了几个新的滑雪项目和单板滑雪项目，包括斜坡双板滑雪比赛和斜坡单板滑雪比赛（男子和女子）、U 型场地滑雪比赛（男子和女子）、单板滑雪比赛平行大回转（男子和女子）和女子跳台滑雪比赛。滑雪运动和单板滑雪，仅凭借其自身重力、滑雪技巧和最少的装备沿冰雪覆盖的山脉高速滑行，提供了大多数运动所无法比拟的自由。与大多数涉及速度和可变条件的体育活动一样，滑雪运动和单板滑雪也存在风险，这会造成大量的伤害。本章将探讨有关滑雪运动和单板滑雪的文献所给出的受伤现状，对初学者中发生最常见的伤害进行研究，并探讨如何和降低与这些运动相关风险的潜在策略。

A.M. Swedberg, C.A. Wijdicks, R.F. LaPrade
美国科罗拉多州维尔 Steadman Philippon 研究所，生物医学工程系

R. Bahr ( ✉ )
奥斯陆体育部体育医学系
挪威奥斯陆，挪威运动科学学院创伤研究中心
电子邮件：roald.bahr@nih.no

© 2017 年瑞士斯普林格国际出版社
F.Feletti （编者），极限运动医学，DOI 10.1007/978-3-319-28265-7_11

## 11.2 受伤

双板滑雪和单板滑雪都涉及不同的条件，通常是高速度滑雪，以及在其他斜坡运动员周围进行导航的不同能力水平。不出意料，这会导致双板滑雪和单板滑雪的参与者的受伤率极高。虽然与这些损伤的有关数据有助于了解滑雪运动和单板滑雪中涉及的风险，但关于这些数据的结果在获取这些数据的方法上有所不同，而且这些数据通常具有追溯性。一些研究是在山区急救诊所和滑雪巡逻队收集数据，而另一些研究则在附近山区的医院收集数据。如果在斜坡上发生伤害，一般来说，第一反应者是滑雪区巡逻急救队的专业巡警。据报道，滑雪区巡逻急救队在评估诊断损伤时相当准确，一项研究表明，他们的评估在 89.5% 的时间内的都是正确的或大部分时间内的评估是正确的。其他研究表明，滑雪区巡逻急救队能够有效地判断受伤部位，但可能会误诊受伤的严重程度。涉及的大部分受伤率的研究都是根据滑雪区巡逻急救队出具的数据得出的，这可能会影响这些报告的准确性。此外，相当大比例的受伤人员绕过山地滑雪巡逻诊所，选择直接去最近的医院或完全不进行治疗。高达 40% 的山上伤害可能不去报告，在科罗拉多州的一个度假胜地（1996—1997 年），31% 的滑雪者和 29% 的单板滑雪运动员在受伤后拒绝接受滑雪区巡逻急救队的医疗照顾。双板滑雪和单板滑雪是很受欢迎的体育活动，个人参与程度各不相同，在冬天滑雪者的滑雪次数可以每天滑雪到一年只滑雪一次不等。因此，不报告受伤的滑雪者数量（这将导致数据极不稳定），而对受伤率分类的一个有用方法是每 1000 个滑雪日中存在滑雪者或单板滑雪者受伤的天数。虽然这是有组织的体育运动中受伤率最流行的报告方法，但一些研究在量化受伤率的方法上有所不同，这使得交叉比较又具有了具有挑战性。

据报道，滑雪总受伤率在 1～3 次 /1000 天之间。单板滑雪的受伤率似乎高于滑雪运动的受伤率，分别为 1.16 次 /1000 天和 4.2 次 /1000 天。滑雪运动或单板滑雪所涉及的不同力学和滑雪装备造成了极不同的伤害方式。滑雪者下肢受伤的发生率很高，尤其是膝关节受伤和拇指受伤，而单板滑雪者最常见的受伤一直报告为手腕受伤，手腕扭伤或手腕骨折。踝关节损伤，包括踝关节扭伤和踝关节骨折，在单板滑雪运动员的损伤中相当常见，但在双板滑雪者中较为少见。头部损伤和脊椎损伤在双板滑雪和单板滑雪上也相当常见。

双板滑雪和单板滑雪的损伤率高达 70%，都是因个人失误造成的单独摔倒所致。与斜坡上另一个滑雪者的碰撞通常是斜坡上受伤的一个重要原因，并且认为滑雪者因不同的下山路径，增加了碰撞的风险。然而，据报道，因碰撞造成严重伤害的发生率一直比单独摔倒造成的伤害小很多，发生率从低至 2.4% 到高达 21% 不等。发生高受伤率的原因可能是由于滑雪场的滑雪人数和面积的不同，而在滑雪密度较高的滑雪场，无论是受欢迎程度较高的滑雪场还是缺乏地形的滑雪场，都可能有较高的碰撞率。与人们普遍认为的相反，双板滑雪运动员比单板滑雪运动员更容易发生碰撞，双板滑雪运动员比单板滑雪运动员更容易与其他滑雪者发生碰撞。滑雪者从跳台上着陆时摔倒也是造成大量伤害的原因，与双板滑雪运动员相比，单板滑雪运动员更容易受伤（见图 11.1）。

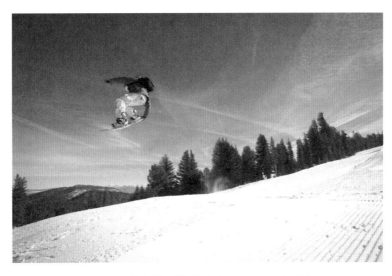

**图 11.1** 单板滑雪跳跃（由 Jack Antal 拍摄）

# 11.3 滑雪伤

滑雪的力学包括一种绑在每条腿上的独立滑雪板，可以在发生高强度撞击的情况下分离。两个滑雪板的独立性意味着每个滑雪板可以单独运动。在摔倒过程中，滑雪板可能会在雪上打滑，充当杠杆臂，在膝盖处产生扭矩。虽然滑雪捆绑设计是为了防止胫骨骨折，但它们在保护膝盖软组织方面却不太有效。因此，大约三分之一的滑雪伤害涉及膝盖软组织的损伤。滑雪者最常见的两种膝关节损伤是内侧膝外侧韧带（medial collateral ligament，MCL）扭伤，通常是可以不用进行手术治疗的，而前十字韧带（anterior cruciate ligament，ACL）完全断裂，通常是需要手术进行干预的。尤其是前十字韧带撕裂，由于其脆弱性和预后长期不良，是特别值得关注的。确定了三种不同的机制作为休闲滑雪运动员前十字韧带撕裂的主要原因。前十字韧带损伤的第一种机制称为启动诱导的前抽屉试验（the boot-induced anterior drawer，BAID）机制，发生在着陆后失去平衡时。如果滑雪者负重着地，滑雪板的尾部会先接触雪。雪的反作用力会产生一个力矩，推动滑雪板的尖端向下。这会导致滑雪靴向胫骨施加"被动前抽屉负荷"，最终导致前十字韧带断裂。第二种受伤机制被称为"屈曲 – 内旋转"或"假肢脚"。当滑雪者的体重集中在他们的滑雪板后部时，这种情况在滑雪术语中被称为"后座"（backseat）。然后滑雪者失去平衡，向后向斜坡摔倒。滑雪板尾部的内侧边缘会滑到雪，使过度弯曲的膝盖突然内部旋转，导致前十字韧带撕裂。前十字韧带撕裂的第三个机制是"外翻 – 外旋"，也被称为"前扭转跌倒"。在这个机制中，滑雪板前部的内侧边缘卡在雪面上，滑雪者被下坡惯性推动前进，导致小腿相对于大腿向外旋转和外展。内侧膝外侧韧带认为是滑雪摔倒导致的主要韧带损伤，但在 20% 的病例中，前十字韧带也撕裂了。

前十字韧带损伤的假肢机制一直被认为是前十字韧带损伤的最常见原因。然而，在

20世纪90年代中期，长度较短且特别设计的雕刻滑雪板开始取代传统的长滑雪板。从那时起，前扭转跌倒机制已经取代了假肢 – 脚机制，成为滑雪运动员前交叉韧带损伤的主要机制。有可能这些滑雪板的长度较短，传统滑雪板的长度通常立起来达到滑雪者的鼻子或下巴，而不是高于滑雪者的头部，这样的设计就限制了滑雪板尾部卡住雪的能力和内部扭转腿的力量，而雕刻滑雪板的形状更宽，旨在帮助滑雪者进行一个转弯，使滑雪板更好地抓雪，在跌倒时导致外翻 – 外旋的力增加。这种滑雪板似乎也适用于精英级的滑雪者。2009年，Bere等描述了高山滑雪世界杯运动员前交叉韧带损伤的三种机制。其中一种机制发生在滑雪者在跳跃中重心后移而失去平衡时，与休闲滑雪者中描述的BIAD机制类似，尽管作者认为，除了胫骨的前抽屉机制外，在这种着陆过程中，可能存在多种附加条件使前十字韧带受到压力而撕裂。另外两种机制，即"滑 – 抓"机制和"动态雪犁"机制，发生在一个失去平衡的滑雪者试图恢复雪与滑雪板的接触时，他们的滑雪板的内边缘突然卡在雪面上，使膝盖相对于小腿进行内旋和（或）外翻。尽管导致受伤的条件不同，但施加在腿上的力类似于主要在休闲滑雪运动员身上看到的前扭转跌倒，因为他们雕刻滑雪板的内侧边缘造成了膝盖的强制内旋和外翻，从而使前十字韧带撕裂。请注意，虽然前扭转跌倒机制也被称为"外翻 – 外旋"，但滑雪板是外旋，而膝关节是内旋。

膝关节损伤，尤其是前交叉韧带损伤在女性中比男性高出几倍，可能是由于女性股四头肌相对较弱，髁间切口尺寸较低，关节松弛度增加，或激素之间的差异造成的。在研究滑雪者使用雕刻滑雪板出现的膝盖损伤时，Reudl等注意到在女性中有82%的固定器绑得越紧而导致的摔倒造成前十字韧带撕裂，而在男性中有64%的固定器绑得越紧而导致的摔倒也造成了前十字韧带撕裂。目前，绑定的参数是基于身高、体重、脚的大小和滑雪者的能力决定，而不是性别。有人认为，女性滑雪者减少15%的绑定解开可以减少膝关节损伤。

与单板滑雪运动员相比，滑雪者特有的另一种损伤是第一掌指关节（metacarpophalangeal，MCP）的尺侧副韧带（ulnar collateral ligament，UCL）撕裂。这种情况经常发生在滑雪者握着滑雪杆的手着地时，这会导致拇指被强制外展，从而造成韧带损伤。这种损伤在滑雪者中很常见，因此也称为"滑雪者的拇指"。根据损伤的严重程度，治疗可以从固定复位到最终温和的物理治疗再到撕脱伤的手术治疗。

由于滑雪时的速度很快，所以滑雪者发生各种类型的骨折并不奇怪，最常见的是胫骨骨折，但是骨折与膝盖软组织损伤相比，更不常见。头部、颈部和脊柱损伤也会发生，其中头部损伤在儿童中最为常见。这强调了使用的头盔重要性，这将在本章后面进行讨论。

# 11.4 单板滑雪损伤

与双板滑雪相比，单板滑雪的独特力学导致了与滑雪不同的受伤模式。到目前为止，单板滑雪最常见的损伤是手腕扭伤或骨折。这些占所有单板滑雪损伤的22%～

37.8%。由于单板滑雪运动员通常没有滑雪杆，所以他们摔倒时常常试图伸出手臂支撑防止跌倒，这会使他们的手腕有受伤的危险。肩关节损伤也是单板滑雪运动员常见的上肢损伤，尤其多发生在经验丰富的单板滑雪运动员。

单板滑雪运动员的下肢受伤比双板滑雪者更少见。当单板滑雪运动员的下肢受伤时，前腿受伤的概率要比后腿高很多。这种现象背后的机制尚不清楚，需要进一步研究。单板滑雪运动员的踝关节损伤比滑雪者更常见，包括踝关节扭伤和踝关节骨折。单板滑雪特有的一种踝关节损伤是距骨的外侧突骨折，也被称为"单板脚踝"。这种损伤的拟议机制是压缩和强制翻转或背屈一起造成的，可能发生在单板滑雪着陆时。距骨的外侧突骨折尤其值得注意，因为它经常在平片上看不到，所以被误诊为严重的踝关节扭伤。然而，如果对距骨的外侧突骨折误诊为脚踝扭伤进行保守治疗，解剖线对不齐可导致严重的残疾和骨关节炎。因此，如果滑雪者从跳台上摔下来后出现脚踝受伤的情况，建议使用其他成像技术进行诊断，如计算机断层扫描或磁共振成像。

单板滑雪出现膝盖韧带撕裂比双板滑雪更少见，最可能的原因是滑雪单板上固定器绑得越紧也可以防止外翻力作用在一条腿上，从滑雪者常见的前十字韧带撕裂前扭转跌倒机制中可以看出。前十字韧带撕裂主要发生在专业单板滑雪运动员进行一个大跳跃后不适当的着陆，称为平着陆。通常情况下，滑雪者和骑手都会在地形公园以跳跃的倾斜过渡为目标尝试大幅度跳跃，但当骑手错过过渡的最佳时机，无论是跳得太远还是跳得太近，他们都会在一个平坦的地面上着陆，所有的力都垂直地作用在腿部。在这种落地过程中，腿部的弯曲力矩会受到股四头肌的抵抗作用。这种股四头肌受到高冲击力和肌腱受到低冲击力，加上轻微弯曲的腿，会使膝盖产生偏心负荷，使前十字韧带断裂。研究报告称，前十字韧带撕裂的另一个情况是只有一只脚与滑雪板相连。当从升降椅上装卸滑板和横穿一个长而平的区域时，通常只有一只脚固定在滑雪板上。在此期间，滑雪单板会以类似于滑雪的方式充当杠杆臂，并有可能损伤前十字韧带。

单板滑雪运动员比双板滑雪者更容易受到脊椎和头部伤害。这很可能是由于滑雪单板的力学特性，它允许向后倾斜，从而导致脊柱和头部创伤。这些创伤似乎在初学者中特别容易出现。

# 11.5　技能差异

双板滑雪运动员和单板滑雪运动员的受伤类型往往因参与者的技能而有很大差异。两项运动中的初学者受伤最多，但这种趋势在单板滑雪运动更为明显，单板滑雪初学者受伤占滑雪损伤的30%～60%，而双板滑雪初学者受伤占滑雪损伤的18%～34%。然而，一些研究表明，考虑到这两项滑雪运动的专业运动员以更快的速度滑雪和利用更先进的地形，专业运动员所受的伤害可能更严重。与初学者相比，专业双板滑雪者的头部、躯干和上肢的受伤率更高。而专业单板滑雪运动员上肢受伤率较低，尤其是手腕和头部受伤。当专业单板滑雪运动员受到头部和颈部损伤时，伤情往往不那么严重，而上肢受伤时伤情往往更为严重。与初学者相比，专业单板滑雪运动员的前十字韧带也受到了损伤。如上所述，单板滑雪运动员前十字韧带损伤的主要机制是与跳跃相关的，专业滑雪运动员们更可能尝试这种跳跃活动。

# 11.6 危险因素

双板滑雪和单板滑雪都是高速运动，都有固有的风险。然而，无论是内部因素还是外部因素，都可以增加风险水平（见图 11.2）。

受伤的一个常见原因是双板滑雪和单板滑雪超过了人的能力水平。滑雪过程中尝试超越一个人的能力，可能会增加跌倒的可能性。在滑雪时太具有挑战性，也可能会导致双板滑雪运动员和单板滑雪运动员比舒适的速度更快地增加速度，并导致他们失去控制。哈斯勒等人将"低速准备"归为单板滑雪运动员受伤的常见原因。对于初学者、中级滑雪者或滑雪者来说，低速准备这种情况可能出现在太陡或太滑的斜坡上。

双板滑雪和单板滑雪是一项对体力要求很高的运动，需要集中注意力、具有安全意识和良好的滑雪姿势才能安全地进行，因此，疲劳会增加滑雪受伤的风险也就不足为奇了。研究表明，大部分的滑雪损伤发生在下午，此时双板滑雪运动员和单板滑雪运动员更易疲劳。因为大多数滑雪受伤发生在比赛的最后四分之一，在职业高山滑雪运动员甚至出现了这种趋势。疲劳对保持身体平衡也有负面影响。最后，疲劳可能会导致滑雪者反应时间缩短，这可能会减少在不规则滑雪路线中抗冲击的能力，或者在障碍滑雪时能力下降。

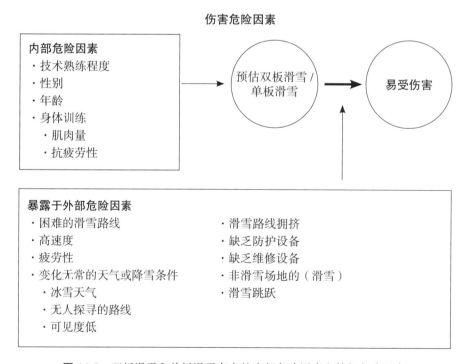

图 11.2 双板滑雪和单板滑雪存在的内部危险因素和外部危险因素

据多个来源报告，滑雪的高速度是受伤的危险因素。虽然有消息称，速降滑雪比赛世界杯的受伤率并没有增加，但滑雪速度却增加了，但作者认为，滑雪速度在总体上可能会对受伤风险产生重大影响，特别是在越野滑雪比赛时，会降低滑雪运动员预测地形和转弯的能力。在多变的雪况、无标志的障碍物和不可预测的斜坡上以及其他滑雪运动员之间，双板滑雪者和单板滑雪者身体必须保持控制，并能够适应周围环境。然而，高速滑雪，尤其是超出运动员的能力水平，减少了适应这些变化条件的时间。加速也会使冲击力增加，无论是在跳跃的下落过程中还是在斜坡上与另一个滑雪者一起滑雪。

如上所述，双板滑雪和单板滑雪在户外进行，而滑雪胜地可能对滑雪条件有一定的控制，例如，通过修整滑雪道使路面更为一致，滑雪条件可能由于温度、降水或滑雪路线的变化而迅速改变。软雪可以迅速变成一个不规则凹凸不平的路面，这对初学者的路线导航来说是个挑战。据报道，与软雪相比，在未覆盖的或粗糙的雪上发生脑震荡的风险也高出 2.5 倍。滑雪者在滑雪时会刮掉雪层，露出冰层。结冰的条件已被确定为导致受伤的危险因素。冰很难转动来控制滑雪的速度和方向，也会使雪变硬，从而在下落时形成一个不那么平整的路面。恶劣的天气和低能见度也在受伤风险中有一定的作用。这可以解释为这样一个事实：能见度低将限制双板滑雪者或单板滑雪者绕过障碍物或准备应对积雪不平整的能力。

最后，滑雪装备的正确选择可以减少受伤的风险。使用不熟悉的滑雪装备，就像初学者使用租赁滑雪装备一样，可能会影响双板滑雪运动员或单板滑雪运动员的最佳表现。旧的滑雪装备可能没有有效的安全功能，如果不进行装备维护，也可能在坚硬和结冰的条件下性能更差。特别是在滑雪时，没有根据滑雪者的体重和能力水平进行适当的绑定调整，在摔倒时不能及时解开固定器，这可能会在膝关节上产生一个可能造成伤害的扭矩，或者在正常滑雪过程中过早解开固定器，导致自己摔倒。

## 11.7 损伤的预防

由于双板滑雪或单板滑雪的损伤会产生高昂的医疗费用，所以研究如何减少这些损伤的数量和严重程度是很重要的。大多数研究已经研究了减少伤害数量的策略，集中在滑雪装备或滑雪方法上。

头部受伤是一个需要重点关注的领域。虽然头部受伤占所有伤害的 3% ～ 15%，但因头部受伤死亡人数占所有双板滑雪或单板滑雪死亡人数的 50% ～ 88%。头盔是一种常识性的防护装备，其防护效果已在多项研究中得到证实。佩戴头盔可以减少 15% ～ 60% 的头部受伤风险。但是头盔也有一种负面评价是，佩戴头盔可能会增加滑雪者头部的重量，从而增加颈部受伤的风险，尤其是对于头部已经占其重量很大比例的儿童来说。虽然一项研究表明颈部受伤的风险可能会略微增加，但其他研究发现成人滑雪者或 13 岁以下儿童滑雪者的颈部受伤的风险可能未增加。关于头盔的另一个问题是风险补偿的可能性，在这种情况下，由于头盔提供了额外的保护，双板滑雪者或单板滑雪者将更加鲁莽地滑雪。然而研究表明，佩戴头盔不会增加非头部相关伤害的风险，因此，没有证据表明佩戴头盔存在风险补偿。基于这些结果，我们普遍建议双板滑雪者或单板滑雪者佩戴头盔。例如要求低于一定年龄的儿童使用头盔，可以集中精力减少滑雪胜地的受伤人数。奥地利许多省份已经为 16 岁以下的儿童和青少年制定了强制性佩戴头盔的法律。有趣的是，根据 Ruedl 等报道，已有立法的省份比没有立法的省份儿童和青少年佩戴头盔的比例要小。因此，他们得出结论认为，强制性法律可能会增加在低头盔使用率的省份使用头盔的比率，但公共教育可能与强制性法律一样有效。据观察，在不强制使用头盔的省份 16 岁以上的青少年使用头盔的比例也较低。最近一项关于奥地利滑雪儿童的研究报告称，头盔法与公共教育相结合，16 岁以下儿童自我报道头盔使用量增加到 99%，16 岁及以上儿童的自我报告头盔使用量减少到 91%。有趣的是，在头盔使用法律生效的省份，16 岁以上青少年的头盔使用率低于未使用头盔的省份，这表明强制使用头盔会降低限制年龄以上儿童的依从性，他们可能会将不戴头盔的选择视为一种新的自由。一些宣传头盔使用的公共教育运动已经开展多年，例如，由美国国家滑雪区协会（the National Ski Areas Association，NSAA）发起的"儿童佩戴头盔"运动，该运动鼓励儿童佩戴头盔。由于这些宣传活动，双板滑雪和单板滑雪中头盔的使用率比美国以往任何时候都要高，双板滑雪者和单板滑雪者中的 70%，18 岁以下的双板滑雪者和单板滑雪者中的 80%，以及近 90% 的 9 岁和 9 岁以下的儿童都佩戴头盔。请注意，这些头盔的使用率比奥地利低得多，但也要注意的是不考虑强制头盔法，奥地利所有省份的头盔总使用率都高于美国，表明两国在使用头盔的态度上存在文化差异。强制性头盔法是不是增加头盔使用的最佳方法，是一个值得争论的话题。

由于单板滑雪最常见的伤害是手腕扭伤和骨折，因此人们已经研究了作为一种护具的护腕，来降低这些伤害的发生率。佩戴护腕可以降低手腕和前臂 52% ～ 82% 的受伤风险。尽管如此，很少有滑雪运动员选择佩戴护腕。虽然护腕可以降低手腕受伤的风险，但一些研究发现，当使用护腕时，肩部和肘部受伤的风险会增加。在佩戴护腕的情况下，本能地伸出手臂以防止身体触地，可能会使手臂在撞击时充当支点的杠杆，并将扭矩传递给关节。此外，关于护腕使用的研究通常忽略了护腕的许多不同设计，因此，还没有足够的研究来说明哪种护腕在降低肩部受伤风险的同时，可以给滑雪者提供最大的保护。目前还没有足够的证据来推荐经验丰富的滑雪运动员使用护腕，因为他们的手腕受伤风险已经相对较低，因此应进行更多的研究，以确定是否应该推荐给手腕受伤风险最高的初学者。

如上所述，适当维护的滑雪装备，特别是适当调整的滑雪板固定装置，有助于降低受伤风险。适当调整的捆绑松紧可以在摔倒产生的力足够时解下，捆绑过紧的固定器在跌倒时不会解开，并且可能产生足够的扭矩来伤害滑雪者的膝关节。定期磨快的滑雪板可以更容易地维持购买，帮助滑雪者在坚硬路面和结冰的条件下保持控制，这也是受伤的危险因素。

造成伤害的另一个重要原因是滑雪者高估了自己的能力水平，或者没有正确评估雪况。幸运的是，几乎所有的滑雪胜地都在北美，大多数人都能通过世界级的滑雪考试，并以从初级到高级的地形难度来标记自己的路线。虽然这一点很重要，但类别可以是广泛而不同的，例如，初学者和中级滑雪者之间的差异与山上的其他路线相关。此外，如果遇到危险的情况，条件就会很容易改变。许多山脉每天都会发布路况报告，说明一条小径是否经过修整，是否有新鲜的粉末雪，或其他重要的斜坡信息，这些信息可以让滑雪者了解到在尝试追踪之前的路况报告。另一个可以解决这个问题的方法是包括关于评估情况的培训，以及在上课时了解自己身体的局限性。与直觉相反，参加双板滑雪或单板滑雪课程并不能降低受伤的风险。这可能是因为滑雪课程往往侧重于快速获得技能，而不是安全教育，并且学习课程的个人只是偶尔学习，这可能不足以培养安全习惯。滑雪课程可以通过强调获得这些知识以及学习滑雪技术来潜在地提高受伤率。

其他减少伤害的培训方法可能会引起兴趣。Ettlinger 等通过滑雪者参与互动视频和物理教学的培训课程，来识别可能对前交叉韧带损伤的"假肢脚"机制造成影响的运动模式，证明了前交叉韧带的损伤可减少 62%。Jørgensen 等仅使用滑雪教学视频与那些没有看过视频的人相比，滑雪受伤人数减少了 30%。自从这些文章发表以来，滑雪运动有了很大的发展，特别是 20 世纪 90 年代中期，雕刻雪橇的出现改变了前交叉韧带损伤的模式，前交叉韧带撕裂的前扭转跌倒机制现在更占优势。然而，这两种方法可以通过使用现代滑雪装备来适应，重点研究前交叉韧带撕裂的前扭转跌倒机制。如果这些方法证明是有效的，可以通过互联网和社交媒体服务来传播教学视频，以让更多的滑雪者看到教学视频。

最后，一个可以解决的领域是肌肉骨骼调理方案和专门针对双板滑雪和单板滑雪的神经肌肉训练。类似的策略已经在足球运动中实施，使用了一个名为"FIFA 11+"的程序，该程序包括心血管调节、核心力量和腿部力量、平衡能力以及敏捷性，可以在比赛或训练前 20 分钟完成热身，并且已经证明可以减少 37% 的训练伤害、29% 的比赛伤害和 50% 的严重伤害。莫里西在 1987 年提出了一种滑雪训练方案，包括针对滑雪活动的伸展训练、阻力训练和心血管训练。虽然部分训练可以应用于现代滑雪，但随着雕刻滑雪板的出现，滑雪所涉及的力学和肌肉组织可能与以往不同。此外，据我们所知，在滑雪运动中没有提出类似的建议，它使用了与滑雪完全不同的机制。这种神经肌肉训练对预防双板滑雪和单板滑雪损伤是有用的。然而，目前文献中的这些信息表明，可用于防止双板滑雪和单板滑雪运动受伤的训练、力量训练甚至个人练习的课程很少。必须进行进一步的研究，以确定可纳入专门用于双板滑雪和单板滑雪运动的神经肌肉训练计划，在理想情况下，应包括在第一次滑雪前，可以在滑雪靴和滑雪板中轻松进行的活动。

### 11.7.1 极端地形

#### 1）滑雪道以外的地形

绝大多数双板滑雪和单板滑雪的事故都发生在滑雪场的维护斜坡上（简称"在滑雪场"）。然而，对于高级和专业的双板滑雪和单板滑雪运动员来说，为了寻找更新鲜的雪、更具挑战性的地形和避开更少的人群，冒险离开这些相对安全的维护斜坡，进入未维护的滑雪道上是很常见的，这被称为"滑雪道以外的地形"。虽然大部分高山滑雪和单板滑雪的正常风险仍然存在于冒险偏离滑雪道时，但也存在额外的风险，包括自然灾害，如雪崩、悬崖、岩石和其他未标记的障碍物的风险，以及在偏远山区旅行时遇到的额外风险，如冻伤、体温过低、脱水、疲劳、急性高山病和晒伤。

许多滑雪场都有大面积的未规划的地形，适合于寻求这种体验的高级滑雪者和专业滑雪者。这些区域通常由雪崩控制，可通过滑雪缆车进入，并由专业的滑雪巡警巡逻。对于那些寻求一个更偏远地区的滑雪者来说，可能有完全没有被别的滑雪者滑过的雪地，所以野外滑雪和单板滑雪变得越来越流行。传统上，野外滑雪和单板滑雪利用专门的滑雪装备来爬坡，例如配备了专门捆绑绳和"皮带"的滑雪鞋或滑雪板，在雪地上提供牵引力的可拆卸覆盖物。"拼合板"是一种特殊的滑雪板，它可以纵向分开，在爬坡过程中以类似越野滑雪板的方式使用，然后在下降时重新连接起来，在单板滑雪者中也越来越受欢迎。这种滑雪板允许进入滑雪缆车无法到达的地形，并提供更为远程的体验。其他双板滑雪者和单板滑雪者使用诸如租用直升机（被称为"直升机滑雪活动"）或雪地履带式车辆、在雪地上行驶的带有封闭驾驶室和履带的车辆。不管用什么方法进入滑雪场，野外滑雪和单板滑雪都有很高的风险。

有大量自然雪景的滑雪场雇佣训练有素的工作人员来预防雪崩。这些专业人员在向公众开放这些区域之前引爆战略炸药并清场，从而最大限度地降低（但并非完全消除）滑雪场边界内发生雪崩的风险。野外滑雪者没有这样的保护，必须依靠通过雪崩安全培训和个人经验获得的个人知识来减低他们的风险。雪崩造成的死亡通常是由雪埋窒息造成的，虽然由树木和岩石等碎片撞击或由于被冲下悬崖造成的创伤也会导致死亡。据估计，如果遇难者在 15 分钟内获救，被雪掩埋幸存的概率为 92%，然后在 35 分钟获救时幸存率下降到 30%。因此在雪崩后，快速救援是至关重要的。大多数滑雪者都携带专门的救援装备，如雪崩收发器、探针或伸缩杆，以及轻量级的雪铲，这是快速定位和解救被埋的伙伴所必需的装备。这些救援装备证明了在完全被雪掩埋的情况下显著增加了遇难者存活的机会。为了提高雪崩的存活率，还开发了其他专门设备包括 AvaLung 系统（UT 盐湖城黑钻石有限公司），这有助于在被雪掩埋和可展开气囊的情况下创建一个人工气袋，例如 ABS 系统（德国 Gräfelfing ABS Peter Aschauer 股份有限公司）可以帮助一个人停留在雪地上。据报告，可展开式安全气囊显著增加了雪崩中遇难者的生存概率，据报告，对雪崩系统进行的测试可在正确使用时维持长达 60 分钟的足够呼吸供应。虽然这些设备的组合已推荐给了越野滑雪者，个人雪崩训练及对当前雪崩状况的认识是避免这种情况的第一道防线。

双板滑雪者和单板滑雪者冒险离开滑雪场而死亡的另一个原因是非雪崩相关的雪浸死亡（non-avalanche- related snow immersion death，NARSID），或更恰当地表达为雪浸没窒息。这种情况通常发生在双板滑雪者或单板滑雪者地掉进树周围的一个深雪堆里时，尽管这种情况也可能发生在没有树的深雪堆里。于是，双板滑雪者或单板滑雪者无法从深雪堆中脱身，导致窒息而死。避免此类事故的预防措施类似于为雪崩安全建议的预防措施，例如使用信标、探测仪和雪铲滑雪，并且始终保持在滑雪同伴的视线范围内。

很明显，越野滑雪对双板滑雪和单板滑雪提出了附加的安全隐患，此外，简单地沿着一条平整的小径滑雪也会带来风险。越野滑雪所能到达的地形可能比在滑雪道上遇到的地形更为极端，因此，在自然中受伤有时也同样是极端的。为了说明这一点，我们列举一个 55 岁男性滑雪者的案例。这位患者报告说，他和两个朋友一起乘坐直升机进行高山滑雪，当他们站的檐口坍塌时，导致他从 800 英尺高的冰川上摔下米，导致左腿膝关节出现闭合性脱位。他出现了完整的前交叉韧带、PCL、MCL、后外侧结构复合体以及MPFL 撕裂，还有内侧半月板和外侧半月板的桶柄撕裂（见图 11.3 和 11.4）。

不出所料，这些损伤需要进行大手术修复和长期的康复治疗。这个案例说明了即使是经验丰富的双板滑雪运动员和单板滑雪运动员在偏远地区的极端和不可预测的地形上滑雪时也可能发生的创伤。因此，正确的装备、对滑雪路况的了解以及雪崩的安全性在离开滑雪道冒险滑雪时至关重要。

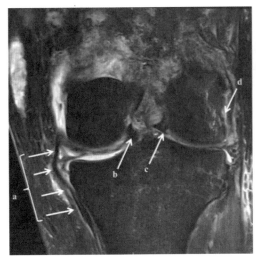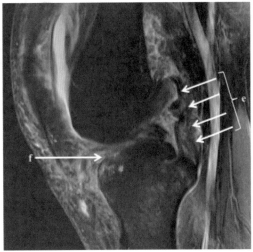

**图 11.3**　55 岁滑雪者膝关节完全脱位的 MRI 图像。顶部：冠状位视图，损伤结构如下：（A）MCL 撕裂，（B）内侧半月板桶柄撕裂，（C）外侧半月板桶柄撕裂，（D）腘肌腱撕裂。底部：矢状视图，受损结构如下：（E）PCL 撕裂和（F）ACL 撕裂

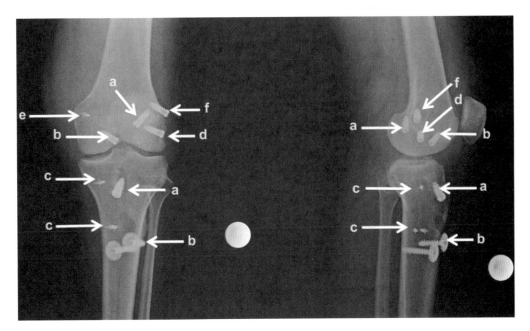

**图 11.4**　重建膝关节的 X 射线图像。重建或修复部位（注意，我们只指出金属固定，胫骨上的 MCL 股骨、腓骨 FCL 和胭腓韧带和胫腓骨是用半透明的生物可吸收螺钉）：（A）ACL，（B）PCL，（C）MCL，（D）腘肌，（E）POL 和（F）FCL

### 11.7.2 滑雪地形公园

　　滑雪地形公园是山上的指定区域，包含各种不同的人造地形，以及铁杆、钢管、箱子等各种具有挑战性的道具，以便于滑雪者自由发挥，可以表演翻转、跳跃、空中抓板

等各种极限动作，随意展示高超的运动技巧。滑雪地形公园在 20 世纪 90 年代中期变得很普遍，主要是在单板滑雪者中受欢迎程度持续增加，但在双板滑雪者中也越来越受到欢迎。在 1998 年长野冬奥会之后，滑雪地形公园在单板滑雪运动员中变得特别受欢迎，这是第一届以滑雪板半管赛事为特色的奥运会。滑雪地形公园在双板滑雪者中的受欢迎程度也可能开始增加，因为 2014 年索契奥运会是第一个举办包括滑雪 U 字形滑道赛以及双板滑雪者和单板滑雪斜坡赛的奥运会。一般来说，滑雪地形公园的滑雪运动员似乎以年轻的男性滑雪运动员居多，这三个因素都与冒险行为和伤害率有关。此外，双板滑雪和单板滑雪中的起飞和着陆跳跃与高受伤的风险有关，由于滑雪技巧的性质，通常涉及高速度和旋转力，预计这些区域会有很高的受伤率，也可能有独特的受伤模式。事实上，这些数据表明，滑雪地形公园的整体伤害率实际上可能比山区其他滑雪区域要低，但发生的伤害可能更为严重，导致更多的移动。这些研究发现，与其他斜坡相比，在滑雪地形公园中发生骨折、脑震荡、头面部和背部受伤更为常见。然而，另一项研究不同意他们的发现，发现滑雪地形公园的滑雪者和非滑雪地形公园的滑雪者住院率和住院总时间相似。他说，两组的大多数受伤患者都已出院回家，这表明在滑雪地形公园所受的伤害似乎并不比其他伤害更为严重。有趣的是，在滑雪地形公园中，高级和专业的双板滑雪运动员和单板滑雪运动员受伤率高于其他滑雪区域，而初学者可能认识到他们缺乏技能和避免和滑雪地形公园路线的滑雪者在一起，所以初学者受伤的比率是相当低的。专业滑雪者中的高受伤率是由于这一人群可能尝试更大的滑雪跳跃和更具挑战性的滑雪技巧，这可能导致滑雪者在受伤时能量转移更高。这种趋势远不同于一般的双板滑雪和单板滑雪的人群，在这些人群中，初学者的受伤率最高。除了单板滑雪者上肢高受伤率和双板滑雪者下肢高受伤率的典型模式外，在滑雪地形公园的单板滑雪者更容易出现胸部、上腹和肩部受伤的情况，而双板滑雪者也容易出现面部和臀部受伤的情况。

滑雪场尝试了多种策略，以帮助减少滑雪地形公园受伤滑雪者的数量。作者建议的一些方法包括为初学者的创建功能较小地形公园，在这些滑雪地形公园内强制使用头盔，建立地形公园双板滑雪和单板滑雪的训练计划，以减少滑雪者受伤的风险。幸运的是，至少在美国，正在采取一些措施来应对其中的一些风险。由国家滑雪地区协会发起的"智能型"安全倡议以滑雪标志和安全视频的形式促进了对滑雪地形公园的安全和礼仪教育。此外，由于这些安全倡议的技术性质，其中一些双板滑雪和单板滑雪指导协会将受益于专业的滑雪教学，如职业滑雪指导协会（the Professional Ski Instructors Association，PSIA）和美国单板滑雪指导协会（American Association of Snowboard Instructors，AASI），这些协会将提供证书给培训教练，教会他们如何有效地指导你学习这些滑雪技能。这有一个额外的好处，就是进一步强调对滑雪者的安全教育。许多山区滑雪场要求在滑雪地形公园使用头盔，有些甚至要求想让那些在滑雪地形公园的滑雪者在进入公园前购买特殊通行证并观看培训视频。然而，这些方法都是比较新颖的，还没有进行足够的研究来评估这些措施是否会降低滑雪地形公园的受伤率或受伤的严重程度。

### 11.7.3 滑雪运动的未来发展方向

尽管双板滑雪和单板滑雪一直是人们广泛研究的主题，但对于如何最有效地解决双板滑雪者和单板滑雪者面临的典型的高伤害风险，许多问题仍然没有答案。如前几节所述，必须获得更多关于滑雪训练和教育计划的信息，以防止滑雪者的前交叉韧带损伤，以及对护腕等滑雪防护装备的研究。另一个问题是，如何最有效地普及一般的滑雪者，他们一年中只能在一个周末进行滑雪，可能没有受过这些方面的教育，在滑雪上养成安全的习惯，如果防护装备证明是对滑雪者有益的，就佩戴上头盔和护腕。一个可能的普及途径是确保滑雪课中强调安全信息。许多儿童都参加了海松龙雪上运动项目，这将是一个很好的领域，以增加对头盔使用的教育，并将前交叉韧带伤害的预防培训开展实施。其中一些项目已经要求所有进行相关滑雪运动的儿童必须使用头盔。美国韦尔滑雪度假村采取了另一种方法，现在要求所有员工都必须佩戴头盔，希望看到高级别的滑雪教练、滑雪巡逻队和其他戴头盔的员工，能起到树立榜样和鼓励公众佩戴头盔的作用。这些计划是否有助于减少严重的头部创伤，还有待观察。

大多数双板滑雪运动员和单板滑雪运动员的大部分时间都在山上排队等候乘坐升降梯和坐在升降梯上。提高滑雪运动员安全意识的另一个可能的策略是对滑雪运动员进行安全教育，如佩戴头盔的意识、识别整座滑雪山的标志、住所、升降梯所经过的路线和升降梯塔。目前，大多数山脉都将这些地区作为广告空间，其中一些广告可以很容易地换成以教育为目的的宣传语。在过去播放前交叉韧带损伤预防的视频（如上所述）对减少膝关节损伤是有效的，可以在一些较长的升降梯附近播放，也可以使大量的滑雪者观看到视频。最后，滑雪场可以在基地留出空间，供滑雪者进行热身运动，并提供如上文所述专门针对双板滑雪和单板滑雪进行神经肌肉训练的详细信息。

其中一些策略可以立即实施，而另一些策略，如热身区，则需要投入更多的研究才能实施。这些方法需要滑雪场自身的合作，但在医疗界的鼓励和公众支持下，大多数方法都是可行的，可以帮助减少双板滑雪和单板滑雪造成的伤害。

### 结束语

双板滑雪和单板滑雪是非常受欢迎的极限运动，但对于普通滑雪者来说，严重受伤的风险相对较高。增加这种受伤可能性的危险因素包括高速滑雪、超出自身能力水平的滑雪、糟糕的雪况和疲劳状态进行滑雪。严重伤害的风险可以减轻，大多数建议以降低风险为策略的文献都集中在滑雪山区的政策上，例如在滑雪低速区建立的强制措施，张贴详细说明安全信息的标志，以及鼓励滑雪者使用头盔等装备方面的策略。力量训练和适应策略，以及观看视频和上课协议，可能有助于降低滑雪者的受伤率，但在这些领域还需要进一步研究。

### 参考文献

［1］Rossi M J, Lubowitz J H, Guttmann D . The skier's knee[J].Arthroscopy., 2003, 19(1):75–84.

［2］Wijdicks C A, Rosenbach B S, Flanagan T R, et al. Injuries in elite and recreational snowboarders[J]. Br J Sports Med, 2013, 48(1):11–17.

［3］Kim S, Endres N K, Johnson R J, et al. Snowboarding injuries: trends over time and comparisons with alpine skiing injuries[J]. Am J Sports Med, 2012, 40(4):770–776.

[ 4 ] Gilgien M, Sporri J, Kroll J, et al. Mechanics of turning and jumping and skier speed are associated with injury risk in men's World Cup alpine skiing: a comparison between the competition disciplines[J]. Br J Sports Med, 2014, 48(9):742–747.

[ 5 ] Hiroyasu, Ogawa, Hiroshi, et al. Skill Level–Specific Differences in Snowboarding–Related Injuries[J]. Am J Sports Med, 2017, 38(3):532–537.

[ 6 ] Sulheim S, Holme I, Rodven A, et al. Risk factors for injuries in alpine skiing, telemark skiing and snowboarding – case–control study[J]. Br J Sports Med, 2011, 45(16):1303–1309.

[ 7 ] Ruedl, G, Webhofer, et al. ACL Injury Mechanisms and Related Factors in Male and Female Carving Skiers: A Retrospective Study[J]. Int J Sports Med, 2011, 32(10):801–806

[ 8 ] Randjelovic S, Heir S, Nordsletten L, et al. Injury situations in Freestyle Ski Cross (SX): A video analysis of 33 cases[J]. Br J Sports Med, 2013, 48(1):29–35.

[ 9 ] Bere T, Tonje Wåle Flørenes, Krosshaug T, et al. Mechanisms of anterior cruciate ligament injury in World Cup alpine skiing: a systematic video analysis of 20 cases[J]. Am J Sports Med. 2011, 39(7):1421–1429.

[ 10 ] Hebert–Losier K, Holmberg H C . What are the exercise–based injury prevention recommendations for recreational alpine skiing and snowboarding? A systematic review[J]. Sports Med, 2013, 43(5):355–366.

[ 11 ] Cusimano M D, Kwok J . The effectiveness of helmet wear in skiers and snowboarders: a systematic review[J]. Br J Sports Med, 2010, 44(11):781–786.

[ 12 ] Claude Goulet, Brent E. Self–reported skill level and injury severity in skiers and snowboarders[J]. J Sci Med Sport, 2010, 13(1):39–41.

[ 13 ] Ruedl G, Abart M, Ledochowski L, et al. Self reported risk taking and risk compensation in skiers and snowboarders are associated with sensation seeking[J]. Accid Anal Prev, 2012, 48:292–296.

[ 14 ] Ruedl G, Brunner F, Kopp M, et al. Impact of a Ski Helmet Mandatory on Helmet Use on Austrian Ski Slopes[J]. J Trauma, 2011, 71(4):1085–1087.

[ 15 ] Martin B, Gerhard R, Werner N . Effects of helmet laws and education campaigns on helmet use in young skiers[J]. Paediatr Child Health, 2013, 18(9):471–472.

[ 16 ] Brent H, Barry P I, Claude G . The effect of wrist guard use on upper–extremity injuries in snowboarders[J]. Am J Epidemiol, 2005, 162(2):149–156.

[ 17 ] Russell K, Hagel B, Francescutti L H . The Effect of Wrist Guards on Wrist and Arm Injuries Among Snowboarders: A Systematic Review[J]. Clin J Sport Med, 2007, 17(2):145–150.

[ 18 ] Bizzini M, Junge A, Dvorak J. Implementation of the FIFA 11+ football warm up program: How to approach and convince the Football associations to invest in prevention[J]. Br J Sports Med, 2013, 47(12):803–806.

[ 19 ] Brooks M A, Evans M D, Rivara F P . Evaluation of skiing and snowboarding injuries

sustained in terrain parks versus traditional slopes[J].Inj Prev, 2010, 16(2):119−122.

[ 20 ] Arnhild, Bakken, Tone, et al. Mechanisms of injuries in World Cup Snowboard Cross: a systematic video analysis of 19 cases[J]. Br J Sports Med, 2011, 45(16):1315−1322.

[ 21 ] Russell K, Meeuwisse W, Nettel−Aguirre A, et al. Characteristics of Injuries Sustained by Snowboarders in a Terrain Park[J]. Clin J Sport Med, 2013, 23(3):172−177.

# 12　极限山地自行车受伤

Johannes Becker 和 Philipp Moroder

## 12.1　内容介绍

在过去的几十年里，"极限山地自行车"（extreme mountain biking，EMB）已经成为一种流行的极限运动，引入了许多不同类型的自行车运动，如下坡山地自行车（downhill mountain biking，DMB）或全能滑雪板（freeride，FR），无论在竞争水平还是非竞争水平上，都吸引了越来越多的参与者。极限山地自行车运动通常在夏季举行，特别是世界各国的山区，在那里最近已经建成了山地自行车的比赛场馆。

1973 年通常认为是山地自行车运动（mountain biking，MB）的诞生年，而加利福尼亚州马林县的塔马尔帕斯山则作为山地自行车运动的发源地。从历史的角度来看，越野自行车的概念已经追溯到 1896 年 8 月布法罗士兵的探险从蒙大拿州、米苏拉到黄石公园。"自行车越野赛"是另一个例子，越野骑自行车是在 20 世纪 40 年代初由赛车手引入的，目的是在冬季锻炼保持身体健康。后来，山地自行车运动有了自己的地位，第一届世界冠军赛于 20 世纪 50 年代举行。1951—1956 年期间，法国 Velo Cross Club Parisien（VCCP）会员在巴黎郊区开发了一项与今天的山地自行车运动非常相似的运动。在 1955 年的英国，自行车骑手成立了 Roughstufacture 研究会，1966 年，D.Gwynn 发明了一种越野自行车，他称之为"山地自行车"。在 1968 年英国摩托车骑手 Geoff Apps 开始研究越野自行车的设计。到 1979 年，他已经开发出轻量的金属框架，这些框架是定制的，非常适合在泥泞路段搭配宽轮胎进行的越野自行车运动。

所谓的 Schwinn 警察巡逻车，是一种坚固而沉重的自行车类型，从 20 世纪 30 年代到 40 年代就已经装备了厚气球轮胎，到了 70 年代由加里·费舍尔、乔·布雷兹和查尔斯·凯利等自行车手进行了改装，以加速在加利福尼亚州马林县的塔玛尔帕斯山的土路上骑行。由于其几何结构，"Schwinn Excelsior"是选择的自行车框架。他们通过使用越

J.Becker (✉) P. Moroder

Paracelsus 医学，萨尔茨堡大学医院创伤和运动伤害科

奥地利萨尔茨堡 5020，Muellner Hauptstrasse 48 号萨尔茨堡大学

电子邮件：j.becker@salk.at

© 2017 年瑞士斯普林格国际出版社

F.Feletti（编者），极限运动医学，DOI 10.1007/978-3-319-28265-7_12

野摩托车或 BMX 小轮车的自行车框架部件进行修改，创建了所谓的 klunkers。

在美国，越野自行车的发展始于 20 世纪 70 年代末。由乔·布雷兹、加里·费舍尔、查理·凯利和汤姆·里奇等几位骑手推动了越野自行车的发展。乔·布雷斯在 1978 年推出了第一辆山地自行车。汤姆·莱切、汤姆·莱切和加里·费希尔建立了"山地自行车"的合作伙伴关系，介绍了第一批传统的山地自行车。它们基本上都是更宽的自行车车架和前叉以及厚轮胎的公路自行车。汤姆·莱切被誉为开发了带有横向安装把手的山地自行车车架的第一人。"MountainBikes"公司率先大批量生产山地自行车，随后是汤姆·莱切，他后来从公司辞职，专门研究山地车架构。

第一次山地自行车比赛也开始于 1976 年在塔马尔帕斯山。这些山地自行车比赛是山地车一系列技术改进的推动力，这是当今山地自行车技术特性发展的开端。加里·费舍尔是第一个在车把上安装了换挡装置的山地自行车手，这使得车手在比赛中可以更容易地在高坡度位置换挡。然而，由于缺乏记录，无法追溯到换挡技术确切的发展史。从一开始，就有许多分支学科被引入，相应的技术发展始终是以自行车专业的适当需求为导向的。

在过去的十年里，极限山地自行车运动（见图 12.1）变得非常流行，如今，几乎在每一个有着平整道路或越野小径的起伏地形上，骑自行车的人都可以在长时间上坡地形更容易地骑行。山地自行车运动几乎成了山区最受欢迎的夏季运动之一。

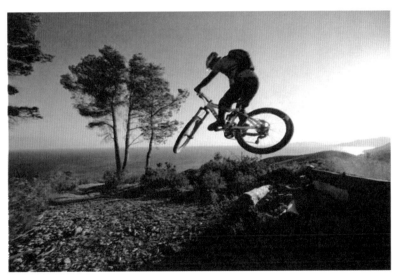

**图 12.1** 极限山地自行车可以在无法骑行的地方骑行，特别是在山区（本照片由曼弗雷德·斯特龙伯格提供）

在夏季，在地形起伏、路况条件良好的地区练习山地自行车似乎是一种自然的发展。然而，在某些情况下上坡和下坡可能不能满足骑手的需求。发展能力相适应能力是我们的天性。利用将力量和能量转化为推动力的相同原理，在下坡时山地自行车运动员能够达到较高的速度（见图 12.2）。由于人造或天然地形产生的垂直升力，自由骑手或土坡车手可结合 BMX 小轮车的技巧进行壮观的跳跃表演（见图 12.3）。

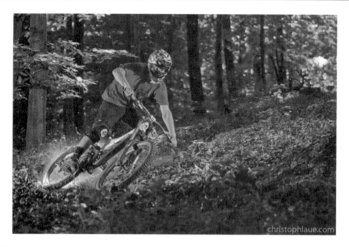

图 12.2　一种结构紧凑且低矮的自行车框架，具有较低的下托架高度，在下坡时给了车手最好的牵引力并且在高速行驶时骑手容易处理状况（照片由 Felix Weilbach 提供）

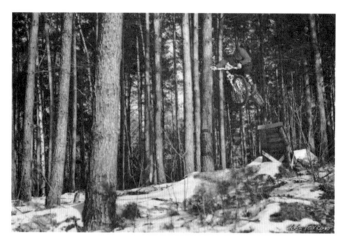

图 12.3　高速运动使运动员能够进行令人叹为观止的跳跃表演和技巧表演（照片由 Felix Jäger 提供）

　　到目前为止，已经介绍了许多具有不同技术特征的山地自行车运动的分支。基本上，它们根据运动需求而有所不同。然而，框架的重心或框架的重量仍然是关注的焦点。在下一节中，将介绍每个山地自行车运动及其运动装备。

# 12.2 山地自行车

### 12.2.1 种类

### 1）山地自行车（Cross-Country，XC）

　　越野（XC）是目前最受欢迎的山地骑行方式，已经成为奥运会的正式比赛项目。与一级方程式越野赛（XC）相比，XC 是在一定山地区域内进行的绕圈赛。比赛要么是完成一定数量的绕圈，要么在一定时间内计算骑行里程。赛道通常长 3 ～ 9 km，必须包括以下地形特征：
- 砖地面或沥青街道数量小于 15%
- 森林和乡村小路
- 草地小径
- 多重梯度和下坡

### 2）山地自行车速降（downhill mountain biking，DMB）

山地自行车速降（DMB）是以山地自行车以速度为导向冲下山坡的极限运动。这项运动在世界各地的夏季进行，特别是在山区。它包括高达 70 mk/h 的速度，弹跳动作，转弯和跳跃。在坚硬多岩石的地面，加上天然或木质障碍物，最困难的是以最高速度下坡时发生最少事故危险的最佳路线。

### 3）自由骑行山地车（freeride，FR）

自由骑行山地车 FreeRide（FR）含有包括来自 DMB 的风格的比赛，但没有围栏的赛车道和比赛计时。这是一个 "do anything" 的运动类别的山地自行车。它结合了 BMX 小轮车惊人的技巧和骑行赛道。与 XC 运动员相比，FR 运动员需要更多的骑车技能和身体控制。"大山自由骑行山地车" 是另一个比 FR 更多的极限挑战的运动类别。这项运动是在最大的落差（往往 40° 的斜坡）和最危险的越野地形上进行的。像美国犹他州的红牛狂暴事件，使这种风格的 FR 非常受欢迎。

### 4）全山地自行车（all-mountain/Enduro，AM）

全山地自行车（AM）类最像传统的山地自行车。所有运动员都必须在尽可能短的时间内克服各种地形上的爬坡和下坡。虽然传统意义上称为全山地骑行，但这种风格已被采纳到 Enduro 世界系列赛中。有三种类型的耐力赛。第一个是 "大山" Enduro，与 DMB 非常相似，但耗时更长。必须完成规定的爬坡部分和定时阶段，有时它需要一整天来完成这一过程。第二种 "重力" Enduro 风格具有相同的数量爬坡和下坡，但爬坡部分没有时间限制。然而，在这种耐力赛中有一个最长的耗时，就是运动员必须达到爬坡的顶端。第三种 "超级 D" Enduro 风格类似于 XC 比赛，在一个确定的轨道上，先上坡再下坡。

### 5）4-X 和双人竞速 DS

在这两项运动中，运动员在回转比赛中要么在四个交叉（4-X）的短回转跑道上进行，要么在两个交叉（4-X）的分离跑道上进行，以对抗其他运动员。

### 6）土坡腾越（dirt jumping，DJ）

顾名思义，这项运动背后的想法是骑自行车越过一个形似的土山或泥潭的障碍物，在空中 "起飞" 并进行旋转和做动作技巧，同时瞄准一个干净的地方 "着陆"。

#### 12.2.2　骑行装备

为了练习 EMB 的每一个子类型，需要基本的骑行装备和单独的骑行装备，并且必须根据运动员的体重、技能水平以及不同的赛道和天气条件进行调整。

### 1）自行车技术

山地车的典型特征是使用轮辋直径为 559 mm 的宽轮胎。脱轨齿轮也是典型的，经常使用的齿轮为 21～30 个。常见的牙盘是 44-32-22T 的，3 个齿轮后面有 8 飞、9 飞或 10 飞的飞轮。在速降自行车和越野自行车中，仅使用一个带链条导轨的链环。

山地自行车有一个相对较小的车架和倾斜的上管。通常用铝框架制作大直径的上管。铝是制造车框的首选材料，但越来越多的碳纤维增强塑料也用于制造车架。碳纤维增强塑料的质量更轻，但是容易变形。石头撞击或刮伤会损坏碳纤维增强塑料，并在跌倒后削弱车架结构。钛制车架也是另一种选择。它们骑起来特别舒适，并且防腐蚀，但也非常昂贵。几乎只在高价格的行业中找到由钢或钛制成的山地自行车的车架。

悬臂制动器（V刹和碟刹）经常安装在山地自行车车架上的制动系统。今天的自行车经常配备盘式制动器。减震叉现在也是标准设备。除了减震前叉外，山地自行车的后悬架的使用也越来越多。在传统的全悬挂自行车（"全悬挂"）中，后部刚性的自行车被称为硬尾山地车。

### 2）悬挂系统

在这项运动的开始，悬挂系统是以弹性元件为基础的。后来，悬挂系统被钢制悬挂和空气悬挂所取代。在速降自行车中，通常首选钢制悬挂系统，因为在速降中，车架材料置于在高能量的载荷下，需要极高的可靠性。由于自行车重量的重要性，空气悬挂主要用于越野自行车。

### 3）前悬挂系统

所谓的叉子就是前轮的悬挂系统，基本上是由两侧的两个管子组成，其中一个组件包含悬架，另一个组件是防倾杆。润滑油通常在悬挂叉中作为阻尼介质，弹簧可分为空气弹簧或钢板弹簧。带有空气弹簧的叉子的优点是它们通常比较温和，弹簧的软硬可以通过阀门进行自动调节。钢板弹簧具有线性的弹性系数，由于摩擦力较小，因此更容易。有许多悬架叉系统可以手动调节。

### 4）钢丝轮胎

这种轮胎是自行车运动中使用最为普遍的轮胎。在轮胎侧面的底部，有一个实心芯，与周围的材料形成一条帘线。钢丝轮胎有不同的类型，例如，无内胎轮胎广泛用于山地自行车速降。其优点是能够在低压下驱动，而不会损坏轮辋。

### 5）内胎轮胎

在内胎中，外胎被缝合在一起，形成一个封闭的外胎，内胎就位于其中。这种设计的优点是重量轻，通常骑行阻力很低。破损的轮胎可以通过更换内胎来修复，但成本很高，因此只能用于专业运动。

### 6）实心橡胶轮胎

实心橡胶轮胎与钢丝轮胎安装在同一轮辋上。其优点是抗刺穿性强，缺点是骑行阻力大，重量极重。

### 7）气压

轮胎的最佳气压取决于不同的情况，但也取决于个人的喜好：在山地自行车中，速降或越野自行车的牵引系统和悬挂系统可以优先决定气压的大小。无内胎轮胎的全地形压力在1.8～2.5巴和2～4巴之间，有内胎轮胎的压力在7～13巴之间。每个运动员根据地形和自身体重调节轮胎压力。每个运动员单独设置轮胎气压的优点是：在崎岖地形中，压力较低，牵引力较高，但缺点是在山路中的稳定性较差；在沥青路面上，压力较高，骑行阻力较小。结合不同的自行车系统，每个骑手都可以根据路况条件和运动员的体重（包括弹簧节距、压缩力和回弹系数）单独设置悬挂系统。

### 12.2.3　山地自行车分类的专用装备

#### 1）全山地自行车装备

全悬挂全山地自行车的优点是从简单的平原景观旅游到高山穿越线路更广的适用范围。全山地自行车装备的关注点更多是在可靠性、舒适性和弹簧系数内的限度方面，而不是装备重量。与越野自行车相比，全山地自行车车座位置的伸展性较小，但与 Enduro 自行车相比，全山地自行车车座仍然不那么直立。

对于全山地自行车而言，悬挂系统的可变性和调整性是必不可少的。弹簧的弹性范围是 120～160 mm。在某些悬挂系统中，为了让骑手更好地上坡，弹簧可以完全压缩。另一方面，一些全山地自行车提供后减震系统的调整。重量从大约 10 kg 开始，根据型号的不同增加到 14 kg。与越野轮胎相比，全山地自行车使用的轮胎更宽、更不规则。全山地自行车在比赛过程中需要满足骑手不同的要求。

#### 2）山地自行车速降装备

速降自行车车架的重量大多在 15～20 kg 之间，与所有山地自行车或越野自行车相比要重得多。根据运动员的身高，使用不同的自行车尺寸，从超小到超大不等。与其他自行车的主要区别在于重心和前后悬架。速降自行车车架结构能够对颠簸的路段的骑行进行减震，形成独立的驱动力和制动力。车轮有加强轮缘和辐条，四个制动器和较低的底部支架高度（地面到底部支架高度为 355 mm）。速降自行车具有低车架、高悬架和宽车轮的特殊结构，这样易于操作并且提供了高牵引力（见图 12.4）。

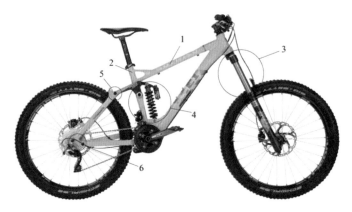

图 12.4　1 上管（长度 560～620 mm）；2 座管（430～480 mm）；3 前悬挂系统；4 后悬挂系统；5 由两个作用在一个轴上的轮关节组成的上部连杆；6 每侧旋转的悬挂中心，另外减轻该区域的颠簸感

#### 3）普通越野 XC 装备

与 DMB 自行车相比，普通越野 XC 自行车更适合用于未铺路面的骑行道路，而不适用于崎岖地形。同时适用于硬尾车和全悬挂自行车。由于成本、耐用性和重量，许多骑手更喜欢硬尾自行车。使自行车重量低于 8 kg 是可以实现的，但造价昂贵。硬尾自行车的弹簧范围在 80～100 mm 之间，所用的制动器是最先进的盘式制动器。

#### 4）Enduro 装备

Endurao 自行车有全悬挂系统，与普通越野 XC 自行车和山地自行车相比，Endurao 自行车的弹簧范围在 150～180 mm 之间。由于其不同的框架几何结构，它们的重量介于 12～16 kg 之间，并配备了可调整的起落架、更宽和花纹更不规则的轮胎。车把通常是弯曲的，车座是直立的。与自由骑 FR 自行车不同的是，Enduros 更适合越野骑行。大范围的弹簧在速降部分或在下降和跳跃部分提供足够的缓冲，使用更低的前叉可以使 Endurao 骑手上山的舒适度更高。

**5）自由骑 FR 装备**

FR 自行车的装备与 DMB 自行车的装备非常相似——设计用于崎岖、陡峭的地形，完全悬挂系统的长弹簧在 150～200 mm 的范围内。与 DMB 自行车的装备不用，它们不仅设计用于骑行。由于采用了现代的悬挂系统，这种重 20 kg 的自行车也有可能很容易地上坡。它们在蹬踏和上坡过程中预先上下（来回）摇动以进行骑行。

**6）土坡腾越 DJ（Dirt Jumping）装备**

土坡车是坚固的山地车，有小巧灵活的车架，但也安装了 65～100 mm 的悬挂弹簧。车轮尺寸不仅没有 26 英寸的限制；也经常发现 24 英寸的车轮。为了便于跳跃，重量保持在焦点位置，并且大部分保持在较低的位置水平。此外，低重量有利于骑手或自行车的旋转。

**7）4-X 和双人竞速 DS 装备**

4-X 自行车和土坡自行车非常相似。运动员使用的主要车型是硬尾车，车框架结构稍长，以保持高速平稳的骑行状态。

# 12.3 与山地车运动相关的伤害和死亡率以及特定类型的伤害

近年来，极限山地自行车运动已成为一种流行的极限运动，在竞争和非竞争水平上吸引了越来越多的参与者。这项运动包括高速骑行，跳跃、转弯和各种技术动作。磕碰到坚硬的地面、岩石和摔倒时与地面摩擦，会导致严重伤害的高风险。为了满足这些要求，运动员们使用自行车，自行车提供了尽可能最好的牵引力和悬挂力，使运动员能够完成最好的骑行。直到最近，人们对越野自行车伤害的真实风险、发生率和原因还知之甚少。

在越野自行车比赛和娱乐骑行者中，Pfeiffer 是第一个报道严重受伤的人。1995 年，他发表了一篇综述，指出越野自行车手会受到更严重的伤害。然而，所报道的受伤风险仍然很低，与业余自行车手的人均受伤率为 0.30% 相比，在比赛场馆中的专业骑手人均受伤率从 0.2%～0.39% 不等。一年后，Kronisch 等发表了一份关于越野自行车比赛和速降自行车比赛伤害率和模式的比较报告。越野自行车（0.49%）和速降山地自行车（0.51%）的伤害率无明显差异。然而，在比赛中，每 100 小时就有 4.34 次自行车速降运动损伤，而越野自行车的运动损伤为 0.37 次 ($p=0.01$)，这表明速降自行车运动员的受伤风险更高。越野自行车和速降山地自行车运动中最常见的受伤类型是擦伤（64%vs.40%），其次是骨折（7%vs.15%）和扭伤（5%vs.10%）。下肢是两个运动类型中最常见的受伤部位（40%vs.30%），其次是上肢（38%vs.25%）。从车把上摔下来的自行车运动员与从侧面摔下来的运动员相比（3.0 *vs.* 1.3；*p*=0.01）表现出更高的平均伤害严重程度评分，导致急诊室的就诊率更高（6/10*vs.*1/10；*p*=0.01）。女性自行车手比男性自行车手更容易受伤（5/6*vs.*5/14；*p*=0.05）。然而，大多数伤害都是轻微的，计算出的受伤风险相当低。有趣的是，另一份研究越野比赛中急性创伤性损伤的报告也报道了类似的结果。据报道，16名运动员因受伤严重而无法完成骑行比赛，总受伤率为0.40%。所有16名运动员中受伤的地方从撕裂伤到骨折共有44处。然而，磨损是最常见的损伤类型，其次是撕裂伤、挫伤、骨折和脑震荡。平均伤害严重度评分为3.0分，其中81.2%由速降自行车造成。由于这类调查，有人首先提出，急性创伤性损伤的危险因素因所涉及的竞争类型而不同。

Jeys等于2001年发表了极限山地自行车运动的文献中，有关的伤害类型和发生率的第一份前瞻性报告。他们报告说,84名患者中，在1年多的时间里，共有133人受伤，每名患者受伤1～6次。损伤类型包括轻微软组织撕裂伤和危及生命的损伤。最常见的损伤是锁骨骨折（13%），其次是其他肩带损伤（12%）和桡骨远端骨折（11%）。此外，他们报告了6名股骨和胫骨开放性或闭合性骨折患者。甚至有一名患者的C2/3骨折脱臼，神经功能缺损，需要手术治疗。在这6名患者中，第二个受伤最严重的患者是一个需要切除肾来控制出血的患者。然而，大多数患者的伤势都是比较轻微的。

Apsingi等回顾性地报告了类似的严重损伤包括急性颈椎损伤在内的三个病例。在这三个病例中，检查患者的神经系统显示颈部椎体半脱位或脊髓压迫导致不完全或完全四肢瘫痪。

在2005年，Arnold等提交了一份基于问卷调查的研究，其中分析了普通越野XC、DMB和山地自行车等不同类型自行车运动的受伤原因和受伤方式。在专业的自行车骑手中，最严重的受伤部位是锁骨和肩峰锁骨关节（25%），接着是膝关节损伤（21%）、肘部损伤和前臂损伤和手部损伤（18%）。在经验较少的自行车骑手中，肩胛带也是最频繁的身体受伤部位（15%）。头部和颈部（11%），手腕和手（11%）是第二大受伤区域，其次是膝关节（7%）。总的来说，每骑行1000个小时，他们报告就有6.8个男性骑手和12.0个女性骑手受伤；他们中的大多数伤势都是比较轻微的。

在2007年，Himmelreich等发表了一项有趣的回顾性研究，对竞技性XC、娱乐性XC和DMB运动员的受伤率和发病率进行了调查。80%的世界杯运动员报告至少有一次严重受伤，而只有50%的业余自行车骑手受过伤。他们发现，DMB运动员（每骑行1000小时就会有1.08个人受伤）的受伤率是XC运动员（每骑行1000小时就会有0.39个人受伤）的两倍多。有趣的是，对于竞技性自行车骑手和业余自行车骑手，下肢损伤（47 *vs.*35%）和上肢损伤（40 *vs.*41%）的受伤率大致相当。擦伤和撕裂伤是业余自行车骑手最常见的损伤，而竞技性自行车骑手的骨折率明显较高（*p* < 0.01）。在世界杯系列赛中，有40人头部受伤。然而，参加世界杯并没有增加自行车骑手的受伤率。对于DMB自行车骑手来说，只有较高的损伤风险才可能增加DMB自行车骑手的受伤率。

Gaulrapp等进行了一项回顾性问卷调查研究，评估3873名EMB运动员受伤的危险因素、受伤类型和受伤部位。总共有3473名自行车骑手报名参赛，其中36%人参加了比赛，报告了8133处受伤的部位。参赛的骑手中大多数伤势都是比较轻微的，导致每年总伤害风险率为0.6%，并且每骑行1000小时就会有一次受伤的风险。个人因素（如速度过快，骑行路线错误或判断失误）是除了光滑路面之外，最常见的危险因素。虽然擦伤和挫伤是造成 75% 以上受伤的最常见的伤害类型，但据报道仍有 10% 的严重受伤需要延长参赛骑手的住院时间。

在作者的研究机构最近进行的一项研究中，对来自德国、卢森堡、瑞士和奥地利的 249 名速降运动员在夏季（从 4 月到 9 月）进行了前瞻性调查，以确定受伤率、受伤原因和受伤方式。29.401 个下坡时共有 494 人受伤，其中轻度受伤占 65%，中度受伤占 22%，重度受伤占 13%。计算的伤害率为速降运动员每骑行 1000 小时会有 16.8 次受伤的风险。这明显高于上述越野山地自行车运动的受伤率。然而，没有报告灾难性损伤。在所有运动员中，80% 的速降运动员在赛季过程中报告多处受伤，其中速降运动员身体多个部位受到影响占 47%。

速降山地自行车最常见的受伤部位是小腿（占 27%）。其次是前臂受伤占 25%，膝关节以下受伤占 21%（见表 12.1）。

**表 12.1  受伤时受影响的身体部分（ _n_=494 ）**

| 解剖区域 | _n_ |
| --- | --- |
| 小腿 | 134 |
| 前臂 | 121 |
| 膝盖 | 103 |
| 肘部 | 97 |
| 手部 | 93 |
| 肩部 | 86 |
| 大腿 | 85 |
| 腕关节 | 64 |
| 臀部 | 63 |
| 踝关节 | 43 |
| 头 / 面 | 38 |
| 肋骨 | 36 |
| 上臂 | 33 |
| 骨盆 | 28 |
| 颈部 / 颈椎 | 21 |
| 脚部 | 19 |
| 上背部 | 17 |
| 下背部 | 17 |
| 锁骨 | 17 |
| 腹部 | 13 |
| 其他 | 21 |

常见的伤害类型是擦伤（64%）、挫伤（57%）和扭曲（15%；见表 12.2）。

表 12.2　意外受伤（*n*=494）

| 受伤类型 | *n* |
| --- | --- |
| 擦伤 | 316 |
| 挫伤 | 279 |
| 形变 | 72 |
| 撕裂伤 | 62 |
| 肌肉拉伤 | 45 |
| 骨折 | 32 |
| 震荡 | 23 |
| 韧带拉伤 | 23 |
| 关节脱位 | 15 |
| 关节炎症 | 7 |
| 韧带断裂 | 4 |
| 肌纤维撕裂 | 2 |
| 其他 | 23 |

进一步分析，最常见的下肢损伤是擦伤（占81%）和挫伤（占55%）。前臂损伤以擦伤（占93%）和挫伤（占60%）为主。本研究共报告32处骨折，其中6处为锁骨骨折。五名骑车者报告患有肋骨骨折，其中两名为多发性肋骨骨折，其他三人是三指骨折，这是第三种常见的骨折类型。运动员受到的最严重伤害是脑震荡，伴有颅内出血合并多处肋骨骨折（肋骨 III–XI）和两指骨折。

由于这项运动的特点，骑行运动大部分是全天进行的。大多数损伤发生在中午（58%），而其余的则平均分布在一天的开始（21%）和结束（20%）之间。大多数事故发生在弯道（43%），其次是跳跃期间（32%）以及斜坡上（32%）。在63%的受伤事件中，运动员失去了对地面的控制，接着是遇到石头（45%）和地上的树根（33%）。骑车跳跃后，导致事故发生的最常见着陆区地形是土壤（66%）、石头（44%）或树根（24%）。31%的伤害事件与更为不规则且过多的树根和相当差的路况有关。然而，30%的受伤报告是在相当好的路况条件下发生的。相反，在受伤时，51%的运动员报告说天气状况良好。报告的伤害情况有多种原因，其中最常见的是骑乘失误（72%）、不良的骑行条件（31%）和不可预见的骑行障碍（16%；见表 12.3）。

表 12.3　事故发生原因（*n*=494）

| 发生原因 | *n* |
| --- | --- |
| 骑乘失误 | 355 |
| 路况条件 | 155 |
| 路况障碍 | 81 |
| 疲劳过度 | 50 |

（续表）

| 发生原因 | *n* |
|---|---|
| 天气条件 | 40 |
| 材料选择错误 | 38 |
| 视力不良 | 18 |
| 技术故障 | 16 |
| 与其他骑手发生碰撞 | 8 |

我们确定专家的伤害率为17.9（每骑行1000小时）明显高于职业车手（每骑行1000小时受伤13.0次；OR1.34；95%可信区间，1.02～1.75；p=0.03），假设DMB运动员通过更高的速度练习跳跃来获得更多经验，其受伤风险往往会降低。此外，据报告，在比赛期间（每骑行1000小时就有20.0次损伤）的受伤率明显高于练习期间（每骑行1000小时就有13.0次损伤；OR1.53；95%可信区间，1.16～2.01）。然而，在轻度受伤（OR1.26；95%可信区间，0.90～1.75；p=0.17）和重度受伤（OR1.40；95%可信区间，1.16～2.01；p=0.01）的发生率方面，还没有发现显著差异。在本研究过程中，仅记录了少量头部和颈部损伤。

## 12.4 每项运动的常规治疗和相关康复

极限山地自行车运动中的大多数伤害是轻微或中度的，但发生严重的损伤（包括内脏器官损伤和出血）也是可能的（见图12.5）。

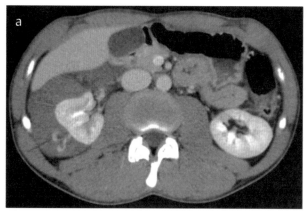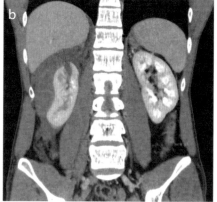

**图12.5** （a，b）一名25岁的山地骑自行车者在下坡期间跌倒后出现肾损害和肾周血肿的病例（由费莱蒂博士提供，自己的病例系列）

造影增强计算机断层扫描（contrast-enhanced computed tomography，CT）显示右肾上极（箭头点）撕裂，与轴位扫描中最大厚度为24 mm的肾周血肿相关，血肿内有造影物质渗出的迹象（箭头）。

由于患者血流动力学稳定，实验室指标无明显变化，无血尿，故采用保守治疗方法，包括卧床休息、冰袋，并严格监测患者的临床状态和实验室指标，6～8小时后进行 CT 初步评估。

CT 随访时，血肿大小无明显增加，活动性出血征象消失。患者的临床状态和实验室指标稳定。

患者成功地接受了保守治疗，包括监测临床状态和实验室指标，以及定期超声波随访（由 Francesco Feletti 提供）。

关于越野自行车和山地自行车速降伤害的文献中，报道的两个最大的前瞻性观察研究中，只有 8%～13% 是严重的，没有任何灾难性伤害的记录。即使是回顾性调查也有类似的结果。然而，由于召回偏差，此类调查不具有可比性。作者发表的关于山地自行车速降运动的前瞻性调查是唯一的一项研究，它告诉我们轻中度伤害之间的准确关系。在这项调查中，轻中度伤害的比例是 3：1。

一般来说，损伤治疗遵循创伤护理和运动医学的一般准则。显然，极限山地自行车运动员更容易受到轻微伤害，如皮肤损伤。擦伤和撕裂伤经常受到污染，因此，快速地进行适当的伤口护理，清洁和消毒，已经是一个重要方面的急救措施。使用夹板或关节矫正器的保守治疗是关节扭伤、肌肉扭伤和轻微韧带损伤的首选治疗方法。

骨折是中度损伤的主要部分。手术或非手术治疗的决定取决于几个因素，必须由创伤外科医生单独决定。

骑手摔倒后出现脑震荡、失去知觉和运动功能等症状应予以认真对待，以便将患者转移到创伤中心。

康复时间取决于患者受伤的情况，必须由治疗医师单独评估。长时间运动损伤后禁止极限运动的一个重要方面是身体状况和健康状况。为了获得完全康复，不仅应采取针对损伤的康复措施，还应推荐一般的健身和体能训练计划。

# 12.5 建议的预防措施

极限山地自行车运动被认为是一项极限运动，因此具有潜在的危险性。初学者没有适当的指导不应该尝试一些极限山地自行车运动，特别是山地自行车速降。在进行山区练习之前，建议将基本山地自行车的骑乘技能作为最低的能力水平。这包括在上坡崎岖地形、下坡时在地下打滑、在街道或越野道路上转弯、克服人工车道障碍物、高速下坡路段以及在跳跃后在着陆区内无人驾驶的情况下安全处理自行车的所有方面。

所有极限山地自行车运动员都必须遵守一般的安全指南，如在越野车道上保持清晰，或在山地自行车速降车道上设置围栏。应始终考虑天气条件。尤其是在速降路段（如 DMB、XC 或 Endurao）不同运动类型的运动员，应该使用合适的轮胎，在潮湿条件下增加自行车的牵引力。如果在未知地形下越野，应该有一名经验丰富的骑车人陪同。

一个经常被低估的风险因素是自己对骑行技能的评估。根据不同的自行车场地或越野道，运动员应始终掌握有关赛道难度的信息。

进行 EMB 时应考虑某些预防措施。初学者应该由专业教练或更高级的骑手介绍这项运动，以便了解正确的技术、在不同天气和越野条件下使用适当的装备以及需要注意的潜在危险。许多极限山地自行车手喜欢在高速路段上进行他们的运动。由于骑行速度较快，在高速路段会增加受伤的风险。即使是在已知的自行车场地，也必须密切注意，道路上没有额外的障碍物，如倒下的树木或徒步旅行者。安全设备的使用至关重要。没有头盔的运动员更容易遭受致命的头部伤害，导致残疾或死亡。通常使用颈托，结合全罩式头盔，当进行速降下坡时，它应该是每一个安全装备的一部分。包括手套、安全眼镜、保护套、护腿板、背部和手腕保护装置的身体保护，应相应地使用到山地自行车运动的每个分支运动中。尝试跳高或在崎岖不平的地形上高速行驶时，脊柱和背部都有很大的受伤风险。当然，在发生事故时还有许多其他类型的保护装置，可以对身体进行保护，应该加以考虑。应考虑与骑行装备有关的其他因素。每种骑行装备都有其局限性，制造商的说明书和安全指南中描述了这些局限性，而且必须遵守这些局限性。为了保证骑乘前的安全，必须对自行车进行定期检查和维护。开发更先进的自行车固然困难，但如果在功能正常的情况下，将显著提高骑手的安全性。

最后，EMB 的每一个子类型都必须被视为一项极限运动。这意味着，所有从事这些运动的运动员都需要良好的身体状况，包括肌肉力量、耐力和心理健康，以便进行比赛和练习。对于未经训练的运动员，应在赛季前完成特殊的身体准备。为了降低受伤的风险和抵抗身体需求，训练应注重耐力、力量、平衡和协调。

总之，可以说，极限山地自行车正在成为山区最受欢迎的极限运动之一。当然，作为每一项极限运动，它都会存在一定的受伤风险。但是，只要有正确的说明、装备和安全预防措施，这些风险就可以降低。

**参考文献**

［1］ Pfeiffer R P, Kronisch R L . Off-road cycling injuries. An overview[J]. Sports Med, 1995, 19(5):311–325.

［2］ Kronisch R L, Pfeiffer R P, Chow T K . Acute injuries in cross-country and downhill off-road bicycle racing[J]. Med Sci Sports Exerc, 1996, 28(11):1351–1355.

［3］ Kronisch R L, Chow T K, Simon L M, et al. Acute Injuries in Off-Road Bicycle Racing[J]. Am J Sports Med, 1996, 24(1):88–93.

［4］ Jeys L M, Cribb G, Toms A D, et al. Mountain biking injuries in rural England[J]. Br J Sports Med, 2001, 35(3):197–199.

［5］ Apsingi S, Dussa C U, Soni B M . Acute cervical spine injuries in mountain biking: a report of 3 cases[J]. Am J Sports Med, 2006, 34(3):487–489.

［6］ Arnold M P . ［Mountain biking. Cool way to enjoy nature with side effects］[J]. Orthopade, 2005, 34(5):405–410.

［7］ Himmelreich H, Pralle H, Vogt L, et al. Mountainbike injuries in world-cup and recreational athletes[J]. Sportverletz Sportschaden, 2008, 21(4):180–184.

［8］Gaulrapp H, Weber A, Rosemeyer B . Injuries in mountain biking[J]. Knee Surg Sports Traumatol Arthrosc, 2001, 9(1):48-53.

［9］Becker J, Runer A, Neunhauserer D, et al. A prospective study of downhill mountain biking injuries[J]. Br J Sports Med, 2013, 47(7):458-462.

# 13 超级马拉松跑步：医疗问题

Beat Knechtle

## 13.1 超级马拉松

### 13.1.1 什么是超级马拉松？

超级马拉松是指一种超过标准马拉松 42.195 km 的长跑运动竞赛。因此，最短的超级马拉松是 50 km 的超级马拉松。超级马拉松可以分为两种，一种以千米或英里为单位进行距离限制赛，而另一种是以小时或天为单位进行时间限制赛。

### 13.1.2 谁是超级马拉松运动员？

近年来，霍夫曼系统地研究了超级马拉松运动员的社会人口学特征 674 名选手中有 489 名参加了两项最大的 161 km 比赛。在北美，受访者的平均年龄为 44.5 岁，一般为男性（80.2%），已婚（70.1%），学历为学士（43.6%）或研究生（37.2%）。在"超级马拉松跑步者纵向追踪"（Ultrarunners Longitudinal Tracking，ULTRA）研究中，霍夫曼和克里斯南共采访了 1345 名现在的和以前的超级马拉松运动员。第一次超级马拉松的中位年龄是 36 岁，在第一次超级马拉松比赛前，定期跑步的平均年限是 7 年。在过去的几十年里，第一次参加超级马拉松的年龄没有改变，但有证据表明，第一次参加超级马拉松之前的正常跑步年限与日历年之间存在着相反的关系。活跃的超级马拉松运动员上一年的平均跑步距离为 3347 km，这与年龄的关系很小，但主要与他们一年中最长的超级马拉松比赛有关。

### 13.1.3 超级马拉松中的女性跑者

参加超马拉松比赛的女性比例在刚开始有超级马拉松比赛时非常低。在美国举行的 161 km 的超级马拉松比赛中，女性的参与率从 20 世纪 70 年代末的几乎为零上升

B.Knechtle

Facharzt FMH f ü r Allgemeinmedizin

圣加仑州 Gesundheitszentrum

瑞士圣加仑 9001，Vadianstrasse 26

瑞士苏黎世，苏黎世大学初级保健研究所

电子邮件：beat.knechtle@hispeed.ch

© 2017 年瑞士斯普林格国际出版社

F.Feletti（编者），极限运动医学，DOI 10.1007/978-3-319-28265-7_13

到 2004 年以来的近 20%。参加超级马拉松比赛的女性比例现在占 20% 左右。在世界上最难的两次超级马拉松中，女性在"Baddwater 超级马拉松"中平均占 21.5%，在"Spartathlon"中平均占 10.8%。在大多数超级马拉松中，女性运动员的数量逐年增加。例如，在瑞士的"瑞士高山马拉松"中，女性参与率从 1998 年的 10% 上升到 2011 年的 16%。在"Baddwater 超级马拉松"和"Spartathlon"中，女性参与"Baddwater 超级马拉松"的比例从 18.4% 增加到 19.1%，而在"Spartathlon"中，女性参与"Baddwater 超级马拉松"的比例从 11.9% 增加到 12.5%。女性参与率较低可能有不同的原因。一个潜在的解释可能是参与动机。超级马拉松女性运动员是以任务为导向、有内在动机的、健康的和有经济意识的个体。然而，超级马拉松男性运动员更倾向于竞争以击败对手或赢得比赛。

### 13.1.4 超级马拉松在哪里举行？

世界各地都有超级马拉松比赛。有一些最著名的比赛，如"Baddwater 超级马拉松"（在美国举行）、"Spartathlon"（在希腊举行）和"Marathon des Sables"（在摩洛哥举行），以命名最著名的。其中一些超级马拉松是在极端的条件下举行的，例如酷热。在高温下举行比赛的一个问题是运动员身体机能会受到影响。最近的一项研究表明，运动员将受益于热适应。在一天中至少两次暴露在 2 小时的运动热应激下，有助于预防运动性热疾病，并可以提高在高温下进行的多级超级马拉松比赛中的超耐力跑者的表现。

### 13.1.5 超级马拉松运动员来自哪里？

众所周知，几十年来，肯尼亚和埃塞俄比亚等东非运动员占了世界各地的马拉松比赛运动员中的大多数。然而，在超级马拉松比赛中，来自其他地区的运动员在参与和表现上都占主导地位。例如，在 100 km 的超级马拉松比赛中，大部分选手来自欧洲，特别是法国。1998—2011 年，来自日本、德国、意大利、波兰和美利坚合众国的决赛选手数量呈指数增长。对于超级马拉松女性运动员来说，来自加拿大的跑步者速度变慢，而来自意大利的跑步者速度变快。对于超级马拉松男性运动员来说，来自比利时、加拿大和日本的跑步者速度变慢了。1998—2011 年，日本选手分别以 457 分钟和 393 分钟的成绩获得了十佳比赛成绩。在距离超过 100 km 的超级马拉松比赛中，来自其他国家的运动员似乎占比赛参与者的大多数和主导者比赛表现。参加世界上最著名比赛的超级马拉松比赛"Baddwater 超级马拉松"（美国）和"Spartathlon"（希腊）的运动员来自不同的地区。在"Badwater 超级马拉松"中，大部分比赛都是由来自美国的运动员完成的，其次是来自德国和英国的运动员。然而，在"Spartathlon"项目中，成绩最好的是来自日本的超级马拉松运动员，其次是来自德国和法国的超级马拉松运动员。然而，在比赛表现方面，其他国家的超级马拉松运动员占主导地位。在"Baddwater 超级马拉松"中，来自美国的马拉松女性运动员跑得最快，其次是来自加拿大的马拉松女性运动员。对于超级马拉松男性运动员来说，最好的成绩是来自美国的选手，其次是来自墨西哥和加拿大的运动员。在"Spartathlon"项目中，马拉松女性运动员完成比赛的速度最快的是来自日本的运动员，其次是来自德国和美国的运动员。超级马拉松男性运动员完成比赛的速度最快是来自希腊的运动员，其次是来自日本和德国的运动员。在摩洛哥沙漠举行的马拉松赛中，当地的马拉松运动员似乎占了大多数。在男子比赛中，摩洛哥人赢得了 10 场比赛中的 9 场，而约旦运动员赢得了 1 场比赛。然而，在女子比赛中，欧洲选手赢得了 8 场比赛（分别是法国 5 场、卢森堡 2 场和西班牙 1 场），摩洛哥选手赢得了 2 场比赛。

## 13.2 超级马拉松和马拉松有什么不同

在人体测量和训练特征方面，有几项研究将休闲马拉松运动员与休闲超级马拉松运动员进行了比较。最有可能的是，超级马拉松运动员在完成第一次超级马拉松之前先开始参加马拉松比赛。在超级马拉松比赛中，先前完成的马拉松数量明显高于马拉松运动员中完成马拉松比赛的数量。然而，休闲马拉松运动员的个人最佳马拉松时间比超级马拉松运动员更快。成功的超级马拉松运动员有 8 年的超级跑步经验。超级马拉松运动员在训练中完成的跑步公里数比马拉松运动员多，但在训练过程中他们比马拉松运动员跑得慢。

马拉松运动员在人体测量方面与超级马拉松运动员有差异。当马拉松运动员与 100 km 的超级马拉松运动员相比时，马拉松运动员的小腿周长明显较短，胸口、腋窝和髂上部位的皮褶明显较厚。将马拉松运动员与 24 小时超级马拉松运动员进行比较，超级马拉松运动员年龄较大，上臂和大腿的周长较短，胸、腋和髂上部位的皮褶厚度明显较低。

马拉松运动员在训练方面也与超级马拉松运动员有所不同。马拉松运动员在训练过程中更依赖于高速跑，而超级马拉松运动员在训练过程中则依赖于高强度。当马拉松运动员与 100 km 的超级马拉松运动员进行比较时，马拉松运动员在一周内完成的小时数和公里数都更少，但在训练过程中跑得比超级马拉松运动员更快。当将马拉松运动员与 24 小时超级马拉松运动员进行比较时，超级马拉松运动员每周的跑步时间更长，在训练过程中完成的里程也更长，但跑得比马拉松运动员慢。最近一项有趣的发现是，超级马拉松运动员比对照组有更强的疼痛耐受性。这一事实可能使超级马拉松运动员在不同情况下的耐力比其他人更长。

## 13.3 超级马拉松跑步的成功预测指标

近年来，有几项研究试图找到最重要的预测指标，以取得超级马拉松跑步的成功结果。在这些变量中，最重要的是年龄、人体测量指标，如体脂、体重指数和肢体周长、训练特征，如跑步速度和训练量以及以往的经验。

具有超级马拉松性能的人体测量特征方面，腿部皮褶厚度对短跑运动员仅在双变量分析中具有高度预测性，而在多变量分析中不具有预测性。在超级马拉松运动员中，体重指数和体脂似乎是更重要的人体测量指标。在 161 km 的超级马拉松比赛中，体重指数越低，比赛用时越短。体脂也是一个重要的人体测量预测指标。在 161 km 的超级马拉松比赛中，跑得快的人比跑得慢的人的体脂含量低，而完成比赛的人的体脂含量比未完成比赛的人体脂含量低。

在多变量分析中研究骨骼肌质量、体脂和训练特征等不同指标时，体脂和训练特征与超级马拉松运动员的跑步时间有关。对于 100 km 的超级马拉松运动员来说，训练期间的每周跑公里数和平均速度与比赛时间呈负相关，而腿部皮褶厚度与比赛时间呈正相关。除了人体测量学和训练指标外，年龄似乎也是一个预测超级马拉松成绩的重要变量。在 100 km 的超级马拉松比赛中，年龄、体重和体脂百分比与比赛时间呈正相关，每周跑步公里数与比赛时间呈负相关。

然而，以往的经验似乎是超级马拉松成绩最重要的预测指标。例如，个人最佳马拉松时间是山地超级马拉松运动员的预测变量。在 24 小时超级马拉松比赛中，人体测量和训练量似乎对比赛成绩没有重大影响。然而，一个人最佳马拉松时间似乎只与比赛成绩有积极的联系。为了在 24 小时的超级马拉松中达到最大公里数，超级马拉松运动员应在比赛前预估个人最佳马拉松时间约为 3 小时 20 分钟，并在比赛前完成约为 60 km 的长距离训练，而人体测量指标，如低体脂或低皮褶厚度，与比赛成绩没有关系。

### 13.3.1 运动员表现及性别差异

一般来说，女性在超级马拉松比赛中的速度比男性慢。Coast 等比较了世界上 100 m 到 200 km 之间的最佳跑步成绩。男女之间的跑步速度不同，平均速度差异较大，男性的速度快 12.4%。距离越长，速度差异越大。在 1977—2012 年举行的 24 小时超级马拉松比赛中，所有男女运动员的性别差异约为 5%，年度最快成绩者的性别差异约为 13%，前十名的性别差异约为 13%，前百名的性别差异约为 12%。

然而，近年来，女性运动员能够缩小性别差距。例如，在 24 小时的超级马拉松比赛中，每年性别差异最快可缩小到约 17%，年度前十名的性别差异可缩小到约 11%，年度前 100 名的性别差异可缩小到约 14%。多年来，女性和男性超级马拉松运动员提高了比赛成绩。在 100 km 的超级马拉松比赛中，在 1998—2011 年期间，女性运动员和男性运动员最快的比赛时间提高了 14%。

### 13.3.2 超级马拉松成绩的高峰时代

近年来，人们对超级马拉松比赛的峰值年龄和峰值年龄的潜在变化进行了深入的研究。一般来说，最好的超级马拉松成绩是在比最好的马拉松成绩更高的年龄段获得的。最快的马拉松运动员在女性 29.8 岁和男性 28.9 岁时取得了最佳比赛成绩。在 100 km 的超级马拉松比赛中，观察到男性在 30 ～ 49 岁之间，女性在 30 ～ 54 岁之间出现了最佳比赛时间。在 161 km 的超级马拉松比赛中，男子 30 ～ 39 岁年龄组和女子 40 ～ 49 岁年龄组的运动员跑得最快。

一般来说，女性运动员在与男性运动员年龄差不多的时候取得了马拉松最佳成绩。对于 100 km 的超级马拉松选手来说，在 1960—2012 年间，速度最快的男女选手的年龄保持在 35 岁左右。在 24 小时超级马拉松比赛中，取得最佳成绩的年龄是在 40 ～ 42 岁。

在某些情况下，最快完成马拉松的年龄会随着时间的推移而增长；在其他情况下，最快完成者的年龄保持不变甚至减少。例如，在每年 24 小时超级马拉松男性运动员中，最快跑步速度的年龄从 1977 年的 23 岁增加到 2012 年的 53 岁。似乎有一种趋势，即在非常长的超级马拉松比赛中，跑得最快的运动员年龄较大。在 100 km 的超级马拉松比赛中，年度十大最快跑步者的平均年龄女性为 39 岁，男性为 37 岁。在 24 小时的超级马拉松比赛中，年度前十名和年度前百名速度最快的男子运动员的年龄分别约为 41 岁和 44 岁。对于女性来说，年增长最快的、年增长最快的 10 岁和年增长最快的 100 岁年龄分别保持在 41 ~ 43 岁。作为世界上最难的两个超级马拉松比赛，"Badwater 超级马拉松"和"Spartathlon"，运动员在 40 ~ 42 岁时取得了最快的比赛成绩。

一般来说，近年来，大师级超级马拉松运动员的数量有所增加，成绩也有所提高。例如，在"瑞士高山马拉松"中，年龄在 30 岁以上的女性运动员和 40 岁以上的男性运动员人数增加，40 ~ 44 岁的女性运动员比赛表现有所改善。在"Marathon des Sables"比赛中，35 ~ 44 岁的男性运动员和超过 40 岁的优秀跑步者的人数都有所增加，提高了跑步速度。对于超级马拉松运动员年龄较高的一个潜在解释是，当调查 1345 名现在和以前的超级马拉松运动员时，霍夫曼和克里希南的研究发现，第一次参与超级马拉松运动员的平均年龄是 36 岁。

# 13.4 超级马拉松跑步的生理学

### 13.4.1 超级马拉松跑中的能量需求

如 161 km 的"西部各州耐力跑"等超级马拉松比赛的成功完成与能量、液体和钠的高消耗率有关。在超级马拉松比赛中，最重要的能量来源是碳水化合物。在 100 km 的超级马拉松比赛中，88.6% 的能量来自碳水化合物，6.7% 的能量来自脂肪，4.7% 的能量来自蛋白质。在一次 9 天跑完 1005 km 的超级马拉松比赛中，营养分析显示平均每日能量摄入为 25 000 kJ，其中 62% 的能量来自碳水化合物，27% 的能量来自脂肪，11% 的能量来自蛋白质。碳水化合物摄入量估计为 16.8 g/（kg/d），蛋白质摄入量估计为 2.9 g/（kg/d）。

一般来说，超级马拉松运动员在比赛中不能满足他们的能量需求，并且有部分能量摄入不足的结果。超耐力运动员能量摄入不足也与低抗氧化剂维生素摄入有关。巨大的能量不足是由能量摄入不足引起的，可能是因为食欲不振和胃肠道问题。超级马拉松运动员经常会出现消化问题，而在超级马拉松参赛后出现胃肠道出血并不少见。研究表明，较少的胃肠道症状与胃肠道出血相关。在一次山地超级马拉松比赛中，43% 的受试者在比赛中出现胃肠道不适。造成这些问题的一个潜在原因可能是运动已经改变了食道运动。然而，赛前经验也可以作为一种解释。患有胃肠道疾病的跑步者往往完成较少的训练英里数，并进行较短的训练跑。能量不足的结果是体重的减少，瘦体质量（骨骼肌质量）和脂肪质量都会减少。

### 13.4.2 超级马拉松期间的体液流失和电解质代谢

超级马拉松运动员需要消耗大量的液体，以防止在跑步过程中脱水。在超级马拉松比赛中，体重的减少最明显的阶段发生在比赛的第一个小时。然而，大量摄入液体可能会增加运动相关低钠血症的风险，即血浆钠浓度［$Na^+$］< 135mmol/L。在过去几年中，

耐力运动员报告了几例低钠血症，症状包括精神状态改变、癫痫发作和肺水肿。这种情况在参加极限运动的人中最常见，但马拉松运动员也有报道。过量的水摄入被认为是常见的发病原因。

然而，似乎没有必要在超级马拉松比赛中消耗过多的液体。一般来说，超级马拉松运动员似乎不会过度运动，在超级马拉松比赛中也不会出现过量的水摄入。在 100 km 的马拉松比赛中，跑得快的运动员比跑得慢的运动员喝的水更多，损失的体重也更多。此外，当跑步者摄入更少的液体时，他们会损失更多的体重。更快的跑步速度与更大的体重损失有关。因此，在超级马拉松比赛中摄入更少的液体的运动员可以从损失的体重中获益，从而更快地完成比赛。同样，在 160 km 的超级马拉松比赛中，更多的体重损失与运动成绩的下降无关，而是比赛表现优异的一个方面。

# 13.5 与超级马拉松比赛有关的医学干预

### 13.5.1 超级马拉松比赛中运动相关的低钠血症

运动相关的低钠血症是超级马拉松运动员中常见的电解质紊乱，在超级马拉松运动员中，高环境温度可能是非常重要的。运动员在高达 40℃ 的温度下进行的五阶段 225 km 的多阶段超级马拉松比赛中，运动相关低钠血症的患病率高达 42%。在 2008 年加利福尼亚州花岗岩湾的"里约德尔拉戈 100 km 耐力跑"中，运动相关低钠血症的患病率高达 51.2%。

运动相关的低钠血症在温带气候中相对少见。在中低温下的进行 7 阶段 350 km 多阶段山地超级马拉松比赛中，运动相关低钠血症的患病率为 8%。在 100 km 的超级马拉松比赛和在中低温下进行的 24 小时超级马拉松比赛中，没有记录到与运动相关的低钠血症病例。

举行超级马拉松比赛的国家似乎也尤为重要。在美国举行的超级马拉松比赛中，运动相关低钠血症的患病率高于在欧洲举行的超级马拉松比赛。在 2009 年版的"西部各州耐力跑"中，EAH 的患病率为 30%。在欧洲瑞士举行的超级马拉松比赛中，运动相关低钠血症的患病率在 0% ～ 8% 之间。在捷克共和国和欧洲举办的超级马拉松比赛中，运动相关低钠血症的患病率也很低。

由于最近的研究表明液体补给与四肢水肿之间存在着联系，因此在超级马拉松比赛中增加液体的补给量也可能对脚部产生不利影响。液体补给与肢体水肿的变化有关，其中，液体补给量的增加可能造成运动员肢体水肿增加。在 100 km 的超级马拉松比赛后，脚部水肿是由于液体补给量的增加。

### 13.5.2 超级马拉松比赛的病理生理学效应

除了运动相关的低钠血症外，超级马拉松比赛可能会受到其他干扰。超级马拉松比赛与大量显著的血液学指标的变化有关，其中一些血液学指标的变化与运动损伤有关。一次剧烈的跑步运动会对许多生物标志物产生干扰，生物标志物的变化幅度与跑步运动的剧烈程度成正比。超级马拉松跑步可以改变与肌肉、肝脏和心脏病理相关的生物标志物。然而，炎症反应的标志物，如 C 反应蛋白和 IL-6 也会升高。肌肉、肝脏和心脏病理学的生物标志物有心肌肌钙蛋白、血浆容量、肌红蛋白、白细胞、钠、氯化物、尿素、碱性磷酸酶、γ-谷氨酰转移酶、丙氨酸转氨酶、天冬氨酸转氨酶、乳酸脱氢酶、肌酸激酶、胆红素、总蛋白、白蛋白、葡萄糖、钙以及磷酸盐。尽管存在极大的身体压力，许多反应指标仍在正常范围内。这些变化是暂时的，完全恢复通常在几天内发生，没有任何明显的长期不良后果。例如，参加 48 小时的超级马拉松导致了低碳酸性碱中毒，轻度高钾血症和低钙血症，但没有低钠血症。血液生化表现为严重的肌肉损害，但没有肝损伤和急性炎症反应。大部分指标变化在运动恢复后的 48 小时回到正常范围。

长时间跑步也会引起溶血。有人认为溶血可能导致红细胞的大量丢失。然而，在 166 km 的山地超耐力马拉松比赛中，"运动性贫血"完全是由于血浆容量扩大，而不是伴随着红细胞总量的减少。

除了这些生物标记外，还记录了激素的变化。经过 110 km 的马拉松比赛后，皮质醇浓度增加，睾酮浓度降低。在悉尼至墨尔本 1000 km 的超级马拉松比赛中，休息时的血清结合儿茶酚胺如肾上腺素、去甲肾上腺素、多巴胺、游离肾上腺素和游离多巴胺均显著高于正常平均值。促肾上腺皮质激素（adrenocorticotropic hormone，ACTH）浓度明显高于正常范围。免疫反应性 β-内啡肽、生长激素、催乳素、睾酮、皮质醇和皮质醇结合球蛋白均在正常范围内。比赛结束后，游离儿茶酚胺和结合儿茶酚胺仍明显高于正常的平均值。促肾上腺皮质激素持续升高，免疫反应 β-内啡肽在正常范围内。生长激素、催乳素和皮质醇的浓度显著增加，皮质醇结合球蛋白无明显变化。作者得出的结论是，这些超级马拉松运动员表现出一种明显改变的基础激素状态，这是一种慢性物理应激模型。这可能代表荷尔蒙对长期压力的适应。

### 13.5.3 超级马拉松跑步和骨骼肌损伤

超级马拉松跑步会对骨骼肌产生重大影响。不熟悉的跑步运动包括剧烈的离心肌肉收缩，如下坡跑，会导致肌酸激酶（creatine kinase，CK）的增加和肌肉酸痛的延迟发作，在运动后 36～72 小时达到高峰。在超级马拉松运动员中，赛后肌酸激酶浓度有一定程度的增加。例如，在 200 km 超级马拉松比赛结束时，肌酸激酶增加了 35 倍，并且持续增加直到第 5 天。在另一个 200 km 的超级马拉松比赛中，肌酸激酶在赛后增加了 90 倍。在 "Badwater 超级马拉松" 比赛中，肌酸激酶可以增加到 27 951 U/L。在 161 公里的 "西部各州耐力跑" 中，328 名运动员中有 216 名（66%）的肌酸激酶浓度中位数和平均值分别为 20 850 U/L 和 32 956 U/L，范围为 1500～264300 U/L，13 名（6%）的运动员的肌酸激酶浓度值大于 100 000 U/L。

肌酸激酶浓度的增加似乎取决于运动员的体能水平。较高的训练水平，或之前有过马拉松比赛经验，或两者兼而有之，都与运动后血浆酶活性较低相关。

几项研究表明，超级马拉松可导致骨骼肌质量大幅下降。已经尝试通过摄入氨基酸来防止骨骼肌质量的减少。然而，在 100 km 的马拉松比赛之前和比赛过程中补充 BCAA 对运动性能、骨骼肌损伤和肌肉酸痛没有影响。

### 13.5.4 超级马拉松跑步与心脏损害

一些研究调查了超级马拉松跑步对心脏的潜在损害，因为心肌损伤标记物，如肌酸激酶心肌带（CK-MB）、心肌肌钙蛋白 I（CTNI）和心肌应变标记物、N 端脑钠肽前体（NT-proBNP）在赛后浓度升高。此外，在超级马拉松比赛中也释放了高度敏感的肌钙蛋白 I。

是否发生心肌损伤的研究结果是存在争议的。高强度耐力运动与生化指标异常有关，这些异常可能反映对心脏结构和生物学的不利影响。18 名平均年龄约 53 岁的男性马拉松运动员参加 308 km 的超级马拉松比赛，正常的 CK-MB 质量指数（< 5.0 ng/ml）和超级马拉松比赛后 CTNI 水平没有增加表明，尽管 CK-MB 浓度升高，但没有心肌损伤。此外，在参加"Baddwater 超级马拉松"比赛的马拉松运动员中，在极端环境条件下进行的极限耐力训练不会对训练有素的超耐力运动员造成心肌结构性损伤。马丁等人的研究发现在 77% 的超级马拉松运动员中显示血清 CK-MB 的活性升高，但是心脏造影没有显示心肌损伤的证据。

另一方面，在为期两天的"Lowe 高山马拉松"的一项研究中，超声心动图结果显示运动停止后左心室舒张和收缩功能障碍。心脏损伤的血浆标志物升高，心肌肌钙蛋白升高提示轻微心肌损害。经过 24 小时的超级马拉松比赛后，20 名跑步者中有 2 人肌钙蛋白浓度略有增加。其中一个跑步者的左室射血分数同步降低。基础超声心动图评估显示 1 名患者的左心室肥大，5 名患者的左心房容积增加。Estorch 等在跑步者中的研究表明，跑后 4 小时心肌 MIBG（123I- 间碘苯甲胍）的活性降低。心肌 MIBG 活性降低的程度与跑步的距离有关。在 160 km 的超级马拉松比赛中，左心室功能的降低与心脏生物标志物的变化没有显明显联系。

### 13.5.5 超级马拉松跑步和免疫系统

众所周知，剧烈运动会导致组织损伤。而组织损伤会激活先天性免疫系统和局部炎症反应。在有经验的超耐力跑者中，比赛后免疫球蛋白浓度的变化表明免疫反应增强。这些变化可能在超级马拉松后保持受试者的健康方面起到作用。超级马拉松运动员经常在赛后发生上呼吸道感染。在开普敦的"Two Oceans 马拉松"比赛中，33.3% 的跑步者出现上呼吸道感染症状，而对照组中出现上呼吸道感染症状为 15.3%，最常出现这些症状的是那些跑得更快的人。慢跑者的发病率不高于对照组。赛后补充维生素 C 可以增强上呼吸道感染的抵抗力，这种感染通常发生在竞技性的马拉松运动员身上，并且可以降低这种感染的严重性。

### 13.5.6 运动系统的问题

过度跑步会导致骨骼肌产生轻微问题，如肌肉酸痛，但也会导致肌腱和关节产生严重问题。最近使用磁共振成像（magnetic resonance imaging，MRI）的不同研究为运动系统的问题提供了详细分析，如法氏囊或假定的腱鞘周液和（或）水肿组织、软骨缺陷或胫距骨水肿样病变。

超级马拉松运动员与跑步相关主要的肌肉骨骼损伤是跟腱病变和髌骨综合征。然而，即使在没有受伤的情况下跑完比赛也是有可能的。尽管超级马拉松比赛具有极端的性质和恶劣的环境，但大多数的伤害或疾病在性质上都是轻微的。例如，在 219 km 的五天马拉松比赛中，下肢肌肉骨骼损伤占 22.2%，主要影响膝盖。在从悉尼到墨尔本的 1005 km 的超级马拉松比赛中，32 名选手中共有 64 处受伤。膝关节（31.3%）和踝关节（28.1%）受伤最为常见。最常见的单一诊断是髌骨后疼痛综合征，其次是跟腱炎和胫骨内侧压力综合征。伸肌腱下腱肌腱炎/肌腱炎常见，占所有损伤的19%。在长距离的超级马拉松比赛中，如6天比赛，跟腱炎、髌骨股痛和足背屈肌腱炎是最常见的三种损伤。在为期6天的比赛中，严重程度影响跑步表现的总体伤害发生率为60%。在2009年"跨欧洲足球赛"中，一场4487 km的多阶段超级马拉松比赛覆盖了欧洲南部（意大利巴里）到北角（North Cape），发现跟腱直径、骨骼信号、骨损伤和皮下水肿均有所增加。有趣的是，跟腱和骨骼信号的直径增加认为是自我适应的；皮下水肿和足底筋膜水肿与比赛失败有关。

## 结束语

虽然我们对这些超级马拉松运动员的生理学、人体测量学、训练和表现了解很多，但我们不知道这些人为什么要参加这些比赛，是什么激励了他们，以及为什么大师级的超级马拉松运动员的数量逐年增加。

## 参考文献

［1］Hoffman M D, Fogard K . Demographic Characteristics of 161–km Ultramarathon Runners[J]. Res Sports Med, 2012, 20(1):59–69.

［2］Hoffman M D, Krishnan E . Exercise Behavior of Ultramarathon Runners: Baseline Findings From the ULTRA Study[J]. J Strength Cond Res, 2013, 27(11):2939–2945.

［3］Wegelin J A, Hoffman M D . Variables associated with odds of finishing and finish time in a 161–km ultramarathon[J]. Eur J Appl Physiol, 2010, 111(1):145–153.

［4］R ü st C A, Knechtle B, Knechtle P, et al. Similarities and differences in anthropometry and training between recreational male 100–km ultra–marathoners and marathoners[J]. J Sports Sci, 2012, 30(12):1249–1257.

［5］R ü st C A, Knechtle B, Knechtle P, et al. Comparison of anthropometric and training characteristics between recreational male marathoners and 24–hour ultramarathoners[J]. Open Access J Sports Med, 2012, 3:121–129.

［6］Knechtle B, Christoph Alexander R ü st, Knechtle P, et al. Does Muscle Mass Affect Running Times in Male Long–distance Master Runners?[J]. Asian J Sports Med, 2012, 3(4):247–256.

［7］Freund W, Weber F, Billich C, et al. Ultra–marathon runners are different: investigations into pain tolerance and personality traits of participants of the TransEurope FootRace 2009[J]. Pain Practice, 2013, 13(7):524–532.

［8］Peter L, Rust C, Knechtle B, et al. Sex differences in 24–hour ultra–marathon performance – A retrospective data analysis from 1977 to 2012[J]. Clinics (São Paulo, Brazil), 2014, 69(1):38–46.

［9］R ü st C A, Knechtle B, Rosemann T, et al. Analysis of performance and age of the fastest 100– mile ultra–marathoners worldwide[J]. Clinics (Sao Paulo), 2013, 68(5):605–611

［10］Knechtle B, Christoph Alexander R ü st, Rosemann T, et al. Age-related changes in 100-km ultra-marathon running performance[J]. Age (Dordr), 2012, 34(4):1033-1045.

［11］Jampen S C, Knechtle B, R ü st C A, et al. Increase in finishers and improvement of performance of masters runners in the Marathon des Sables[J]. Int J Gen Med, 2013, 6:427-438.

［12］R ü st C A, Knechtle B, Eichenberger E, et al. Finisher and performance trends in female and male mountain ultramarathoners by age group[J]. Int J Gen Med, 2013, 6:707-718.

［13］Knechtle B, Wirth A, Knechtle P, et al. Do ultra-runners in a 24-h run really dehydrate?[J]. Ir J Med Sci, 2011, 180(1):129-134.

［14］Kao W F, Shyu C L, Yang X W, et al. Athletic performance and serial weight changes during 12- and 24-hour ultra-marathons[J]. Clin J Sport Med, 2008, 18(2):155-158.

［15］Landman Z C, Landman G O, Fatehi P . Physiologic Alterations and Predictors of Performance in a 160-km Ultramarathon[J]. Clin J Sport Med, 2012, 22(2):146-151.

［16］Hoffman M D, Stuempfle K J, Rogers I R, et al. Hyponatremia in the 2009 161-km Western States Endurance Run[J]. Int J Sports Physiol Perform, 2012, 7(1):6 - 10.

［17］Chl í bkov á D, Knechtle B, Rosemann T, et al. The prevalence of exercise-associated hyponatremia in 24-hour ultra-mountain bikers, 24-hour ultra-runners and multi-stage ultra-mountain bikers in the Czech Republic[J]. J Int Soc Sports Nutr, 2014, 11(1):3.

［18］Kasprowicz K, Ziemann E, Ratkowski W, et al. Running a 100-km ultra-marathon induces an inflammatory response but does not raise the level of the plasma iron-regulatory protein hepcidin[J]. J Sports Med Phys Fitness, 2013, 53(5):533-537.

［19］Wakiewicz Z, Barbara Kapci ń ska, Sadowska-Krpa E, et al. Acute metabolic responses to a 24-h ultra-marathon race in male amateur runners[J]. Eur J Appl Physiol, 2012, 112(5):1679-1688.

［20］Kłapci ń ska B, Waśkiewicz Z, Chrapusta S J, et al. Metabolic responses to a 48-h ultra-marathon run in middle-aged male amateur runners[J]. Eur J Appl Physiol, 2013, 113(11):2781-2793.

［21］Robach P, Boisson R C, Vincent L, et al. Hemolysis induced by an extreme mountain ultra-marathon is not associated with a decrease in total red blood cell volume[J]. Scand J Med Sci Sports, 2014, 24(1):18-27.

［22］Hoffman M D, Ingwerson J L, Rogers I R, et al. Increasing creatine kinase concentrations at the 161-km Western States Endurance Run[J]. Wilderness Environ Med, 2012, 23(1):56-60.

［23］Knechtle B, Mrazck C, Wirth A, et al. Branched-chain amino acid supplementation during a 100-km ultra-marathon-a randomized controlled trial[J]. J Nutr Sci Vitaminol (Tokyo), 2012, 58(1):36-44.

［24］Lippi G, Schena F, Salvagno G L, et al. Comparison of conventional and highly-sensitive troponin I measurement in ultra-marathon runners[J]. J Thromb Thrombolysis, 2012, 33(4):338-342.

［25］Passaglia D G, Emed L G M, Barberato S H, et al. Acute Effects of Prolonged Physical Exercise: Evaluation After a Twenty−Four−Hour Ultramarathon[J]. Arq Bras Cardiol, 2013, 100(1):21−28.

# 14 滑板运动受伤

Thomas Lustenberger 和 Demetrios Demetriades

## 14.1 滑板运动

### 14.1.1 历史综述

#### 1）20世纪40年代～60年代

滑板运动诞生于20世纪40年代末或20世纪50年代初，它起源于冲浪运动，当时加利福尼亚的冲浪者想在波浪平缓的时候冲浪。第一批滑板运动员把滚轴溜冰轮装在木箱或木板上。1944年末，看到在法国巴黎蒙马特区的孩子们骑在滑板上，滑板上装有滑轮。在这段时间里，滑板运动被视为除了冲浪之外的娱乐活动，通常被称为"人行道冲浪"。第一批人造滑板是由洛杉矶的冲浪商店订购的，意在供冲浪者在休息时间使用。

#### 2）20世纪70年代

20世纪70年代初，专门设计了由聚氨酯制成的滑板轮。在此之前，滑板运动员使用轮子通常用黏土合成或是金属制作。从1972年滑板轮发布以来，滑板运动的普及率开始迅速上升，这种新材料在牵引力和性能方面的改进是如此巨大，以至于公司在滑板的开发上投入更多。由于滑板操作的改进，滑板运动员开始尝试新的技巧。特别是1976年发明了空游泳池的垂直滑板墙，开始了滑板运动的"高台花式"趋势。同样，滑板运动中的"自由式"运动成为一门更加专业化的学科，其特点是尝试各种各样的平

T.Lustenberger 创伤、手部和重建部

德国法兰克福市歌德大学约翰沃尔夫冈大学医院外科

电子邮件：tom.lustenberg@gmail.com

D.Demetriades (✉)

美国加州洛杉矶南加州大学

美国洛杉矶

拉丁美洲和加勒比南加州大学医疗中心

创伤和外科重症监护

电子邮件：demetria@usc.edu

© 2017 年瑞士斯普林格国际出版社

F.Feletti（编者），极限运动医学，DOI 10.1007/978-3-319-28265-7_14

地技巧。

1976 年 3 月，首批两个滑板公园向公众开放（佛罗里达州奥兰治港的滑板城市滑冰公园和加利福尼亚州圣迭戈县的卡尔斯巴德滑冰公园）。这是在 1982 年之前建造的 200 多个溜冰场中的第一座。然而，尤其是因为"高台花式"滑板运动的增加和更危险的滑板技巧的发展，滑板公园面临着责任问题和增加了滑冰公园所有者的保险成本。因此，许多滑板公园不得不关门，到 20 世纪 80 年代初，滑板运动的受欢迎程度有所下降。

### 3）20 世纪 80 年代

在这个时期，滑板公司主要是由滑板手经营的。最初的重点是高台花式滑板。然而，大多数滑板运动员没有机会进入坡道，因此，街头滑板运动越来越受欢迎。滑板手寻找购物中心、公共和私人财产作为溜冰的场所，这导致了公众的反对，在这种情况下，企业、政府和业主禁止在他们所管辖的区域或拥有的房产上进行滑板运动。再加上高台花式滑板运动的衰落，到 1992 年，只剩下一小部分滑板手在练习高技术水平的街头滑板运动。

### 4）20 世纪 90 年代

20 世纪 90 年代，滑板运动成为街头滑板运动的主导。尽管滑板风格自 20 世纪 70 年代以来发生了戏剧性的变化，但自 20 世纪 90 年代中期以来，滑板风格基本保持不变。滑板的形状源自 20 世纪 80 年代的自由式滑板，形状大体对称，宽度相对较窄。

### 5）2000 年至今

到 2001 年，滑板运动再次流行起来。从 1999—2002 年，全世界的滑板运动员数量增加了 60% 以上，从 780 万人增加到 1250 万人。许多城市也开始实施娱乐计划和法规，作为实施的一部分，以使公共土地更加可用，尤其是滑板运动所用的土地。到 2006 年，全球共有 2400 多个滑板公园。

### 14.1.2 滑板设计：滑板的一部分

随着时间的推移，滑板的尺寸和形状不断变化，以满足滑板爱好者的需求和要求，反映出滑板爱好者不断变化的兴趣和风格。传统滑板由三个基本部分组成：滑板（或板面）、滑板轮和桥，它们将滑板轮连接到滑板上，并允许滑板转动。

### 1）滑板轮

滑板的轮子通常由聚氨酯制成，有许多不同的尺寸和形状，以适应不同类型的滑冰。较大尺寸（55 ～ 85 mm）的滑板轮滑的速度更快。较小尺寸（48 ～ 54 mm）使木板离地面更近，加速所需的力更小，重心更低，但最高速度较慢。车轮有各种各样的硬度。滑板爱好者可以在尺寸、形状和硬度上选择有微小差别的轮子，这取决于他们想要滑板的类型。

### 2）滑板或板面

现代板面的尺寸各不相同，但大多数宽 20 ～ 25 cm，长 70 ～ 85 cm。更宽的板面可用于在过渡或坡道滑冰时获得更人的稳定性。传统板面是由糖枫木的单板层制成，用聚乙烯胶压在一起。在滑板的上表面上通常贴类似于细砂纸的握把胶带，以允许骑手的鞋抓住滑板表面，并帮助滑冰者在做技巧时加大摩擦力并贴在滑板上。

### 3）滑板桥

与板面相连的是两个金属滑板桥，滑板轮装在滑板桥上。滑板桥还由两部分组成：顶部（称为基板）用螺丝固定在板面上，而轴穿过下面的部分，称为悬挂器（见图14.1）。

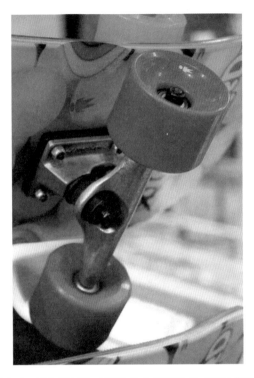

图14.1 滑板的侧面，有板面、桥和滑板轮（照片是在德国法兰克福/梅因的铁道溜冰场拍摄的）

在板面和悬挂器之间有衬套，为转动滑板提供缓冲机制。衬套越硬，滑板转动的阻力就越大。一个叫作"主销"的螺栓将这些零件固定在一起，并安装在衬套内。因此，通过拧紧或松开主销螺母，可以松松地调整滑板桥，以便更好地转向，更紧密地调整滑板桥，以获得更高的稳定性。

### 14.1.3 滑板风格

当你受伤的时候对滑板运动风格或表演技巧有一个基本的了解，可能有助于医生诊断某些损伤，并使医生能够估计损伤的严重程度。不幸的是，到目前为止，还没有表演特定的滑板风格或技巧时受伤的记录。同样，没有关于竞争环境和职业滑板运动员受伤的数据。滑板运动的风格随着时间的推移而发展，并受到许多因素的影响，包括社会文化因素、大众媒体和技术。滑板风格大致可分为两类：滑板的表演技巧和滑板作为一种交通工具。

#### 1）自由式滑板

自由式滑板运动可能是滑板运动最古老的形式，在20世纪60年代它从滑板作为一种交通工具发展而来的。随着20世纪70年代和80年代"豚跳（ollies）"（见下文）、其他技巧以及各种障碍元素的引入，自由式滑板运动的风格发生了显著变化。

#### 2）高台花式（vert）滑板

高台花式滑板运动的起源，如前所述，在20世纪70年代的"游泳池滑行"（即在空置的后院游泳池中滑滑板）中。它涉及滑板爱好者从水平（地面上）移动到垂直表面

（在坡道或其他斜坡上）来表演技巧，因此术语是"高台花式"。

### 3）街式（street）滑板

街式滑板运动包括使用城市建筑物，如楼梯及其扶手、长椅和其他街头建筑。滑板爱好者在这些建筑物的周围、上面、滑上这些建筑物或越过这些建筑物时都会表演滑板的技巧。

### 4）公园滑板

公园滑板运动包含了在专门建造的滑板公园里玩滑板的人所采用的各种不同样式。大多数溜冰场将半管道式和四分之一管道式与其他各种"高台花式"滑板技巧以及"街式"障碍物（如楼梯和栏杆）结合在一起。

### 5）巡航（cruising）滑板

滑板运动可以用任何类型的滑板来完成的，在这种情况下，滑板爱好者在斜坡上尽可能快地滑行，在滑板公园或城区内没有技巧的滑行，让滑板尽可能长时间不停下或脚不接触地面。

### 6）下坡式（downhill）滑板

非竞争性下坡式滑板是最古老的滑板风格之一，并在20世纪70年代早期流行。现代骑手通常在比赛中使用长滑板，但有些人使用普通滑板进行非竞争性下坡式滑板运动。

#### 14.1.4 滑板技巧

在滑板运动中有无数种技巧（见图14.2、图14.3和图14.4）；本章只列出技巧性能类型的概念。

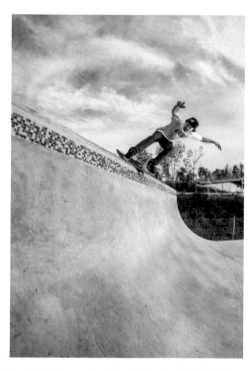

**图14.2** 衰磨（feeble grind）。碾磨（grinds）是一种技巧，用滑板的桥而不是轮子在栏杆或者建筑物边缘碾磨滑行。这是一个碾磨过程，其中后桥沿着边缘滑动，而前桥悬挂在边缘的远侧。莱德：奥利弗·戈登。2012年9月24日于奥地利Wörgl（由Nicola Debernardi提供照片）

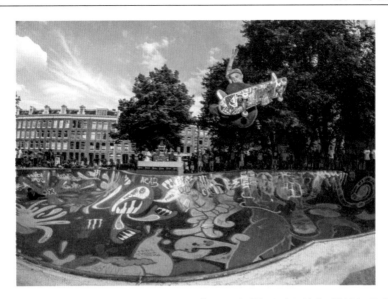

**图 14.3** 臭鱼抓（stalefish），一种技巧，骑手跳得很高，用后手绕过后腿从身后抓板，脚放在脚跟一侧。2012 年 8 月。滑板爱好者：荷兰阿姆斯特丹的杰克·柯林斯（Nicola Debernardi 提供照片）

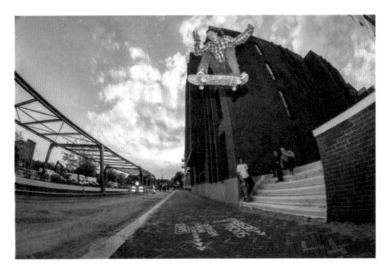

**图 14.4** 豚跳（ollie）。滑板爱好者：Sjoerd Vissers。2012 年 10 月 25 日，荷兰埃因霍温（Nicola Debernardi 提供照片）。在他们的技巧中，滑板运动员经常以不同的方式抓住他们的滑板（图 14.3），并在空中旋转

嬉皮跳（hippie jump）和豚跳（Ollie）是最基本的滑板技巧，也是其他更复杂技巧的基础。

**1）嬉皮跳（hippie jump）**

在 hippie jump 中，滑板爱好者以一定的速度在平坦的表面上滑行。然后直接起跳，没有在木板上施加任何水平力。这使滑板爱好者能够以与滑板相同的水平速度腾空。因此，滑板滑行在到滑板爱好者的正下方时能够正好在板面上着陆。

**2）豚跳（ollie）**

豚跳的开头包括两个基本动作，基本上同时发生。第一个动作是滑板运动员跳上滑

板。后踩在滑板的尾端快速向下点板，导致滑板从地面反弹回来。当滑板在空中飞行时，滑板运动员将用脚引导滑板，使其能够回到滑板顶部（见图 14.4）。

## 14.2 滑板损伤

在过去的 20 年里，冒险运动和极限运动的普及以及参与这些活动的人数都出现了爆炸性的增长，现在滑板运动是最前沿的运动。专业滑板运动员能够以每小时 40 km 的速度控制自己的身体和滑板，借用各种建筑（如坡道、栏杆、河岸、栏杆或者建筑物边缘和半管道）做出复杂的滑板动作和技巧。

和其他体育运动一样，年轻的滑板爱好者和业余滑板运动员都在试图模仿那些职业滑板运动员。然而，由于许多滑板爱好者缺乏必要的滑板技能，所以受伤是常见的，有时受伤可能是致命性的。

### 14.2.1 统计和人口统计

据美国国家体育用品协会（National Sporting Goods Association）称，在 2010 年的美国近 800 万 7 岁以上的滑板爱好者有多次参加滑板运动。绝大多数损伤发生在男性滑板爱好者身上，许多研究报告的数据显示男性滑板爱好者的受伤率超过 90%。受伤的滑板运动员的平均年龄从十几岁到二十岁，也有些研究报告受伤滑板运动员的平均年龄在 40 岁。不同的数据收集方法在一定程度上解释了这种巨大的差异，这些数据收集方法来自儿童医院和以成人医学为重点的医院。

### 14.2.2 滑板相关损伤

第一份关于滑板相关损伤的报告发布于 20 世纪 60 年代末。从那时起，持续不断的评论滑板相关的伤害和描述性研究已经发表，目的是警告滑板爱好者潜在的严重性或致命性伤害。

根据美国电子危害监督系统（National Electronic Injury Surveillance System，NEISS），据估计，2009 年全美约有 144 000 起因玩滑板而受伤送往医院的急诊科，其中绝大多数的患者但是 24 岁以下的男性。据进一步估计，在这些影响儿童的滑板伤害中，仅有 3000 多起是严重的受伤。在 Everett 的研究中，滑板公园的受伤率估计为每 1000 名滑板爱好者有 1.1 次受伤的风险。Fountain 发现非滑板公园的受伤率为每 1000 名滑板爱好者有 7.0 ～ 7.5 次受伤的风险。但是，尤其要注意的是，除急诊科外，其他医院科室没有受伤率的报告，也没有充分收集到这些信息。

### 14.2.3 损伤的机制和环境位置

滑板运动中受伤的可能有多种原因。滑板路面（石块、路缘石、台阶、铺路石之间的间隙等）不规则导致滑板爱好者失去平衡是造成人多数伤害的原因。尝试一个滑板技巧或跳跃时失败时，与滑板或物体碰撞，以及滑板打滑是其他常见的受伤原因。根据滑板尝试的具体技巧、滑行速度和摔倒类型，造成的伤害差异很大。此外，新的技巧可能会改变受伤的模式。

滑板公园的建设旨在为滑板爱好者提供一个安全、有保障的运动区域，使他们远离交通危险，并为他们提供一个包含专门为滑板设计的障碍物的运动环境（见图14.5）。

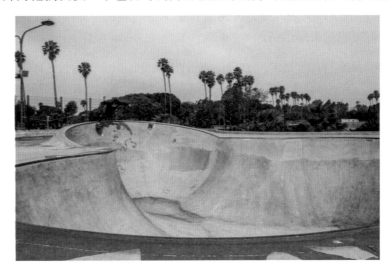

图14.5 在滑板公园玩滑板。滑板爱好者：蒂莫西·斯科特·米萨加尔。2014年，美国加州（照片由 Nicola Debernardi 提供）

滑板公园的潜在安全优势有很多：良好的照明、定期维护的滑板路面、结构的日常检查和维护、有效消除外部因素（如汽车、公共汽车、人行道的裂缝、街道坑洼、石头和行人交通）的封闭区域。这种分散注意力的行为认为是造成直列滑板运动员和滑板运动员受伤的重要因素。滑板公园避免了这些方面的问题，因此代表了一个更清洁、更可控的滑板区域。尽管如此，许多滑板爱好者仍然选择在公路、人行道、停车场和其他公共区域进行滑板运动。凯尔和他的同事发现，那些需要住院治疗的滑板爱好者在街上被机动车辆撞伤的可能性是受伤滑板爱好者非住院的11.4倍。毫不奇怪，几家医院报告说，当附近一个滑板公园开放时，因滑板运动而受伤的频率增加了。

Sheehan报告说，与在街上受伤的患者相比，在滑板公园发生的骨折更加严重，需要手术或侵入性治疗的风险要高出几倍。对这些发现的解释可能是，在滑板公园里，更有经验的滑板爱好者正在尝试更复杂的动作，滑板速度更快，因此受伤更严重。调查滑板公园设计对受伤的具体影响的研究发现，与半管道和碗槽滑板区域相比，坡道和棒状区域的受伤更多。有人认为，这可能是因为坡道和棒状区域是滑板公园爱好者最受欢迎的区域，因为这些设计特点已通过商业赞助和电视滑板比赛普及。

### 14.2.4 创伤的严重程度

不同研究报告的创伤的严重程度不同。Konkien和他的同事报告了10.5分的平均伤害严重程度评分（injury severity score，ISS），这与室内滑冰（10.6分）和自行车（12.7分）的平均伤害严重程度评分相当。美国国家创伤数据库（National Trauma Databank，NTDB）对2270名患者进行分析，平均ISS为8.6（标准差为5.7），16.2%的患者 ISS ≥ 16 和 3.3% 的患者 ISS ≥ 25。同样的分析揭示了年龄依赖性创伤模式和创伤的严重程度。与10岁以下的滑板运动员相比，16岁以上的滑板运动员严重受伤的发生率高出5倍以上，关键部位受伤的发生率高出4倍以上（见表14.1）。据推测，随着滑板运动员年龄的增长，在他们的青春期，他们的身体特征发生了变化，他们的经验使他们能够以更高的速度尝试更危险的动作。然而，其他研究却出现了相反的结果，所有的致命性伤害都发生在 20 岁以下的儿童，并且有长期支持的理论，即因为儿童的体重和心理发育不全，他们更容易头部受伤。

**表 14.1** 滑板相关损伤：根据年龄组，2270 名注册滑板运动员的损伤严重度得分 ISS > 15 且 ISS ≥ 25

| 伤害严重程度评分 | 年龄组（年龄） | % | $p$ 值[a] | OR 值（95 % CI）[a] |
|---|---|---|---|---|
| > 15 | < 10 | 5.4 | – | 1.0 |
| | 10–16 | 13.5 | 0.002 | 2.72（1.41–5.25） |
| | > 16 | 23.7 | < 0.001 | 5.41（2.80–10.46） |
| ≥ 25 | < 10 | 1.6 | – | 1.0 |
| | 10–16 | 1.7 | 1.0 | 1.04（0.31–3.50） |
| | > 16 | 6.6 | 0.009 | 4.23（1.31–13.72） |

修改自 Lustberger 等。

缩写：OR 比值比，CI 置信区间。

[a] 年龄组 < 10 岁作为比较参考。

### 14.2.5 肌肉骨骼损伤

大多数肌肉骨骼损伤是轻微的，包括淤伤、浅表伤口、挫伤和扭伤。在较严重的损伤中，骨折是最常见的滑板相关损伤。在文献中，急诊科患者的骨折发生率从 8% 到 74% 不等。由于受伤发生在伸出的手臂上，所以骨折最常见于上肢。手、手腕和前臂是最常见的受伤部位（在一些研究中占 50% 或更高）（见图 14.6）。鹰嘴骨折（也被称为"滑板肘"）和舟状骨、掌骨和指骨的骨折已经报道过，但是很少见到。下肢骨折主要累及脚踝（4.3% ～ 23%）和脚部（见图 14.7）。

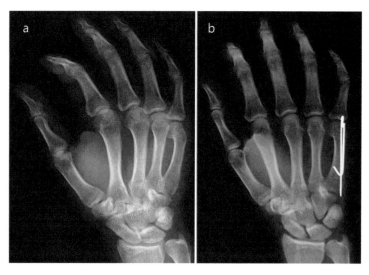

**图 14.6** 滑板运动员第五掌骨远端骨折（滑板骨折）的诊断（a）和治疗。治疗包括使用 K 线（b）进行手术复位和固定（由 Feletti 医生提供，自己的病例系列）

在 Zalavaras 的研究中，滑板相关骨折大约 6% 是开放性骨折。据报道，特别是儿童患者前臂或桡骨远端开放性骨折的可能性是滑板或滑板车的 20 倍。此外，在研究期间，本研究所有 63% 的儿童前臂开放性骨折滑板事故造成的。

应特别注意骨骺损伤的发生率。不幸的是，很少有研究特别提到骺板的参与。在 Zalavaras 及其同事的研究中，33% 的骨折累及了骺板，其中 22% 的骨折移位。移位的椎体骨折最常见于桡骨远端（57%），其次是胫骨远端（29%）和腓骨远端（14%）。

在一些研究中，讨论了年龄依赖性的骨折模式。与年龄大于 16 岁的滑板运动员相比，年龄小于 10 岁的滑板运动员发生上肢骨折（包括肱骨和桡骨 / 尺骨）的风险明显更高。同样，年轻儿童股骨骨折的可能性更大。与此相反，年龄更大的滑板运动员发生持续性胫骨或腓骨骨折的风险更高（见表 14.2）。可以推测，年龄较小的儿童与年龄较大的儿童相比，年龄较小的儿童协调和平衡更差，因此以更不协调的方式摔倒，试图打破他们伸出手臂用来保持的平衡，造成更多的上肢骨折。然而，年龄较大、经验更丰富的儿童尝试更复杂的动作，并以更快的速度滑行，这样使下肢更容易受伤。

手术治疗，尤其是用于骨科损伤，有 33% 经常报告的骨折患者正在进行手术治疗。在 Sheehan 等的研究中，对 207 名因滑板或滚轮发生相关骨折的儿童进行了研究分析，在滑板公园造成的骨折需要手术治疗的占 68%，相比之下，在街道上玩滑板的儿童造成骨折需要手术治疗的占 12%。这使在滑板公园玩滑板时造成骨折需要手术干预的儿童的相对风险为 8.35。这也可以解释为，在滑板公园，尝试更复杂的动作，达到更高的速度，将会出现更严重的伤害。

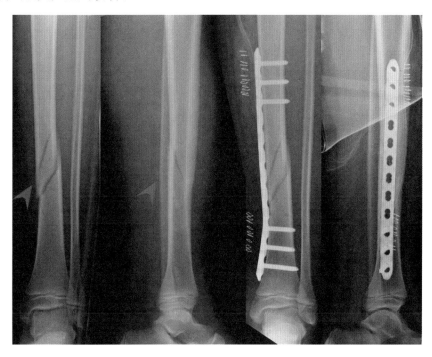

图 14.7　年轻滑板运动员胫骨螺旋骨折的诊断（a）和治疗。治疗包括手术复位和钢板骨合成固定（b）（由 Feletti 医生提供，自己的病例系列）

**表 14.2　滑板相关损伤：按年龄分组的 2270 名住院滑板运动员四肢骨折的风险**

| 骨折 | 年龄组（年龄） | % | p 值 [a] | OR（95 %CI）[a] |
|---|---|---|---|---|
| 四肢骨折 | < 10 | 62.0 | – | 1.0 |
| | 10 ～ 16 | 53.4 | 0.027 | 0.70（0.51–0.96） |
| | > 16 | 42.0 | < 0.001 | 0.44（0.32–0.62） |
| 肱部 | < 10 | 19.3 | – | 1.0 |
| | 10 ～ 16 | 6.7 | < 0.001 | 0.30（0.20–0.46） |
| | > 16 | 0.7 | < 0.001 | 0.03（0.01–0.07） |
| 桡骨 / 尺骨 | < 10 | 18.2 | – | 1.0 |
| | 10 ～ 16 | 25.3 | 0.035 | 1.52（1.03–2.25） |
| | > 16 | 10.4 | 0.003 | 0.52（0.34–0.81） |
| 股骨 | < 10 | 19.3 | – | 1.0 |
| | 10 ～ 16 | 4.3 | < 0.001 | 0.19（0.12–0.30） |
| | > 16 | 6.0 | < 0.001 | 0.27（0.17–0.43） |
| 胫骨 / 腓骨 | < 10 | 3.7 | – | 1.0 |
| | 10 ～ 16 | 14.6 | < 0.001 | 4.40（2.04–9.51） |
| | > 16 | 19.8 | < 0.001 | 6.34（2.92–13.76） |

修改自 Lustberger 等人。

缩写：OR 比值比，CI 置信区间。

[a] 年龄组 < 10 岁作为比较参考。

### 14.2.6 头面部损伤

由于滑板运动造成的头面部创伤（包括挫伤、擦伤或撕裂）大多是轻微的。据报道，脑震荡的发病率在 1% ～ 12% 之间。在对 NTDB 的分析中，包括脑震荡、严重脑损伤（定义为颅内出血）和颅骨骨折在内的创伤性脑损伤（TBI）的总发生率为 36.3%。颅骨骨折的诊断率为 16.2%，颅内出血的诊断率为 13.4%，包括硬膜下出血（3.7%）、蛛网膜下腔出血（2.3%）、硬膜外出血（1.9%）、脑挫伤（3.5%）和多发性出血（5.0%）。

最近根据 NTDB 数据和一个创伤中心的区域数据比较显示，在创伤中心的 18 岁及 18 岁以上的滑板运动员中头面部创伤的发生率高出 3 倍（67.5%）。

与骨折模式和损伤严重程度的年龄依赖性相似，随着年龄的增长，TBI 发病率呈线性增长，年龄大的滑板运动员的 TBI 发病率特别高（10 岁以下滑板运动员 24.1%，10 ～ 16 岁滑板患者 32.6%，16 岁以上滑板患者 45.5%）（见表 14.3）。一项与滑板相关的 TBI 的风险因素分析显示，使用头盔、在指定的滑板公园玩滑板以及 10 ～ 16 岁，这些都与严重 TBI 的低发生率有关。年龄大于 16 岁及男性滑板爱好者是头部受伤的易感因素。在同一项研究中，头部受伤所需的外科手术（3.8%）是继整形手术后第二常见的手术干预措施（33%）。

关于滑板运动员受伤的临床结果或其他影响，尤其是在头部受伤之后，几乎没有可用的信息。虽然总体死亡率较低（＜1%），但住院患者死亡的主要原因是头部损伤。雷斯基回顾了滑板运动员的死亡报告，发现超过90%的死亡是由严重的头部损伤造成的。

表 14.3　滑板相关损伤：按年龄分组的 2270 名住院的滑板运动员特殊头部受伤的风险

| 外伤性脑损伤 | 年龄分组（年龄） | % | $p$ 值 [a] | OR（95 % CI）[a] |
|---|---|---|---|---|
| 总体外伤性脑损伤 | ＜ 10 | 24.1 | – | 1.0 |
| | 10 ～ 16 | 32.6 | 0.019 | 1.52（1.07–2.17） |
| | ＞ 16 | 45.5 | ＜ 0.001 | 2.64（1.83–3.79） |
| 头颅骨折 | ＜ 10 | 8.0 | – | 1.0 |
| | 10 ～ 16 | 15.0 | 0.01 | 2.02（1.17–3.50） |
| | ＞ 16 | 20.3 | ＜ 0.001 | 2.92（1.67–.09） |
| 严重的创伤性脑损伤 | ＜ 10 | 8.6 | – | 1.0 |
| | 10 ～ 16 | 10.8 | 0.348 | 1.30（1.0.75–2.23） |
| | ＞ 16 | 19.1 | 0.001 | 2.53（1.47–4.35） |
| 颅内出血 | ＜ 10 | 6.4 | – | 1.0 |
| | 10 ～ 16 | 7.8 | 0.494 | 1.24（0.67–2.30） |
| | ＞ 16 | 16.0 | 0.001 | 2.78（1.50–5.14） |
| 硬脑膜下出血 | ＜ 10 | 1.6 | – | 1.0 |
| | 10 ～ 16 | 2.1 | 0.789 | 1.34（0.40–4.44） |
| | ＞ 16 | 6.9 | 0.006 | 4.54（1.40–14.69） |
| 蛛网膜下腔出血 | ＜ 10 | 0.5 | – | 1.0 |
| | 10 ～ 16 | 1.4 | 0.499 | 2.73（0.36–20.51） |
| | ＞ 16 | 4.3 | 0.013 | 8.34（1.13–61.37） |
| 硬膜外出血 | ＜ 10 | 1.1 | – | 1.0 |
| | 10 ～ 16 | 1.6 | 0.759 | 1.50（0.35–6.46） |
| | ＞ 16 | 2.6 | 0.282 | 2.47（0.57–10.66） |

修改自 Lustberger 等。

缩写：OR 比值比，CI 置信区间。

[a] 年龄组＜ 10 岁作为比较参考。

### 14.2.7 胸腹创伤

在滑板运动员中，胸部和腹部受伤不多见。有关脾破裂、肾撕裂、腹膜后血肿及与玩滑板有关的阴囊 – 腹部撞击性损伤的病例已发表。报告的胸部损伤包括肋骨骨折和血胸或气胸，然而，报告的胸部损伤比腹部创伤更为不常见（1.2% 比 5.6%）。胸腹损伤的外科治疗主要包括剖腹手术和脾切除术 / 脾破裂修复术，这些是最常见的手术类型。

## 14.3 防护装备与预防

滑板运动员提倡在运动过程中采取几种安全措施，最常见的是使用头盔和护腕、护肘和护膝等身体防护装备。

虽然没有的研究评估在滑板运动的特定环境下使用安全设备的利弊，但类似自行车骑行的伤害预防模式可能具有可比性。佩戴自行车头盔证明了可减少头部严重伤害。报告的数据表明，在自行车相关的伤害中，使用头盔可以降低 63% ～ 88% 的头面部和大脑受伤的风险。

滑板运动员使用护腕可以降低上肢受伤的风险。没有佩戴护腕的儿童患手腕骨折的风险增加了 10 倍。在一项研究中，佩戴护腕有可能减少 87% 的手腕伤害。此外，尸体测试模型已经证明，佩戴护腕减轻了手腕受伤的严重程度，增加了手腕可以安全承受的负荷。在使用护肘时也发现了类似的效果，肘关节损伤减少了 82%，而在使用护膝时，膝关节损伤减少了 32%。

然而，尽管这些安全装置具有明显的优势，但在滑板运动员中，使用这些防护装备的情况仍然很少，即使在强制要求使用这些防护装备的滑板公园，防护装备的使用也不完全符合要求。防护装备的使用率从 5% ～ 90% 以上不等。报告的防护装备低使用率可能是因为这种防护装备仍然被视为不合格，并将个人描述为缺乏经验、技能有限。

伤害和中毒预防委员会建议，玩滑板的儿童应戴头盔（自行车头盔或多端口头盔）和防护装备，包括护腕、护肘和护膝，以防受伤。委员会还建议，滑板不应在公路中或附近滑行，不应让滑板者抓住车辆以提高速度的情况下练习"搭便车"。此外，社区应继续发展滑板公园，鼓励青少年在那里练习。这些滑板公园比自制的坡道和跳台更受欢迎，因为滑板公园更容易受到安全监控，并将滑板运动员与行人和机动车辆分开。

需要持续和大范围对滑板运动员及其父母进行安全教育，告诉他们运动的风险以及如何避免受伤的技术，如适当的摔倒和滚动以及如何安全地尝试滑板技巧。然而，由于滑板运动的娱乐性和大部分的非结构化性质，滑板爱好者倾向于向朋友或观看的专业人士学习，很少有人在开始滑板运动前接受任何形式的指导。

**关键点**

· 大多数伤害发生在年轻的男性滑板爱好者身上。

· 最常见的滑板相关损伤是手腕骨折和前臂骨折，小腿和脚踝受伤也很常见。

· 据报道，多达 36% 的滑板运动员在紧急情况下受伤，特别是头部严重受伤。

· 大多数受伤往往是由于失去平衡或由于不恰当的技巧导致摔倒。

· 建议使用防护装备，如头盔、护腕、护肘和护膝，并有可能显著降低受伤的严重程度。然而，这些防护装备在滑板运动员中的使用仍然很少。

**参考文献**

［1］ Hunter J . The Epidemiology of Injury in Skateboarding[J]. Med Sport Sci, 2012, 58:142–157.

［2］ Forsman L, Eriksson A . Skateboarding injuries of today[J]. Br J Sports Med, 2001, 35(5):325–328.

［3］ Lustenberger T, Talving P, Barmparas G, et al. Skateboard–related injuries: not to be taken lightly. A National Trauma Databank Analysis[J]. J Trauma, 2010, 69(4):924–927.

［4］ Zalavras C, Nikolopoulou G, Essin D, et al. Pediatric Fractures During Skateboarding, Roller Skating, and Scooter Riding[J]. Am J Sports Med, 2005, 33(4):568–573.

［5］ Tominaga G T, Schaffer K B, Dandan I S, et al. Epidemiological and clinical features of an older high–risk population of skateboarders[J]. Injury, 2013, 44(5):645–649.

［6］ Worth W Everett. Skatepark injuries and the influence of skatepark design: A one year consecutive case series[J].J Emerg Med, 2002, 23(3):269–274.

［7］ Kyle S B, Nance M L, Rutherford G W, et al. Skateboard–associated injuries: participation–based estimates and injury characteristics[J]. J Trauma, 2002, 53(4):686–690.

［8］ Sheehan E, Mulhall K J, Kearns S, et al. Impact of dedicated skate parks on the severity and incidence of skateboard– and rollerblade–related pediatric fractures[J]. J Pediatr Orthop, 2003, 23(4):440–442.

［9］ Konkin D E, Garraway N, Hameed S M, et al. Morad Hameed and D. Population–based analysis of severe injuries from nonmotorized wheeled vehicles[J]. Am J Surg, 2006, 191(5):615–618.

［10］ None. Skateboard and Scooter Injuries[J]. PEDIATRICS, 2002, 109(3):542–543.

［11］ Chapman S, Webber C, O'Meara M . Scooter injuries in children[J]. Journal of Paediatrics and Child Health, 2001, 37(6):567–570.

［12］ Vaca F, Fox J C, Mai D, et al. Skatepark–related injuries in a southern California skatepark and their associated short–term disability and healthcare utilization[J]. Clin J Sport Med, 2005, 15(3):142–147.

# 15 风筝运动医学：风筝冲浪和雪地风筝

Francesco Feletti

## 15.1 风筝运动

风筝作为推进手段的使用，早在 13 世纪的亚洲就是一种极其古老的做法。然而，它们在现代极限运动中的首次出现可以追溯到 20 世纪 80 年代初。在风筝冲浪中用一块木板来在水面上滑行，而在雪地风筝使用普通的雪板或自由式雪橇在雪上进行运动。这些风筝运动迅速在全世界流行起来，虽然还不知道运动员的确切人数，但世界帆船运动（原名国际帆船联合会）最近估计，风筝爱好者的数量在全世界范围内约为 150 万人。大多数参赛者都是男性，风筝冲浪运动员的年龄在 10 ～ 75 岁之间，大部分参赛者的年龄集中在 20 ～ 50 岁之间。由于风筝运动的设备方便运输，有异国情调的地点已成为非常受欢迎的风筝运动旅游目的地。风筝冲浪作为国际帆船班的课程时，在 2008 年获得了世界帆船协会（World Sailing）也的重要认可。

### 15.1.1 装备

#### 1）风筝

动力风筝（或牵引风筝）是专门让运动员借助风力而立体设计的。动力风筝可分为两

F. Feletti

意大利拉文纳

罗马涅地方医疗信托

S.Maria delle Croci 医院放射诊断科

意大利米兰

米兰理工大学电子系信息与生物工程

电子邮件：feletti@extremesportmed.org

J. Goin

航空科学专业学士

美国佛罗里达州代托纳比奇安柏瑞德航空航天大学

美国德多佛 美国动力滑翔机协会

T.Rekand

霍克兰大学神经病学系

挪威卑尔根医院

F.Feletti（编者），极限运动医学，DOI 10.1007/978-3-319-28265-7_17

种主要类型：充气式风筝和前缘充气式风筝。充气式风筝是由特殊材质、超轻防水和气密性好的帆布层制成的，这些帆布层组装在通过特殊的入口进入风筝的充气连通单元的结构中（见图 15.1）。前缘充气式风筝由单层相同的织物构成，该织物适用于使用泵或压缩机充气的支撑结构（见图 15.2）。现代的充气式风筝，由于在其冲入空气的结构中引入了套筒阀，在水上运动时有效地把空气锁在风筝里面并且更容易从水掉落后重新起飞。然而，充气式风筝的漂浮性不如前缘充气式风筝好。前缘充气式风筝在长时间浸泡后可能充满水，只要掉到水中，要再飞起来就很困难。由于这些原因，充气式风筝在水上使用更为普遍，而那些主要在旱地上使用风筝的人往往更喜欢支架式风筝，因为充气式风筝在背包中存储时占用的空间更少。支充气式风筝也更便宜，安装速度更快，起飞也更简单。

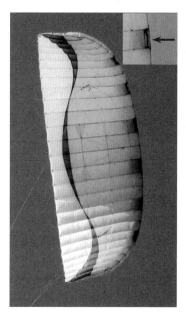

图 15.1　支架式风筝，箭头所示为使风筝充气的入口之一

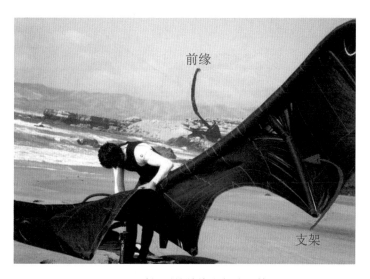

图 15.2　用手摇泵给前缘充气式风筝充气

　　大多数用于冲浪的风筝，面积在 5 ～ 20 平方米。在相同的风力条件下，较小的风筝可用于滑雪，因为不需要一定的能量来保持风筝的漂浮和行驶。飞行绳长度在 20 ～ 30 米，厚度仅几毫米，每根飞行绳可承受约为 200 kg。连接在前缘两侧的两条线被称为"前线"，通过一个挂在飞行绳上的环形装置，将风筝的动力直接传递给冲浪者。这个 chicken loop form 在风筝和冲浪者之间形成半永久的连接；它可以在特殊的自由式动作中脱钩，并允许出于安全原因快速释放（见图 15.3）。连接到风筝两个后缘的线（背线）直接连接到把手上，这是一种管状结构，通常采用碳纤维制成，长度为 45 ～ 55 cm，用于引导风筝（见图 15.4）。尽管大多数牵引风筝都有四条线，但一些先进的充气边缘有一条额外的线。这有助于保持风筝在飞行中的外形，起到安全的作用，并使它在落水后更容易重新起飞。

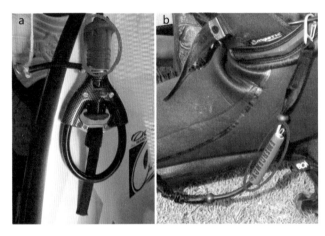

图 15.3　安全系统。腰钩有一个快速释放系统（a），允许冲浪者在意外情况下立即从风筝上脱离。这会使风筝漏气并失去动力。一条皮带将风筝与冲浪者保持连接，并帮助风筝完全放飞。皮带也装有自己的快速释放系统（b），如有必要，允许冲浪者从漏气的风筝上脱离

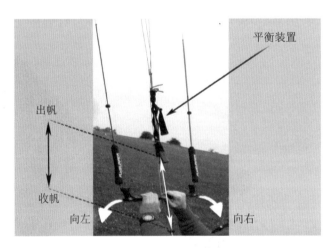

图 15.4　把手的使用和操作。冲浪者把把手的一边拉向自己，冲浪者增加了一条背绳的张力，把风筝拉向另一边。将整个把手拉向自己，增加了两条背线的张力，减少了风在风筝上的入射角，并增加了电源供应。在前线和腰钩之间平衡装置允许风筝在机翼上对风的入射角进行微调，使风筝适应风力的微小变化

### 2）安全带

提供不同型号的安全带，包括腰部（见图 15.5）和座椅类型。安全带的选择取决于所实践训练和个人喜好。座式安全带的牵引点较低。这有助于提高稳定性，这反过来使冲浪更容易开始，但座式安全带往往更笨重而且活动不够自由。此外，座椅类型配有挂环，防止其被拉到冲浪者的身体上，造成不适（腰部式安全带可能会发生这种情况）。组合式安全带结合了腰部式和座式安全带舒适性的优点。组合式安全带的形状类似于腰部式安全带，加上典型的座式安全带的挂环。

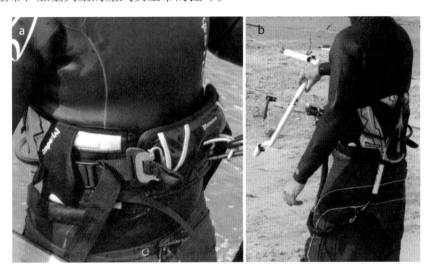

**图 15.5**　动力风筝安全带（腰部式）。（a）前外侧视图。（b）后外侧视图。安全带有一个挂环，连接到一个坚固的带子系统上，这些带子将力量分配到冲浪者的身体上

## 15.2　风筝冲浪

### 15.2.1　训练和风筝滑板

现代风筝冲浪具有许多不同的分类（见表 15.1），使用的风筝滑板根据所需的性能类型和冲浪者的风格而变化。

表 15.1　风筝冲浪的主要类型

| 风格 | 描述 |
| --- | --- |
| 航道比赛 | 与帆船比赛类似，这项运动包括沿航道进行的比赛项目，需要速度和战术 |
| 自由骑乘 | 一种业余的类型，包括交叉、即兴技巧和骑手选择的各种动作 |
| 自由花式 | 这包括一个冲浪者进行跳跃，机动和变化的技术复杂性的演变。作为风筝冲浪运动的"鼻祖"类型，它不断发展，主要有两种风格：旧派和新派。旧派是风筝冲浪的第一种风格，它主要由"钩"式的演变而来，其特点是跳高并长时间冲浪。新派采用了从尾板上的技巧和飞行绳，通常是在风筝脱钩和全速行进的情况下表演的 |

（续表）

| 风格 | 描述 |
|------|------|
| 速度竞赛 | 在这门学科中，冲浪者的目标是在最短的时间内完成 250 米或 500 米的航道，并借助 GPS 装置设置速度记录 |
| 波浪冲浪 | 波浪冲浪结合了风筝冲浪和冲浪；练习时使用无背带冲浪板或特定方向的风筝滑板 |

双向板是风筝滑板中最常见的一种，用途更广，使用更简单。双向板起源于尾板，小而窄；大部分的双向板长度在 120～165 cm，宽度在 30～46 cm。其对称的外形使冲浪者可以在不改变板上姿态的情况下改变行驶方向，特别适合自由式冲浪、自由骑乘和唤醒式冲浪。

定向板只能朝一个方向移动，需要一个动作（抢风航行或顺风时将船帆自一舷转向另一舷以改变方向）来改变方向。由风帆冲浪板衍生而来，定向板比双向板大：长 190 cm，宽 70 cm。在航道比赛中，定向板的大鳍和较大的漂浮物可用来获得最佳的逆风角度，即使风降下来，它们也能保持滑板滑行。定向板也可用于乘浪（见图 15.6），在这种情况下，更大的体积和驾驶性能使风筝更好地与波浪的水动力相互作用。最近在赛道滑板制造过程中的一项创新是采用了铝箔技术，通过减少与水的接触面积，可以提高速度。浅水冲浪板（skimboard）是一种技术含量很高的定向板，主要用于无带子或者无鳍的自由冲浪或波浪冲浪。速度冲浪的规则要使用特殊的非对称定向板——又窄又细长并且非常坚硬的定向板。突变板（mutant board）可以优先移动方向，但它们也可以反向移动。由于突变板用途广泛，主要用于波浪冲浪。

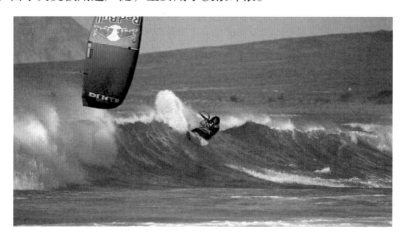

**图 15.6** 在佛得角乘浪。冲浪者：艾顿·科佐利诺。乘浪时首选定向板：一端为三角形，充当船头，另一端较宽，并装有鳍（照片由克劳迪奥·马洛萨提供）

大多数双尖板都有四个小鳍，每端两个。定向板通常在板尾有三个较大的鳍，而在 wakestyle 中用于固定结构（踢水或跳跃）的定向板则没有鳍。通常通过凉鞋式脚带将脚部固定在冲浪板上，类似于风帆冲浪时使用的脚带，但比风帆冲浪时使用的脚带更宽，这样可以根据某些动作的需要使脚从滑板上快速移开。捆绑带是冲浪鞋的附件，特别是那些 wakestyle 的专业冲浪者，而无肩带板是在波浪冲浪时使用的。

## 15.3 风筝冲浪的生理学

对风筝冲浪进行生理学研究是比较困难的，因为研究会涉及许多因素，而且随着各个运动分支的多样化，所需的身体需求正在逐步变化；事实上，横渡冲浪（简单地在水面上顺风滑行）和自由冲浪之间有着巨大的区别。

在与一个正常的双尖板交叉时，冲浪者固定在风筝上，并向后倾斜，身体的上半部分朝向行驶方向，以平衡风筝的牵引力（见图 15.7）。膝盖保持在 135°～150°，而肘部保持大约 90° 的弯曲，以在车把上施加牵引力，目的是保持背部线条的适当张力。在这个位置上，风筝在腰部的牵引力使腰椎处于过度伸展状态，而腹部肌肉则表现出一种等大的力来对抗脊柱前凸。另一方面，大腿肌肉为抵消水对板的推动所做的功通常是等大的，但随着波浪并根据风向和强度的变化来调整航向，所需的臀部和膝盖的小弯曲和伸展运动而中断。

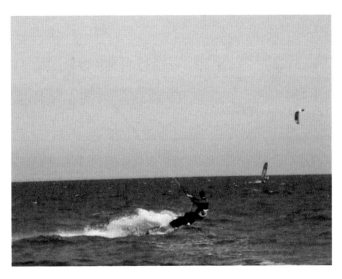

**图 15.7　风筝冲浪横越**

Vercruyssen 等根据心率（heart rate，HR）估计冲浪横越的生理需求，将其作为 VO₂ 的估计值并测量血乳酸浓度（blood lactate concentration，Lab）。风筝冲浪所需的体力活动与 Laser 帆船运动所需的体力活动相似，其特点是心率和血压显著升高，这可能是因为大肌肉群的等长收缩抑制了肌肉纤维压迫血管的血液供应。然而，同时发现血乳酸浓度的低值。由于风筝冲浪过程中所需的相关动态运动，等距力的不连续性，实际上需要让肌肉休息，以减少疲劳感或防止疲劳的发生。尽管如此，平均 30～40 分钟的赛程所造成的疲劳可能会对成绩产生很大影响，因此，对于那些希望参加比赛的人来说，进行充分的运动准备是必不可少的。总的来说，当在微风（12～15 节）下进行时，冲浪横越是一种非常好的有氧运动。与 Laser 帆船运动和风帆冲浪相比，冲浪横越期间产生中等强度的活动所消耗的能量更大，平均 HR 在最大 HR 的 72%～85%。滑翔的最初阶段需要更大的能量消耗，因为需要付出更多的努力来将滑翔板正确地放在水上并调整风筝。几分钟后，HR 稳定在稍低的水平，这可能是因为当滑板开始在水面上滑行时，冲浪者有能力调整到最舒适的位置，同时提高冲浪的效率。

自由花式冲浪时会表演各种冲浪技巧，如跳跃动作和花式技巧。跳跃动作可以通过用腿发力来完成，如在劲爆水上滑板上，在风帆冲浪中使用波浪作为跳板，或凭借风筝的升力来完成。后一种技术可作出壮观的跳跃动作，这是风筝冲浪运动的典型动作。为了利用风筝的升力，起跳的准备工作是最大限度地提高飞行绳的张力，这需要定向板在横越时迎风完成。在这一阶段，冲浪者所做的等距力显著增加，许多冲浪者报告说，在跳跃的初始阶段要求较高，下肢和腹部肌肉的关节会受到刺激或产生疼痛（见图 15.8）。为了帮助冲浪者从水面上起飞，还需要稍微弯曲臀部来为轻微的推动做准备。当冲浪者突然改变风筝的飞行方向，突然将上一阶段积累的能量释放到风筝，然后将冲浪者带到空中时，这时冲浪跳跃就开始了。

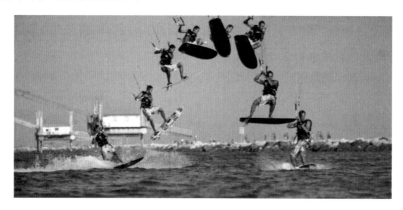

**图 15.8** 冲浪者：马可·塔格利亚费里。地点：意大利拉文娜，波尔图科西尼。凭借风筝升力进行冲浪跳跃 – 正文中的解释（图片由罗伯托·莫里提供）

冲浪跳跃可以把风筝提升到几米的高度，飞行阶段可以持续几秒钟。然后，可以在腾空期间表演各种类型的技巧，例如水平和垂直旋转或具有特定身体位置的抓板。这一阶段的动作顺序与体操相似，包括四肢和胸部的伸展、四肢和躯干的下蹲和弯曲以及抓板——所有这些都涉及不同类型的身体活动。下降阶段比较缓慢，风筝通过改变飞行绳上的张力来利用风筝的降落伞效应。在着陆过程中，冲浪者腿部弯曲可以吸收部分的冲击力，同时身体减速部分在垂直方向的力被风筝向上的牵引力所抵消，风筝继续沿着原来的方向飞行。体位肌肉的运动，尤指背部和腹部肌肉的运动，使身体在着陆时能保持正确的姿势，而下肢肌肉在着陆时收缩。

总的来说，自由花式冲浪是一项包括有氧代谢和厌氧代谢的极限活动。在中等风力大小条件下（15 ~ 22 节）的自由式冲浪比赛中，平均心率为最大心率的 85.4% ± 3.0%，$VO_2$ 值大约为最大吸氧量的 80.0% ± 4.5%，而在自由花式冲浪比赛结束时观察到，冲浪者血乳酸浓度的中值为 5.2% ± 0.8%mmol/L。

### 15.3.1 脱钩（Unhooked）旋转

为了表演自由花式冲浪特殊的冲浪技巧，冲浪者可以解开小挂扣，而只需握在杆上，就可以暂时固定在风筝上。这些动作需要冲浪者付出很大的努力才能保证他在杆上的抓力，控制风筝的同时表演想要的技巧，这些所有动作都使肩膀和肘部承受着特定的压力。此外，通过从安全带上解开风筝，风力作用在风筝上的受力点相对于风筝的重心移动。

因此，脱钩的冲浪者不能往后靠，通过向滑板的后缘施加更多的压力来抵消对冲浪者的拉力，但往往会被风筝顺势拖走。因此，为了保证飞行绳有足够的张力来操纵风筝，运动员必须在靠近风窗中心的过程中用更大的力来降低风筝的飞行高度（动力区；见图 15.9 和 15.10）。这意味着，在脱钩动作中，风筝的牵引力相对于水面有一个更大的切向分量，使得着陆过程中的脱钩动作比挂钩动作要求更高并且更具创伤性。

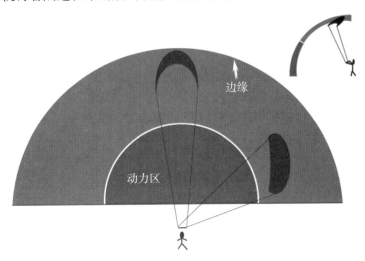

图 15.9　风窗。风筝在天空中飞行时形状总是像球体的四分之一，冲浪者逆风而下：风窗。风窗的迎风边缘呈半圆形，相对于风的方向以 90° 的角度穿过冲浪者的头部。这是一个中立区。风筝离风窗中心越近，风在翼上的入射角越接近 90°，风筝产生的功率就越大，当风筝正好位于冲浪者风窗中心的顺风位时，获得的最大功率的区域称为动力区

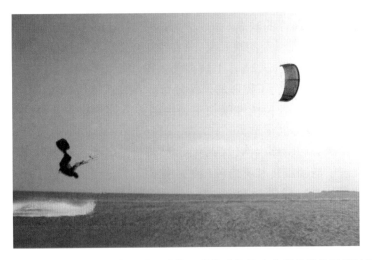

图 15.10　冲浪者：法比奥·英格罗索。脱钩动作。脱钩动作是由非常熟练的风筝冲浪者完成的。把风筝从安全带上解卜来，就可以自由地进行更极端的动作。在脱钩动作中，风筝与水面呈较小的角度。与脱钩动作中 60° 或更大的角度相比，在挂钩动作中的角度约为 45°（照片由 Fabio Ingrosso 提供）

## 15.4 急性损伤

### 15.4.1 受伤率

根据研究设计、冲浪者的不同技能水平以及所进行的运动分支，对文献的回顾揭示受伤率的范围之广泛。在 Nickel 等人的前瞻性研究中，将损伤定义为"导致不能正常练习或比赛的身体损伤"，研究发现总受伤率为每 1000 小时出现 7 次。比赛中的受伤风险比练习中的受伤风险高出 2.5 倍，达到每 1000 小时出现 16.6 次。在参加 2008 年富埃特文图拉岛世界杯的职业风筝冲浪者中，Pérez-Turpin 等发现在比赛中受伤的大部分（66.7%）参赛者 1 周以上的不能活动，而在那些曾在训练中受过伤的参赛者，只有约三分之一（34.5%）需要休息 1 周以上。在同一项研究中，在航道比赛中（68.4%）比自由花式冲浪（31.6%）受伤率更高。在 wakestyle 中，因为该运动是在极高的速度下进行的，所以受伤的风险更高，而且经常涉及各种各样的旋转，可能会使风筝和滑板失去控制。

韦格纳和韦格纳的报告说，与更专业的风筝冲浪者相比，缺乏经验的风筝冲浪者的受伤的风险明显更高。此外，他们还描述了一种趋势，即随着冲浪技能水平的提高，受伤率不断下降（每 1000 小时受到 3.9 ~ 6.1 次伤害不等），但专业风筝冲浪者受到的伤害更严重。随着时间的推移，装备制造的技术进步可能会影响受伤率和受伤类型。在这方面，Kristen 等在对 2002—2013 年在波德斯多夫（奥地利）举行的 Kitesurf 世界杯比赛中，发现在研究期间，比赛中严重伤害的发生率有所下降，而允许运动员可以继续比赛的轻微伤的发生率保持不变。

### 15.4.2 最常见损伤

据 Nickel 等的报道，77% 的参与者所受的伤害是轻微的，即虽然影响了正常的训练或比赛，但没有导致训练的缺席。19% 的伤害是中等伤害（导致 1 天以上的缺勤），3% 是严重伤害（导致 6 周以上的缺勤），只有 1% 会发生致命性的伤害。在同一种运动类型的 124 处损伤中，下肢 53.2%，上肢损伤占 16.9%，躯干损伤占 16.1%，头部损伤占 13.7%。在其他研究中发现了类似的损伤分布。Nickel 等还发现脚踝和脚部是最常见的受伤部位（28%；n=35），持续性损伤主要由踝关节韧带扭伤组成，也包括脚踝和第五跖骨骨折。膝关节损伤也很常见（12.9%；n=16），主要表现为前交叉韧带、后交叉韧带和内侧副韧带撕裂。胸部损伤包括挫伤和肋骨骨折，而头部最常见的损伤类型是撕裂伤，尽管也发现了与脑震荡和鼻血肿相关的挫伤。其他研究报告了严重的颌面外伤和耳膜、牙齿和眼睛损伤。最近，Pérez-Turpin 等对一些优秀的风筝冲浪者进行了检查，发现 61% 风筝冲浪者踝关节受到影响，其次是脚部损伤（13%）和膝关节损伤（11%），而只有 5% 的损伤发生在上肢和躯干。

### 15.4.3 最常见伤害的动力学

动作和技巧中的失误是造成下肢受伤的最常见原因，尤其是因为故意摔倒或在跳跃中着陆不良而受到影响。这种动态损伤主要导致膝关节病变（见图 15.11）和脚踝病变。尤其是，因为脚部和冲浪板之间的连接不稳定，所以造成了脚部和脚踝的高受伤率，这是一个与使用韧带有关的因素。脚和踝关节扭伤最常见的是过度旋外和足底极度弯曲，这可能导致韧带不同程度的损伤、脱位，并经常发生骨折（见图15.12）。

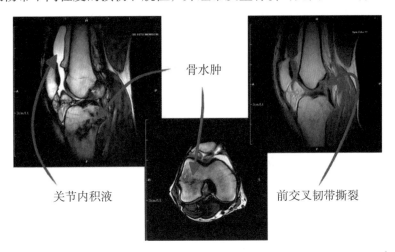

骨水肿

关节内积液

前交叉韧带撕裂

**图15.11** 自由花式滑板者进行风筝旋转（kiteloop）后着陆不良导致的膝盖不适的磁共振成像（MRI）。损伤包括前交叉韧带撕裂、大面积的骨水肿和关节内积液

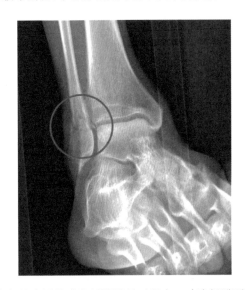

**图15.12** 放射学显示在自由花式风筝冲浪板跳跃的过程中，冲浪板跳跃着陆不良后腓骨（圆圈处）骨折

膝关节扭伤是由于股骨相对于胫骨进行旋转造成的，所以胫骨在冲浪板上处于固定位置。这种创伤模式导致十字韧带和副韧带撕裂或扭伤，半月板损伤。在更高级别的运动员中，使用能够稳定脚部与冲浪板之间连接的捆绑可能会降低脚部和脚踝的受伤风险，但也可能由于小腿与冲浪板之间的固定连接而导致膝关节受伤的可能性变大。技术技能也可以起到保护冲浪者的作用，使着陆时的身体位置更加稳定，从而降低受伤的风险。高水平运动员的肩关节损伤发生率显著增加（图15.13）。在这种类型的动作中，牵引负荷通常是手臂在高位时（尤其是在动作表现不当的情况下）突然施加，这可能会导致一些伤害，特别是肩关节脱位或半脱位。

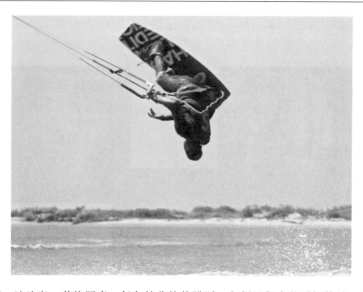

**图 15.13** 骑手：法比奥·英格罗索。复杂的非钩状跳跃，包括飞行中的手柄传球。将运动员固定在风筝上的唯一因素（除了安全绳）是他对吊杆的抓地力。手柄传球使运动员在失误的情况下有肩部损伤的风险。跳跃落地也会使骑手面临下肢受伤的风险。在这种情况下，使用绑扎来稳定足和踝关节，但由于股骨相对于固定的胫骨的旋转，膝关节仍然暴露于扭伤的风险。（照片由法比奥·英格罗索提供）

总的来说，颈椎和肋骨的病变似乎随着时间的推移而逐渐减少。环境因素（例如狂风、波涛汹涌或浅水区）和冲浪装备（如一只脚从皮带上滑出、从鳍上划过、安全带过紧对胸部造成伤害、风筝在坠落后继续拉扯）可能导致事故的发生，这些因素对受伤程度有影响的占到74%。受伤程度与更大风速之间的联系是不足为奇的。此外，还发现了损伤与浪高之间的某种相关性，而浅水区的损伤似乎不太常见（见图15.14）。此外，还报告了肋骨、肱骨或踝关节因撞击冲浪板而骨折的情况，以及风筝冲浪锋利的飞行绳造成的割伤。

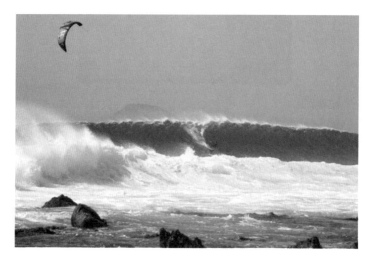

**图 15.14** 环境条件的潜在危险。在佛得角的岩石海岸附近，在侧离岸风的作用下，一个专业的风筝冲浪者正在冲浪（照片由克劳迪奥·马洛萨提供）

### 15.4.4 致命性的伤害和死亡

Iossi 粗略估计在 2005 年美国的 10 万名冲浪者中就有 6 ～ 12 人死亡。截至 2006 年 7 月 Iossi 还调查了全球共 52 起风筝冲浪的死亡报告，发现大多数（65%）死亡的风筝冲浪者都有 3 年以上冲浪经验，年龄在 30 岁～ 40 岁的风筝冲浪者的死亡风险似乎最高（平均年龄为 39 岁）。大多数（54%）死亡的发生地点在近海岸的浅水区或风筝的岸上起飞和着陆过程中，风筝冲浪者被风筝甩出去的情况占到 67%。事实上，不同作者认为风筝失控和风筝冲浪者无法在海滩或岸边放风筝是造成严重伤害和死亡的主要危险因素。

据报道，这种动力可造成多发性致命创伤、严重创伤和头部创伤的原因是冲浪者从高处坠落或与诸如海堤、水坝、电线杆或停放的汽车等障碍物发生碰撞造成的。据报道，由狂风或海岸障碍物引起的风幕造成冲浪者死亡的占总死亡人数的 67%，而与硬物之间的距离或缓冲不足造成冲浪者死亡的占总死亡人数的 65%。装备破损或装备选择不当（如风筝尺寸过大）也会对致命性伤害产生影响。参与治疗风筝冲浪事故受害者的医生应始终考虑风筝冲浪过程中失去控制可能导致高应力创伤和严重伤害。在这方面，Spanjersberg 等描述了一个风筝冲浪者从水中被抛起的案例，该风筝冲浪者被抛向空中大约 20 米高，然后与一个广告牌相撞。这个风筝冲浪者显然没有受伤，他为了预防而住院，在入院后 30 分钟继续观察并出现神经症状。CT 扫描显示外伤性双侧颈内动脉夹层和相关的左额叶缺血，可造成严重的持续性行为障碍。

风筝冲浪者很清楚与另一个风筝冲浪者、风帆冲浪者或船艇碰撞的风险。撞击会造成设备损坏，使风筝无法控制。出于安全原因，冲浪者在脱钩动作中或快速释放过程中意外丢失风筝，如果在两个风筝失控缠在翼上或另一个风筝冲浪者的飞行绳上，可产生巨大能量，会造成极其危险的情况。Nickel 等报道了一名 25 岁的女性风筝冲浪者在被风筝抛到码头上后，肝脏发生致命性破裂，就是因为在一次跳跃中，她的风筝被另一个风筝冲浪者无意中缠绕在翼上。

另一个危险的情况是冲浪装备在离海岸很远的地方会受到损坏，以至于不能冲浪，迫使风筝在水中停留很长一段时间。虽然许多事故发生在海滩（20%）或距海岸不足 50 米（26%）的地方，但大多数（54%）发生在离海岸更远的地方。特别是在某些环境下，风筝会被风或洋流拖拽到海上，使情况进一步复杂化。Exadactylos 等描述了 30 个救援任务，涉及由于离海岸太远而无法返回岸上的风筝冲浪者；这些情况中有 17% 的比例是与伤害有关，而其他情况则是由于风力过强而导致风筝失去控制，或由于风力太小使风筝无法在海上重新起飞。所有的风筝冲浪者都没有穿救生衣。其中有两名运动员体温过低，精疲力竭，而三分之一的运动员反馈有严重疲劳。Ziegler 等报道了一名 52 岁的风筝冲浪者在一次课上失去了对风筝的控制，绳子缠在安全带挂钩上，这名冲浪者无法从风筝上挣脱出来，最终被拖下水淹死了。

## 15.5 过度使用损伤

在 38 名专业的竞争对手中，Pérez–Turpin 等报告指出普通损伤比过度使用造成的损伤严重很多，分别占损伤的 76.3% 和 23.7%。然而，由于样本数量有限、风筝冲浪者精英小组的调查以及所用问卷的回顾性，这一比例不能概括为风筝冲浪者的总体比例。由于压缩和弯曲的极端负荷，风筝冲浪者可能存在过度使用导致损伤的高风险，特别是腰椎损伤，以及由于风筝冲浪和重复性微创伤所需努力的普遍等距性导致的膝关节和脚踝损伤。2002 年，Kristen 和 Kröner 描述了肋骨的应力断裂，特别是第 7 肋到第 9 肋的应力断裂，这是一种因过度使用而造成的损伤，风筝冲浪的典型损伤就是由于风筝与旋转力结合所产生的牵引力使吊架产生的压力升高导致的。由于吊架技术的进步，这类损伤的发生率显著降低。

对于初学者来说，颈椎尤其容易受到较大的压力，他们在飞行中必须不断抬头来保持对风筝的控制，而在大多数等级较高的风筝冲浪者中，颈椎则容易在高速冲浪时摔倒而受到剧烈的鞭击损伤；另一方面，腰椎脊柱还会暴露在高屈曲旋转负荷下。因此，脊柱出现任何不稳定性或退行性病变必须作为这类运动的禁忌证。

最后，Valsecchi 使用加速度计发现，与风筝冲浪穿越相关的全身振动在 15 分钟内就会达到欧洲工人指令（2002/44/EC）规定的阈值，这主要与滑行速度有关。因此，长时间重复进行这项运动可能会对身体造成振动性损伤，特别是关节的炎症和退行性病变，甚至会影响脊柱，导致下肢退化。

# 15.6 预防措施

动力风筝能迅速产生大量的能量。因此，建议要在资质合格且经验丰富的老师的指导下，在适当的地点逐步学习风筝运动。虽然受伤可能是由风筝冲浪者无法控制的因素造成的，但是可以采取一些预防措施来将风险降到最低：使用装有安全系统且状况良好的冲浪装备；进行适当的身体素质训练和冲浪水平训练，使风筝冲浪者对风筝有充分的控制；以及仔细评估天气状况和可以安全训练的地点。

## 15.6.1 装备

风筝装备的技术进步意味着如今的风筝冲浪者不太可能让自己被失控的风筝影响。2005 年左右，全自动风筝开始使用，这代表着放飞风筝的人只需放开控制杆就可以减弱风筝的拉力。风筝的性能通常也会随着风筝尺寸的增加而提高，在失去控制的情况下，风筝的体积越小，出现的危险就越小，95% 的风筝冲浪者会使用这些更安全、更现代的风筝。此外，所有现代风筝都有一个装有紧急释放系统的挂环，这是一个安全装置。为了摆脱任何可能的捕捉线，安全设备应包括一个飞行绳切割装置，可以固定在飞行绳上或防震背心上；有专门设计的"带钩"模型，以防止任何可能对风筝冲浪者造成的伤害。尤论是在脱钩动作中，还是在使用紧急释放系统时都可能会引发风筝松动的潜在危险，所以强烈建议使用飞行绳。与此同时，冲浪板弹性安全带的使用更具争议性。虽然弹性安全带可以防止冲浪板相互撞击或伤害其他水上使用者，如游泳运动员或冲浪者，但它也可以使冲浪板弹回到风筝冲浪者身上，造成头部或颈部受伤，而头部或颈部是运动员从冲浪板上下来后漂浮在水中时身体露出水面的部分。出于这些原因，虽然总是将头盔作为推荐使用，但在使用弹性安全带时是强制性的。正确维护设备和安全装置（其效率可能受到沙子和盐水的影响）至关重要。为了防止腰椎负荷，对于背部有问题的人来说，座椅式安全带是最佳选择，因为这种安全带将牵引力平均作用到整个骨盆、腿部和臀部，而不仅仅是腰部区域受力。

### 15.6.2 风湍流

无论是自飑还是岸上的背风效应，风筝都应该避免暴风。作为一项在海岸附近进行的运动，考虑到海岸或附近的大型障碍物（树木、建筑物、船舶和类似物体）会改变气流并产生危险的湍流，这点一直非常重要。风湍流与风速成正比，并分别向障碍物的下风向和上风向延伸至其高度的 7 倍和 3 倍。穿过这些障碍物的风向上移动，产生向上的气流，可以将附近的风筝冲浪者抛到空中，并且穿过两个障碍物之间的风由于文丘里效应可以变得更大。由于这些原因，最好的做法是避免在海岸上不必要的逗留，尤其是在障碍物附近。风筝冲浪者应与任何障碍物保持至少 130 米的顺风安全距离和 50 米的横向安全距离，在阵风过大的情况下更应如此。同样重要的是要记住，风力和风向可能随时会改变，即使是非常熟练的风筝冲浪者，也可能无法预测。

### 15.6.3 救援

如果设备损坏，风筝可能无法飞行。在这种情况下，是不允许风筝冲浪者在冲浪板上继续漂浮的。事实上，风筝冲浪者之所以能保持漂浮状态，是因为冲浪板在水面上滑行，而不是因为冲浪板本身的浮力所产生的水动力效应。大多数可用的风筝冲浪板实际上没有多少浮力，所以不允许风筝冲浪者在休息时站在冲浪板上。出于这些原因，在发生事故时，风筝不应因任何原因而丢弃。由于风筝高度可见，所以可用于救援人员定位冲浪者。充气风筝也给冲浪者提供了一些帮助，使冲浪者能紧贴在上面保持漂浮。充气风筝也可以"自救"，这项技术指的是风筝冲浪者把线整齐地绕在杆上，通过抓住两个翼尖来控制风筝。另外，对于较大的风筝，运动员可以躺在一个翼尖上，抓住另一侧，用风筝作为帆，将自己拖回岸边。风筝冲浪者在水中面临的最大挑战是体温过低和过度疲劳。当在远岸处设备发生故障或者冲浪者被海流吹入海中时，最需要的是其他冲浪者利用合适的设备和救援知识尽快救出遇难者。出于这些原因，风筝冲浪应始终在有救援设施的地方或与其他风筝冲浪者一起练习，以便在必要时提供救援。

### 15.6.4 服饰

波浪、冲浪板或各种障碍物的硬撞击可能会使头部受伤。因为会涉及相当大的能量，与水碰撞造成的损伤不可低估，建议使用防护头盔以避免撕裂伤、脑震荡和脑损伤。用于水上运动的头盔应该特别设计，这种头盔要用轻质和耐冲击塑料制造，有封闭的泡沫内衬，且不易沾水。风筝冲浪者应该能在没有辅助的情况下将头盔摘下，并且设计良好的头盔应该有良好的周边视觉，尤其是在抬头时，并且不能对听力产生干扰。尽管在许多国家佩戴头盔是强制性要求，但仍有不少运动员并未严格遵守；事实上，只有 40% 的风筝冲浪者使用头盔和减震背心。减震背心利用抗冲击技术来减少胸部创伤，但通常浮力很小，不能当作漂浮装置。了解不同类型的可用漂浮装置之间的差异至关重要。在出事故或者失去意识的情况下，救生衣可以使遇难者保持脸部朝上，救生衣的浮力可达 150 N 甚至更大。但是，救生衣相当笨重，许多风筝冲浪者认为救生衣限制了冲浪运动。浮力辅助装置提供的浮力更小，也有至少 50N，但浮力辅助装置的设计可允许冲浪者进行幅度更大的运动，并且更适合游泳。世界航行要求符合国际标准化组织12402-5（50 级）的最低标准，用于规定个人浮力的比赛。一些漂浮装置是经过专门设计的，使风筝冲浪者可以与安全带相匹配。被称为组合夹克的漂浮装置可将安全带和漂浮背心结合在一起，这使得风筝冲浪者每次使用吊带时都会佩戴漂浮装置，而不会干扰安全带和漂浮背心。

氯丁橡胶制成的冲浪服能有效防止体温过低。还有各种重量和厚度的 T 恤，在非常温暖的气候下也很舒适，而覆盖全身（包括脖子和四肢）的潜水衣，也能防止晒伤以及被水母和其他海洋生物蜇伤。而袜子和手套的使用则取决于风筝冲浪者在什么地方进行练习。当与岩石、粗糙的海床、海胆以及珊瑚有潜在接触时，建议戴手套和穿袜子。导致皮肤癌和黑色素瘤的一个危险因素是将皮肤和眼睛暴露在阳光下，在进行风筝冲浪和其他水上运动时，建议使用具有高防晒系数的防护装备（包括太阳镜）和防晒霜或防晒乳液。

### 15.6.5 赛前身体训练

60% 的风筝冲浪爱好者认为风筝冲浪只需要很少的体育训练就可以进行，百分之八十的风筝冲浪爱好者认为他们自己的身体状况足以进行这项运动。这表明，这些风筝冲浪爱好者的实际身体状况实际上可能相当差，而风筝冲浪实际上需要各种技能——力量、协调、速度、灵活性和耐力——使希望练习这项运动的人需要达到中等到高等水平的体育训练强度。这对那些想参加比赛的运动员尤为重要。随着有氧健身水平的提高，在一定时间间隔内冲浪的距离也会增加。这是涉及比赛类型必须考虑的一个重要因素。疲劳和困乏可能增加发生意外事故的风险，因此特定的赛前身体训练是预防伤害的重要方面。适当的训练制度包含每周进行大量的冲浪训练，包括水上训练、耐力训练和力量训练。本体感觉练习在防止冲浪者受伤、核心肌群的稳定性以及关节活动方面特别有帮助。对于那些希望尝试自由花式冲浪动作的运动员来说，肩关节肌群的稳定性是至关重要的，包括 "handle passes"，以减少肩关节脱位和半脱位的风险。冲浪者在训练前进行热身活动和定期伸展也可以减少受伤的风险。

# 15.7 雪地风筝

雪地风筝是一种在雪地上使用自由式滑雪橇或单板滑雪板（图 15.15 和图 15.16）和冲浪风筝（充气风筝和支架风筝）结合的极限运动。风筝的牵引力不仅可以让滑雪者在下降时滑雪，还可以在没有斜坡甚至上坡的情况下滑雪。首选地点通常是在平缓的山坡，因为风在经过山顶时可能会变为紊流，而在陡峭的山坡可能会改变风向，导致风筝的航行不稳定。雪地风筝这种极限运动在世界各地的受欢迎程度高，尤其是在多风而且降雪量很大的地方。由于在高度超过 10 米的风筝滑雪可达到的最高速度超过 100 km/h，因此在滑雪时存在较高受伤的风险。

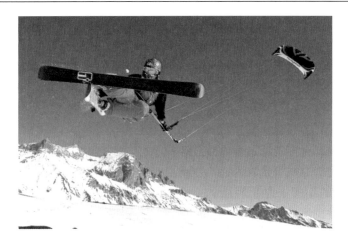

**图 15.15** 自由式滑雪橇的风筝滑雪。骑手：贝诺伊特·米奎尔。地点：法国 Col du Lautaret（照片：Ramon Schoenmaker；照片由 Flysurfer 提供）

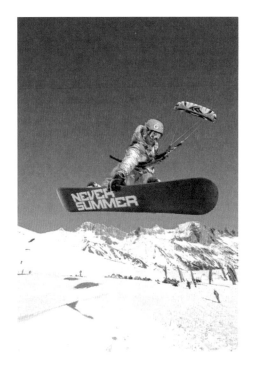

**图 15.16** 用单板滑雪板进行风筝滑雪。骑手：劳伦特·古约特。地点：法国 Col du Lautaret（照片：Ramon Schoenmaker；照片由 Flysurfer 提供）

## 15.8 雪地风筝的损伤

在对 80 名滑雪者的前瞻性研究中发现，他们将损伤定义为"身体上任何的损伤，无论是否需要医疗护理或体育活动损失的时间"，Moroder 等估计伤害率为每 1000 小时出现 8.4 次受伤，但滑雪训练的伤害率（8.5/1000）和滑雪比赛的伤害率（7.5/1000）之间的差异很小。作者还根据参与运动的损伤程度对损伤进行了分类。如果出现的损伤症状仍可继续参加正常运动，则为"轻度"损伤；如果出现的损伤症状仍可部分参加正常运动，则为"中度"损伤；如果出现的损伤症状暂时不能参加正常运动，则为"严重"损伤；如果出现的损伤症状导致永久性残疾或死亡，则为"致命性"损伤。Moroder 等研究发现的损伤主要是轻伤（60.6%；n=20），其次是中度（21.2%；n=7）和重度（18.2%；n=6），但没有报告有致命性损伤。

虽然初学者的事故风险（20.8 次 /1000 小时）明显高于专业的滑雪者（5.1 次 /1000 小时），但初学者的伤害主要是轻微的，而专业的滑雪者往往受到中度或重度的损伤。这可能是因为专业的滑雪运动员在更苛刻的风力条件下进行这项运动，并表演极限动作。有趣的是，使用单板滑雪板练习的运动员比使用滑雪橇的运动员更容易受伤（每1000 小时，11.7 次比 4.1 次受伤），这一数字与滑雪橇和滑雪单板之间的比较研究得出的数据大致相似。然而，在更具体的研究中应该进一步研究该结果，因为风筝的拉力是雪地风筝事故动态改变的一个非常重要的附加变量，可以改变类似滑雪装备对滑雪者损伤的影响方式。Moroder 等发现背部损伤（30.3%；n=10，特别是挫伤和擦伤：70%）；膝关节损伤（24.2%；n=8），包括扭伤和前交叉韧带断裂；肩关节损伤（21.2%；n=7），包括脱臼和锁骨骨折。膝关节受影响的频率与风筝冲浪的频率大致相当，而脚踝和脚部受伤的频率要低得多。滑雪橇靴或滑雪板靴的使用可以增加稳定性以及保护身体的这些部位，与之相反的是，风筝滑板上的带子反过来也会对运动员造成伤害。然而，肩关节似乎更容易在滑雪橇上受伤，而不是在滑雪板上受伤。

风筝雪橇和风筝滑雪相比，风筝雪橇造成头部受伤的比例较低（21.2%；n=7），可能是因为几乎所有的参与者在滑雪时都戴着头盔。有多种原因可能导致事故的发生：滑雪失误是最常见的原因（占 75.8%），其次是阵风影响（占 36.4%）和恶劣的雪况（占27.3%），例如积雪覆盖率低、冰雪表面结冰或粉末状雪（其深度足以隐藏危险障碍物）。据报道，与其他滑雪者的碰撞是造成伤害的另一个原因。在跳高和改变方向等动作中受伤的人（占 48.5%）比简单巡航受伤的人（占 30.3%）多。尽管在强风中练习滑雪显然是危险的，但在微阵风中练习这项运动也可能使滑雪者受伤。最后，疲劳似乎也是一个危险因素，因为大部分（占 84.9%）的损伤发生在比赛中和比赛结束之间。

# 15.9 预防措施

由于初学者在滑雪时受伤的风险更高，而滑雪技术失误是最常见的受伤原因，因此专业教练应向初学者介绍如何进行风筝滑雪。在坚硬的地面上练习风筝滑雪滑雪者更倾向于使用保护装备。事实上，在 Moroder 等的系列文章中提到有 92.5% 的滑雪者使用头盔，有 51.3% 的滑雪者使用脊柱保护器，有 20% 的滑雪者使用肩关节保护器。尽管几乎所有参与者（93.9%）在受伤时都在风筝上安装了一个快速释放系统，但考虑到滑雪的速度或对情况失去控制，只有三分之一的参与者能够在事故发生时使用该系统。但是，在某些情况下，快速释放系统本身可能对事件或危险情况负责。作者报告了一个风筝滑雪者的病例，他启动快速释放系统后，一颗牙齿被棒打掉。另一名滑雪者在一次跳伞的不良着陆后失去意识，导致他无法启动快速释放系统，从而被拖到了雪地上。因此，重要的是，初学者在进行风筝滑雪之前，必须先训练他们使用安全系统。由于疲劳是导致损伤的重要因素，因此运动前的热身准备对于预防损伤很重要。不幸的是，只有42.5% 的风筝滑雪者进行身体的热身准备。此外，风筝滑雪者的体能训练形式包括力量训练 (26.3%) 或耐力训练 (35%)，只有一小部分人（22.5%）进行锻炼以提高平衡性和灵活性。然而，一个适当的身体训练计划应包括所有这些因素，将力量训练和耐力训练与运动相结合，以提高协调性、本体感觉和关节活动性。

**结束语**

由于风筝运动参与者的数量不断增加，医师应熟悉最常见的伤害类型，包括高能创伤造成严重伤害的可能性。预防策略应包括专业教练对初学者进行训练，使他们在练习这些运动前对风和天气情况有所了解；仔细选择地点；使用适当的设备，包括必要的安全系统和具体的体育训练计划。未来需要对风筝极限运动进行医学研究。这样的医学研究应包括过度使用而造成的伤害和疾病，并应精心设计分别针对业余运动员和专业运动员的医学研究，同时还要考虑到风筝冲浪和风筝滑雪之间的差异以及在防护装备、服饰和技术方面的新发展。

特别感谢 Flysurfer 提供的雪地风筝的照片。

**参考文献**

［1］Vercruyssen F, Blin N, D. L'Huillier, et al. Assessment of physiological demand in kitesurfing[J]. Eur J Appl Physiol, 2009, 105:103-109.

［2］Lundgren L, Brorsson S, Hilliges M, et al. Sport performance and perceived musculoskeletal stress, pain and discomfort in kitesurfing[J]. Int J Perform Anal Sport, 2011, 11(1):142-158.

［3］Bourgois J G, Boone J, Callewaert M, et al. Biomechanical and Physiological Demands of Kitesurfing and Epidemiology of Injury Among Kitesurfers[J]. Sports Med, 2013, 44(1):55-66.

［4］Camps A, Vercruyssen F, Brisswalter J. Variation in heart rate and blood lactate concentration in freestyle kytesurfing[J]. J Sports Med Phys Fitness, 2011, 51(2):313-321.

［5］Nickel C, Zernial O, Musahl V, et al. A prospective study of kiteboarding injuries[J]. Am J Sports Med. 2004;32(4):921-927.

［6］Wegner M, Wegener F. The relationship between sensation seeking and tendency to suffer injuries among kite surfers[J]. Zeitschrift Fur Sportpsychologie, 2012, 19(3):122-130.

［7］Spanjersberg W R, Schipper I B. Kitesurfing: when fun turns to trauma-the dangers of a new extreme sport[J]. J Trauma, 2007, 63(3):76-80.

［8］Ziegler M, Lockemann U, P ü schel K. Fatal accident during kite surfing lesson[J]. Rechtsmedizin, 2009, 19(3):162–164.

［9］Pikora T J, Braham R, Hill C, et al. Wet and wild: results from a pilot study assessing injuries among recreational water users in Western Australia[J]. Int J Inj Contr Saf Promot, 2011, 18(2):119–126.

［10］Buchholz S, Rudan G . A professional kitesurfer with multiple liver lesions[J]. Med J Aust, 2007, 187(10):590–591.

［11］Moroder P, Runer A, Hoffelner T, Frick N, Resch H, Tuber M. A prospective study of snowkiting injuries[J]. Am J Sports Med, 39(7):1534–1540.

［12］Sakamoto Y, Sakuraba K. Snowboarding and ski boarding injuries in Niigata[J]. Am J Sports Med, 2008;36(5):943–948.

［13］Made C, Elmqvist LG. A 10–year study of snowboard injuries in Lapland Sweden[J].Scand J Med Sci Sports, 2004, 14(2):128–133.

［14］.Sulheim S, Holme I, Ekeland A, et al. Helmet use and risk of head injuries in alpine skiers and snow–boarders[J]. JAMA, 2006, 295(8):919–924.

# 16 跳伞伤

Trevor J. Mills

## 16.1 内容介绍

根据美国降落伞协会（the United States Parachute Association，USPA）的数据，2013年在 220 个不同的降落伞区进行了约 300 万次跳伞，USPA 目前列出的跳伞者数量超过34 000 名。随着时间的推移，USPA 一直在仔细跟踪死亡率统计数据，并且有一些研究估计了在美国与运动跳伞相关的受伤率。本章总结了当前的文献和统计数据，以详细说明跳伞运动中的死亡率和受伤率。

## 16.2 跳伞运动

### 16.2.1 历史展望

跳伞运动最早的记载来自 14 世纪的中国。在雨伞发明后不久，有报道称有人试图用它作为硬质降落伞。15 世纪末，达·芬奇（Leonardo da Vinci）设计了一个类似降落伞的装置，而 1783 年，在蒙彼利埃天文台（Montpellier Observatory）的塔顶上，用直径14 英尺（约 4.27 米）的帆布装置第一次完成了成功的降落。1885 年，美国一名热气球驾驶员成功地用可折叠降落伞降落，20 世纪初降落伞包和防撕裂绳就出现了。在 1911年在加利福尼亚州，格兰特·莫顿第一次从飞机上跳下来，到 1919 年，美国陆军中尉发明并成功测试了 A 型背包式降落伞。

哈罗德·R·哈里斯在 1922 年用降落伞从飞机上紧急跳伞。在 20 世纪上半叶，圆

T. J. Mills

Department of Emergency Medicine , University of

California Davis Health System

Sacramento , CA , USA

e-mail: tjmills@ucdavis.edu

© Springer International Publishing Switzerland 2017

F. Feletti (ed.), Extreme Sports Medicine, DOI 10.1007/978-3-319-28265-7_16

形降落伞占主导地位，到了 20 世纪 70 年代中期，圆形降落伞被高性能的矩形降落伞所取代，这种降落伞通常被称为"方形降落伞"或副翼降落伞。副翼降落伞是 20 世纪 70 年代主要的运动降落伞，设计用于最大升力而不是最大阻力。到 70 年代后期，翼状降落伞被可转向降落伞（parafoil）所取代。可转向降落伞或空气冲压（ram-air）降落伞是一种可变形的翼型，通过在两个矩形膜之间捕获空气来保持其外形。从 20 世纪 80 年代至今，这种可转向降落伞为高性能降落伞的进一步发展奠定了基础。

跳伞运动的组织始于 1926 年在费城举行的全国航空比赛，在那里举行了第一次正式的"跳伞"比赛，1933 年，美国国家航空协会成立了国家跳伞协会。这发展成了国家降落伞跳伞公司，并最终在 1957 年成为美国跳伞俱乐部（the Parachute Club of America，PCA）。PCA 于 1967 年更名为美国降落伞协会（the United States Parachute Association，USPA），至今仍在运作。

### 16.2.2 跳伞方式和训练

跳伞运动不断流行于美国和世界上许多国家，有许多方式和训练。

在队形变换跳伞（formation skydiving）和垂直队形变换跳伞（vertical formation skydiving）中，由 4 个（4 向）、8 个（8 向）、10 个（10 向）或 16 个（16 向）跳伞者组成的小组从国际联营（跳伞联营）中做出一个或一系列指定的队形（见图 16.1）。

在自由飞行（freeflying）和自由式跳伞（freestyle）中，自由落体动作由评委评分（见图 16.2）；在空中滑板（sky surfing）中，跳伞者脚上穿一块类似于滑雪板的木板进行表演。

完成一系列动作的速度和正确性是自由落体方式（freefall style）的目标，而在精确着陆（accuracy landing）和团队准确性方面，目标是尽可能靠近目标中心着陆。

在极速跳伞（canopy piloting）中，降落伞飞行是根据速度、距离和准确性来判断的。

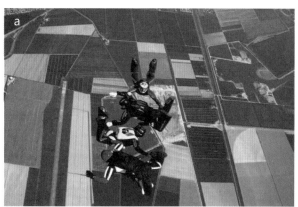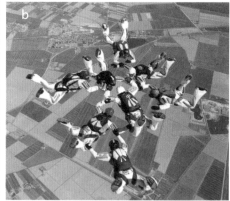

**图 16.1** （a，b）队形变换跳伞（图片由 Dario Vecchiato 提供）

在速度跳伞（speed skydiving）中，目的是达到并保持尽可能高的自由沉降速度。由于流线型可使阻力最小化，通常位置是头向下，可以达到 480 km/h 的速度，这是传统 belly-to-earth 位置（200 km/h）的两倍以上的自由沉降速度。

高空跳伞（High-altitude jumps）包括高空–低开（high altitude – low opening, HALO）和高空–高开（high altitude – high opening, HAHO）两个部分，源自高空军事跳伞，而且可能需要补充氧气。

除了上述的训练外，跳伞者还可以参加特殊的特技活动或特技表演，包括夜间跳伞（night jumps）、大幅度跳伞（big ways）（队形大幅度变换跳伞）或填充跳伞（stuff jumps），跳伞者可以带着物品（见图 16.3 和图 16.4）。

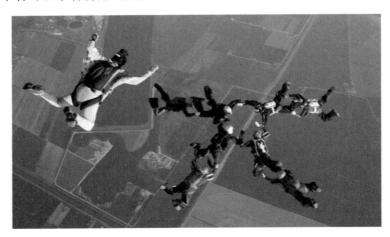

**图 16.2** 自由飞行（freeflying）和自由式跳伞（freestyle）是小组的一名成员佩戴摄像机并拍摄待评判的视频（照片由达里奥·韦奇托提供）

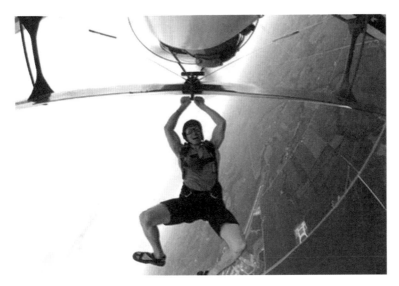

**图 16.3** Stearman 双翼飞机滚筒出口（图片由汤姆·巴罗斯提供）

# 16.3 关于跳伞伤和死亡的文献综述

### 16.3.1 早期医学研究

早期的医学研究主要是由军方进行的，涉及老式降落伞技术（如"圆形"降落伞）。从历史上和今天来看，大多数有关伤害的文献都来自军事研究。早期研究中的损伤率总结见表 16.1。特别值得注意的是,早期(1965)研究是由 Kiel 等完成的。这项研究主要来自民间记录,包括 100 万次以上跳跃,是对早期跳伞运动相关死亡率的最佳估计。在运动型降落伞死亡率方面,"100 起死亡事故"的原因有很多,包括飞机与机上降落伞人员相撞(3)、意外打开降落伞(2)、降落伞故障或缠结(26)、直到最后一刻也没打开降落伞(34)、空中碰撞(5)、水上着陆(19)、击中致命物体(火车或电线等)(4)和击中其他物体(5)。1956—1963 年的总死亡率为每 112 万跳伞者中有 87 人死亡(1964 年又有 13 人死亡,但没有关于跳伞数据的报告)。不幸的是,与跳伞运动相关的损伤在此之前就没有记录了。

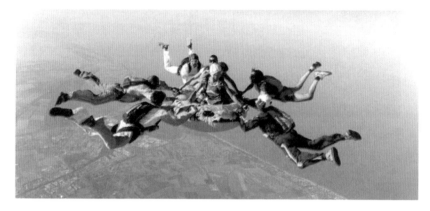

**图 16.4** 使用充气小艇的填充跳跃(照片由达里奥·韦奇亚托提供)

**表 16.1** 早期研究

| 研究项目 | 研究对象 | 每 1000 次跳伞的总受伤率 | 研究人数 | 研究时间(年) | 降落伞类型 | 记载的损伤类型 |
|---|---|---|---|---|---|---|
| Tobin 等人(1941) | 军队 | 24 | 4490 | 1940—1942 | 圆形 | 所有损伤(包括次要损伤) |
| Lord 和 Coutts(1944) | 军队 | 10 | > 250 000 | 1941—1945 | 圆形 | 因受伤而缺勤一天或多天的时间 |
| Essex-Lopresti(1946) | 军队 | 21 | 2078 | 1944—1945 | 9 米长的丝绸 | 所有损伤(包括次要损伤) |
| Kiel(1965–1966) | 军队 | 3.1 | 1 020 642 | 1946—1949,1956—1962,1962—1964 | 未提及 | 导致缺勤的所有损伤 |
| Hallel 和 Naggan(1975) | 军队 | 6.26 | 8372 | 1975 出版 | 未提及 | 在跳伞时所有需要治疗的受伤或症状出现较晚但需要住院治疗的损伤 |
| Rodrigo 和 Boyd(1979) | 军队 | 3.1 | 1846 | 1979 出版 | 未提及 | 仅包括腰椎损伤 |

### 16.3.2 "现代"医学研究

从 T–10 圆形降落伞和 Para–Commanders 到第一个冲压式空降伞,再从 20 世纪 70 年代的第一个冲压式空降伞到今天的现代高性能降落伞,降落伞技术已经取得了长足的进步。同样,也有一些安全性能的改进。然而,现代降落伞也会造成不同的伤害。1993 年之前,着陆不当而死亡的事故并不常见。1993 年之后,在美国,着陆不当而死亡的人数有所增加,占所有跳伞死亡人数的三分之一。着陆死亡人数的增加是因为新一代高性能降落伞的普及。结合高机翼载荷(跳伞运动员的出口重量与伞顶表面积的比值)和钩形转弯,当跳伞者出现操作失误时,高性能降落伞会出现不可原谅的失误。在美国,钩形转弯事故占死亡人数的比例很高,钩形转弯基本上是一种影响有经验跳伞者的现象。

像早期的跳伞文学一样,最近的许多文学作品都来自军事领域,其中一些研究涉及各种类型的降落伞。更多现代的医学研究总结见表 16.2。

表 16.2 现代的医学研究总结

| 研究项目 | 研究对象 | 每 1000 次跳伞的总受伤率 | 研究人数 | 研究时间(年) | 降落伞类型 | 记载的损伤类型 |
|---|---|---|---|---|---|---|
| Petras 和 Hoffman(1983) | 军队 | 6.8 | 90 000 | 1981 | T–10 | 急诊室出现的伤情 |
| Pirson 和 Verbiest(1985) | 军队 | 5 | 201 977 | 1974—1983 | 665 和 672 不可操纵 | 所有受伤,不包括挫伤和擦伤 |
| Ellitsgaard(1987) | 普通民众 | 1.4 | 110 000 | 1979—1983 | 包括圆形降落伞和空气冲压降落伞 | 所有受伤,包括挫伤和扭伤 |
| Amamilo 等(1987) | 普通民众 | 3.6 | 9211 | 1983—1984 | 未提及 | 所有受伤,包括轻伤 |
| Steinberg(1988) | 普通民众 | 1.4 | 193 611 | 1981—1985 | 包括圆形降落伞和空气冲压降落伞 | 本地跳伞区调查报告的所有受伤情况 |
| Baldwin(1988) | 军队 | 0–11 | 3246 | 1981—1986 | 圆形 AP 28S-17 和 矩形 MT-1X | 所有受伤,包括扭伤或因受伤导致的缺勤 |
| Lowdon(1989) | 军队 | 2.2 | 51 828 | 1989 出版 | 未提及 | 受伤,但轻伤除外 |
| Farrow(1992) | 军队 | 7.1 | 8886 | 1987—1988 | T–10 | 所有需要从空投区撤离、停止锻炼、限制工作或住院的受伤人员 |

（续表）

| 研究项目 | 研究对象 | 每1000次跳伞的总受伤率 | 研究人数 | 研究时间（年） | 降落伞类型 | 记载的损伤类型 |
|---|---|---|---|---|---|---|
| Bagian（1992） | 军队 | 0.589～10.359 | 8706 | 1988—1990 | 圆形P-78标准孔隙度 vs. SET-10低孔隙度 | 挫伤，扭伤和骨折 |
| Kragh等人（1996） | 军队 | 22 | 7948 | 1996出版 | 未提及 | 造成责任限制的任何伤害 |
| Ekeland（1997） | 军队 | 11.3 | 4499 | 1970，1974—1988 | 未提及 | 包括轻伤 |
| Craig and Morgan（1997） | 军队 | 8 | 200 571 | 1993—1994 | 未提及 | 任何需要紧急护理的伤害，包括挫伤 |
| Dawson等人（1998） | 普通民众 | 1.2 | ＞ 14 000 | 1994 | 未提及 | 向急诊室提出的损伤，包括软组织损伤 |
| Bar-Dayan（1998） | 军队 | 8.9 | 43 542 | 1998出版 | T-10 | 总比率包括轻伤 |
| Craig等人（1999） | 军队 | 24.6 | 4754 | 1996 | T-10 | 所有受伤，包括挫伤 |
| Craig和Lee（2000） | 军队 | 8.1 | 242 949 | 1994—1996 | 未提及 | 从登机到士兵离开空投区为止发生的任何伤害 |
| Schumacher等（2000） | 军队 | 1.5-4.5 | 13 782 | 1994—1997 | T-10C带无降落伞踝关节支架 | 只有脚踝受伤，包括挫伤 |

# 16.4 跳伞受伤和死亡

## 16.4.1 跳伞受伤

最近，Barrows等的一项研究侧重于平民或运动跳跃，包括对发病率的少数评估。

提交人报告了连续两年（2000年和2001年）在美国"世界自由公约"（the World Free Fall Conventions，WFFC）期间所受伤害的发生率和类型。

整个研究对象包括8976名跳伞者，他们在研究期间共记录了117 000次跳伞。

作者发现总的伤害率为17.4次/10 000跳，住院率为1.8次/10 000跳，但只有一例死亡。

这项研究详细描述了从轻微擦伤到危及生命的跳伞运动可能造成的伤害。

这项研究包括对受伤情况的监测，并在 WFFC 期间指定当地医院的急诊室和跌落区的急救站进行调查。

在这两个地点，急救医务人员填写了一份数据表，包括患者的年龄、性别、主诉、治疗方案和治疗情况。

在 WFFC 期间指定的急救站报告治疗了 204 名患者。

在到急救站就诊的患者中，包括擦伤在内的轻伤占受伤人数的 22.2%（n=45）、撕裂伤占受伤人数的 14.9%（n=30）和水疱占受伤人数的 9.9%（n=20）。根据解剖位置记录更严重的损伤，包括韧带损伤、骨折和明显的钝性损伤；主要表现为四肢损伤占总受伤人数的 22.2%（n=45），其次是肩部损伤占总受伤人数的 3%（n=6，其中 4 处脱臼），头部损伤占总受伤人数的 2.5%（n=5），面部受伤占总受伤人数的 2%（n=4），颈部受伤占总受伤人数的 1.5%（n=3），背部受伤占总受伤人数的 1.0%（n=2）。

其他报告的损伤包括烧伤（2%；n=4）、眼睛损伤（1.5%；n=3）、晒伤（1.5%；n=3）、淤伤（1.5%；n=3）、头痛（1.5%；n=3）、喉咙痛或其他疾病（1.5%；n=3）、脱水（1.0%；n=2）、昆虫叮咬（1.0%；n=2）和以下情况各 1 例（0.5%）：需要石膏固定的骨折、胸部受伤，"宿醉"，蜂窝组织炎，狗咬伤，蜜蜂蜇伤，肌肉拉伤，锁骨骨折，毒藤皮疹。9 名（4.5%）患者受到不确定的伤害，就如数据表上的报告的那样不清楚。

转移到急诊进行进一步评估的重大伤害占总数的 34%。急诊科评估的大部分损伤以四肢损伤最多（47.1%）：其中骨折占 45.5%，下肢骨折占 81.8%。其他损伤分布如下：背部损伤占 17.1%（含 3 处骨折），颈部损伤占 8.6%（含 2 处颈椎骨折），肩部损伤占 5.7%。2.9% 的患者出现闭合性损伤，但无任何放射异常。在急诊室评估的跳伞损伤中，有 30% 需要住院治疗。

### 16.4.2 非致命性伤害的原因

1999—2003 年期间，在瑞典有 257 例非致命性伤害，Westman 等对非致命性伤害的原因进行了研究。84%（n=216）的伤害事件发生在降落伞飞行期间，7.3% 发生在（n=19）降落伞打开期间，10%（3.8%）发生在跳伞者着陆期间，2.7%（n=7）发生在自由降落期间，1.9%（n=5）发生在跳伞者飞机出舱时。大多数受伤事件发生在降落伞飞行中，造成地面撞击或与物体或人相撞：133 起是由于正常跳伞中的物品误判（包括低转弯、逆风着陆和着陆时的水平高度计算错误）造成的，33 起（12.8%）是由于风湍流造成的，17 起（6.6%）是由于钩形转弯过程中的误判造成的（故意低转弯旨在获得着陆空速），16 起（6.2%）是因为保留快速下沉率造成的，7 起（2.7%）是因为强风造成的，6 起（2.3%）是因为降落伞缠绕在一起造成的，4 起（1.5%）是因为降落伞对交通造成了干扰。

打开降落伞过程中发生 19 起（占总伤害的 7.3%），均为降落伞打开减速所致：9 起为硬打开，6 起为缠绕，4 起为无意打开主降落伞所致。在一次典型的民用降落伞发射中，运动员受到 3～5 克的减速影响。在这方面，Lo Martire 等最近的研究显示，降落伞打开冲击期间的颈部肌肉活动达到参考最大自愿性电活动的平均强度 53%～104%，通常超过后下颈部和上肩部的参考活动范围。

在 Westman 等的系列文章中着陆时由于地面撞击造成 10 人受伤：3 名运动员被拖到降落伞后面，7 名运动员落在不合适的地面上。

在自由落体过程中，有 7 人受伤：3 名跳伞者由于气流对手臂的作用而使肩关节脱臼，4 名跳伞者由于对自由落体飞行的计算错误而发生碰撞。

5 名运动员 (1.9%) 在出舱时与飞机相撞，原因是与飞机的距离不够。

在同一类型的跳伞运动中，损伤分布如下：51% 的损伤发生在下肢，表现为骨折、扭伤和挫伤，尤其是腿、脚踝和脚（见图 16.4）；18% 的损伤发生在背部，大部分是压缩性骨折和脱位；19% 的损伤发生在上臂；7% 的损伤发生在头部；3% 的损伤发生在胸部；2% 的损伤发生在腹部。

在正确打开降落伞后，一个典型的非致命性不良事件是由阵风或计算错误（逆风、低转弯、着陆时不正确的水平调整等）引起的，导致背部和（或）下肢受伤的剧烈着陆（见图 16.5 和图 16.6）。

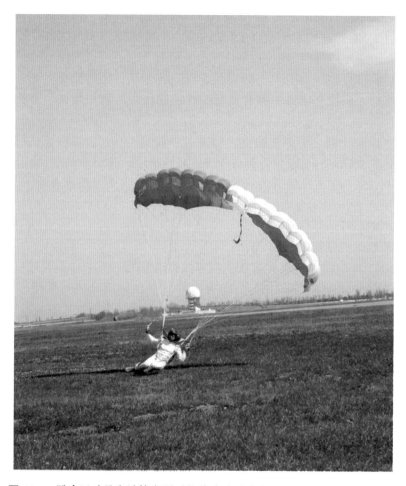

图 16.5　跳伞运动员在计算失误时的着陆（图片由达里奥·韦奇亚托提供）

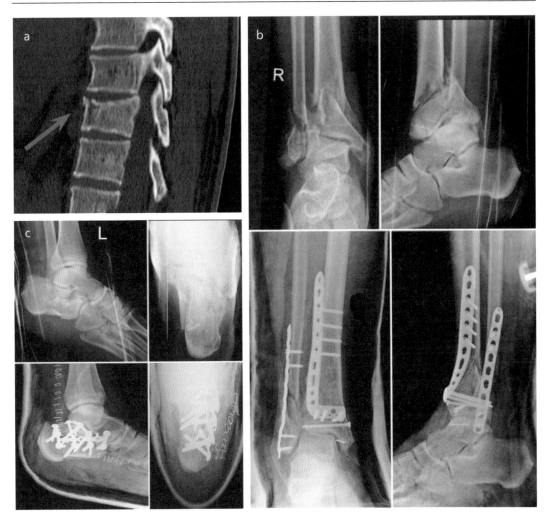

**图 16.6** 一名 48 岁男性伞兵脊柱、足部和踝关节损伤的动态、诊断和治疗，当他准备降落在一个高的池边防风林附近时，他遭遇了一次事故（这引起了湍流并导致了降落伞收缩）。跳伞者 D10 椎体压缩骨折（a 箭头），这是保守治疗。右腿胫骨和腓骨远端骨骺移位粉碎性骨折，使用钢板、螺钉和石膏夹板（b）复位。左脚跟骨骨折，用金属固定器和石膏夹板（c）治疗（由 Feletti 医生提供，病例系列）

　　正如预期的那样，影响伤害发生的最重要因素是环境因素和地理因素，以及对着陆区的不熟悉，这涉及对当地障碍物、风向袋和传统着陆模式缺乏了解。尤其是，顺风着陆可能会造成着陆伤害，因为顺风着陆产生的水平速度很高，与迎面而来的着陆交通相结合可能会造成危险。

　　现代降落伞装备降低了整体发病率和死亡率；但是，现代降落伞装备增加了与高速着陆相关的伤害，而大部分的伤害都是由翼式降落伞飞行员失误造成的。因此，为了预防跳伞损伤，需要对新手和经验更丰富的跳伞者进行翼式降落伞培训。

### 16.4.3 跳伞中的死亡事故

　　关于现代跳伞死亡率最准确的数据是来自 USPA 网站，该网站记录了每年的死亡率（见表 16.3）。值得注意的是，这包括近几年每年约 300 万次跳伞。

**表 16.3　跳伞中的死亡事故**

| 年份 | 每千人死亡 |
| --- | --- |
| 2010 | 0.007（每跳伞 300 万次总计有 21 次死亡） |
| 2011 | 0.008（每跳伞 310 万总计有 25 次死亡） |
| 2012 | 0.006（每跳伞 310 万总计有 19 次死亡） |
| 2013 | 0.0008（每跳伞 320 万总计有 24 次死亡） |

从长远来看，根据 1956—1963 年的早期研究，每跳伞 1000 次就有 0.08 人死亡，是现代跳伞的 10 倍。2013 年估计有 320 万次跳跃，目前的比率是每 133 333 次跳伞就有一人死亡。

在 1994—2003 年期间，Westman 和 Bjornstig 报告了跳伞的死亡率，约为每 10 万次跳伞中有 0.8 人死亡，这表明跳伞的风险低于骑摩托车等其他活动。

同样，根据 Rigou 等的研究，2010 年法国 246 例与伤害相关的死亡中，降落伞相关的死亡（2 例死亡，0.8%）少于其他极限运动如高山运动（29 例死亡，11.7%）、皮划艇（12 例死亡，4.9%）和滑翔伞（10 例死亡，4%）。

### 16.4.4　死亡原因

瑞典跳伞死亡的尸检结果显示，中枢神经系统、呼吸系统、心血管系统、肌肉骨骼系统和泌尿系统的大量损伤是死亡原因，正如预期的那样，最先着陆的解剖部位的损伤更为严重。

关于事故原因，2012 年国际降落伞委员会报告 53 人死亡：60%（$n=31$）涉及专业的跳伞者、20%（$n=11$）中级跳伞者和 20%（$n=11$）的学生。

最常见的事故发生机制为：故意快速着陆（19%；$n=10$），其他着陆误差（11%；$n=6$），降落伞不明显或较低（9%；$n=5$），没有或低剖面图和储备激活（9%；$n=5$）。

特别是，在报告的 53 起死亡事故中，74%（$n=39$）可能是由于跳伞者的人为失误造成的，85%（$n=39$）发生在跳伞者背部至少有一个良好降落伞的情况下，42%（$n=22$）发生在主降落伞成功打开后。在 53 起致命事故中，36%（$n=19$）的发生机制中，降落伞伞面处理和着陆技能起着关键作用。

因此，致命事件主要与跳伞运动员的机翼降落伞跳伞技巧有关。

### 16.4.5　当代问题

虽然高性能降落伞是在 20 世纪 90 年代引进的，但其他创新也变得流行起来，导致伤害模式发生了附加的变化。与传统的自由降落（free fall）相比，滑翔衣可以让跳伞者获得显著的水平速度（见图 16.7 和图 16.8），或以高速靠近地面或固定物体飞行（翼装飞行，见图 16.8），而定点跳伞（BASE jumping）包括不使用飞机的"俯冲"。正如本书中其他章节所讨论的，在早期的研究中，传统跳伞和定点跳伞都有独特的风险和受伤模式，而定点跳伞的受伤率和死亡率似乎高于传统跳伞。

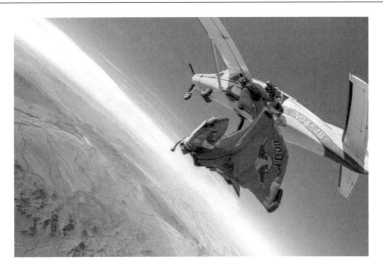

图 16.7　滑翔服跳伞。红牛空军队员在美国亚利桑那州 Casa Grande 附近的 Kirby Chambliss 牧场训练时穿着滑翔服跳伞。（照片由红牛内容库的迈克尔克拉克提供）

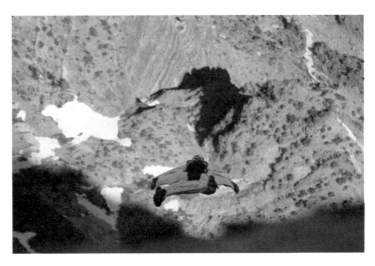

图 16.8　翼装飞行。美国西南部犹他州西南部，红牛空军团队的迈尔·戴希尔（Mile Daisher）在犹他州西南部的一个巨大悬崖上跳伞（照片由红牛内容库的迈克尔克拉克提供）

### 结束语

总的来说，现代跳伞装备确实有助于降低跳伞的整体受伤率和死亡率，因此，与其他"极限"运动相比，现代跳伞的受伤率和死亡率可能较低。

然而，现代降落伞也会导致不同的事故机制和伤害模式，今天，翼式降落伞驾驶（连同着陆技能）在事故机制中比打开降落伞起着更为重要的作用。

因此，对于初学者和经验丰富的跳伞者来说，降落伞驾驶的教学和训练可能是现代跳伞运动中最重要的预防措施。随着通过国家和国际协会进行进一步的设备创新和体育管理，可能有助于继续提高这项运动的安全性。

## 参考文献

［1］Craig S C, Lee T .Attention to detail: injuries at altitude among U.S. Army Military static line parachutists[J]. Military Medicine, 2000, 165:268-271.

［2］Schumacher J T, Creedon J F, Pope R W . The effectiveness of the parachutist ankle brace in reducing ankle injuries in an airborne ranger battalion[J]. Mil Med, 2000, 165:944-948.

［3］Barrows T H, Mills T J, Kassing S D . The epidemiology of skydiving injuries: World freefall convention, 2000-2001[J]. J Emerg Med, 2005, 28(1):63-68.

［4］Westman A, Bjornstig U . Injuries in swedish skydiving[J]. Br J Sports Med, 2007, 41(6):356-364.

［5］Westman A, Bjoernstig U . Fatalities in Swedish skydiving[J]. Accid Anal Prev, 2005, 37(6):1040-1048.

［6］Rigou A, Attoh-Mensah J, Geoffroy M, Thélot B. Une estimation des décès traumatiques liés à la pratique sportive en France métropolitaine, en 2010 ［An estimation of injury-related deaths linked to sporting practices in metropolitan France, in 2010］[J].J Traumatologie du Sport, 2013, 30:159-165.

［7］Mohamed S, Favrod V, Philippe R A, et al. The situated management of safety during risky sport: learning from skydivers' courses of experience[J]. J Sports Sci Med, 2015, 14(2):340-346.

［8］Westman A, Rosen M, Berggren P, et al. Parachuting from fixed objects: descriptive study of 106 fatal events in BASE jumping 1981-2006[J]. Br J Sports Med, 2008, 42:431-436.

［9］Mei-Dan O, Carmont M R, Monasterio E . The Epidemiology of Severe and Catastrophic Injuries in BASE Jumping[J]. Clin J Sport Med, 2012, 22(3):262-267.

# 17 足部起跳式飞行

Francesco Feletti, Jeff Goin 和 Tina Rekand

## 17.1 内容介绍

足部起跳式飞行这个专业术语包括悬挂式滑翔运动、滑翔跳伞运动、动力滑翔伞运动以及动力悬挂式滑翔运动。飞行员使用有无机械推进装置的滑翔伞或悬挂式滑翔机飞行，在没有任何起落架、机轮、滑轨或漂浮物的情况下进行发射和降落。关于因这些运动而受伤的医学文献是稀缺和零碎的，尽管这些活动在飞行类型、飞行设备和飞行条件上存在差异，但通常都被概括地归为一组。相反，这些运动可能由于其损伤动力学和模式的不同而被认为是有明显差异的。

## 17.2 悬挂式滑翔运动

悬挂式滑翔运动是足部起跳式飞行的原始形式。自 20 世纪 70 年代，这项运动开始

F. Feletti

意大利拉文纳

罗马涅地方医疗信托

S.Maria delle Croci 医院放射诊断科

意大利米兰

米兰理工大学电子系信息与生物工程

电子邮件：feletti@extremesportmed.org

J. Goin

航空科学专业学士

美国佛罗里达州代托纳比奇安柏瑞德航空航天大学

美国德多佛 美国动力滑翔机协会

T.Rekand

霍克兰大学神经病学系

挪威卑尔根医院

F.Feletti （编者），极限运动医学，DOI 10.1007/978-3-319-28265-7_17

发展起来，如今，悬挂式滑翔机由铝合金、碳纤维和高科技的帆织物制成。现代悬挂式滑翔机使飞行员能够飞行数百千米，一次在高空停留数小时。提升气流以使悬挂式滑翔机停留在空中，飞行员通常从面向风的山坡上起飞，目的是加速滑翔机的飞行速度。在平地上，悬挂式滑翔机可以在微型飞机后面或通过陆基电动绞车（见图17.1）拖到高空。在飞行过程中，滑翔机上的飞行员由一个特殊的俯卧式安全带悬吊下来，他们通过相对于控制杆移动重心来控制滑翔机。悬挂式滑翔机比滑翔伞更难学，而且要求更高，但是悬挂式滑翔机可以达到更高的速度，更灵活更好的滑翔性能，并且可以在更强风中飞行。虽然表演杂技是可能的，但绝大多数飞行员更喜欢滑翔运动。悬挂式滑翔比赛在国家和国际两级举行，悬挂式滑翔运动是由国际空中交通协会（Fédération Aéronautique Internationale，FAI）组织的世界航空运动会的比赛项目之一，该协会保持了FAI世界悬挂式滑翔锦标赛的年表。

### 17.2.1 伤亡原因

培训不足、技术设备使用不当以及天气状况判断错误，这些多种原因可能导致悬挂式滑翔机飞行失败，造成受伤甚至死亡。特别需要注意的是，在一些研究报告中，阵风或强风条件是决定或促成事故的原因。考虑到这项运动的目的是在高空保持一定的高度，所以在有热活动的情况下发射是很常见的。在地面的热活动可以表现为一阵强风，在水平和竖直方向改变风的强度。由于悬挂式滑翔机通常以大约15 km/h的速度着陆，而大约10 km/h的风速变化可能不足以使悬挂式滑翔机稳定飞行。此外，几乎所有的悬挂式滑翔机主要控制方法都采用重量转移，在这种方法中，身体的运动会发生俯仰（机头向上或向下）和侧倾的变化，强风很容易对这种控制方法造成干扰。

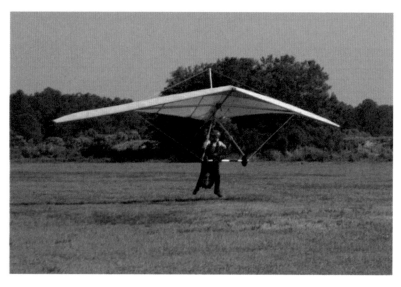

**图17.1　悬挂式滑翔运动：降落在美国佛罗里达州迈阿密的佛罗里达山脊**

飞行员的技术在安全方面中起着重要作用，在任何特定的天气条件下，专业飞行员的安全范围都要大得多。然而，熟练的飞行员经常通过承担更大的风险来加大安全范围，例如在恶劣的天气条件下滑翔，或使用可能导致事故发生的未经认证的设备。这可能就是为什么经验不足的悬挂式滑翔机最常遭受非致命伤害的原因，而飞行超过200次的飞行员发生致命事故的概率更高。

尽管报告设备故障作为事故原因较罕见，而且设备故障一般不会导致严重事故，但设备检查或飞行计划不周全可能导致致命事故。在一些研究报告中，酒精和药物的使用也作为造成受伤或死亡事故的原因。

### 17.2.2　伤害事故的动力学原因

在 2003—2013 年期间，美国悬挂式滑翔和高崖跳伞协会（United States Hang Gliding and Paragliding Association，USHPA）报告的 127 起滑翔事故中，32.2% 发生在起飞阶段（$n$=41），36.2% 发生在着陆阶段（$n$=46），15.7% 发生在飞行中（$n$=20）。此外，还报告了 16 起（12.6%）拖航发射事故。

#### 1）起飞阶段损伤

起飞后立即报告最严重的受伤情况。悬挂式滑翔运动出现起飞事故的主要原因是空速不足。这种情况可以由发射过程太短或太慢，导致在发射过程期间推出或无法控制俯仰姿态和攻角的情况来决定。横风、湍流或阵风也会在起飞时引起事故。在拖航发射中，事故可能是因为发射过早、发射高度或空速不足以及不正确的附件。

#### 2）飞行中损伤

据报道，飞行中的发生事故的原因包括湍流和与建筑物、其他滑翔机或电线发生碰撞而坠落。

#### 3）着陆阶段损伤

据报道，最常见的受伤是由于着陆问题，尤其是在停飞和在敌方地面着陆后失控。着陆阶段发生事故可能因为机动着陆时与地面接触失控造成的。现代高性能滑翔机尤其如此，因为它们往往加速迅速，并能在不协调的转弯过程中会迅速达到高的下沉速度。着陆区的障碍物会造成事故。精确的引航就变得至关重要。即使一个机翼与障碍物（如树）轻微接触，也可能导致空速下降、快速偏航、俯仰和侧倾，但因为滑翔机的高度不够，无法恢复正常飞行。

### 17.2.3　伤亡事故

报告的损伤范围和严重程度从皮肤撕裂到脑或脊髓损伤后造成永久性神经系统的损伤不等。多发性损伤在悬挂式滑翔事故中很常见，并且在大多数研究中都有报道。飞行员被安全带固定在滑翔机上的俯卧位置，这意味着头部、上肢和躯干处于固定位置，很容易受伤。据报道，在横断面研究中，头部受伤的发生率高达 23%，在病例中高达 27%。根据相同的报告，躯干、脊柱或脊髓损伤的发生率在 1% ～ 34% 之间，上肢损伤的发生率高达 80%，下肢损伤的发生率也有 43%。还描述了一些与悬挂滑入电线有关的烧伤病例。报告有很多死亡原因：多发性创伤、心脏撕裂、主动脉破裂、肺衰竭、颅骨骨折伴脑损伤、腹膜后出血和胸颈脊髓损伤。在他们对致命航空事故的研究中，AST 等人还报告了两起因飞行员失误或心脏衰竭造成飞机失控最后导致悬挂式滑翔机坠毁的案例。两例均因为飞行员先前存在的严重狭窄性冠状动脉硬化。

## 17.3 滑翔跳伞运动

滑翔跳伞运动是一项空中运动，飞行员驾驶一种称为滑翔翼（paraglider wing）的改装降落伞（见图 17.2）。20 世纪 60 年代，滑翔伞的机翼是由高空跳伞的伞盖演变而来的，如今仍保留着同样的被风吹就膨胀的纤维细胞结构。然而，它们的设计并不能承受运动降落伞需要承受的极限速度所带来的冲击。虽然降落伞需要更结实，并采用分阶段打开到分散打开冲击（几秒钟内从大约 120 km/h 减速到低于 15 km/h），但滑翔伞机翼的设计目的是保持开放，并立即重新开放，以防机翼折叠或崩溃。事实上，机翼可以以各种方式折叠，尤其是在湍流中飞行时，通常会引起转弯。虽然同样的现象也会影响高空跳伞的伞盖，但所需的湍流程度要大得多，这使得高空跳伞极为罕见。

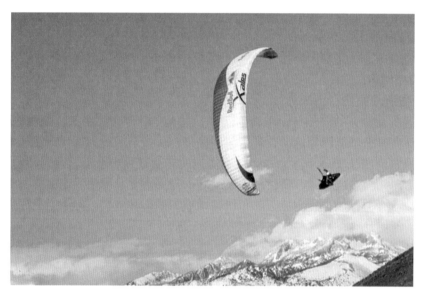

**图 17.2** 红牛运动员与 Honza Rejmanek 为 2011 年犹他州盐湖城的 x-alps 比赛拍摄的照片（图片由红牛文件库的迈克尔克拉克提供）

在滑翔跳伞运动中，飞行员从机翼上悬吊下来，由一组悬吊绳连接到安全带上，在站立和坐姿时提供支撑。滑翔跳伞运动需要一个斜坡才能起飞。机翼由气流充气，气流要么来自现有的风，要么来自跑步产生的气流。也可以用拖车发射。在着陆过程中，飞行员使用一种叫作刹车的手动控制装置，连接在机翼两侧的后缘上，用来调节速度、方向和闪光。飞行员也可以通过改变重量来控制机翼。另一种称为速度杆或加速器的脚控装置连接在滑翔伞的安全带上，并连接到机翼的前缘，使飞行员可以通过减小机翼的迎角来提高速度。绝大多数飞行员使用有效类型的特定机翼进行飞行。它们利用来自热气的上升气流，或者是山脊和山脉等地理障碍物上方的上升气流。

根据不同的用途，可提供不同的机翼类型。特殊的小型机翼（微型机翼和快速机翼）具有更灵敏的操控性和更快的速度，这种特殊的小型机翼最近已经开发出来了（见图

17.3），并用于各种学科，包括高速骑行（speed riding）和高速飞行（speed flying）。在高速飞行中，机翼的大小大约是滑翔伞机翼的一半，通常是在强风中近距离飞行，而高速飞行［或滑雪滑翔（ski gliding）］是冬季使用滑雪板进行练习的一个专项运动。

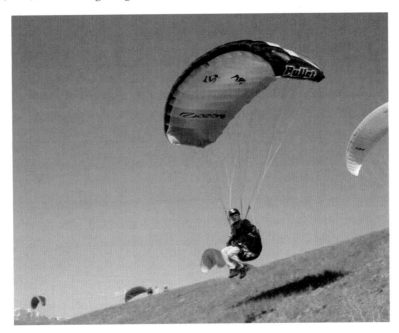

图 17.3　在美国犹他州盐湖城，史蒂夫·迈耶在山头进行了早期的快速飞行

### 17.3.1　伤害事件的原因

根据德国滑翔跳伞协会收集到的数据，通过 Schulze 等的详细分析得出，飞行员粗心大意、经验不足、风况突变和技术失误是造成 409 起滑翔伞事故的主要原因（见图 17.4）。

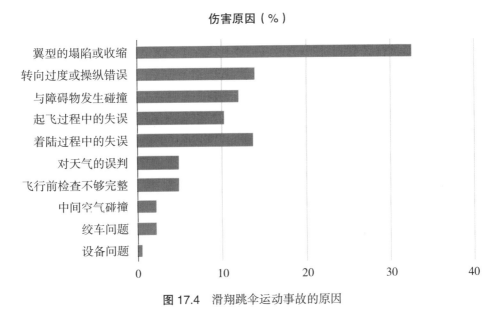

图 17.4　滑翔跳伞运动事故的原因

高山地区发生事故的风险较高，因为环境危险，如密集着陆区、强劲的山谷风和动荡的热条件，而在低地地区飞行的危险明显较低。

飞行不到 100 次的初学者和业余飞行员最容易发生事故。

### 17.3.2 伤害事故的动力学原因

造成大约三分之一事故的常见的动力学原因是滑翔机倒塌或漏气（见图 17.5），通常发生在湍流或阵风之后。当飞行员无法从这一动力学状态中恢复时，结果是与地面或障碍物发生碰撞。

事故可以发生在飞行的各个阶段，但最常见的事故类型发生在着陆时。在 Zeller 等的一项回顾性研究中发现，在 376 起非致命性滑翔跳伞的事故中，有 48.7% 发生在着陆阶段，有 35.1% 发生在起飞阶段，有 16.2% 发生在飞行阶段。

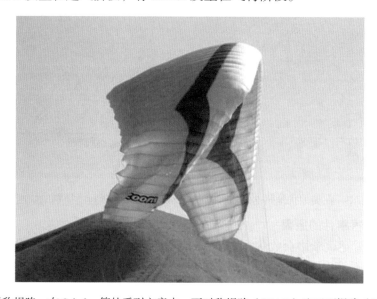

**图 17.5** 不对称塌陷。在 Schulze 等的系列文章中，不对称塌陷（85.1%）比正面塌陷（15.9%）更常见

#### 1）起飞阶段

在起飞过程中，飞行员通常受到踝关节和上肢的低能量创伤，这是由于在快速下坡的过程中摔倒造成的，而下坡的过程需要给机翼充气。据报道，在起飞过程中，主要的脊柱损伤是由于对机翼升力的高估导致飞行员过早地向后坐，导致飞行员臀部重重地摔在地上。

其他不太常见的事故原因是拖航时绞车出现问题。在这些情况下，损伤通常是由拖绳断裂引起的反弹造成的。飞行前检查不完整也可能导致事故。Schulze 等报告了 4 起致命事件，是因为飞行员没能固定住腿环，导致他们在起飞时掉了下来。另一个事故的动力学原因是用了缠结或打结的拖绳起飞。

#### 2）飞行阶段

在飞行过程中，伞盖的失速或倒塌（通常是由于湍流造成的）可能会使飞机从高处坠落，导致包括脊柱、骨盆和下肢骨折在内的多处受伤。一个非常危险的情况是，滑翔伞的顶端在完全或部分失速后会被自身的绳索缠住，从而导致旋转。这种情况通常只发生在运动类、高性能或有竞争力的滑翔伞中（根据德国滑翔伞协会使用的质量分类，分为第 2 类和第 3 类、法国建筑工程协会、法国超低水平滑翔协会 / 法国设计工程师协会的微型分机和 SHV/ 瑞士滑翔协会使用的质量类别 )。在空中与其他滑翔伞或悬挂滑翔机发生碰撞是可能的，但很少发生 (2.2%;n = 9)。

### 3）着陆阶段

着陆过程中的错误包括顺风着陆、不正确的进近 ( 过高或过低 )、接近地面的快速曲线以及突然错误的方向修正。Schulze 等报告的病例中，有 13.9%（n=57）事故是由于转向过度或飞行员失误造成的，这通常是在高速下降的过程中（包括 B 线失速、降落伞飞行、big ear 或陡峭螺旋）操作不当造成的结果。着陆过程中的主要伤害通常是由于湍流或飞行员失误造成的过快下降造成的。这一阶段要求飞行员将滑翔翼停在离地不远的地方，如果过早的执行，可能会导致硬着陆。在着陆过程中，腿弯曲并吸收部分冲击力。直腿落地可能造成不同程度的伤害。着陆过程中的错误通常发生在恶劣的环境条件下，如有着陆限制或着陆困难的区域，尤其是强风或强热活动的着陆区域。特别是在着陆过程中与陆地上的障碍物〔如树木（78%）以及建筑物和车辆〕发生碰撞，占事故的 12%（n=49）。更危险的是撞上缆车或电线后造成灼伤，尽管极为罕见（6%），但也会发生。

### 4）紧急降落伞部署

Schulze 等还报告了 39 例使用紧急降落伞的案例。其中有 10 人重伤，3 人死亡。一名飞行员因将降落伞展开系统系得太紧导致无法打开降落伞而死亡，两名飞行员因紧急降落伞离地面太近而死亡。在某些情况下，紧急降落伞展开后会受伤。在 3 个案例中，紧急降落伞太小。在 2 个案例中，紧急降落伞没有完全打开或包裹在滑翔机周围。在 2 个案例中，紧急降落伞在低高度部署，以便迅速打开，充分发挥作用。最后，在一个案例中，由于紧急降落伞的剧烈摆动，飞行员在一个不好的位置撞到地面。两名飞行员因降落在岩石地面上而受伤。

### 17.3.3 损伤

与悬挂式滑翔运动相比，滑翔伞运动中的损伤往往会影响身体的不同部位。由于飞行员的坐姿不同，滑翔伞飞行员更容易受到下肢和下背部的伤害。下肢损伤占总损伤的47%，脊椎和脊髓损伤占受伤运动员的 45%。滑翔伞运动中常见多发伤，其特征性表现是下肢和下背部骨折同时发生。

Fashing 等在他们对偏远地区滑翔伞事件的分析中发现，骨折占下肢损伤的 84%（n=32）。根据 Zeller 等的研究，80.5%（n=178）的下肢损伤发生在小腿，包括 120 处骨折或脚踝韧带损伤。膝关节的半月板和韧带损伤占 15.3%（n=34）。踝关节损伤的发病机制包括关节强迫前旋运动所产生的压缩力和旋转力的结合。

Schmitt 和 Gerner 对造成截瘫或四肢瘫痪的所有运动损伤进行了分析，发现滑翔跳伞运动造成的脊柱损伤比许多其他运动多。Hasler 等以及许多其他关于滑翔伞损伤的研究发现，脊柱损伤的发生率很高，特别是椎体压缩性骨折（根据 Magerl 等的胸部和腰椎损伤综合分类，A 型）。脊柱骨折（见图 17.6a，b）可能发生在任何水平上，但由于飞行员是坐着的，更多发生在下胸椎或上腰椎区域，造成这种损伤的能量主要分布在胸腰椎交界处。Zeller 等的研究表明，在 119 名运动员中，L1 和 TH12 分别与 25.2% 和 18.5% 的椎体骨折有关。

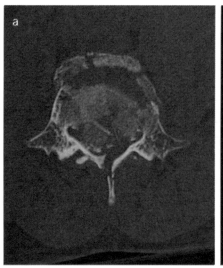
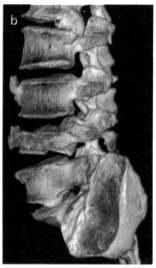

**图 17.6** 一名 47 岁滑翔伞运动员，在滑翔伞接近时，由于机翼收缩，在没有任何背部保护的情况下，臀部着地，导致滑翔伞 L4 爆裂骨折。（a）L4CT 轴位扫描；（b）图三维重建

在 Hasler 等研究的空中损伤中，滑翔伞亚组的脊髓分离只比仅为一般创伤人群的 21 倍。屈挠（1 型和 2 型）和伸展（3 型）（见图 17.7）脊髓游离骨折的发生率相当，但在滑翔跳伞运动中后者的发生率高于一般创伤人群。第 1 型和第 2 型脊椎骨游离（见图 17.7）可能是滑翔伞着陆过程中自然假设的非故意保护措施的结果，然而，第 3 型损伤可能发生在着陆时，躯干轴向和水平移动的质量惯性迫使腰椎前凸，增加水平力向量的影响。

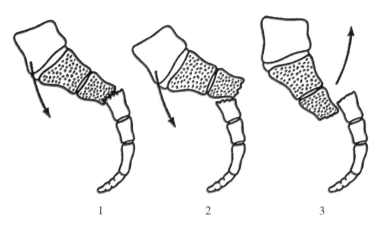

**图 17.7** 罗伊-卡米尔（Roy-Camille）脊柱裂分类（也称为自杀性跳线 s 型骨折或 u 型骶骨骨折）。1 型，弯曲骨折；2 型，骶骨远端碎片在近端束前发生屈曲移位；3 型，骶骨远端后移位的伸展性骨折（经 Hasler 等许可复制图像）

尽管在滑翔伞运动中头部受伤比悬挂式滑翔机要少，但还是有一些研究报道过头部损伤。报告的头部损伤包括脑震荡、脑挫伤和严重脑损伤，以及软组织损伤、鼻子骨折和牙齿脱落等轻微损伤。虽然上肢损伤多为与地面碰撞后的反弹伤，但由于起航拉帆时的特殊动作，肩部脱位也较为常见。

### 17.3.4 伤害结果与保护

损伤结果从完全恢复到神经系统的永久性损伤再到最坏情况下的死亡不等。很少有研究显示滑翔伞损伤的长期结果，但导致残疾的病例在所有系列中都有报道。一些研究报告截瘫和其他神经功能缺陷。持续性神经功能损伤是脊髓后叶分离的常见后果。L5 以下的神经根可能被拉紧、骨折碎片压迫或完全破坏，有时会导致永久性的肠道和（或）膀胱不受控制。据报道，由于严重的头部和颈部脊髓损伤而导致死亡病例。

虽然参加滑翔伞运动的人数有所增加，但总的受伤率却随着时间的推移而有所下降。这种下降的原因可以解释为飞行员接受了更好的训练、改进了设备和采取了保护措施。例如，在德国和奥地利，随着一种新的脊柱保护系统的引入，椎体骨折的数量在 2000—2003 年间显著减少。目前，滑翔伞运动员现在广泛采用了一些安全措施；使用减震鞋保护脚踝已成为标准，而佩戴头盔几乎在任何地方都是法律要求。教育的重点是飞行计划中的陷阱，大多数下肢损伤可以通过负责任的飞行行为避免。有资格的指导、定期的训练和基于良好开展的受伤科学研究数据的设备开发将有助于进一步提高滑翔伞的安全性。更好地理解空气动力学，特别是着陆技术，可能会降低滑翔伞事故的风险。

# 17.4 动力滑翔伞运动

动力滑翔伞运动或动力伞运动是飞行员驾驶安装有发动机的机翼的滑翔伞起飞的一项运动（见图 17.7）。使用电机可以使飞行员在不需要热量或风力的情况下自由飞行，并允许从平坦区域起飞（见图 17.8）。为了避免颠簸的飞行，辅助驾驶飞行员通常在早晨和晚上热湍流较低的时候飞行。随着早期动力滑翔伞效率的提高，它们最终达到了所需推力最小的程度。早期的版本可能需要 30 马力才能飞起来，而现在的型号只需要 10 马力就可以了。

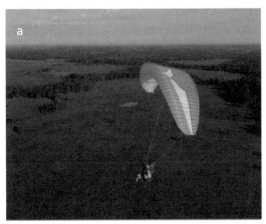
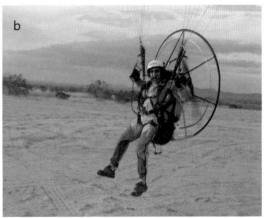

**图 17.8**　Tim Kaiser 在佛罗里达中部驾驶他的辅助驾驶飞机。（a）巡航；（b）着陆

### 17.4.1 伤害事件的发生原因

滑翔机与滑翔伞或悬挂式滑翔机的飞行方式非常不同，造成的损伤动力学和模式几乎完全不同。在1995—2012年美国动力滑翔伞协会收集的384份事故报告的横断面研究中，事故的主要原因是53.5%（$n = 205$）的飞行员操作失误，17.5%（$n = 67$）的机械故障，而仅天气条件就导致了5.7%（$n = 22$）的事故。因此，天气条件的作用低于滑翔伞。事实上，发动机的推力允许顺时针飞行员起飞和飞行，而不需要强风或高温，因此在更安全、更稳定的天气条件下。

然而，与此同时，多功能性的顺动翼，加上它可以飞到任何地方，使得飞行员可以探索高风险区域，比如水上区域。由于发动机的重量能迅速地将飞行员拖到水面下，使他们没有时间从设备中解脱出来，所以滑翔机飞行员特别害怕浸没在水中。事实上，71.4%的动力滑翔伞事故涉及浸水是致命的。滑翔机飞行也允许在地面低处进行陡峭的机动，从而发生一系列事故。虽然自由飞行者（非机动悬挂式滑翔机和滑翔伞）经常表演杂技，但他们往往在较高的海拔上表演。由于发动机可以让飞行员迅速恢复以前的高度，一些辅助驾驶飞行员在接近地面的地方进行陡峭的飞行，使自己处于更高的风险之中。在动力滑翔伞飞行中，陡坡螺旋是特别危险的动作。飞行员的位置和发动机推力增加的离心加速度可能会减少大脑的血液供应，在需要最大注意力的时候，可能会造成短暂的精神错乱甚至没有脑电波。发动机本身也可能是事故的直接原因。与螺旋桨的接触造成11.22%（$n = 43$）的事故，并对大部分上肢受伤负责。

### 17.4.2 伤害事故的动力学原因

#### 1）起飞阶段

根据前面提到的系列，起飞是动力滑翔伞飞行中最危险的阶段；32.8%（$n = 126$）的事件发生在起飞阶段，如果将包括试车（$n = 17$）和充气（$n = 22$）在内的被认为是动力滑翔伞起飞不可分割的部分，这一比例将增加到42.9%。另一方面，无论是滑翔伞还是悬挂式滑翔，着陆都是飞行中最危险的阶段。在动力滑翔伞起飞过程中，尽管没有直接连接到机翼上，但发动机对机组人员和机翼本身施加推力（通过长缆绳悬挂在机翼上）。这使得起飞阶段成为动力滑翔伞的关键阶段，因为它需要在发动机推力、机组人员体重和机翼升力之间保持平衡。另一个影响因素是起飞本身的方式。虽然滑翔伞需要下降才能起飞，从而导致离地面的距离迅速增加，但由于发动机的动力，滑翔伞驾驶员可以缓慢地离开地面，所以辅助运动者可以从平地起飞。因此，在起飞过程中，下降距离保持在较低水平的时间要长得多，这限制了采取包括使用紧急降落伞在内的紧急操作的可能性。

#### 2）飞行阶段

在作者最近发表的横断面研究中，27.9%（$n=107$）的事故发生在巡航过程中；特别是飞行阶段的坠落事故占9.7%，与其他滑翔伞或者超轻型滑翔伞相撞事故占3.6%。

#### 3）着陆阶段

在上述系列中，只有14%（$n = 55$）的事件发生在着陆期间和着陆之后，硬着陆占动力滑翔伞事故的10.4%。

### 17.4.3 损伤

动力滑翔伞损伤的解剖分布如下 : 上肢损伤占 44.5% ( n = 114 ), 下肢损伤 ( n = 82 ) 占 32%, 背部损伤占 9.7% ( n = 25 ), 骨盆损伤占 3.1% ( n = 8 ), 头部损伤占 7% ( n = 18 ), 胸部损伤占 2.7% ( n = 7 )。与滑翔伞相比, 动力滑翔伞上下肢之间的损伤分布不同, 脊柱的受累程度也较低, 这部分是由于上述事件的不同动力学, 部分是由于意外接触发动机部件导致了这项运动特有的损伤。与螺旋桨的接触对上肢造成的伤害占大多数, 尤其是深伤、骨折和涉及手、腕、前臂、手臂和肩膀的截肢性骨折 ( 见图 17.9 ), 而与热机部件接触则被报道为导致面部、颈部、背部、肩部、手臂、肘部、前臂、小腿、大腿和脚踝烧伤的原因。两例全身烧伤是由发动机燃料燃烧引起的火灾造成的。

动力滑翔伞与滑翔伞相比, 在发生事故时, 发动机的推力和设备的重量也必须作为可能加重伤害动力学的因素。高速撞击损伤, 包括一例弥漫性轴突损伤已经在这项运动中记录下了, 溺水是由于发动机重量引起的水浸没的常见后果。尽管人们普遍认为动力滑翔伞比滑翔伞更安全 ( 而且死亡人数也比滑翔伞少 ), 但在动力滑翔伞中, 6% ( n=23 ) 的事故是致命事故, 这一数字相当于 Schulze 等在滑翔伞中报告的死亡人数的 6.1%。

在报告的 23 起致命性滑翔伞事故中, 有 4 例死于严重的头部创伤。其中两人死于脑脊椎骨骨折和脊髓损伤, 另有五人死于不自主落水后溺水。在最后一个案例中, 尸检显示溺水的原因是头部受伤出血和失去意识。在其余病例中, 死亡均为高能多发伤所致。

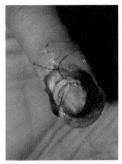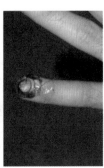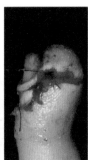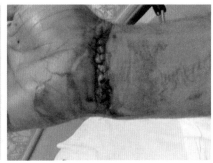

**图 17.9** 上臂与发动机支柱接触造成严重损伤, 这些伤害是动力滑翔伞特有的。图片由美国动力滑翔伞协会提供

### 17.4.4 安全装备

在发动机保持架上安装一个安全环 ( safety ring ) 有助于防止因接触旋转支柱而造成的伤害。它由一个与安装在径向臂正前方的支柱半径相同的环组成, 其设计目的是使上肢难以接触支柱。由铝制成的安全环是一种廉价的配件, 在重量上对设备几乎没有增加。自动充气浮选装置是飞行员驾驶顺航器飞越或接近水面时必不可少的安全设备。它安装在顺动器框架上, 并由 $CO_2$ 燃料盒启动, 在潜水时无需飞行员输入即可点火。虽然在我们的研究中, 头部损伤仅占所有损伤的 7%, 但这些损伤可能很严重。弥漫性轴突损伤可能是动力滑翔伞事故的后果, 即使在飞行员戴着头盔的情况下也是如此, 因为头盔的有效性可能受到减速的方向和强度的限制。弥漫性轴突损伤是由角加速度引起的, 是由于侧面而不是正面减速造成的, 而头盔的使用减少了头部的线性加速度, 但在侧面

碰撞条件下效果有限。关于滑板运动的头盔研究也得出了类似的结果，在研究动力滑翔伞和其他极限运动中的保护性头盔系统时，应该考虑到涉及更高角度头部加速度的摔倒的可能性。在传统的运动领域，不断开发出具有优化性能的新型壳体和内衬材料，使头部和大脑在径向、切向和斜向冲击下的负荷最小化。很有可能，未来电动滑翔伞头盔的生产也应采用同样的技术，但需要进一步研究机动化、足部起跳式飞行的运动中创伤性脑损伤的生物力学。

## 17.5 动力悬挂式滑翔运动

　　动力悬挂式是一种动力装置，可以通过一个刚性框架（通常是三角翼）连接到任何悬挂式滑翔机上。动力悬挂式滑翔机需要大量的技能，因为在足部起跳式飞行和着陆中涉及更高的运行速度而且会产生困难。动力悬挂式滑翔机不常用，而且几乎只由经验丰富的飞行员驾驶。动力悬挂式滑翔机很少用于经验不足的悬挂式滑翔机飞行员的训练（见图 17.10 ）。

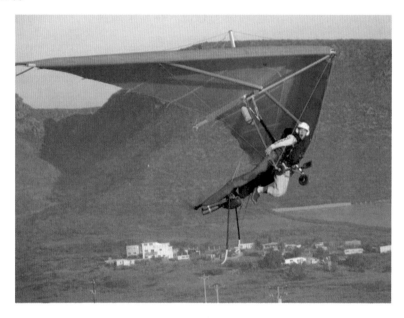

**图 17.10** 起飞时动力悬挂式滑翔机

　　悬挂式滑翔机的三个轮代表了动力悬挂式滑翔的一个独特的亚型。悬挂式滑翔机的三个轮是轮式飞行器，使用更重的特制悬挂式滑翔机翼。更常见的是与超光或微光组合在一起，这里不讨论它们。飞行员像其他动力飞机一样学习这些，尽管有一些重叠，但大多数不是以前或现在足部起跳式悬挂式滑翔机飞行员（见图 17.11 ）。

### 17.5.1 损伤和死亡

　　2001—2012 年期间收集的 BHPA 事故报告包括 24 起涉及动力悬挂式滑翔机的事件，其中大部分（82.5%）发生在风速低于 20 节（37 km/h）且没有热量的情况下。动力悬挂式滑翔通常在比非机动、脚踏式搏击运动所需的条件更为平静的条件，因为电动机使热量不必上升，而强风则增加了机械湍流的影响，因此被广泛认为是危险的。最常见的事故原因是飞行员失误（45.8%）、发动机故障（16.6%）和悬挂式滑翔机故障（12.5%），很少因天气状况而造成事故（4.2%）。

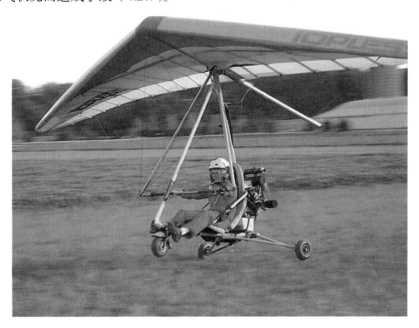

**图 17.11**　悬挂式滑翔机三轮车（图片由杰夫·尼尔森提供）

　　其中一半的事故造成了伤害，还有一起是致命的。一半的受伤患者遭受多发性损伤；超过三分之一（35.7%）的损伤涉及头面部区域，包括两处面部挫伤、一处脑震荡和一例脑损伤，其余的损伤分布在躯干和上下肢之间。全身性损伤包括两例瘀伤和两例电灼伤，一例致命，另一例导致体表15%受损。虽然有限的样本量不允许我们得出任何关于损伤的一般结论，但似乎头部经常受到动力滑翔运动损伤的影响，这与之前在滑翔运动中报道的结果一致。

**结束语**

　　"足部起跳式飞行"（foot-launched flying）一词将许多运动组合在一起，因为每种运动的飞行类型、设备和实践条件不同，这些运动实际上具有不同的损伤率、损伤动力学和损伤模式。例如，在动力滑翔中，大多数事故发生在起飞过程中，而在滑翔运动和悬挂式滑翔运动中，大多数事故发生在着陆过程中。

　　在悬挂式滑翔运动中，飞行员从滑翔机上以俯卧姿势悬挂在滑翔机上，而滑翔伞则提供站立和坐姿的支撑。因此，在悬挂式滑翔运动中，头部、上肢和颈椎的损伤更常见；而在滑翔运动中，脚踝和胸腰椎的损伤更为常见。与接触滑翔机支杆造成的严重手部损伤是动力滑翔伞特有的损伤类型。在机动运动事故中，天气状况似乎较少受到牵连，而发动机及其推力可能是造成事故的主要原因，也可能会加重事故的严重程度。这可能是一个合理的解释，我们最近的研究结果发现，在悬挂式滑翔运动和动力滑翔运动分别有 4.1% 和 4.9% 导致致命的后果。这明显高于我们在悬挂式滑翔运动和动力滑翔运动中发现的 2.5%。基于这些原因，我们认为在未来的研究中，足部起跳式飞行运动应该需要单独考虑。最后一个需要考虑的是，在足部起跳式飞行运动中，所报告的受伤总是突然发生的。目前还没有关于在这些运动中过度使用而损伤的报告，这可能是因为我们更多地关注于报告危及生命或使人虚弱的损伤。因此，我们认为，在这些运动中应该更多地关注过度使用伤害的研究。

### 参考文献

［1］ Rekand T . The epidemiology of injury in hang-gliding and paragliding[J]. Med Sport, 2012, 58:44-56.

［2］ Van Doorn RR, De Voogt AJ. Glider incidents: an analysis of 143 cases: 2001-2005[J]. Aviat Space Environ Med, 2007, 78(1):26-28.

［3］ Ast F W, Kernbach-Wighton G, Kampmann H, et al. Fatal aviation accidents in Lower Saxony from 1979 to 1996[J]. Forensic Sci Int, 2001, 119(1):68-71.

［4］ Schulze W, Richter J, Schulze B, et al. Injury prophylaxis in paragliding[J]. Br J Sports Med, 2002, 36(5):365-369.

［5］ Schmitt H, Gerner H J . Paralysis from sport and diving accidents[J]. Clin J Sport Med, 2001, 11(1):17-22.

［6］ Christey G R . Serious parasport injuries in Auckland, New Zealand[J]. Emerg Med Australas, 2015, 17(2):163-166.

［7］ Hasler R M, Harald E. H ü ttner, Keel M J B, et al. Spinal and pelvic injuries in airborne sports: A retrospective analysis from a major Swiss trauma centre[J]. Injury, 2012, 43:440-445.

［8］ Rekand T, Schaanning E E, Varga V, et al. Spinal cord injuries among paragliders in Norway[J]. Spinal Cord, 2008, 46(6):412-416.

［9］ Bohnsack M, E Schröter. Injury patterns and typical stress situations in paragliding[J]. Orthopade, 2005, 34(5):411-418.

［10］ Feletti F . Multiple Injuries in Paramotoring: a Case Report to Assess this Sport's Risks[J]. Am J Sports Sci, 2013, 1(1):7-11.

［11］ Kumar S, Herbst B, Strickland D . Experimental biomechanical study of head injuries in lateral falls with skateboard helmet[J]. Biomed Sci Instrum, 2012, 48:239-245.

［12］ Mcintosh A S, Andersen T E, Bahr R, et al. Sports helmets now and in the future[J]. Biomed Sci Instrum, 2012, 45(16):1258-1265.

# 18 滑翔伞运动医学

Lorin M. Benneker 和 Peter M. Haefliger

## 18.1 内容介绍

滑翔伞是 20 世纪 80 年代初由登山者开发出来的，他们正在寻找一种从山顶上快速而简单地降落的方法，而飞行爱好者则在不使用发动机的情况下尝试着在空中飞行。20 世纪 50 年代，Domina Jalbert（1904—1991）发明了一种类似于现代滑翔伞的机翼，这种机翼的设计被称为"冲压空气"：机翼形状的分段单元，前缘开放，后缘封闭。在过去的 30 年里，滑翔伞在设计和技术上有了显著的进步。第一架滑翔机采用多气室型降落伞，滑翔比为 1 ： 2.5，展弦比（机翼深度：翼展平方）约为 3。相比之下，今天的高性能滑翔机的滑翔比超过 1 ： 12，展弦比接近 8（见图 18.1 和 18.2）。

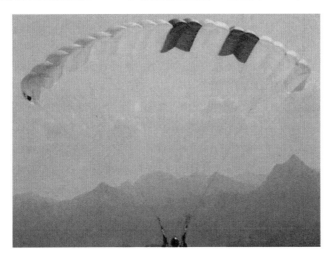

**图 18.1** 1987 年的中期滑翔伞

L.M. Benneker (✉)

电子邮件：lorinmichael.benneker@insel.ch

瑞士伯尔尼 3010 伯恩大学骨科和创伤科

P.M. Haefliger

骨科、脊柱骨科，瑞士

© 2017 年瑞士斯普林格国际出版社

F.Feletti（编者），极限运动医学，DOI 10.1007/978-3-319-28265-7_18

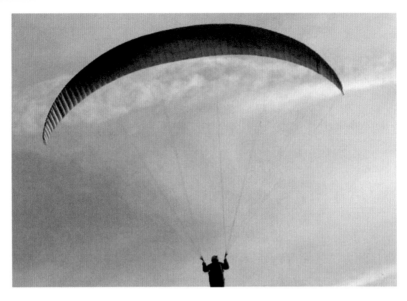

图 18.2　2012 年的高性能滑翔伞

## 18.2 事故和伤害

滑翔伞损伤的流行病学数据主要来自回顾性病例系列或横断面研究：由于滑翔伞的确切数量通常未知，因此很难计算损伤率。在滑翔伞运动上，没有关于过度使用导致的退行性变化的研究报告，所有可用的案例都与创伤性事件有关。德国的一项调查分析了 3 年内的 400 多起事故，计算了持有执照的飞行员的年事故率为 0.58% ~ 1.01%，重伤率为 0.32% ~ 0.5%，死亡率为 0.03% ~ 0.06%，所有这些都随着时间的推移而下降。在瑞士，3 年内报告了 129 起事故，其中 9 起为致命事故，60 起为严重伤害。

滑翔伞飞行事故最常见的原因是滑翔机的收缩（32.5%）、过度转向（13.9%）、着陆误差（13.7%）、与障碍物的碰撞（12.0%）和起飞误差（10.3%）。溜槽 s 型线的任何扰动都会导致高度的损失：如果离地面有足够的距离，驾驶员就可以纠正这种扰动，从而获得稳定的向前运动。机身的巨大单侧塌陷导致旋转和螺旋飞行路径，螺旋俯冲，垂直速度很容易达到 20 m/s（72 km/h）。由于飞行员的大摆悬在机翼下方 8 米处，离心力可使飞行员加速至 100 km/h 以上。通过矢量添加，这导致相对于地面飞行员的速度超过 120 km/h。整个翼展上的气动失速（例如突然制动机动）导致几乎垂直向下俯冲，速度约为 10 m/s。单侧气动失速导致绕垂直轴的不受控旋转和约 6 m/s 的向下速度。

## 18.3 急性创伤

由于在安全带中有半坐位或半卧位（见图 18.3 和图 18.4），碰撞试验首先影响飞行员的足部或臀部。

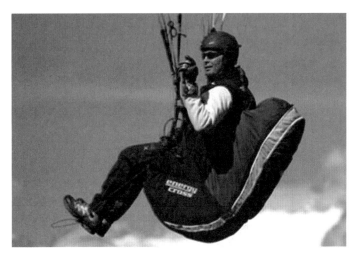

图 18.3　娱乐安全用具

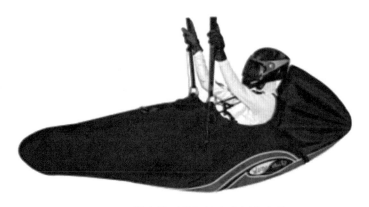

图 18.4　带流线型护腿的比赛用安全带

因此，大多数损伤发生在下肢和躯干（骨盆和脊柱）：下肢的骨折、脱臼、变形和拉伤占这些损伤的 27% ～ 46%，脊柱和躯干的损伤占所有报告的滑翔伞损伤的 31% ～ 60%。

脊柱最常见的损伤（50% ～ 91%）是严重的压缩型骨折，三分之二的患者需要手术治疗，三分之一的患者出现神经损伤。在瑞士的一项研究中，37 名脊髓损伤患者中有 12 人的神经损伤程度和椎体骨折程度因两个部分不同而不同：作者假设造成这些损伤的特殊损伤机制，主要涉及轴向力同时压缩或拉伸多个节段，解释了非滑翔伞截瘫患者的这种差异。胸腰段连接处有一个典型的峰值，其中 L1 是受影响最严重的椎骨

（30% ～ 35%），与一般创伤中的骨折分布相比，这里描述了颈椎下部的另一个类似峰值和胸椎中部的第三个较小峰值。

在滑翔伞事件中，颈椎（6% ～ 8%）和头部（5% ～ 16%）的损伤相对罕见，但与一般和运动创伤相比，脊柱和骨盆损伤的总频率要高得多，并强调减速时巨大冲击力的危险。在滑翔伞运动事件中，脊椎骨连接处被确定为具有特殊风险：在一项回顾性研究中，144 名严重受伤的滑翔者中有 8 人发生了脊柱侧弯分离，这种损伤也称为"自杀性跳伞骨折"（见图 18.5）。与正常创伤人群相比，受伤的滑翔伞承受如此罕见骨折的风险增加了 19 倍。一种可能的解释可能是在滑翔机着陆过程中产生的额外水平力向量，因为躯干的轴向和水平移动质量的惯性迫使腰椎前凸，导致弯曲型跳伞骨折。

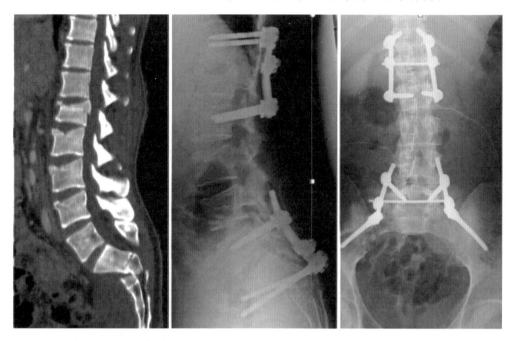

图 18.5　一名 30 岁滑翔伞运动员的典型骨折类型为腰椎压缩性骨折、L1 上段爆裂性骨折、2 型屈曲性脊椎骨游离、S2 和 S3 神经根功能受损

非骨骼损伤的发生率较低：据报道，严重的胸部损伤、内脏损伤和血管损伤，通常伴随着脊柱损伤。三例外伤性降主动脉破裂，与滑翔伞钝性创伤后的多发性损伤有关，原因是胸部受到挤压和突然的粗暴减速。还报告了心肌挫伤、血胸、气胸、肠破裂和膀胱破裂以及肝挫伤伴出血的病例。

### 18.3.1　关于损伤动力学的医学考虑

三分之一的事故发生在发射阶段。用滑翔机发射需要从斜坡上快速向下跑，直到风帆充气并提供足够的升力。滑翔机起飞时的大部分伤势都与脚踝有关，这是飞行员在地面上行驶时摔倒造成的。发射阶段造成的伤害通常很小。然而，如果飞行员高估了上升气流，并过早地向后坐着，以臀部着地，可能会造成严重的脊柱损伤。

虽然飞行中由于帆面塌陷或颠簸而发生的事故很少（16%），但从高处坠落可能导致多处受伤，包括距骨、骨盆和脊柱骨折。在这些病例中，为了排除骨折（尤其是下脊柱和骨盆），进行平片或计算机断层扫描（computed tomography，CT）是必不可少的。

短期内有必要进行神经学观察。在这种情况下，还应进行超声波成像，以排除闭合性腹部损伤。

滑翔飞行最危险的阶段是着陆阶段。在着陆过程中，腿可以弯曲并缓冲部分冲击力。由于滑翔技术不好，如着陆时双腿伸直，飞行员可能会受到不同程度的伤害。在与地面接触时，巨大的轴向压缩力作用在脊柱和下肢，这使滑翔伞容易提前压缩从而发生脊柱骨折和跟骨骨折。如果由于飞行员判断失误或遇到湍流导致降落过快，可能会发生着陆失控：由于这些可能导致高能创伤，所有这些情况下都应排除重大伤害。在严重滑翔伞事件的受害者中，常规的急诊放射学评估应包括造影增强 CT，以排除包括创伤性主动脉破裂在内的严重损伤。

### 18.3.2 急性外伤性损伤的治疗及预后

初期治疗应严格遵守 ATLS 指南；应排除相对频繁且可能危及生命的骨盆骨折、腹部器官和血管的减速损伤。同样的情况也适用于胸部外伤，在所有病例中有超过 20% 的是胸部外伤病例。必须仔细评估和记录神经状态。在脊髓分离后可能就会出现选择性膀胱或肠道功能障碍。脊柱骨折主要发生在胸腰椎交界处，多发性脊柱骨折也十分常见（17% ~ 26%），需要在检查中加以考虑，同时发生在半数以上严重脊柱创伤患者的非脊柱骨折也十分常见。这些骨折大多不稳定，需要手术治疗。不同地区的适应证和技术偏好的差异很大。

超过 60% 的受伤滑翔伞运动员被送往医院。住院平均时间从 22 ~ 26 天不等，致残平均时间从 80 ~ 98 天不等。43% ~ 70% 的患者康复后可以从事滑翔伞运动。

即使是脊髓损伤导致的严重神经损伤患者，其神经功能恢复的可能性也很高。特别是，椎管骨闭塞小于 70% 的患者得到了显著改善，14 名患者中有 13 名在康复期后平均 3 ~ 4 个月内可以走动（相比之下，19 名闭塞 > 70% 的患者中有 13 名可以走动）。正如预期的那样，根据 Magerl 等的研究发现，A 型（椎体压缩）病变的患者恢复好于 C 型骨折（旋转时的前后元件损伤）的患者。几乎所有脊髓后叶离解的患者都会出现神经损伤，L5 以下的神经根受到不完全影响：预计会出现不完全恢复和持续性膀胱和肠道功能障碍。

### 18.3.3 坠毁飞行员救援

特别是在地面车辆难以到达的偏远地区，只有直升机才能疏散坠毁的滑翔伞驾驶员。使用直升飞机合理的理由也可能是遇难者需要立即提供医疗援助。当滑翔伞事故发生在爬满滑翔伞的斜坡附近时，直升机与其他滑翔伞相撞的风险可能很高。由于空间狭小，在事故现场降落直升机通常是不现实的，有时只有通过缆索绞车或固定在直升机上的长绳才能进行救援作业。由于旋翼桨叶的下冲可能会将滑翔伞向上吹起，如果被困运动员仍系在机翼上，就会导致二次致命的坠机，因此，只有在飞行员通过分离和折叠机翼确保了现场安全的情况下，才建议直升机直接接近滑翔伞。

当采用直接进近的方法时，将绳子延长至 200 米的长绳救援可能会降低下冲的风险，即使这种操作对救援队来说仍然非常危险。不幸的是，这样的救援情况并不常见：通常情况下，救援队伍会尽可能靠近事故现场，然后步行或爬到被困飞行员身边。

在一些情况下，坠毁的飞行员被困在缆车的缆绳上，在这种情况下需要特殊的疏散技术。尽管环境条件极具挑战性，急诊医生仍应对飞行员进行仔细检查。了解坠毁滑翔伞飞行员的典型受伤模式，在制定初步诊断时是很有价值的帮助，在根据具体受伤情况决定最适合受害者的护理设施时也是很重要的。在开始运输前稳定患者的情况是至关重要的：这应该包括畅通呼吸道，固定脊柱，在真空床垫的帮助下稳定骨折，并开始输液和注射止痛剂。

# 18.4 由于特定模式的运动而造成的肌肉骨骼损伤

滑翔伞运动中与功能过载相关的肌肉骨骼、韧带和肌腱损伤以及运动所需的特定模式很少被报道，这可能是因为到目前为止，人们对高能量损伤引起的损伤给予了更多的关注；但这些损伤可能被低估了。例如，肩关节脱位是一种常见的滑翔伞损伤，可能是拉帆时所需的特定运动的结果。Schulze Bertelsbeck 等人还报告了一名飞行员在滑翔着陆动作中双侧股直肌部分断裂的情况。股直肌断裂是一种相当少见的情况：股直肌是四头肌中唯一的双关节肌肉，在进行偏心收缩时容易造成肌肉拉伤。在滑翔伞着陆过程中，飞行员通过他的双腿吸收能量，四头肌产生偏心收缩来抵消这种影响：因此，在使用滑翔伞着陆时，直肌可能会受到拉伤和破裂。因此，防止这种伤害的有效战略可能包括适当的飞行技术（包括在接近阶段适当降低速度），以及集中于所需的具体努力类型的训练。

# 18.5 由环境引发的相关疾病

文献中报道了各种非创伤性但可能危及生命的情况：它们是这种极限运动的特征，与暴露的环境因素有关。尽管所讨论的数据由独立的报告组成，但在没有系统的数据集的情况下，这些数据就显得更为重要。医生应该意识到这些健康问题的潜在可能性，并在制定通常需要迅速完成的初步诊断和考虑预防这些疾病的适当策略时加以考虑。

### 18.5.1 与高海拔有关的智力缺陷的损害

滑翔伞运动通常作为一项极限运动，但与许多其他户外运动相比，它的身体需求相对温和。一般的身体状况对这项运动来说是足够的；但是，高于平均水平的协调能力、本体感觉和集中注意力的能力是必要的。

由于低氧浓度的病理生理效应，高海拔地区的精神功能可能受损。医学文献报道了在高海拔地区出现的各种暂时性局灶性神经症状，这些症状与急性高山病或其他并发疾病无关：这些症状包括偏瘫、单侧感觉异常、言语障碍症、呼吸困难、横向腹直肌瘫痪、皮质性失明和其他静脉疾病。如 Scotomata 等视觉障碍。在滑翔伞运动中，Milheiro 等人报道了一例 33 岁健康飞行员的暂时性全球失忆症。该运动员在 2000 米左右的高空飞行 20 分钟后出现了症状：他完成了完美的下降和着陆，并在大约 5 小时内完全恢复正常，在这段时间内保持着记忆空白。Litch 首先报道了一组四名患者的高海拔全身性失忆症，他们都是在快速上升到很高或非常高的海拔 (3500 米以上) 并在下降过程中或下降后不久出现症状。据报道，一名男子在 2000 米滑雪时发生了短暂的全身性失忆症。在这种情况下，其特点是突然出现严重的顺行和变逆行，记忆障碍可由脑血管痉挛、局部缺氧而无灌注损失，或两者兼而有之，导致对大脑记忆中心的氧供应不足。在高海拔地区，由于低氧血症而导致的脑血流增加，通常在通气量增加后由低碳酸血症引起的脑血管收缩缓解。一个特别强的低氧通气反应可能导致更大的低碳酸血症，脑血管收缩，并减少脑氧合。此外，个别血管舒缩性高反应性对低碳酸血症的血管收缩作用可能有助于这种情况的发展。最后，包括体育锻炼在内的一些促进因素得到了很好的证实。这是一种自我限制的情况，不会留下认知后遗症，通常也不会复发。对于出现在高海拔的神经系统疾病的患者，建议立即下降和补充氧气。高空滑翔时突然出现的全身性失忆可能会导致危险情况。

高空滑翔伞探险正变得越来越普遍：勃朗峰（4810 米）、帕利纳科塔（6300 米）、阿空卡瓜（6962 米）、马纳斯鲁（8156 米）和珠穆朗玛峰（8848 米）近年来都见证了成功的发射尝试。高空滑翔伞的探险，由于恶劣的环境条件，再加上高空的病理生理效应，使滑翔伞运动员暴露在危险之中。在这种情况下，建议进行飞行前健康评估测试。2013 年，乞力马扎罗山探险队计划从乞力马扎罗山（5790 米）山顶的斯特拉角（Stella point）发射 95 架滑翔伞。在这种情况下，Wilkes 等在标准飞行前检查的背景下，制定了一个评估高空飞行前检查的病理生理效应的分数：该分数（乞力马扎罗分数）旨在评估认知、记忆和视觉空间技能。乞力马扎罗山的评分结构是快速完成的：它包括所给出7 分中的每一分的打分（范围从 0 到 3），其中包括对健康状况的主观评估，评估认知和记忆的 4 个问题，以及评估视觉空间技能的 2 个问题。飞行员正确地系好安全带并进行线路检查的能力得到了专门的评估，这是一项需要逻辑方法的活动，同时还需要动手的灵活性和协调性。乞力马扎罗得分的主要目的是识别高海拔引起的神经系统症状，但重要的是要考虑在山地发射期间，其他条件 (如睡眠不好和疲劳、低温的影响，或传染性疾病) 可能损害运动员在安全飞行能力。

### 18.5.2 冻伤

登山或北极探险造成的冻伤是一个众所周知的问题。Terra 等最近报告了一例罕见的高空滑翔伞飞行事故后冻伤病例。积雨云的形成使飞行员迅速上升到大约 5500 米：他在大约 5% 的体表受到冻伤，包括脖子、手腕、手和左腿。冻伤最初通过复温治疗，随后进行清创，局部应用磺胺嘧啶银和聚维酮碘敷料。所有伤口均在 3 个月内痊愈。2007 年，澳大利亚一名经验丰富的女性滑翔伞飞行员遭遇了另一例严重冻伤。在练习滑翔伞世界锦标赛时，一场龙卷风似的雷暴在大约 15 分钟内将她从 2500 英尺（约 9940 米）高空带到了大约 32635 英尺（约 9947 米）的高空。由于缺氧，她失去知觉长达一小时，并暴露在 –40℃ 的温度下，身上覆满了冰，受到严重冻伤。另一名男性运动员在同一场风暴中死亡，显然是由于缺氧和寒冷：他的尸体在离他起飞地点近 50 英里的地方被发现。

冻伤是由组织冻结引起的。它是由极端寒冷引起的，暴露几秒钟就足够了，特别是在高海拔地区、强风或与冷金属接触的情况下。受影响的部分会变得毫无痛苦，像蜡一样白，直到融化为止。肌肉可能瘫痪，神经、动脉甚至骨骼也可能受损。在再升温时，组织损伤的程度变得明显。在轻微的情况下，会出现红斑和不适，几小时后就会恢复正常。在更严重的情况下，组织破坏和水疱随之而来，这可能是表面的、全层的，或涉及深部组织，如烧伤的分类。可能会发生弗兰克坏疽。

现在建议应该快速复温：这可以通过 40～42℃ 的水浴来实现。继续这种处理超过20 分钟是没有用的。必须避免暴露在高温下。早期注射低分子量右旋糖酐也取得了不错的效果。休息和避免进一步的创伤对随后的愈合过程有很好的影响。当出现多发性大疱、坏疽、组织丢失或有感染迹象时，应寻求外科医生进行会诊。

### 18.5.3 膜翅目昆虫毒液引发的速发型超敏反应

Feltracco 等报道了一例致命的膜翅目毒液在滑翔期间引起的超敏反应。一名 45 岁的滑翔伞飞行员在没有任何明显尝试恢复对机翼的控制的情况下快速地向地面旋转，显然无法正确操纵、调整速度或安全高度降低。另一名飞行员驾驶他的滑翔伞在不远处目击了这一事件：救援队发现受害者已死亡，脸部和颈部明显肿胀。肿胀的舌头上有一个红黑相间的斑点，并在他的嘴里发现了一只死蜜蜂。尸检的结论是，一种过敏性休克在半空中造成了死亡，对重要器官的创伤性损伤并不严重，不足以承认坠落导致的死亡。受害者在 10 年前被蜜蜂或黄蜂叮咬后发生超敏反应：由嗜碱性粒细胞释放的血管活性胺和免疫球蛋白 E（IgE）致敏的肥大细胞介导的超敏反应涉及胃肠系统、呼吸道、心血管系统、皮肤、黏膜以及其他身体系统。在所报告的病例中，低血压性休克、喉头水肿和支气管痉挛可能导致窒息、脑缺氧、意识丧失和完全缺乏飞机控制。特别是在夏季，滑翔伞运动中可能会接触到包括黄蜂和蜜蜂在内的昆虫。由于在半空中意外发生的健康问题可能会损害飞行员正确操纵滑翔伞和安全着陆的能力，对昆虫毒液过敏的患者应考虑在可能与这些昆虫接触时避免飞行。然而，这种回避行为可能是困难的，非常有限。还应考虑在飞机上是否可以携带一次性自动注射器，该注射器只充有一剂溶液（0.30 ml，含 0.33 mg 肾上腺素），需要时可自行肌肉注射。

# 18.6 预防措施

与有缺陷设备有关的事故很少发生。滑翔伞飞行中的大多数事故是由于飞行员错误（过度转向、不正确的断线处理、未能纠正翼型塌陷），或在启动、着陆、接近障碍物或误读天气状况时判断失误造成的。因此，预防伤害的主要目标应该是试点教育，因为许多事件可以通过更好地准备和判断加以预防。良好的地形知识和更好的着陆技术可以降低轴向压缩载荷损伤的风险。在大多数欧洲国家（法国除外），未来的飞行员必须接受几个月的培训，并进行最后的实践和理论考试。该培训侧重于滑翔伞的技术和空气动力学方面、气象学以及在有限速度（25～55 km/h）下飞行软翼的特性。

在每次飞行中都应使用防护装备，如头盔、坚固的支撑脚踝的鞋子和脊柱保护器。现如今，背部和臀部区域的各种减震系统通常被整合到大多数现代的安全带中。它们通常由泡沫材料填充的保护装置或安全气囊系统组成，它们通过冲压压力和大的止回阀来填充。结合这两种系统的保护装置效果最佳。使用坚固的鞋包裹整个踝关节，可以降低踝关节受伤的风险。起飞前，应立即进行完整的飞行前检查。如果天气不好，航班应取消或立即终止。特别是大风可能会增加机械湍流的影响，并提出 24 km/h 的风速安全限值。然而，这种限制是非常任意的，它可能会根据不同的相关变量而变化；在任何情况下，当存在顺风时，都应避免起飞。在大雨或大雪中飞行也可能是危险的，因为机翼的结构可能会吸附水分，增加重量，并失去效力，因为它变得不那么稳定和可控。这是非常重要的是，所使用的滑翔机的类型是适合飞行员的经验水平。一些飞行员倾向于使用大的遮阳篷来增加飞行时间，但在某些情况下，这可能会影响飞行安全。高性能机翼非常敏感，应保留给具有高水平训练和经验的飞行员。

尽管滑翔伞作为是一项极限运动，但几乎所有身体健康的人都可以进行滑翔伞运动，但适当的体育训练计划应与适当的飞行技术相结合，以避免由于这项运动所需的特定运动模式而造成肌肉骨骼损伤。同样重要的是，在开始练习滑翔伞之前以及之后的一段时间内，运动员要接受一个全面的健康评估，由一位熟悉滑翔伞运动所有可能问题的医生进行评估。评估高空病理生理效应的评分系统应纳入飞行前的标准检查，特别是在高空滑翔飞行探险期间。最后，罕见但可能危及生命的滑翔伞相关疾病的可能性，如冻伤或膜翅目昆虫毒液引起的超敏反应，也需要知道，还需要了解和考虑参与协助那些练习滑翔伞的医生。

### 结束语

滑翔伞运动过程中可能会出现各种各样的健康问题：包括急性创伤性损伤、由于运动所需的特殊运动而导致的肌肉骨骼损伤和因环境引发的疾病。对这些医疗状况的认识可能有助于医生制定初级诊断，这通常需要在困难的情况下迅速完成。了解这项运动的危险有助于识别和采用适当的预防手段，包括充分的体育和技术准备，以及定期评估运动员的健康状况。出于这些原因，对这项运动进行进一步的医学研究是明智的，以便更好地了解与滑翔运动有关的陷阱和可能的解决办法。

### 参考文献

［1］Rekand T. The epidemiology of injury in hang-gliding and paragliding [J]. Med Sport Sci. 2012, 58:44–56.

［2］Hasler RM, Hüttner HE, Keel MJ, et al.. Spinal and pelvic injuries in airborne sports: a retrospective analysis from a major Swiss trauma centre [J]. Injury. 2012, 43(4):440–445.

［3］Schulze W, Richter J, Schulze B, et al. Injury prophylaxis in paragliding [J]. Br J Sports Med. 2002, 36:365–369.

［4］Rekand T, Schaanning EE, Varga V, et al. Spinal cord injuries among paragliders in Norway. Spinal Cordm. 2008,46(6):412–416.

［5］Navarrete Navarro P, Macias I, Lopez Mutuberria MT, et al. Traumatic rupture of aorta should be ruled out in severe injuries from paragliding: report of three cases [J]. J Trauma. 2002,52(3):567–570.

［6］ Christey GR. Serious parasport injuries in Auckland [J]. New Zealand. Emerg Med Australas. 2005;17(2):163 - 166.

［7］ Langer PR, Selesnick FH. Proximal rectus femoris avulsion in an elite, olympic-level sprinter [J]. Am J Orthop. 2010;39:543 - 547.

［8］ Garrett Jr WE. Muscle strain injuries [J]. Am J Sports Med. 1996, 24(6):2 - 8.

［9］ Ward M, Milledge JS, West JB. Central nervous system. In: High altitude medicine and physiology. 2nd ed. London: Chapman and Hall Medical; 1995: 324 - 343.

［10］ Jenzer G, Bartsch P. Migraine with aura at high altitude [J]. J Wilderness Med. 1993, 4:412 - 415.

［11］ Murdoch DR. Lateral rectus palsy at high altitude[J]. J Wilderness Med. 1994;5:179 - 181.

［12］ Milheiro I, Rocha S, Machado A. Falling (or ascending) into oblivion: transient global amnesia with para- gliding [J]. J Neuropsychiatry Clin Neurosci. 2011, 23:40.

［13］ Litch JA, Bishop RA. High-altitude global amnesia [J]. Wilderness Environ Med. 2000, 11:25 - 28.

［14］ Bucuk M, Tomic Z, Tuskan-Mohar L, et al. Recurrent transient global amnesia at high altitude [J]. High Alt Med Biol. 2008, 9:239 - 240.

［15］ Litch JA, Basnyat B, Zimmerman M. Subarachnoid hemorrhage at high altitude [J]. West J Med. 1997, 167:180 - 181.

［16］ Wilkes M, Simpson A, Knox M, et al. The kilimanjaro score for assessing fitness to fly paragliders at high altitude [J]. High Alt Med Biol. 2013, 14(3):304 - 307.

［17］ Terra M, Vloemans AF, Breederveld RS. Frostbite injury: a paragliding accident at 5500 meters [J]. Acta Chir Belg. 2013, 113(2):143 - 145.

［18］ Feltracco P, Barbieri S, Galligioni H, et al. A fatal case of anaphylactic shock during paragliding [J]. J Forensic Sci. 2012, 57(6):1656 - 1658.

# 19　定点跳伞和翼装飞行损伤

Francesco Feletti，Anton Wesan 和 Omer Mei—Dan

## 19.1 定点跳伞

　　跳伞是一项极限运动，包括从固定结构上跳伞。中国在两千年前就有文献记载过从固定物体上跳伞的历史，并且已经记录了几个世纪。在 20 世纪 80 年代初，定点跳伞确定为现代极限运动的特征性运动。在那几个世纪中，电影制作人卡尔·伯尼西（Carl Boenish）是现代跳伞运动的先驱之一，他是使用 Ram-air 降落伞在美国约塞米蒂国家公园的埃尔卡皮坦悬崖上跳伞的第一人，并进行了拍摄。Boenish 创造了定点跳伞的基本缩略词，还规定了要想成为定点跳伞运动员，必须有以下地点跳伞的经历：建筑物、高塔、跨越物（桥梁、圆顶或拱门）和地表（自然形成，通常是悬崖）。早期的定点跳伞运动中，运动员们使用跳伞器材只包括一个主降落伞和一个备用降落伞，很少会进行改装。在 20 世纪 90 年代初现代跳伞的代表性装备—单兵降落伞系统就问世了。多年以来，定点跳伞运动的参与者越来越多，但总数仍然不多；根据设备制造商的数据显示，现在，全球大约有 3000 名定点跳伞运动员。20 世纪 80 年代初以来，定点跳伞比赛就一直在举行，评判标准包括准确着陆和特技。事实上，定点跳伞与一些最危险的极限运动类似，举行比赛很不容易，由于定点跳伞运动员试图突破自己的极限，以取得获胜，所以官方赛事中会频频出现运动员死亡事件。

F.Feletti

意大利，拉文纳

S. Maria delle Croci 医院，诊断成像部门

罗马涅地区的健康信托公司

意大利，米兰

米兰大学理工学院，信息与生物工程系，电子系

电子邮箱：*feletti@extremesportmed.org*

A.Westman

瑞典，呼丁格

卡罗林斯卡医学院，护理科学与社会学系，神经系统科学方向，物理治疗组

瑞典，呼丁格

卡洛林斯卡大学医院，麻醉与重症监护医学部


O. Mei—Dan

美国，科罗拉多州 80045，奥罗拉市，科罗拉多大学医学院，骨外科，运动医学科

美国，科罗拉多州，博尔德市，美国运动医学大学

### 19.1.1 装备

定点跳伞专用降落伞是在普通降落伞为基础上设计制作的。多年以来，定点跳伞专用设备和跳伞技术的发展经历了一个不断尝试和不断犯错的过程，发展主要是通过分析造成事故、运动员受伤或死亡的效率低下或设备故障的原因来实现的。1997年，美国悬崖跳伞运动员协会（Cliff Jumpers Association of America）在《CJAA 指南》（CJAA Guidelines）中为定点跳伞运动制定了一系列规定和实践标准。不建议使用普通跳伞装备，鼓励定点跳伞专用设备。

尽管定点跳伞专用降落伞来源于普通降落伞，定点跳伞专用降落伞会使用更高强度的伞绳，顶部伞衣中心有一个尾巴样的口袋，是用来收集伞绳。专用降落伞伞衣上需要进行加固的一些位置：伞绳连接点，伞衣下表面，伞衣前缘，直接接触胸部肋骨的部分。因为定点跳伞专用伞盖的打开是突然地，猛烈地，有力地。加强带的强度和位置的设计可以把物体撞击失误降到最低。Ram-air 降落伞（定点跳伞专用）的展弦比通常低于 2.2 ∶ 1。展弦比即降落伞展开长度与伞弦长度（弦长 / 弦长）的比值，展弦比低的伞盖更容易开启，会产生更大的阻力。因此，定点跳伞专用伞盖飞行速度较低、可操控的范围更大，在紧张或苛刻的情况下跳伞时，这两个因素至关重要。

现在认为，在定点跳伞运动中，使用一个降落伞更安全，是由以下两个因素决定的。第一个因素是，许多跳伞的位置高度很低，没有时间打开备用降落伞。第二个因素是，添加备用降落伞会导致包装和配件上的各种妥协，可能会增加故障的风险，尤其是两个降落伞可能纠缠在一起。跳伞时需要快速打开降落伞，必须在最短的时间内让跳伞运动员从自由落体转为开伞飞行，并保证没有人员受伤或设备损坏。

降落伞打开需要通过释放一个引导伞来实现，引导伞是一个小的圆形降落伞，可以将主伞盖从容器中拉出来。每次跳伞时，跳伞运动员应该通过选择适当大小的引导伞来规划开伞的速度和时机。低空跳伞时，跳伞运动员需要一个较大的引导伞来产生所需的拉力，并在下降速度较低时开伞。伞盖的包装方式会影响开伞速度，因此需要根据跳伞地点选择适当的伞盖包装方式。如果伞盖开得太快，跳伞运动员的颈部或内脏可能会受伤。如果伞盖开得太慢，跳伞运动员可能会在伞盖完全打开之前就撞到了地面上。

像跳伞运动一样，收口装置通常是用来缓慢且分阶段打开伞盖。收口装置可以降低开伞力，防止在高速下降的过程中产生过大的减速力，可能会造成伞盖损坏或人员受伤。滑块，是一种常见的收口装置，是一块四角有索眼或环的长方形布片，让伞绳穿过索眼或环。在开伞过程中，由于空气阻力的作用，滑块会沿着伞绳从伞盖上滑落，可能会降低伞绳的滑落速度，并且可以使伞盖持续充气（有助于防止伞绳缠绕）（见图 19.1）。

在较低的物体上进行定点跳伞时，通常需要快速展开伞盖，可能会去除滑块（滑块离开包装装置作业），或者在包装伞盖时将滑块放置在底部伞绳上（滑块底部包装作业），可限制伞绳有效性。尾门也是一种收口装置，可以保证按顺序打开降落伞。尾门使伞盖前部先打开，然后尾部再打开，将伞绳制动故障风险降到最低。在非常低的物体（低于 60 米 /200 英尺）上进行跳伞，要求伞盖在离开飞机后立即打开，上述情况下，通常要使用开伞辅助系统。在一个开伞辅助系统中，开伞绳的一端固定在跳伞固定对象上或由同伴跳伞运动员持有，所以一旦跳伞运动员离开固定对象，伞盖立即展开，不会进行自由落体运动。开伞辅助系统可以包括一条固定索、一条连接伞盖和锚点的断绳（或尼龙搭扣）、一个引导伞辅助系统。引导伞辅助系统中，辅助人员先拉着引导伞绳，直到伞绳拉直。

定点跳伞降落伞使用的吊带比普通降落伞使用的吊带长。附件（销钉）与引导伞之间的距离至少为 2.7 米（9.0 英尺）。因为定点跳伞伞盖打开时空速很低，这个距离可以产生更大的抓举力。在自由落体过程中跳伞运动员会受到尾部乱流的影响，也需要防止开伞系统（特别是引导伞装置）。使用超轻织物和轻量的、不显眼的容器，可以使跳伞运动员设备的重量减少了一半以上。轻量的伞盖和容器装备是跳伞运动员、翼装飞行运动员、定点跳伞运动员的首选，跳伞运动员大部分时间是从很高的悬崖或物体上进行跳伞。

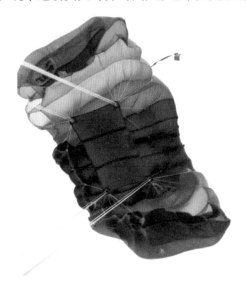

**图 19.1** 滑块的使用

### 19.1.2 出机

腹部朝下（面朝下）的跳伞运动员自由落体的极限速度约为 195 km/h（121 英里 / 小时或 54 米 / 秒）。跳伞运动员在加速过程中会渐近极限速度值：约 3 秒后达到极限速度的 50%，8 秒后达到极限速度的 90%，自由落体 15 秒后达到 99%。定点跳伞的特点是从低海拔的物体进行跳伞，通常距离地面不到 150 米。飞行时间短意味着没有足够的时间达到极限速度。由于飞行高度有限，定点跳伞运动员的飞行通常速度较慢。因此，跳伞运动员在飞行中可以利用气流来稳定他们的位置，但定点跳伞运动员在飞行中很少会利用气流来控制他们的位置。

因此，出发位置在定点跳伞中起着关键作用。跳伞运动员在达到足够的空速来实现空气动力稳定之前，刚出发时运动员的身体姿势决定了最初几秒内的飞行稳定性（见图 19.2）。低空跳伞时，一个好的出发位置有助于确保自由落体的稳定性，并使跳伞运动员在正确的身体姿势进行开伞，而一个不好的出发位置可能会对开伞造成消极影响。同样，在高空跳伞中，一个不好的出发位置需要应用大量的跳伞技巧和经验才能让身体回到正常位置上。开伞的不稳定性会迫使跳伞者面对降落伞故障、伞绳缠结或偏离方向的高风险后果，这是不受欢迎事件，即面对物体打开降落伞，会使跳伞运动员朝物体飞去，发生碰撞的风险很高。

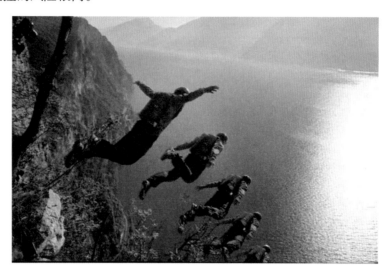

**图 19.2** 定点跳伞的出发位置和追踪飞行位置变化的示意图（照片拍摄者：Ronen Topelberg. © Omer Mei-Dan 2016. All Rights Reserved）

### 19.1.3 固定对象

定点跳伞运动员从建筑物或塔楼上跳伞时，除了需要具备精湛的技术，还需要获得法律许可，但是只有少数定点跳伞运动员能获得法律许可。需要在某些建筑物或领地进行定点跳伞比赛时，其所有者偶尔会允许定点跳伞运动员进入。最受欢迎的比赛，是在马来西亚举行的吉隆坡塔定点跳伞节，活动为期 4 天，通常在每年 9 月举行，许多定点跳伞运动员从高度为 421 米（1381 英尺）的梅纳拉通讯塔（Menara Communication Tower）的露天甲板上跳下。除了需要获得法律许可之外，在高塔进行定点跳伞时还应考虑辐射和触电风险。由于跨越物周围空域面积大、跳伞时需要躲避的障碍物数量最少，通常认为跨越物是最安全的定点跳伞固定对象。皮瑞尼大桥（The Perrine Bridge）位于爱达荷州双瀑市，桥高 153 米（500 英尺），位于南北方向的 93 号公路上，是双瀑县和杰罗姆县之间的主要通路，是美国境内唯一一处全年允许进行定点跳伞的人造建筑，并且不需要获得法律许可。这就是皮瑞尼大桥作为定点跳伞圣地在全球范围内流行的主要原因。新河峡大桥，位于美国西弗吉尼亚州费耶特县附近的新河峡谷（横跨美国东部的阿巴拉契亚山脉）上方，是一座桥高 267 米（876 英尺）的拱桥，费耶特县于每年 10 月的第 3 个星期六举行新河峡大桥"筑桥纪念日"活动，在此期间允许进行定点跳伞。天然悬崖是非常受欢迎的定点跳伞固定对象，可以为跳伞运动员提供更多的飞行时间，并且有机会达到极限空速以远离固定对象（见图 19.3）。然而，进行定点跳伞的理想的高耸悬崖，通常位于偏远地区，远离医疗援助资源；所以发生事故时，很难获得救援且救助伤者所需时间长，会增加跳伞运动员死亡风险。

在完成所有四个固定对象（建筑物，高塔，跨越物和地表）的定点跳伞后，定点跳伞运动员可以选择申请"定点跳伞编号"，"编号"按顺序授予。1981 年，得克萨斯州休斯顿市的 Phil Smith 获得了"编号"1 号。截至 2014 年 12 月，已发布了 1850 多个"定点跳伞编号"。

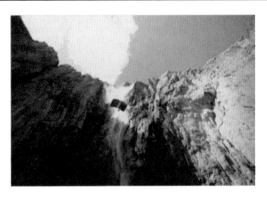

**图 19.3**　墨西哥，巴萨社区科瀑布（Basaseachic Falls）的悬崖边进行定点跳伞（照片拍摄者：Yaron Weinstein. © Omer Mei-Dan 2016. All Rights Reserved）

## 19.2　翼装飞行

　　滑翔衣主要是通过一种纺织材料，将运动员的胳膊间和两腿之间的空隙连接起来，增大元动员在空中的面积（见图 19.4）。冲压式膨胀气囊技术（Ram-air technology）即在织物层之间冲入空气，（使空气迅速进入气囊）常用于进行翼装飞行的滑翔衣，与开放式飞翼降落伞相比，可将滑翔比（升力／阻力）从 2∶1 改变为 3∶1（海拔每下降 1 米，滑翔距离分别为 2 米和 3 米）。

　　翼装飞行运动员需要增加人体迎风面积、寻找最佳迎角（避免滑翔衣表面乱流）和最佳路线，来达到最佳身体姿势。翼装飞行运动员可以从飞机或定点跳伞固定对象跳下，通常以打开降落伞结束飞行。飞行快结束时，翼装飞行员需要拉开手臂和腿上的拉链，以便能够更好地操控降落伞开关并控制着陆。定点跳伞中，滑翔衣的使用使运动员可以从各种固定对象跳伞，例如各种形态的山脊斜坡或峡谷，否则就不可以。高滑翔比滑翔衣的发展，形成了一种称为低空飞行的新型飞行方式。在低空飞行中，滑翔衣不是用来飞离跳伞固定对象，而是在墙壁、山脊线或岩层上方几米处飞行，以便更好地享受速度和欣赏周围地标建筑。虽然多年来，滑翔衣已经进行了改造，机翼面积逐渐增加，会产生更大的升力且飞行时间更长，翼装飞行运动员在空速较低的情况下进行飞行时，还是需要更多经验和训练。

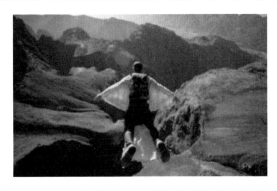

**图 19.4**　位于南非的翼装飞行出发点，运动员飞行中的翼舱充气前状态（版权所有：© Omer Mei-Dan 2016.）

## 19.3 受伤

Soreide 等人研究了 1995—2005 年在挪威西南海岸吕瑟峡湾（ Lysefjorden ）"奇迹石"（ 位于挪威斯塔万格，罗加兰郡 ）的 20 850 次定点跳伞记录，记录显示总共发生了 82 次不良事件，其中 27 例需要直升机参加救援，8 例需要登山者参与救援。上述记录显示，定点跳伞的受伤率为 1/254（ 0.4% ），包括轻伤。大多数运动运伤情比较轻微，如脑震荡和脚踝或膝盖扭伤；少数伤情为中度，包括踝关节骨折和头部脑震荡，需要观察一天。有人指出，尽管吕瑟峡湾是闻名世界的合法定点跳伞场所，但因为在"奇迹石"这个出发点进行定点跳伞相对比较容易，不能代表全部定点跳伞的受伤率。"奇迹石"是一个距离谷底 1000 米的悬崖（ 大约 3300 英尺 ），定点跳伞运动员从"奇迹石"跳下可达到高空速，可以保持稳定身体姿势，并在打开降落伞之前远离墙壁，着陆在一个清晰的区域。

据文献记载，定点跳伞的受伤率比跳伞高出约 10 倍。Mei-Dan 等记录了 2006—2010 年间 102 个国际定点跳伞运动员的严重和灾难性伤害，并进行了研究。 记录显示，重伤受伤率为 1/500（ 0.2% ）（ 即 500 次跳伞中会出现一次重伤 ）；29 名定点跳伞运动员中，报告了 39 例伤害，61%（ n = 24 ）下肢受伤，20%（ n = 8 ）脊柱受伤，18%（ n = 7 ）胸部受伤，13%（ n = 5 ）头部受伤；还报告了 44 例骨折，25 例（ 56.8% ）下肢骨折，20 例（ 45.5% ）踝关节和足部骨折，8 例（ 18% ）上肢骨折，6 例（ 13.6% ）脊柱骨折，5 例（ 11.3% ）肋骨骨折。另有 3 例多发伤（ 包括：气胸，头部损伤和颈椎损伤等伤害 ），必须进入重症监护病房进行救治（ 需要使用先进的创伤生命支持 ），2 例挫伤，1 例跟腱撕裂，以及 1 例严重头部挫裂伤。定点跳伞专用降落伞比普通降落伞开伞速度更快，因此可安全带对胸部的挤压力更大。布鲁格等人报道了一个相关案例，一名 35 岁的男性，既往没有心血管疾病史，从瑞士施特歇尔贝格的卢达本纳的一处山谷中进行定点跳伞，出发点是一处 300 米（ 91.5 英尺 ）高的悬崖，突然开伞导致了钝性胸部创伤，然后突发了急性 ST 段抬高心肌梗死（ 与心脏左前降支近端血栓闭塞有关 ）。跳伞运动员未经训练或缺乏经验时，更容易发生不良事件。对天气状况的误判也是造成不良事件的主要原因。错误的判断会大大增加定点跳伞的风险。特别是，从非法出发点（ 例如建筑物，公共建筑物和天线 ）进行跳伞会更危险，因为许多定点跳伞运动员不清楚这些出发点的潜在风险。适宜进行定点跳伞的时间有限也是一个额外风险因素。比如，在黄昏、黎明，甚至能见度不理想的夜晚进行定点跳伞会增加潜在风险。

Mei-Dan 等发现，定点跳伞运动员在职业生涯刚开始时每次跳伞的受伤率更高，90～130 次之间受伤率达到顶峰。在这个范围内，定点跳伞运动员可以获得足够的经验和信心去较难的出发点进行跳伞，或进行特技跳伞或翼装飞行。

## 19.4 定点跳伞死亡事件

定点跳伞死亡名单按时间顺序记录了自 1981 年以来死亡的定点跳伞运动员，最初是由定点跳伞运动员 Nick DiGiovanni 进行编写和维护。定点跳伞运动员 Mick Knutson 和 Brad Patfield 从 2007 年开始接任了这项工作，将名单数据转移给了 BLiNC 杂志。根据 Knutson 评估显示，在名单管理员更换期间没有数据丢失或遗漏。从 1981 年到现在（2015 年 7 月 25 日），记录了 256 起定点跳伞死亡事件。

Westman 等对定点跳伞死亡名单记录的全球 106 起死亡事件数据进行了研究，这些事件发生于 1981—2006 年。2002 年，Mæland 对 700 个现役定点跳伞运动员和全球发生的 12 个死亡事件进行了评估，估计死亡率为每年每 60 位跳伞运动员中会死亡一人（1.7%），死亡率为普通跳伞的 40～65 倍跳伞。Westman 等还发现，导致死亡的一个重要因素是不稳定的自由落体，通常与开伞失败有关。

追踪了 98 例定点跳伞运动员死亡事件（见图 19.5），其中 36.7%（$n = 36$）的死亡事件是由于撞击地面（或水）造成的，54%（$n = 53$）是撞击悬崖造成的，4%（$n = 4$）是撞击建筑物造成的，3%（$n = 3$）落水后溺水导致的，2%（$n = 2$）撞击了其他障碍物导致的。研究显示，降落伞充气不足是造成 58 人死亡的主要原因（59.1%），不充气原因包括伞绳缠绕（$n = 2$；2%），降落伞碰撞（$n = 1$；1.02%），引导伞充气不足（$n = 24$；41.3%），固定索无效（$n = 3$；5.2%），容器被锁定（$n = 2$；3.4%），伞绳勾住了定点跳伞运动员或降落伞设备会导致运动员无法从容器中取出降落伞（撞击伞绳）（$n = 2$；3.4%）。在 3 个死亡事件中，运动员在降落伞充气不足时，打开了备用降落伞。其中两起是由于备用伞充气不足和撞击备用伞的伞绳造成的；剩余一起，备用伞伞盖顺利充气了，但水上降落时发生了溺水。所以，现代定点跳伞装备不再包含备用伞。其中 10 个死亡事件（10.2%），主要原因是自由落体时表演了特技（包括自由落体时采用站姿），失败的特技动作通常会导致开伞失败。上述研究中，26 例（26.5%）报告了无意识地自由落体不稳定，或导致开伞失败或开伞方向性错误。开伞方向错误是不良事件，降落伞朝向出发点打开会将运动员拉向其他物体。造成开伞方向错误的因素很多，例如开伞时身体姿势不佳。在极限下降速度很高的定点跳伞中使用的收口装置会造成开伞方向错误，这方面存在争议。在自由落体时间为 3～9 秒的定点跳伞中，下落速度会很快（虽然尚未达到极限速度），必须使用收口装置，装置启动引起的瞬时下翼面充气可能会导致开伞方向错误。

Soreide 等对挪威一个定点跳伞出发点进行了为期 11 年的研究，报告了 9 例死亡事件（占所有定点跳伞的 0.04%），死亡率为 1/2317。在这 9 个死亡事件中，8 例是现场死亡。大多数死亡事件是由严重的头部受伤造成的，其中 4 例归类为"无法存活"，还有 6 例存在 5 种及 5 种以上的严重损伤。在非常有挑战性的定点跳伞出发点中，运动员受伤不严重也可能会死亡。上述研究显示，一位定点跳伞运动员在跳伞过程中发生了撞击并幸存下来，由于救援难度大，运动员仍困在 300～400 米（900～1300 英尺）高的岩壁上。恶劣的天气条件也会阻碍救援行动。定点跳伞运动员备用伞打开失败或严重的骨盆和股骨骨折引发严重失血、意识丧失，会造成第二次跌倒导致死亡。

在定点跳伞之前摄入毒品或酒精后果严重。Wolf 和 Harding 报道了一名 48 岁的跳伞教练，定点跳伞经验丰富，在从佛罗里达州西南部的一个高 1249 英尺的无线电广播塔上跳下后死亡。死亡原因是开伞时间延迟。作者表示，当事者可能在事前饮用了酒精。

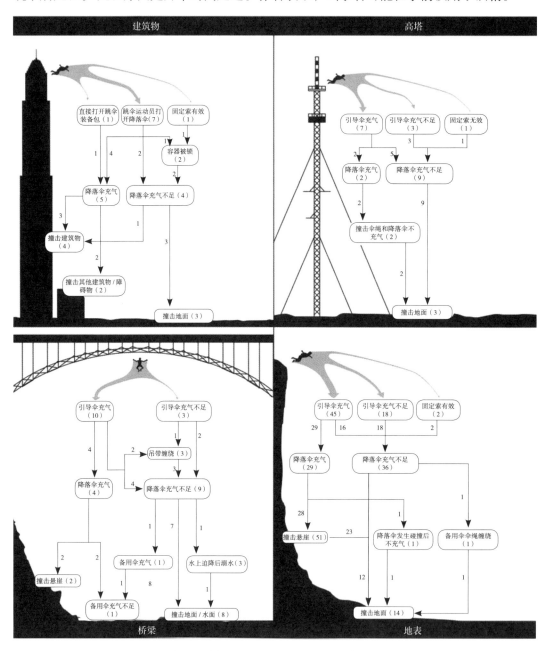

图 19.5　1981—2006 年定点跳伞死亡事件列表显示，触发定点跳伞死亡事故导致"事件级联"。图中和箭头上的数字表示事件数量（转载经过 Westman 等许可同意）

## 19.5 与翼装飞行相关的死亡事件

翼装飞行是从定点跳伞发展而来的，随着翼装飞行普及程度越来越大，死亡人数也越来越多。Mei-Dan 等在 1981—2007 年期间，记录了 39 例翼装飞行运动员死亡事件。2002—2007 年期间，翼装飞行死亡事件占所有定点跳伞死亡事件的 16%。这一数字在 2008—2011 年期间上升至 49%，2013 年达到 87%。与翼装飞行相关的定点跳伞死亡事件增加的一个因素可能是引入了"低空飞行"。翼装飞行时飞行路径计算错误会导致与高速撞向地面或定点跳伞物体。

报告的 39 例翼装飞行死亡事件中，49%（$n = 19$）是撞击悬崖造成的，46%（$n = 18$）是撞击地面造成的，3%（$n = 1$）是撞击建筑物造成的；剩余一个案例，由于数据不足以对死亡原因进行分类。导致撞击悬崖或地面的原因，可能是运动员展开滑翔衣时飞行姿势不稳定导致的降落伞故障。上述 39 例死亡事件中，53.5%（$n = 17$）归因于翼装飞行路径误算，特别是在"低空飞行"中；17.9%（$n = 7$）归因于运动与出发时状态混乱；12.8%（$n = 5$）归因于引导伞故障，主要是由于飞行员上方的滑翔衣产生了空气湍流；2.5%（$n = 1$）归因于翼装飞行设备故障（飞行中滑翔衣撕裂）；23%（$n = 9$）原因未知。由于定点跳伞是一项技术要求很高的运动，经验不足似乎是限制大多数极限运动发展的一个因素。

## 19.6 保护

### 19.6.1 防护装备

防护装备包括衬垫和铠装，由硬塑料材料和闭孔泡沫制成，用于保护许多身体部位。最近，开发了弹性防护服，特点是隔层内充满了"智能分子"（正常情况下可以自由流动，但受到冲击时会连接在一起来保护身体）。必须使用空中或摩托车专用头盔。装有摄像机的头盔通常采用碳纤维和玻璃纤维材料，头盔外形轻巧和质量更轻，但在定点跳伞运动员受到冲击时不能提供充分保护。定点跳伞运动员可使用许多类型的鞋，包括滑翔伞飞行靴，主要要求是孔眼或突起少，避免与伞绳缠绕。

### 19.6.2 身体训练

风险管理在定点跳伞和翼装飞行中起关键作用。经验丰富的定点跳伞运动员可以熟练评估相关因素，例如天气因素，环境因素和技术因素，他们会花很多时间仔细准备跳伞细节。经验丰富的跳伞运动员通常需要具有必要的平衡感和身体意识，但"致命跳点"（特种出发点）需要特殊训练。可以用游泳池跳板或热气球来模拟定点跳伞出发点进行联系。鉴于热气球随风移动，必须保证初始气流小于定点跳伞引起的气流。因此，必须对定点跳伞运动员的平衡感和身体意识进行特定培训，包括学习高级潜水课程和使用平衡工具来提高协调性。

此外，由于并非所有跳点都可以通过车辆或电梯进入，定点跳伞运动员需要携带设备长途跋涉才能到达这些高海拔地区。在这之后，运动员需要有足够的体力和精神才能在定点跳伞中有良好表现，并对任何意外事件迅速做出反应。这种情况下，有些运动员会难以适应并产生疲劳感，从而在出现意外事件时不能及时作出反应，是造成死亡事件的另一个风险因素。因此，跳伞运动员必须体魄强健并且心血管健康。

### 参考文献

［1］Westman A, Ros é n M, Berggren P. Parachuting from fixed objects: descriptive study of 106 fatal events in BASE jumping 1981–2006 [J]. Br J Sports Med. 2008；42(6): 431–436.

［2］Lucas J. The silken canopy: a history of the parachute [M]. Revised edition. Shrewsbury：Airlife; 1997.

［3］Gerdes M. The great book of base. BirdBrain Publishing [M]. Planet EARTH, 2010: 1–71.

［4］Mei Dan O, Carmont MR. Adventure and extreme sports injuries [M]. London: Springer；2013.

［5］Mei–Dan O, Monasterio E, Carmont M, et al. Fatalities in wingsuit BASE jumping [J]. Wilderness Environ Med. 2013, 24(4): 321–327.

［6］Brugger N, Saguner MA, Zbinden S, et al. LAD dissection following parachute belt trauma during BASE jumping [J]. Int J Cardiol. 2012, 159: 25–26.

［7］Soreide K，Ellingsen CL，Knutson V. How dangerous is BASE jumping? An analysis of adverse events in 20，850 jumps from the Kjerag Massif [J]. Norway J Trauma. 2007, 62(5):1113–1117.

［8］Mei Dan O, Carmont MR, Monasterio E. The epide miology of severe and catastrophic injuries in BASE jumping [J]. Clin J Sport Med. 2012; 22(3): 262–267.

［9］Mæland S. Basehopping–nasjonale selvbilder–sublime opplevelser. Norsk Antropologisk Tidsskr. 2004; 1; 80–101.

［10］Wolf BC, Harding BE. Patterns of injury in a fatal BASE jumping accident [J]. Am J Forensic Med Pathol. 2008; 29: 349–351.

# 20 冲浪和潜水冲浪运动医学

Kenneth S. Taylor 和 Emanuel A. Elias

## 20.1 内容介绍

几个世纪前，冲浪运动起源于南太平洋地区，是夏威夷文化中不可或缺的一部分，平民和贵族都会参与。19 世纪，传教士劝阻人们上岛，导致冲浪运动逐渐没落，直到 20 世纪初才开始复兴。现在，全球有超过 1800 万各年龄层的人进行冲浪这项娱乐运动。另外，小学、中学、大学都会举行比赛，还会举行专业比赛（见图 20.1，20.2，20.3 和 20.4）。

立式单桨冲浪越来越受欢迎，是从冲浪衍生而来的，冲浪者在冲浪板上采取立姿，通过单桨划水在水中滑行（见图 20.5）。

随着新技术的出现，游泳池和室内场馆可以创造可骑乘的波浪，冲浪运动已经从沿海和湖泊社区发展到内陆地区甚至游轮上。

冲浪运动是一项间歇性运动，划桨时间占整个运动时间的 50%，运动受限 / 等待合适波浪的时间占 40%，实际冲浪时间占 5% ～ 10%。冲浪者有氧适能水平高，二氧化钒（$VO_2$）峰值与进行上身耐力训练的运动员水平相当。冲浪运动是周期性的低强度有氧运动与高强度有氧和无氧运动的结合物。作为一项高强度水上运动，冲浪者容易出现急性和慢性的特有病症，医生需要知道患者的运动史。本章将回顾冲浪常见疾病和伤害，并讨论相关预防策略。

K.S. Taylor（✉）· E. A. Elias
美国，加利福尼亚州，圣地亚哥市
圣地亚哥医学院，加利福尼亚大学
运动医学奖学金计划
家庭医学与公共卫生项目
电子邮箱：kstaylor@ucsd.edu

© Springer International Publishing Switzerland 2017
F. Feletti (ed.), Extreme Sports Medicine, DOI 10.1007/978–3–319–28265–7_20

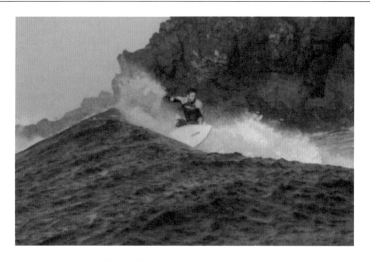

图 20.1　切回转向动作。冲浪者：Kenneth Taylor. El Salvador

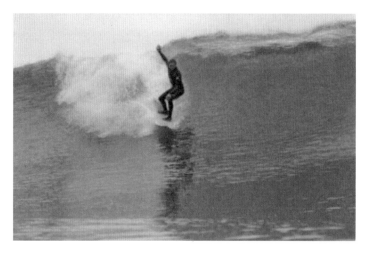

图 20.2　冲浪者驾驭高空浪。冲浪者：Kenneth Taylor。地点：圣地亚哥黑海滩（加利福尼亚州）

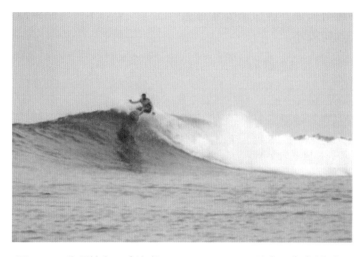

图 20.3　浪顶转向。冲浪者：Kenneth Taylor。地点：印度尼西亚

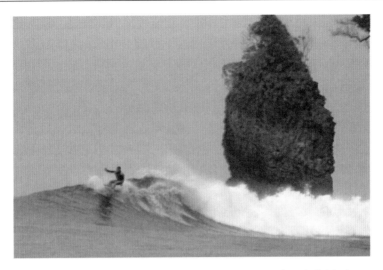

**图 20.4** 海盗冲浪。冲浪者：Kenneth Taylor。地点：印度尼西亚

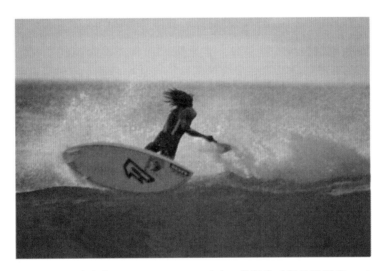

**图 20.5** 立式单桨冲浪。冲浪者 Airton Cozzolino。地点：佛得角（照片拍摄者：Claudio Marosa）

## 20.2 损伤

冲浪者易患多种急性和慢性疾病（见表 20.1）。

一些人对冲浪者的受伤频率和类型进行了回顾性研究。Lowden 等最早对 346 名澳大利亚冲浪者的受伤率进行了研究，上述冲浪者有些需要医疗照顾，有些短时间能不能再进行冲浪。研究显示，最常见的损伤是撕裂伤，占所有损伤类型的 41%，大部分撕裂伤发生在头部，主要在头骨上；其次是下肢撕裂伤。第二种常见的损伤类型是脱口，扭伤和拉伤，占所有损伤类型的 35%。剩余损伤类型还包括颅骨和身体其他部位骨折，挫伤，鼓膜穿孔。研究报告显示，每 1000 个冲浪日就会发生 3.5 次冲浪者受伤事件。

2002 年，Nathanson 对 1348 名冲浪者进行了研究。研究发现，最常见的损伤类型同样是撕裂伤，但头部和颈部撕裂伤的发生率与下肢撕裂伤相同；其他损伤类型还包括挫伤，扭伤和骨折。挫伤常见于躯干和下肢；扭伤常见于下肢，膝关节扭伤最常见；骨折常见于头部和颈部。值得注意的是，Lowden 和 Nathanson 都发现，高阶冲浪者的受伤严重程度更高，因为他们经常在极端条件下冲浪（见图 20.6）。

两项研究报告均显示，大多数受伤事件都是与自己的冲浪板相撞造成的，尤其是冲浪板的板弦和尾鳍处。Nathanson 研究显示，撞击海底是造成冲浪者受伤的另一个常见原因，占所有损伤类型的 17%。浪区海底存在的珊瑚礁与沙地是造成冲浪者受伤的重要危险因素（见图 20.7）。

导致冲浪者受伤的其他原因还包括：冲浪者无法安全返回岸上时，会导致溺水或体温过低。撕裂伤还有海洋微生物感染的风险，需要预防弧菌、假单胞菌，以及更常见的葡萄球菌和链球菌感染。

2007 年，Nathanson 对 1999—2005 年全球 32 次冲浪比赛中发生的 16 557 次受伤事件进行了研究，发现每 1000 小时的冲浪比赛中会发生 13 次受伤事件。与业余比赛相比，职业比赛的受伤率更高；因为冲浪者参加专业比赛时需要面对更大的浪，持续时间更长；硬海底比沙质海底更常发生受伤事件。最常见的损伤类型是扭伤和拉伤，其次是撕裂伤，挫伤和骨折。下肢受伤是受伤最多的部位，膝关节扭伤/拉伤最常见。大多数受伤事件是撞击冲浪板造成的，发生在开始冲浪期间或转弯时。

预防性安全措施有助于减少受伤的发生频率和严重程度。冲浪者使用冲浪专用头盔，有助于减少头部裂伤和骨折的发生频率。Nathanson 的研究报告显示，只有 8% 的冲浪者使用过头盔。冲浪板板头上的橡胶护板、橡胶软边尾鳍也有助于预防撕裂伤，而且冲浪板动力学不会发生任何改变。Nathanson 的研究报告显示，防护器具的使用有限，40% 的冲浪者会使用护鼻，只有 5% 的冲浪者会使用软边尾鳍。几家制造商设计了冲浪专用防护眼镜，可以预防紫外线伤害和眼眶受伤。

使用脚绳来预防受伤是有争议的。脚绳确实可以预防散落的冲浪板撞击别的冲浪者。冲浪者严重受伤并被海浪打落时，脚绳可以帮助冲浪者接近救生浮具。但是，如果脚绳将冲浪者与冲浪板连接得过于紧密，也可能会增加受伤风险。此外，脚绳对冲浪板的反冲力也会对冲浪者造成伤害。Kim 等的两篇冲浪板相关眼外伤文章显示，板鼻最常与冲浪者相撞，脚绳反冲力也是一个致病因素。在售的脚绳长度各异，长脚绳可能会减少反冲力，但会增加损伤其他冲浪者的风险。

Thompson 等最近发现了一种新的潜在损伤原因，即脊髓损伤，并于 1998 年至 2003 年期间在夏威夷报告了 9 例脊髓损伤病例。已发表的几个病例报告和病例系列，描述了冲浪者脊髓损伤变的临床表现和特征。脊髓损伤可能会影响初次冲浪或学习冲浪的人。冲浪者未经训练会过度伸展下胸椎段、上腰椎段，可能会导致非创伤性的下肢轻度瘫痪/下肢瘫痪。虽然冲浪者在冲浪期间没有受伤，但很多人彼时会有轻度中下腰疼痛，下肢无力和尿潴留症状。Nakamoto 等对 23 例冲浪者脊髓损伤病例的 MR 结果进行了回顾性分析，胸髓至脊髓圆锥均显示脊髓中央 T2 高信号异常，脊髓和脊髓圆锥压迫有关，在症状表现 24 小时内出现。然而，MR 结果与症状严重程度或临床治疗无关。尽管冲浪脊髓损伤患者都获得了显著的改善或完全治愈，但仍有几例演变为完全性截瘫。从病理生理学角度来看，过度伸展和脊髓牵引会引发脊椎继发性缺血，导致脊髓损伤，MRI显示脊髓下胸椎段 / 上腰椎段信号异常。虽然现在对这种脊髓损伤并不了解，游泳和冲浪板划桨需要耐力和力量以及灵活性，在这些方面加强训练会降低脊髓损伤发生率，因为经验丰富的冲浪者很少发生脊髓损伤。

冲浪运动像大多数其他运动一样，不能避免过度运动性损伤。划桨空中动作与游泳划水动作类似。冲浪者常见过度运动性损伤包括肩关节夹挤综合征，肩锁关节病变和肩关节旋转带伤害。治疗与其他运动性损伤相似，包括修改动作，强化训练肩袖 / 肩胛周围肌肉，注射治疗，以及对难治性疾病或完全肩袖撕裂实施关节镜手术治疗。预防措施包括加强力量训练和保持动作一贯性，来保证体力充足和身体健康。

冲浪者损伤还包括颈部和腰部疼痛，常见诱因有退行性椎间盘疾病和关节疾病，更常发生在老龄冲浪者中。冲浪过程中腰椎反复过度伸展，会造成椎弓解离和腰椎滑脱。

尤其需要关注颈椎损伤，因为可能会发生严重的脊髓中心压迫综合征（CCS）。超过 50% 的颈椎损伤发生在老龄冲浪者身上，特别是有脊椎疾病病史的冲浪者。颈椎损伤原因大部分是撞击海底（75%）导致颈椎过度伸展造成的。损伤通常发生在低位颈椎，可导致颈椎爆裂骨折和完全性脊髓损伤。

表 20.1　冲浪运动员常见损伤汇总

| 急性损伤 | 慢性损伤 |
| --- | --- |
| 头部裂伤 | 背部、肩膀、膝盖、颈部重复性运动损伤 |
| 下肢扭伤，尤其是撕裂伤 | 外耳道外生骨瘤 |
| 下肢扭伤，尤其是膝盖扭伤 | 外耳道炎 |
| 挫伤 | 翼状胬肉 |
| 脑震荡 | 复发性蜂窝织炎 |
| 海洋有毒生物蜇伤 | |
| 骨膜破裂 | |

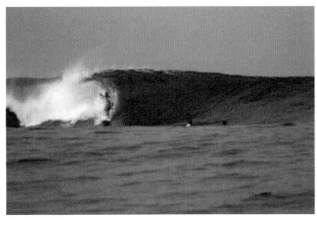

图 20.6　管浪中，附近的冲浪者放开了冲浪板，因为巨浪已经把冲浪板劈成两半

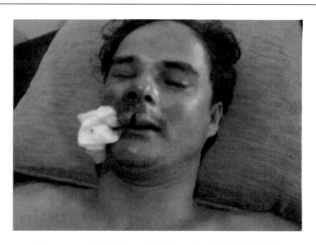

**图 20.7** 冲浪者撞击珊瑚礁造成面部裂伤和挫伤

# 20.3 疾病

### 20.3.1 海洋有毒生物蜇伤

海洋运动中接触其他海洋生物是不能避免的。Nathanson 的研究显示，3% 的运动损伤与海洋动物有关，最常见的生命形式是自由漂浮的腔肠动物，黄貂鱼和珊瑚礁。尽管临床表现可能有所不同，但某些一般治疗原则适用于各种类型的海洋有毒动物生物蜇伤。

首先，大多数海洋有毒生物存在微生物感染，常见微生物包括葡萄球菌，链球菌和弧菌。培养海洋微生物需要使用特殊培养基，考虑存在海洋微生物时，应该提醒实验室使用特殊培养基。第三代头孢菌素抗生素或氟喹诺酮类药物具有广谱特性，是治疗弧菌的最佳选择。裂伤伤口可存在二期愈合，或必要的话，可存在三期愈合。其次，在蜇伤事件中下都应考虑保留异物。根据损伤机制和临床可疑程度，通过伤口探查或 X 光片对残留异物进行调查。如果患者免疫力低下，应注射破伤风抗毒素。

#### 1）腔肠动物

腔肠动物是无脊椎动物，有些可以自由浮动，有些固着在固体基质上。冲浪者更容易遇到自由浮动的腔肠动物，例如水母，箱形水母和葡萄牙僧帽水母。水母有一个母体和多个悬垂的触手，触手上有许多刺细胞，刺细胞内有刺丝囊，机械刺激或化学刺激会引起刺丝囊排放毒液。水母蜇伤的局部症状：皮肤出现红斑、红肿、灼痛、风团疹或大水疱，会导致皮肤坏死（见图 20.8）；全身症状：损害呼吸系统，循环系统，消化系统，神经系统，肾脏，肌肉骨骼，以及眼睛。

初始治疗包括通过去除残留的触手或其他部位，以预防进一步释放毒素。救护者应该使用钳子或戴手套小心地移除大块残留水母组织。在灭活刺丝囊和减轻疼痛方面，还没有统一有效的解决方法。已公布和坊间传闻的治疗方法包括冷敷、热敷或使用大量液体冲洗。由于研究设计种类繁多和水母物种复杂，研究结果相互矛盾（见表 20.2）。

切忌使用淡水冲洗和剧烈摩擦蜇伤部位，这些动作会导致刺细胞毒液进一步释放。

服用抗组胺药、口服或注射镇痛药进一步治疗疼痛和皮炎。蜇伤后数小时即可出现全身症状，根据临床症状严重程度确定监测持续时间。如果确定或怀疑是箱形水母蜇伤，则应使用箱型水母的抗毒血清。此外，在医疗护理出院后，必须明确预防措施和参数。预防策略包括避免在水母活动区域冲浪。湿衣服可以阻止毒素进入皮肤，有助于预防水母蜇伤事件，虽然有时毒素还是能透过湿衣服。

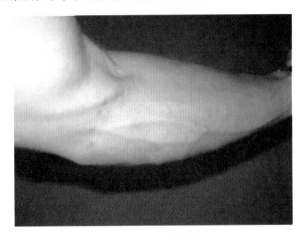

图 20.8　水母蜇伤

### 2）海水浴者皮疹

海洋中某些腔肠动物的幼虫向皮肤射进毒素所引起的皮疹，称为海水浴者皮疹，认为这种强烈的瘙痒性皮疹是对幼虫毒素的过敏反应。据报道，海水浴者皮疹最常见于美国东部沿海地区，加勒比地区，北至百慕大地区。Rossetto 等报道了 38 例发生在巴西南部地区的海水浴者皮疹病例。报道显示，幼虫会困在泳衣中，刺细胞接触皮肤释放毒素；当海水浴者试图用淡水冲洗时，毒素进一步释放。

海水浴者皮疹表现为在泳衣覆盖的身体区域出现荨麻疹性斑丘疹。可在海水浴者下水后即刻出现皮疹，也可在长达一天半之后出现。皮疹可持续 2～28 天，一般在 1或 2 周内消退。严重者还会出现全身症状，包括发烧，恶心，呕吐和头痛，最常见于儿童。初始治疗涉及的局部应用药物（见表 20.2）。严重病例需要进行下一步治疗，包括外用皮质类固醇，口服抗组胺药和口服类固醇治疗。Burnett 报道称口服噻苯达唑也很有效。游泳衣需要彻底清洁，因为幼虫可以继续存活并再次蜇伤海水浴者。

表 20.2　水母蜇伤会引发疼痛，根据研究结果，总结不同治疗方案的减轻疼痛作用

| 研究 | 刺细胞类型 | 治疗方法 | 结果 |
| --- | --- | --- | --- |
| Hartwick 等 | 海蜂水母属（印度太平洋箱型水母 / 海黄蜂） | 甲基化酒精 | 毒素释放 |
| | | 乙醇 | 毒素释放 |
| | | 尿液 | 毒素释放 |
| | | 醋酸 | 防止毒素释放 |
| | | 醋 | 毒素停止释放 |

（续表）

| 研究 | 刺细胞类型 | 治疗方法 | 结果 |
|------|-----------|---------|------|
| Bumett 等 | 金水母属（太平洋黄金水母） | 醋 | 导致刺丝囊破裂 |
| | 金水母属 | 小苏打 | 毒素停止释放 |
| | 僧帽水母（绿头蝇/葡萄牙僧帽水母） | 醋 | 毒素停止释放 |
| | 僧帽水母 | 小苏打 | 受到化学刺激时，毒素释放 |
| Exton 等 | 僧帽水母 | 冷敷 | 疼痛减轻 |
| Thomas 等 | 盒水母（夏威夷箱型水母） | 冷敷 | 疼痛没有减轻 |
| | | 热敷 | 疼痛轻微减轻 |
| Nomura 等 | 盒水母 | 热水浸泡 | 与使用醋或木瓜果蛋白酶相比，疼痛减轻 |

### 3）黄貂鱼

黄貂鱼常见于美国沿海水域，生活在海底，冲浪者通常会在进入或离开浅水沙区时遇到。黄貂鱼尾部有一根尖锐的刺，是脊骨的一部分，脊骨上覆盖有鞘层。尾刺可以穿湿泳衣和靴子。黄貂鱼通常会刺伤下肢，伤口外观与疼痛程度不成比例。伤口形态为贯通伤或撕裂伤。伤口中可能存在鞘层或脊柱碎片。推荐的初始治疗方案是热水浸泡，使不耐热性毒素失去活性。然后，通过伤口探查或 x 线检查排除残留动物碎片。预防措施包括避开已知的黄貂鱼密集区域和出没时间。另外，提醒冲浪者在浅滩上走路时，最好拖着脚走路，可以使黄貂鱼注意到人类的存在，他们分散开，避免被直接踩到。此外，冲浪者或游泳者人数多时也会阻止黄貂鱼聚集，从而减少接触的可能性。

### 4）珊瑚礁

冲浪时撞击珊瑚礁是造成撕裂伤的常见原因。由于珊瑚礁上动植物种类繁多，毒素有多种来源，包括海胆和海参。撞击珊瑚礁造成的撕裂伤伤口通常伴有疼痛、瘙痒和红斑（见图 20.9）。如有必要，伤口应进行冲洗和清创。推荐用醋酸来减轻伤口疼痛。伤口往往愈合缓慢，可能需要抗生素治疗，例如使用氟喹诺酮类药物直至伤口完全愈合。

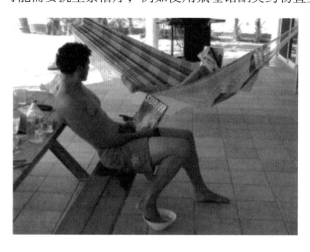

**图 20.9** 海胆刺伤足部，使用含有醋酸的热水浸泡足部

### 20.3.2 耳部问题

#### 1）外耳道外生骨瘤

外耳道外生骨瘤是由于颞骨骨质增生，并向外耳道突出。虽然没有确切证据证实，但人们普遍认为外生骨瘤是长期接触冷水的结果，水温应低于65°F（18.5℃）。Kroon已经证明，冲浪者冷水中进行冲浪，患外生骨瘤的风险更高。外耳道外生骨瘤体积小时可无任何症状；体积大时，会出现传导性听力下降，外耳道频繁感染，偶尔伴有疼痛。外生骨瘤常为双侧生长，在一个耳道内可有多个骨瘤。

外耳道外生骨瘤的出现和严重程度与在水中停留时间直接相关。1996年，Deleyiannis对俄勒冈州21名冲浪者进行了研究。报告显示，冲浪者的冲浪时间越长和一年内冲浪次数越多，患病率越高。Wong及同事研究了307名专业冲浪者的数据。数据显示，随着冲浪年龄的增加，外耳道外生骨瘤的患病率和严重程度也会增加。Kroon根据上述307名冲浪者的冷水冲浪数据，验证了Wong和同事的研究结果。

坚持使用耳塞可能有助于预防外耳道外生骨瘤。Nathanson研究发现，即使外耳道外生骨瘤发病率很高，但只有17%的冲浪者使用耳塞。外生骨瘤只能通过外科手术治疗，通常仅适用于严重且有症状的患者。除非冲浪者避免接触冷水或使用耳塞，否则术后外生骨瘤还会复发，需要再次手术。

#### 2）外耳道炎

多种诱因导致冲浪者患外耳道炎，且会反复发作。大多数外耳道炎是由外耳道积水导致外耳道损伤引起的。任何水上运动，包括冲浪，都会增加外耳道内湿润度。异物或高压会损伤外耳道皮肤，导致感染。长期处于潮湿环境中会导致外耳道损伤和外生骨疣，外耳道炎症成为冲浪者的常见损伤类型。

外耳道炎常见致病菌包括铜绿假单胞菌、金黄色葡萄球菌，以及真菌（曲霉和念珠菌）。大多数外耳道炎，局部使用广谱抗生素滴耳液治疗，广谱抗生素包括喹诺酮类、新霉素、多粘菌素B或氨基糖苷类。可以联合使用氢化可的松，帮助减少炎症。通常以5～7天为一个疗程，有些患者可能需要治疗2周。如果怀疑中耳炎或炎症波及外耳道，又有炎性分泌物持续刺激时，建议进行全身抗生素治疗。当显微镜观察或微生物培养证实真菌感染时，需要进行抗真菌治疗（真菌感染常见于糖尿病患者）。对于外耳道炎反复发生的患者，需要制定有效的预防策略，例如冲浪时使用耳塞；常规耳部给药（异丙醇/醋酸混合物），在冲浪后，帮助保持外耳道干燥。

#### 3）鼓膜破裂

巨浪直接撞击冲浪者头部，或冲浪者跌倒后重重地摔在水面上时，会导致鼓膜（Tympanic membrane，鼓膜）破裂。在Lowden和Nathanson研究中，鼓膜破裂分别占所有冲浪损伤的6%和7%。鼓膜破裂，可伴有耳痛、传导性听力损失、耳鸣、眩晕、血性耳漏。耳镜检查可以确诊鼓膜破裂。大多数鼓膜破裂会自行愈合，伴有感染时需要使用抗生素治疗。

告知患者，禁止任何异物进入耳朵，包括水。意味着在穿孔愈合之前，患者不能冲浪。如果必须进行冲浪，患者可以使用模塑耳塞，有助于在愈合过程中防止水进入。与大多数耳科损伤预防措施一样，佩戴耳塞可以预防鼓膜破裂；此外，佩戴头盔也可以提供额外保护。

## 20.4 浅水冲浪

浅水冲浪是一项浅滩运动。20 世纪 20 年代末，兴起于加利福尼亚州拉古纳海滩的救生员之间。20 世纪 60 年代至 80 年代，浅水冲浪在海滩游客和度假者中流行起来。近年来，随着冲浪旅游和潜水专用冲浪板的出现，浅水冲浪越来越受欢迎。

浅水冲浪过程是，冲浪者先从海滩向水中奔跑，达到一定速度之后，把冲浪板扔到 1～2 英寸深的水中，然后跳上冲浪板。浅水冲浪有两种玩法：一种是，冲浪者可以在沙滩薄水区域上使滑行，称为"滑沙"；另一种是，冲浪者可以从浅滩向前滑行至水域，然后进行类似冲浪回浪动作，称为"承浪"。与普通冲浪板不同的是，浅滩冲浪板需要具有更大的浮力。浅水冲浪是以向上的角度在冲浪板和沙滩之间的水上滑行，来启动和保持速度。浅滩冲浪的平均速度可达每小时 15 千米。

现有文献证明，浅水冲浪者最常见的损伤是骨折，多发生在下肢。Donnelly 创造了"浅水冲浪者脚趾"一词，他研究了两名成年浅水冲浪者跗趾关节的 MRI 表现，这两名冲浪者跗趾关节高度背屈，表现为指背腱膜断裂和背侧软组织水肿。历时 5 个月，Williams 研究了一系列浅水冲浪损伤事件，其中 10 例中有 8 例是下肢骨折。历时 53 个月，Merriman 对 80 例浅水冲浪受伤患者进行了回顾性研究，发现最常见的损伤是骨折（73.4%），其次是软组织损伤（19%）和撕裂（7.6%）。下肢损伤占 63.8%，其中以踝关节损伤最为常见。另一项研究，调查了 61 名患者，研究结果相似，其中骨折占所有损伤事件的 93.4%，近半数患者为下肢骨折。最常见的骨折部位是踝关节（37.7%），其次是桡骨远端关节（34%）。文献显示，有 3 例脊髓损伤事件，当冲浪者从冲浪板上跌倒，头朝下落入浅水或海底后，造成脊髓损伤；其中一名患者是专业浅水冲浪者，可以推测推测，随着浅水冲浪的发展和特技动作的流行，脊髓损伤事件应该受到关注。

**结束语**

冲浪是一项令人兴奋的运动，可以在世界各地的许多沿海水域进行。冲浪者容易出现各种各样的损伤情况，包括急性损伤和慢性损伤。撕裂、挫伤、扭伤和骨折是急性创伤性损伤的常见类型。冲浪者撞击自己的冲浪板是导致受伤的主要原因。冲浪者在比赛中容易受伤，特别是在职业比赛中。脊髓损伤是新发现的损伤类型，新手冲浪者容易发生，可导致下肢轻瘫或截瘫。接触海洋动物会导致中毒而造成伤害。接触水母和含有刺细胞的水母幼虫会引起"海水浴者皮疹"。黄貂鱼和珊瑚礁也是危险因素。伤口感染很常见，应使用可以覆盖弧菌、葡萄球菌和链球菌的广谱抗生素治疗，例如氟喹诺酮类药物或第三代头孢菌素。耳科损伤包括外耳道外生骨瘤、外耳道炎和鼓膜破裂。浅水冲浪是一项新兴且发展迅速的冲浪运动，常见损伤包括挫伤、擦伤和骨折，多见于下肢。

**参考文献**

［1］Nathanson A, Haynes P, Galanis D. Surfing injuries [J]. Am J Emerg Med. 2002,20:155–160 （Recent addition to literature and comprehensive review）.

［2］Shuster A, Franchetto A. Surfer's myelopathy–an unusual cause of acute spinal cord ischemia: a case report and review of the literature [J]. Emerg Radiol. 2011, 18(1): 57–60.

［3］Nakamoto B, Siu A, Hashiba K, et al. Surfer's myelopathy: a radiologic study of 23 cases [J]. AJNR Am J Neuroradiol. 2013,34:2393–2398.

［4］Robles LA. Cervical spine injuries in ocean bathers: wave–related accidents [J]. Neurosurgery. 2006,58（5）:920–923..

［5］Donnelly L, Betts J, Fricke B. Skimboarder's Toe. Findings on high–field MRI [J]. AJR Am J Roentgenol. 2005, 184: 1481–1485.

［6］Sciarretta K, McKenna M, Riccio A. Orthopaedic injuries associated with skimboarding [J]. Am J Sports Med. 2009, 37: 7.

［7］Williams M, Poulter R, Fern E. Skimboarding: a new danger in the surf?[J]. Emerg Med J. 2006,23:137.

［8］Collier T, Jones M, Murray H. Skimboarding: a new cause of water sport spinal cord injury[J]. Spinal Cord. 2010, 48: 349–351.

# 21 帆板运动医学

Francesco Feletti

## 21.1 帆板运动

### 21.1.1 起源

帆船是有带有稳向板的板体、有万向节的桅杆、可旋转帆杆和帆组成。现代帆板运动起源于 20 世纪 50 年代，帆板运动不是由一位发明者创造的，是从多种运动演变而来的。1948 年，一位 20 岁的美国人 Newman Darby 开始研发一种无舵、无龙骨的帆板，帆板桅杆上装有万向节，帆板手通过双手调整船帆的方向和重心。1964 年，Darby 开始出售他研发的"帆船装备"。1958 年，Peter Chilvers，英国发明家兼工程师，在英国南海岸的海灵岛（Hayling Island）也创造了早期版本的帆板。1964 年，飞机工程师 Jim Drake 和商人 Hoyle Schweitzer 开始尝试制作帆板，在泡沫和柚木制成的冲浪板上，安装转向系统，可以改变船帆跟板体的角度；一根绳子系在桅杆两端，可以把船帆从海中拉出。帆板手驾驶这个版本的帆板时，可以同时控制航行动力和方向。1970 年，Jim Drake 和 Hoyle Schweitzer 获得了"风浪板"专利权（由美国专利商标局 USPTO 授予）；1973 年，他们在美国专利商标局 USPTO 注册了"帆板手"商标，推出一系列"帆板手"设计产品。由于 Schweitzer 的大力推广，帆板运动在 20 世纪 70 年代迅速流行起来，于 1984 年第一次作为正式比赛项目加入洛杉矶奥运会。

### 21.1.2 比赛

现在，世界帆船锦标赛（前身 ISAF：国际帆船运动联合会），例如 2016 年里约热内卢奥运会的男女帆板项目，认可 13 种帆板赛事类型，包括 3 种风筝帆板赛事和 10 种帆板板赛事（包括国际 RS：X 级赛事）。职业帆板运动员协会（PWA）认可以下比赛项目：比赛（障碍赛 42），Super X，自由滑比赛，帆船冲浪技巧赛和室内赛。比赛（Slalom 42）和障碍赛与帆船比赛类似，根据不同级别制定不同赛程。障碍赛中，帆板手在强风

F.Feletti
意大利，拉文纳
S. Maria delle Croci 医院，诊断成像部门
罗马涅地区的健康信托公司
意大利，米兰
米兰大学理工学院，信息与生物工程系，电子系
电子邮箱：feletti@extremesportmed.org

条件下沿着大回转赛道比赛；Super X 是在比较短的大回转赛道上进行，需要技巧战士。速度比赛要求帆板运动员在尽可能短的时间内完成 500 米赛程，速度记录已经超过 50节。自由滑比赛和帆船冲浪表演是评判技巧表演的比赛。帆船冲浪技巧赛中，通常在巨浪和强风条件下，进行跳跃、骑浪和旋转等动作（见图 21.1）。冬天欧洲也会举行室内帆板板比赛、障碍赛、自由滑比赛和技巧比赛。

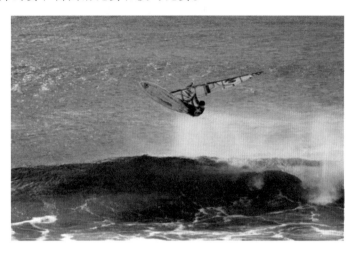

**图 21.1** 跳浪动作。帆板运动员在不间断波浪的顶峰跃起，表演技巧动作。帆板板滑浪是帆板运动中最危险的一项，需要在强风和巨浪条件下进行（照片拍摄者：Claudio Marosa）

### 21.1.3 装备

根据天气条件和比赛用途不同，帆板运动装备也存在很大差异。在方程式帆板比赛（Formula Windsurfing）中，由于需要逆风或微风中航行，所以方程式板所需表面积最大；帆的表面积可达 12.5 平方米，板宽可达 1 米，鳍长可达 70 厘米。波浪板是另一个极端，体积小，重量轻，操作性强：体积（升）通常相当于帆板手重量（千克），帆的表面积通常为 4 ～ 6 平方米。

回转赛中，由于不需要逆风航行，以及比赛中要求最低风速为 11 节（20 km/h），回旋板需要可以高速航行。自由滑装备与波浪板类似，但体积更大，帆板形状适合在平静的水面上表演特技，包括跳跃、旋转、滑行、翻转和回转。"自由滑"是一种娱乐项目，运动员根据天气条件和喜好选择不同尺寸的滑板，首选大型板体（约 130 升）和操控性强的帆（6 ～ 7 平方米）。速度比赛中，运动员使用的帆板比较特殊，板体极窄，能在平坦的水面上以超过 45 节的速度下水，有助于创造新的速度纪录。

### 21.1.4 技术

帆板航行模式：平移模式，像帆船一样划水；"飞起"模式，以超过 10 节（约 19 km/h）的速度跃过海浪。"飞起"时，帆板手控制桅杆朝向帆板背部，将脚固定在脚套上，使用腰钩绳将身体固定在桅杆上，以抵抗帆板倾斜时造成的风压。随着需要面对的风力越来越强，板体尺寸越来越小。帆板手训练"飞起"时，首选体积较小、长度和宽度较短的板体和表面积较小的帆板。帆板板手主要是通过控制自身重心和调整桅杆相对于帆板的位置来控制帆板方向。与帆船运动一样，帆板运动主要包括抢风调向和顺风转向，唯一使用的动作是脚后跟方向转（回切），冲浪时除外（见图 21.2）。

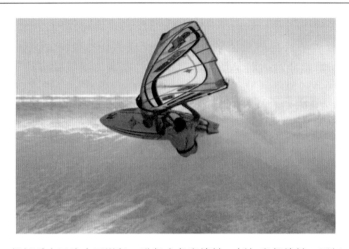

**图 21.2** 冲浪时，帆板手在巨浪表面滑行，进行小角度旋转，例如底部旋转、回切、顶部旋转（照片拍摄者：Claudio Marosa）

## 21.2 损伤和疾病

虽然帆板运动相对比较安全，但帆板手也会受伤，包括急性损伤和过度运动性损伤。训练时，需要特别预防常见损伤（例如，伤口）。据报道，帆板运动通常会在不安全的水污染区域进行，帆板手会感染传染病。

## 21.3 急性损伤

### 21.3.1 受伤率

大多数帆板运动损伤相关数据来源于基于问卷调查的回顾性研究，或以其他目的收集的医疗记录。数据存在误差（包括回忆偏差或不注意轻伤），会导致流行病学评估不精确。考虑到这些因素，现有数据作为一个整体，仍可以帮助绘制帆板运动的一般风险概况（见表 21.1）。

相关文献显示，在所有帆板运动损伤中，急性损伤占 69% ～ 78%。受伤部位方面，最易受伤的部位是下肢（见表 21.2）。与装备和海底发生撞击会造成撕裂伤或穿刺伤，脚套固定会造成扭伤或骨折。

Nathanson 和 Reinert 研究了 339 例急性损伤，最常见的损伤部位是足部（17.7%；$n = 65$），其次是膝盖（9.4%；$n = 32$），踝关节（8.6%；$n = 29$）。足部损伤以撕裂伤为主（48%；$n = 31$），膝关节和踝关节扭伤占一半以上（57%；$n = 35$）。第二高发部位是上肢（18.5%；$n = 62$），损伤类型包括韧带损伤和扭伤（55%；$n = 34$），肩关节脱位（15%；$n=9$）。头部以挫伤为主（4.7%；$n=16$）。躯干损伤以胸壁挫伤和肋骨骨折为主（8.2%；$n = 28$），还有背部拉伤或椎间盘间损伤（4.7%；$n = 16$）。

职业帆板手和优秀帆板手的受伤情况与上述类似。Gosheger 等对 49 名世界杯帆板职业选手进行了研究，发现最常见的损伤是踝关节扭伤（22%；$n = 57$），其次是膝关节损伤（11.5%；$n = 30$）。Kristen 等对 1997—2007 年间的帆板自由滑世界杯 / 欧洲帆板锦标赛参赛者（在奥地利努西德尔湖举行）进行了研究，发现最常见的损伤类型有以下几种：踝关节和足部的扭伤和韧带撕裂伤（18%；$n = 34$）；急性背痛（17%；$n = 32$）；头部挫伤（12.8%；$n = 24$）；脚部割伤（11%；$n = 21$）；膝盖受伤（9%；$n = 17$）。Penichet-Tomás 等对参加 2008 年度 PWA 世界杯（在加那利群岛的富埃特文图拉岛举行）的优秀女子帆板手进行了研究，发现在回转赛和自由滑比赛中，最常见的损伤部位是膝盖和下肢。Dyson 等人研究发现，肌肉 / 肌腱损伤占新发损伤的 45%，上半身（129 例）和下半身（133 例）均有急性软组织损伤。上半身损伤更常见，多发于肩部、上臂和肘部（41%）；下半身软组织损伤多发于膝关节、小腿、踝关节和足部（60%）。Dyson 等人还发现，在冲浪和回旋赛中，运动员更常发生严重的挫伤、割伤和擦伤（主要累及头部和脸部、腿部和脚部）。

大部分帆板运动损伤都比较轻微，例如扭伤、肌肉拉伤、瘀伤和割伤；如果在极端条件下进行帆板运动或不遵守安全规则和程序时，都可能会发生更严重的损伤事件。Kalogeromitros 等调查了 1999 年发生在爱琴海的所有严重帆板运动损伤事件，发现有 22 位需要住院治疗的受伤大学生，其中包括 2 例溺水，3 例脑震荡（1 例情况严重，需要 24 小时机械通气支持），以及一例年轻帆板手 C2 骨折，导致四肢瘫痪，需要紧急气管切开。

表 21.1　根据不同研究得出的帆板运动受伤率

| 研究 | 研究人群 | 总人数 | 数据类型 | 受伤率 |
|---|---|---|---|---|
| McCormick 和 Davis（1988） | 墨西哥湾、得克萨斯州的加尔维斯顿湾"飓风追逐者"在内的运动狂热者 | 73 | 医院病历和问卷调查 | 0.22/1000 帆板运动事件（每小时） |
| Mettler 和 Biener（1991） | 瑞士帆板联合会成员 | 189 | 病史 | 0.02 受伤次数 / 人 / 年 |
| Salvi 等（1997） | 参加 1993 年意大利锦标赛的国家级和国际级帆板运动员。 | 123 | 病史 | 0.003 受伤次数 / 人 / 年<br>0.22/1000 帆板运动事件（每小时） |
| Nathanson 和 Reinert（1999） | 通过互联网招募的，在美国和多米尼基共和国进行训练帆板业余爱好者（99.3%）。 | 294 | 特定问卷调查 | 0.36/1000 帆板运动事件（每小时） |
| Prymka 等（1999） | 1995 年德国帆板杯参赛选手 | 44 | 特定问卷调查 | 2.04/ 人 / 年（推测） |
| Petersen 等（2003） | 2000 赛季的德国帆板业余帆板手（72%），职业运动员（20%），和初学者（8%） | 327 | 特定问卷调查 | 1.92/ 人 / 年（推测） |

（续表）

| 研究 | 研究人群 | 总人数 | 数据类型 | 受伤率 |
|---|---|---|---|---|
| Dyson 等（2006） | 1999/2000 赛季的国家 / 国际比赛选手（33.6%）、冲浪 / 障碍赛国家 / 国际比赛选手（40.2%）和业余帆板手（26.2%）。 | 107 | 特定问卷调查 | 1.5/ 人 / 年 |
| Kristen 等（2007） | 1997—2007 年期间参加温莎自由滑世界杯 / 欧洲杯（在奥地利纽西德尔举行）的职业运动员 | 27（平均） | 运动病史 | 0.69/ 人 / 年（推测） |

表 21.2　根据不同研究得出不同解剖部位的受伤率

| 作者 | 受伤总人数 | 头颈部（%） | 躯干部（%） | 上肢（%） | 下肢（%） |
|---|---|---|---|---|---|
| Nathanson 和 Reinert（1999） | 339 | 17.8 | 16 | 18.5 | 44.6 |
| Prymka 等（1999） | 25 | 16 | 8 | 20 | 56 |
| Kristen 等（2007） | 188 | 26 | 19 | 6 | 38 |
| Gosheger 等（2001） | 260 | 17 | 15 | 9 | 59 |
| Hopkins 和 Hooker（2002） | 222 | 25 | 9 | 8 | 48 |

### 21.3.2　急性损伤的原因

当风浪过大时，与装备发生碰撞是造成创伤最常见原因，占所有损伤的 65% ～ 75% 大多数与帆桁、桅杆和板体发生的碰撞。Nathanson 和 Reinert 的系列研究显示，超过 1/3 的下肢撕裂是帆板手与尾鳍板发生了碰撞造成的；冲浪者在练习"水起"时，使用狭长的"刀片状"尾鳍导致的受伤率（68.5%；n = 13）比使用后掠式波浪型尾鳍（31.5%；n = 6）的受伤率大得多。

Fehske 等研究显示，22.3% 的损伤事件与外部因素有关，例如风等帆板手与其他帆板发生碰撞。其他研究表示，外部因素并不是造成伤害的主要原因。Nathanson 和 Reinert 认为，撞击水面、海底和海洋动物是造成帆板手受伤的另一个重要原因，占所有损伤的 12.1%。鲨鱼袭击帆板手的报道很少见。在热带水域，更危险的是飞鱼，飞鱼会割伤帆板手；海域要注意航道轨迹，避免与海龟发生碰撞。

大多数损伤事件在开始运动 2 小时后发生，可能与帆板手疲劳驾驶有关，会干扰正确操作。Peterson 等报道，只有 3%（n = 10）的损伤事件与装备故障有关。

溺水和体温过低都不常见；在极端情况下，体温过低会致命，应采取一切必要措施来预防。

### 21.3.3　运动损伤动力学

Nathanson 和 Reinert 研究显示，不受控制的坠落是最常见的损伤原因，占所有损伤事件的 1/3 以上。

低速坠落主要导致下肢损伤，这是由于"脚套损伤"造成的（见图 21.3）；高速坠落会导致肩部、头部损伤，与"弹射"机制相同。高速坠落时，帆板手无法迅速解开安全带，导致他们被甩到空中，下落时会与桅杆或帆桁发生碰撞。肩关节前脱位通常是板帆手发生坠落并挂在帆桁上造成的。坠落还会导致板帆手头部受伤，轻微的会导致影响听力和耳鸣，严重的会导致意识丧失和脑震荡。Nathanson 和 Reinert 研究表示，跳浪是危险性最高的动作（21%；n = 71），弹射，急转向和"水起"造成的受伤率分别为9.4%、7% 和 5.9%（见图 21.4）。

　　因为即使是练习最极端动作的帆板手，他们真正进行跳浪的时间仅占整个运动时间的 5%，但会导致不成比例的高受伤率。跳浪、急转向和弹射后坠落容易造成帆板手损伤，需要治疗。此外，帆板手和板体在水平和垂直平面上旋转，例如，向前和向后的急转弯是最危险的动作（见图 21.5）。与风筝帆板或其他船只相撞的事件通常不存在，概率几乎微乎其微，但是帆板速度可达 30 ～ 60 km/h，会造成潜在严重损伤，例如帆顶撞击造成钝伤、颅脑损伤和尾鳍割伤。城市附近最受欢迎的帆板运动场所最常发生碰撞事件，尤其是周末，运动场所通常会挤满帆板手、风筝帆板手和业余，这时注意力不集中、忽视或无视航行路径以及高危特技动作是导致损伤的主要原因。气象条件不理想（比如强风和巨浪）或天气状况突变，以及帆板手没有引起足够重视时，也会导致事故（见图 21.6）。

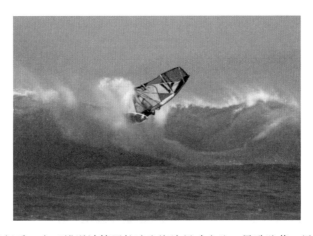

**图 21.3**　照片中的帆板手，由于错误计算了航速和海浪尺寸之比，导致坠落。风帆在低气压下排气，不能恢复。坠落时遭遇碎浪会产生更复杂的动力学结果，容易引发"脚套损伤"（照片拍摄者：Claudio Marosa）

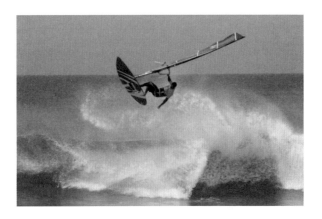

**图 21.4**　单手抓杆跳跃（照片拍摄者：Claudio Marosa）

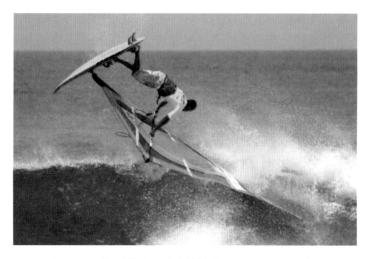

图 21.5 推环着陆（照片拍摄者：Claudio Marosa）

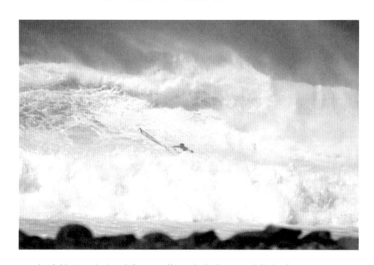

图 21.6 危险情况：帆板手高空坠落入碎浪中（照片拍摄者：Claudio Marosa）

# 21.4 帆板运动的急性损伤

### 21.4.1 脚套损伤

"脚套损伤"是帆板运动特有的损伤类型，其中包括下肢骨折（主要损伤类型，75%）和韧带损伤，涉及踝关节、膝盖或足部。意外坠落和跳跃后落水时，脚套把脚固定住，使帆板的长杆臂会向下肢施加巨大的旋转力，从而造成损伤。还有一种损伤机制，脚被固定时，膝盖处扭曲，会导致股骨干骨折，腓骨头骨折（见图 21.7）和胫骨平台骨折，以及膝盖受伤，包括脱臼、囊性病变、半月板及其附属物撕裂以及十字韧带撕裂。当脚插入脚套时，着陆不理想和意外跌落也会造成脚部和踝关节的损伤。帆板运动中还会出现 Lisfranc 损伤；其他运动中不常见，帆板冲浪中经常发生。

Lisfranc 损伤是指一系列关节损伤，包括跖骨关节、远端四块跗骨和 Lisfranc 韧带损伤。跗跖关节复合体（也称为 Lisfranc 关节），形状像一个"罗马拱门"；第 2 跖骨的底部是整个结构的基石，位于其他跖骨基部的近端，紧密嵌入第 1 跖骨和第 3 楔形之间。Lisfranc 韧带是一种强壮的斜行韧带，起源于内侧楔形骨间外侧，插入到第 2 跖骨基底内侧。Lisfranc 损伤机制通常包括足底过度弯曲和前足外展，常与帆板运动中旋转、压缩和平移产生的压力有关。

评估遭遇动力损伤的帆板手时，需要高度警惕、谨慎判断，因为延误诊断会导致创伤后关节炎。检查证明，前足疼痛可能与淤血或水肿有关。帆板手的脚会被脚套固定，可导致 Lisfranc 韧带损伤，即第 1 和第 2 跖骨反向移动或前足被动外展和内旋，引发疼痛。应该以前后位负重位拍摄 X 线，有助于医生发现下列影像学标志：第 2 跖骨内缘与中间楔骨内缘错位；第 1 跖骨与第 2 跖骨基底部分离；第 1 跖骨和第 2 跖骨基部之间有小碎骨（斑点状）。CT 和 MRI 结果更可靠。MRI 可以显示韧带水肿，当存在韧带撕裂或拉伤或跖骨基底和跖骨骨折时，MRI 会出项 T2 加权高信号；中部楔骨的骨髓水肿是韧带损伤的继发症状。使用 CT 诊断骨损伤，结果更准确，可以清楚地了解骨折情况，有助于术前规划。

尽管在 Lisfranc 损伤的治疗方法仍存在争议。根据 Nunley 和 Vertullo 制定的分型标准（见图 21.8），I 型患者能负重，进行 6～10 周的保守治疗，大多数患者可以恢复到受伤前的活动状态。II 型和 III 型损伤，最佳治疗策略是通过及时进行外科手术、切开复位和固定。Mitani 等报道了一个 40 岁女性职业帆板运动员的病例，患有 Lisfranc 损伤，内侧楔骨与第 2 跖骨基底部的位移超过 3 毫米，行保守治疗；医生建议进行手术治疗，但是她坚持保守治疗。因为她的职业生涯所剩时间不多了，手术治疗需要长时间休赛和康复锻炼，可能会导致她提前退役。选择保守治疗，因为她的专业是赛车，对脚部活动性要求不高。但是冲浪和自由滑时脚套对脚部产生的压力很大；所以，在帆板运动中，会采用一种特殊的软木垫，有助于支撑足部的纵向足弓和侧向足弓。

为防止脚套损伤，脚套必须设计为脚可以迅速和容易地从中抽出，尤其是在意外坠落或跳跃后落水时。建议绑紧保护带，以防止跗趾关节受伤。事实上，如果脚套太松，脚就会滑动（或移位），在摔倒或操作失误时，脚就很难及时移动。Witt 等建议，脚套应该配备一个快速释放系统。

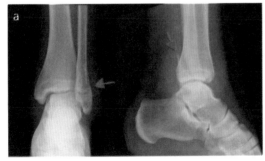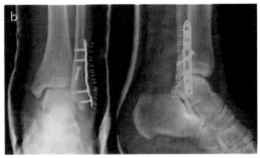

图 21.7　脚套损伤：腓骨远端骨折，诊断和治疗。X 线片：前后位影像（a）和侧位影像（b）。显示骨折（箭头所示部位）。X 线片还显示了钢板、金属螺钉和石膏夹板的使用频率减少

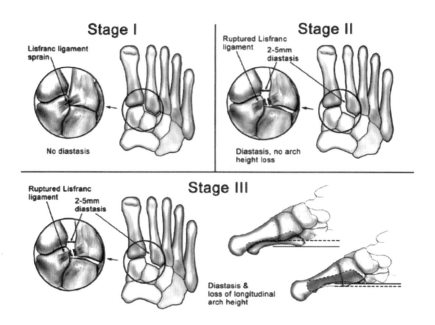

图 21.8　Nunley 和 Vertullo 制定的 Lisfranc 损伤分型标准。I 型：内侧楔骨与第 2 跖骨基底部之间没有位移，背侧和骨间韧带有损伤；II 型：内侧楔骨与第 2 跖骨基底部之间的位移 1 ～ 5mm 之间，背侧和骨间韧带有损伤，负重侧位 X 线显示足弓高度正常；III 型：内侧楔骨与第 2 跖骨基底部之间的位移 5mm 之上，足弓高度丢失（与内侧楔骨与第 2 跖骨基底部分离有关）。（已获得 Nunley 和 Vertullo 许可转载）

### 21.4.2 肩部受伤

关于帆板手发生肩关节前脱位的报道由来已久，Nathanson 等人研究显示，肩关节前脱位占所有上肢损伤的 15%；Kalogeromitros 等人研究显示，肩关节前脱位占所有无经验帆板手严重损伤的 23%（$n = 5$）。在保持风帆拉力时（卧拉风帆时），帆板手的手臂几乎与板体平行。当手臂控制帆桁时，帆板手突然摔倒会导致手臂突然外展和外旋，从而引发肩关节前脱位（见图 21.9）。

检查时，脱臼的肩部呈方形，失去生理曲线。典型的止痛体位是患者保持肘部弯曲，用健手托患臂。患者无法用患臂的手搭在对侧肩部。非医务人员经过专业技术培训，可以安全有效地进行现场复位。在试图复位之前，应排除肩关节后脱位、手臂骨折和锁骨骨折。因此，在实施任何手术之前，必须排除锁骨骨折，方法是轻压患者锁骨，评估桡动脉脉搏、手部握力和患侧手臂的活动范围；还要排除肩膀外侧触觉缺失，这是腋窝神经病变的表现。如果存在触觉缺失，应该重新评估相关参数，有助于鉴别诊断。自我复位即"抱膝复位"，患者呈坐姿，双手环抱弯曲膝盖，然后慢慢后仰对手臂施力，自动完成肩部复位。如果没有尝试复位或复位失败，或出现血液循环、感觉或运动异常，应将患者手臂以内收位固定，立即转诊至最近的急诊科。

据报道，一位帆板手运动时，多次摔倒落水导致手臂外展，直接损伤腋窝动脉，形成血栓。虽然没有证据证实，但必须考虑创伤性损伤存在的可能性。创伤性损伤需要采用积极治疗方法，因为任何延误治疗都可能导致永久性组织病变，使患肢无法再进行剧烈活动（例如帆板运动）。

Sibilia 报告了一例急性肩胛上神经卡压症病变，患者是一名21岁经验丰富的男性帆板运动员，在表演帆板技巧时，将帆板推出水面，同时肩部出现刀割样疼痛；随后，他立即停止运动，但在比赛后的几天里，肩膀仍然隐隐作痛。随后检查显示，患者肩膀肌肉萎缩，肩膀外展和外旋无力，肌电图（EMG）结果与肩胛上神经卡压症（位于肩胛上切迹）一致。经保守治疗（休息、物理治疗），患者于6个月后痊愈，并可以无任何限制地重新开始帆板运动。急性肩胛上神经卡压症的发病机制，可能是急性强力旋转时，肩胛上神经受到拉伸；也可能是肩胛骨骨折或急性钝性损伤所致。肩胛骨骨折后，韧带、神经节或愈伤组织也会长期压迫肩胛上神经。

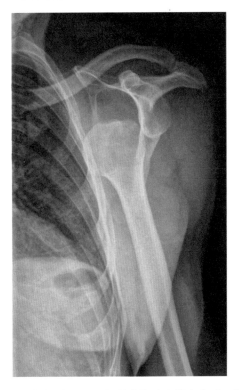

图 21.9　经验丰富的帆板手经历上文所述的动力学变化时，发生肩关节脱位

### 21.4.3 头部损伤

头部损伤主要原因是帆板手与桅杆或帆桁发生碰撞所致，尤其是反复摔倒或进行高难度跳跃时（例如急转弯或垂直"水起"）发生坠落。冲浪和障碍训练中更容易发生头部损伤，可能会导致脑震荡、鼓膜穿孔、牙撕脱性损伤和面部骨折。头部损伤预防措施，主要是戴头盔，可以缓冲帆板初学者与帆船发生碰撞时对头部产生的压力；经验丰富的帆板手也应戴头盔，特别是在气候条件不理想时（刮大风时）或拥挤海域，进行冲浪和障碍赛训练、表演空中技巧时。虽然佩戴耳塞或氯丁橡胶发带可以保护耳膜免受损伤，但经验丰富的帆板爱好者一般不会佩戴，因为这些装配会影响对风速和风向微小变化的判断，帆板运动员必须通过感知风速和风向的微小变化才能展现出最佳表现。考虑到头部损伤的潜在后果（例如溺水），帆板运动员应该配备个人漂浮装置。

### 21.4.4 胸部损伤

在帆板运动中，肋骨骨折是最常见的胸部损伤类型，同时也是最常见的胸部骨折类型，可能会并发气胸。持续等长收缩胸大肌、肩三角肌，保持肩胛骨的稳定性，有助于保持帆板手对风帆的拉力来抵抗风阻力。但是，风力突然增加会使持续收缩的肌肉承受更大负荷，从而导致肌肉损伤。Dunkelman 等报道了一例胸大肌断裂病例。胸大肌断裂不常见，并且胸大肌不会完全断裂。胸大肌断裂会发生在胸大肌肌腱在肱骨的附着处及附近部位；临床表现为上臂内侧疼痛，胸廓肿胀、有淤斑，内收无力；另一个表现是腋腔前襞变薄，是手臂外展无力或内收阻力增大的结果。X 线片仅限于鉴别诊断肩关节骨损伤与罕见的胸大肌断裂伤。超声检查是确诊的有效工具，有助于避免手术延误。肩关节冠状斜位 MRI 可以显示肩部四边孔区域至三角结节区域的情况，能更准确地判断肌肉收缩状况，对制定手术计划具有指导意义。胸大肌断裂治疗基础是将胸大肌在肌腱在肱骨处复位，保证足够的休息时间，制定相关康复计划，包括恢复胸大肌完整功能锻炼，增加耐力及力量锻炼。

### 21.4.5 脊柱受伤

帆板运动中，跌倒或被与装备发生碰撞（例如气候条件不理想时，大风压倒了帆板装备）会导致脊柱爆裂性骨折、楔状压缩性骨折、骨折 - 脱位、腰椎间盘突出和脊髓损伤都。Patel 报道了 2 例脊髓损伤案例，2 名帆板运动员年龄分别为 30 岁和 19 岁，在恶劣天气（大风条件下）时进行帆板运动后，发生脊髓损伤；症状都是胸正中部的剧烈疼痛。经检查，年龄较大的患者肢体右侧 T7 水平以下位置对疼痛和体温没有感觉，左侧下肢（包括踝关节）阵挛加重，左侧腹壁反射消失；年轻患者表现为左腿无力，伴有膝关节剧烈痉挛和双侧足底伸肌伸张反射阳性，下腹壁反射减弱，肢体左侧 T10 水平以下感觉障碍。上述两例患者胸椎的影像学表现均为长期退行性改变。脊柱损伤发病机制尚不清楚，当帆板运动员本身就患脊柱退行性改变，再进行帆板运动时，使用腰带连接绳，做俯仰姿势时使脊柱受到巨大张力，导致营养神经根的动脉血管受损，从在引发脊柱受损。上述两个运动员都在几个月内完全康复了。

## 21.5 过度运动损伤

在现有的研究中，大大低估了过度运动损伤的后果。根据数据显示，帆板运动训练方法不当是导致过度运动损伤的主要原因。帆板运动中，很难正确量化过度运动损伤，但根据损伤类型和解剖学分布能得出大概情况。下腰痛是帆板手最常见慢性症，其次是肌腱炎和附着点炎。Salvi 等研究显示，腱炎和附着点炎相关的主要损伤类型是由上髁炎（36%）、髌腱炎（22%）和跟腱炎（15%），还有肩部肌腱炎，桡骨茎突狭窄性腱鞘炎（De Quervain's syndrome）（见图 21.10），内收肌腱炎，腓骨肌腱炎和足伸肌肌腱炎。

Fehske 等系列研究显示，前臂和膝盖的软组织损伤都与相关部位承受的巨大压力有关。Dyson 等报告，在冲浪和回转训练运动中，复发性损伤和持续性损伤的发生频率更高。导致过度运动损伤的原因，包括过度练习，运动姿势及技巧不当、专项训练缺乏、热身和伸展运动不足。预防过度运动损伤最有效的方法，包括加强肌肉锻炼，训练前适当热身，在帆板上保持正确运动姿势。

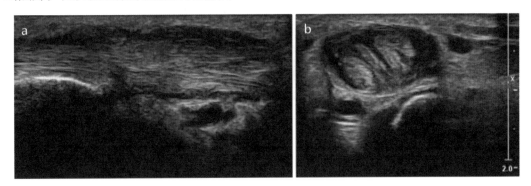

**图21.10** 桡骨茎突狭窄性腱鞘炎（De Quervain's syndrome）。超声波检查：纵向平面（a）和轴向平面（b）

### 21.5.1 下背部

下背部疼痛是帆板运动员常见的慢性疾病，发病机制与肌肉持续紧张和重复性损伤有关。帆板初学者下背部疼痛的原因，主要是以不正确姿势重复进行拉起动作；应该学习帆板正确姿势（即弯曲膝盖，保持背部挺直，利用自身重量控制帆板），来防止下背部疼痛的发生。高阶帆板手的下背部疼痛，可能是多种原因导致的，包括驾驶技术不佳、跳跃时反复坠落、长时间保持一个姿势（尤其是在迎风或微风中航行时）。Locke和Allen对7名优秀帆板手进行了试验，受试运动员存在腰痛，但是疼痛没有波及下肢；试验发现，受试运动员长时间保持一个航行姿势时，灵活性变差，CT检查显示腰椎间盘突出、隆起和椎弓峡部骨质缺损不连续程度比正常人群高。

### 21.5.2 上肢

在帆板初学者和职业运动员中，常见上肢损伤包括慢性肌腱病变、腱鞘炎和压迫性周围神经病变（由于上肢肌肉持续重复收缩引起的）；其中，肱骨外上髁炎和肱骨内上髁炎最常见，应与C6—C7节段和C7—Th1节段的神经根型颈椎病症状相鉴别。其他压迫性周围神经病变，包括腕管综合征，骨间后神经（PIN）综合征，和前臂外侧皮神经（LAC）压迫性病变。Cininglio等报告了骨间后神经（PIN）综合征；23位帆板手存在上肢过劳性麻木和腕部伸肌无力，有时伴有前臂前侧、腕伸肌侧以及肱骨外上髁处疼痛。上述症状会在运动中反复出现，迫使帆板手中断运动，用健侧上肢控制帆板，放松患侧上肢，弯曲肘部和手腕几分钟后，疼痛得到缓解。所有受试所有运动员都休息两周并接受按摩、超声波和物理治疗。5位受试者，症状没有好转，需要接受进一步治疗，包括在肘关节90°弯曲位石膏固定10天，石膏拆除后进行康复训练。其中，只有一名受试者在恢复运动后又出现了症状；手术探查发现，骨间后神经肿大，伴有旋后肌腱弓（the arcade of Frohse）纤维化（与骨间后神经相连）。帆板手控制帆桁时，应该保持前臂旋后。

许多帆板手倾向于用双手或是前臂旋前抓帆桁。Campillo等使用肌电图（EMG）分析模拟帆板运动，发现帆板手控制帆桁时，经常是双手握桁并且呈旋后位，还会使用一种小直径的横臂（直径为28mm，而不是30mm），有助于减少手指屈肌活动、对前臂肌肉的压力以及相关后果。同时建议帆板手将手臂伸直，避免肱二头肌和肱桡肌长时间收缩。事实证明，手臂长时间保持轻微弯曲的姿势，会压迫二头肌腱膜下的神经，从而导致前臂外侧皮神经（LAC）病变。Jablecki 报道了一名 19 岁女性病例（名字为 Tinel），在进行长时间的帆板运动后，右前臂开始疼痛和麻木，骨间后神经（PIN）和相关神经敏感性下降。肘关节完全伸展会导致前臂外侧疼痛；轻轻按压肱二头肌远端肌腱处会有压痛感。但是，突然 Tinel 的体征消失了。相关肌肉的深部肌腱反射、肌肉强度和针极肌电图检查均正常，可诊断为前臂外侧皮神经（LAC）病变。患者短期口服类固醇后，症状得到缓解；前臂外侧神经敏感度略有下降，但是能够重返帆板运动，并且没有上肢疼痛或麻木复发。

### 21.5.3 下肢

下肢损伤，高阶帆板手在短波浪和不规则波浪上高速前进时，波浪会反复拍击膝关节，造成"膝前疼痛"。下肢超负荷综合征还包括胫前肌肌腱炎和指伸肌肌腱炎，是由于脚套不合适或没有对齐引起的。许多帆板手喜欢将脚套固定在跖趾关节的水平位置（可以更好地控制帆板），而不是在足部中间位置。

然而，将脚套固定在跖趾关节的水平位置，踝关节背屈会导致脚套对足部产生反作用力，跖趾关节处的趾伸肌会加重踝关节背屈。踝关节背屈会增加脚套对趾伸肌肌腱的压力，同时脚套会产生纵向拉伸力作用于肌腱（见图 21.9），导致肌腱刺激和炎症。

Hetsroni 等报道了 2 例双足跖骨处疼痛、肿胀病例，两位患者（一男一女）均为帆板奥运会世界冠军。超声和 MRI 检查结果显示是肌腱炎。治疗方案包括休息，使用非甾体类消炎药，物理治疗，并指导运动员将脚套固定在足部中间位置，而不是跖趾关节水平位置。两名运动员症状完全缓解，在 4 ～ 8 个月内恢复了正常运动。

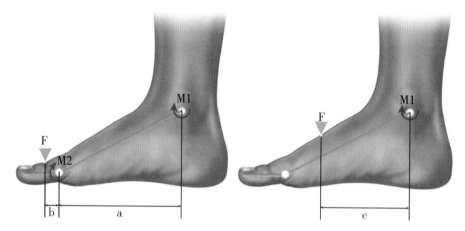

**图 21.11** 脚套对脚的作用力；上文中有详细解释。（图片根据 Hetsroni 等的相关研究所绘制）

# 21.6 帆板运动创伤处理

帆板手摔倒时，帆板边缘或尾鳍造成的划伤伤口是帆板运动特有损伤，伤口深度可能达肌肉层。与海底的颌针鱼、贝壳、岩石相撞会造成穿透伤。除了机械损伤，与一些海洋物种（包括某些种类的珊瑚和海胆）接触会引起不同程度的中毒；而与石鱼和某些种类的水母接触会危及生命。帆板运动员的手上很常形成出现水疱（足部很少见），尤其是板体表面很粗糙时。所有皮肤损伤都需要彻底清洗、清创和消毒，如果伤口很深时，应该预防破伤风。当怀疑伤口内有异物或碎片时，应用 X 线或超声波定位，并行手术取出。

在帆板运动中，水母蜇伤很常见。正确处理方法是用卡或刀的边缘刮掉残留的刺细胞，用温水冲洗伤口，涂上可的松乳膏。

帆板运动员遭遇任何创伤后，至少 14 天内禁止进行帆板运动。帆板手很难遵守这项建议，尽管身上有新生伤口，他们还是想要在环境条件（例如风）有利时尽可能多练习。沙子和海水会导致伤口感染；由于伤口经常接触水，纱布经常会松脱。管道胶带是唯一一种足够坚固且防水能力足够强的胶带。每次结束帆板运动后，必须将管道胶带取下，再次清创，换上医用胶带。帆板专用鞋和专用手套可以有效地防止受伤；然而，一些帆板手表示，佩戴这些装备会影响对风速和风向微小变化的判断，帆板运动员必须通过感知环境的微小变化来做出适当调整，以达到最佳表现。

## 21.7　传染病

帆板手有时会在一些不安全的污染海域进行帆板运动。Dewailly 等研究显示，海水污染以及频繁地接触水都会危害帆板运动员和游泳者的健康。Dewailly 对在污染海域进行帆板运动的风险进行了研究，数据来源于西半球帆板冠军赛（1984 年，在加拿大魁北克市博波尔的圣劳伦斯河上举行）；报告显示，79 名参赛者中有 57%（$n = 45$）出现了至少一种水污染相关症状，包括胃肠道症状（恶心、呕吐、腹泻或腹痛）、伤口感染、局部红斑、中耳炎和结膜炎。水污染损伤风险呈规律性增加趋势，与帆板手水中跌落次数成正比；水中跌落 30 次以上的帆板手（$n = 10$），都会出现水污染相关症状；水中跌落 10 次或小于 10 次的帆板手中，只有不到一半（44%）会出现上述症状。相对危险度，帆板手的损伤率和工对照组的损伤率之比。所有症状的总体相对危险度为 2.9，胃肠道症状的相对危险度为 5.5。业余帆板手比职业帆板运动员的相对危险度更大，因为职业运动员落水率更高。 McCormick 等研究显示，业余帆板手可能会发生皮肤和耳部感染；Hopkins 和 Hooker 也得出了相同的结论。预防帆板运动员耳部感染的一种简便方法是使用 2% 醋酸溶液滴剂。酸化耳道 pH 值可以防止细菌增殖，例如绿脓杆菌。

Völker-Dieben 等报道了一起眼部感染多食棘阿米巴（*Acanthamoeba polyphaga*）病例，帆板手在荷兰感染了多食棘阿米巴后，形成严重的角膜炎，后期演变为巨型脓肿，最终需要进行角膜移植。接触污染的湖水或海水、戴隐形眼镜和外伤都会导致眼部感染多食棘阿米巴。虽然眼部感染多食棘阿米巴很罕见，但可能会引发破坏性角膜炎，从而导致患者失明的严重后果。早诊断早治疗，可以产生良好预后；在诊断帆板运动员眼睛状况时，应注意多食棘阿米巴感染的可能性。海洋动物造成的外伤和穿透伤发生继发感染的风险较高；颌针鱼造成的穿透伤会导致坏死性筋膜炎，更严重的是颌针鱼的喙还会穿透腹壁导致腹膜炎。伤口感染与海洋有关时，抗生素的抗菌谱还应包括水生弧菌属细菌。一名帆板手在进行帆板运动时遭受雷击，出现急性呼吸衰竭综合征（ARDS），四肢均出现坏死性筋膜炎，血液培养物中发现创伤性弧菌，经过抗生素治疗和多次筋膜切开术后痊愈。

# 21.8 一般预防策略

人们在学习帆板运动之前，应该先学会游泳，并保证身体健康，还应该仔细评估既往健康问题；癫痫患者禁止进行帆板运动，癫痫发作会导致患者溺水。帆板运动对身体要求很高，建议进行力量和耐力训练，重点训练手臂、躯干和背部肌肉；每次训练之前必须完全热身。帆板手练习时，应该每隔60分钟休息一次，目的是减少疲劳驾驶和注意力分散的相关损伤风险，尤其是在特技练习时。

帆板手应该选择合适尺寸的板体和风帆，以防止"超功率情况"，适当调整风帆和装备，有助于防止受伤，创造最佳条件，享受运动。帆板手配备个人漂浮装置，可以降低溺水发生率，同时有助于避免撞击帆桁造成的胸壁损伤。但是，一些专业帆板运动员质疑个人漂浮装置的存在价值，因为在帆板装备故障时，配备个人漂浮装置的帆板手无法及时躲避迎面而来的海浪，还有可能阻碍帆板设备重新展开。

帆板手的皮肤和眼睛受到阳光持续照射，会有罹患皮肤癌和黑色素瘤的危险。建议在帆板运动和其他户外运动中使用防护服（包括太阳镜）和高防晒系数的防晒霜。

帆板手使用的潜水衣，覆盖全身（包括脖子和四肢），有助于预防体温过低、太阳晒伤以及水母和其他海洋生物的叮咬。还应该佩戴头盔和耳塞，但是一些帆板手认为这些装备会影响对风速和风向微小变化的判断。帆板运动对自然环境的要求很高，出于安全性考虑，帆板手必须具备解读天气状况的能力，因此航海学校都会提供气象学习项目。帆板运动场所，应该配备训练有素的救生员。发生事故时，应该立即预防体温过低以及固定脊柱和四肢，这一步是防止进一步损伤最重要的步骤。

人们发现，帆板运动比许多传统和现代的体育活动安全性更高，包括网球、足球、自行车竞技、高山滑雪和曲棍球。但是报道显示，帆板运动中受伤率和致病率都很高，还存在严重的甚至危及生命的情况。帆板手在进行帆板运动时，需要具备必备技术、良好身体条件和必要装备，精心挑选运动场所（为减少环境的任何潜在危害）；医疗援助的及时提供是预防受伤和疾病的最有效手段。帆板手还需要技术革新，主要是开发装备和服装；目的是保护身体，但不能限制帆板手对环境的感知灵敏度，上述两点是进行装备和服装开发的基本要求。

**参考文献**

[ 1 ] Mettler R, Biener K. Athletic injuries in wind surfing [J]. Schweiz Z Sportmed. 1991, 39(4): 161–166.

［2］Salvi M, Velluti C, Concu A, et al. Retrospective epidemiological evaluation of acute and overuse injuries of muscle and bone in windsurfers [J]. J Sports Traumatol Relat Res. 1997, 19: 30–37.

［3］Petersen W, Rau J, Hansen U,et al. Mechanisms and prevention of windsurfing injuries. Sportverletzung–Sportschaden. 2003,17(3): 118–112.

［4］Dyson R, Buchanan M, Hale T. Incidence of sports injuries in elite competitive and recreational windsurfers [J]. Br J Sports Med. 2006,40;346–350.

［5］Hopkins VL, Hooker RS. Conducting an analysis of windsurfing injuries [J]. Physician Assist. 2002,8:21–25.

［6］Penichet-Tom á s A, Alonso-Fern á ndez D, Gutierrez– S á nchez A, et al. Women sport injuries: a retrospective study of elite windsurfers. J Human Sport Exer. 2012,7(2);446–453.

［7］Kalogeromitros A, Tsangaris H, Bilalis D,et al. Severe accidents due to windsurfing in the Aegean Sea [J]. Eur J Emerg Med. 2002,9: 149–154.

［8］Rouvillain JL, Donica A, Gane C, et al. Windsurfing hazard caused by needlefish [J]. Eur J Orthop Surg Traumatol. 2013,23(2): 295–297. .

［9］Witt J, Paaske BP, Jorgensen U. Injuries in windsurf ing due to foot fixation [J]. Scand J Med Sci Sports. 1995,5;311–312.

［10］Bahel A, Yu JS. Lateral plantar pain; diagnostic considerations [J]. Emerg Radiol. 2010,17: 291–295.

［11］Nunley JA, Vertullo CJ. Classification,investigation and management of midfoot sprains; lisfranc injuries in the athlete [J]. Am J Sports Med. 2002,30;871–878.

［12］Stavlas P, Roberts CS, Xypnitos FN,et al. The role of reduction and internal fixation of lisfranc fracture–dislocations; a systematic review of literature [J]. Int Orthop. 2010,34(8);1083–1091.

［13］Welck MJ, Zinchenko R, Rudge B. Lisfranc injuries. Injury[J]. 2015,46(4);536–541.

［14］Trevino SG, Kodros S. Controversies in tarsometatarsal injuries [J]. Orthop Clin North Am. 1995, 26;229–238.

［15］Ditty J, Chisholm D, Davis SM,et al. Safety and efficacy of attempts to reduce shoulder dislocations by non–medical personnel in the wilderness setting [J]. Wilderness Environ Med. 2010, 21(4);357–361.

［16］Lipman GS. The wilderness first aid handbook [M]. Skyhorse Publishing, New York, USA, 2013.

［17］Sibilia K. Suprascapular nerve palsy in a young wind– surfer. Physiother Sport [J]. 1997,20;16.

［18］Rosenbaum DA, Dietz TE. Windsurfing injuries; added awareness for diagnosis, treatment and prevention [J]. Phys Sportsmed. 2002, 30;15–24.

［19］Butt U, Mehta S, Funk L, Monga P. Pectoralis major ruptures; a review of current management. J Shoulder Elbow Surg. 2015,24;655–662.

［20］Bahr R. No injuries, but plenty of pain? On the meth- odology for recording overuse symptoms in sports. Br J Sports Med. 2009,43(13);966–972. .

［21］Hetsroni I, Mann G, Ayalon M,et al. Extensor digitorum longus tendonitis in windsurfing due to foot strap fixation [J]. Clin J Sport Med. 2006, 16;74–75.

［22］Jiang C, Sun X, Wang Z,et al. Acanthamoeba keratitis; clinical characteristics and management [J]. Ocul Surf. 2015, 13(2);164–168.

［23］Bharathi JM, Srinivasan M, Ramakrishnan R, et al. A study of the spectrum of Acanthamoeba keratitis; a three–year study at a tertiary eye care referral center in South India [J]. Indian J Ophthalmol. 2007,55;37–42.

［24］Ulusarac O, Carter E. Varied clinical presentations of Vibrio vulnificus infections; a report of four unusual cases and review of the literature [J]. South Med J. 2004,97(2);163–168.

# 22 极限帆船运动医学

Francesco Feletti 和 Andrea Aliverti

## 22.1 内容介绍

帆船运动历史悠久，但是经过几千年的发展，仍与大自然紧密相关。帆船运动对技术和战术的要求，往往比对身体素质的要求更高。随着时间推移，帆船运动发生了巨大变化，尤其是在过去几十年中，帆船运动经历了重大变革。技术的作用越来越重要（见图 22.1），出现了性能强大的新装备，使帆船能更高速运转和表现更多特技动作；相应地出现了帆船速度比赛和技巧比赛，持续吸引着媒体和公众关注。

现代帆船运动，具备高速和技巧性强的特点，属于一种极限运动。特别是海上帆船比赛，通常在恶劣和复杂的环境条件下进行，具有古代开拓探险感觉，群发赛（fleet regattas）和"两两对决"赛（match race）的特点是惊险和速度快。随着帆船性能的不断提高，对帆船运动员身体和精神的要求也越来越高。因此，帆船运动中，医疗支持，选择最有效安全的装备，优化赛前热身活动，以及预防运动损伤和疾病康都变得越来越重要。

F.Feletti

意大利，拉文纳

S. Maria delle Croci 医院，诊断成像部门

罗马涅地区的健康信托公司

意大利，米兰

米兰大学理工学院，信息与生物工程系，电子系

电子邮箱：feletti@extremesportmed.org

A. Aliverti

意大利，米兰

米兰理工大学，信息与生物工程系，电子系

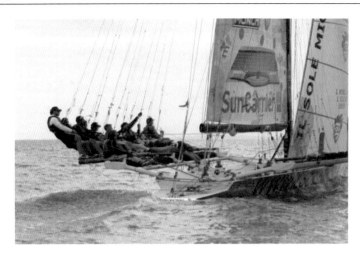

图 22.1 在意大利加尔达湖上举行的 Centomiglia del Garda 帆船赛—"Clan des Team"公开赛。（照片拍摄者：Davide Casadio）

## 22.2 帆船运动损伤和疾病

如今，有很多种方式可以体验业余和专业帆船运动，赛事形式也多种多样，例如群发赛（fleet regattas）、"两两对决"赛（match race）和环球赛（ocean race）。世界各地的帆船学校允许任何年龄的学员参与，并可以保障学员安全。业余训练是学习帆船运动的基础阶段，但是当预防措施不当时，也会存在损伤风险。

帆船课程之间差异显著，需要制定差异化且有针对性的医疗方法。奥运会和美洲杯比赛中，对帆船运动员的高要求使他们受伤率很高，会面临特定医疗风险，例如医疗技术差、伤员过多和医生过度疲劳。美洲杯中，根据每位帆船运动员担当的角色不同，对每位运动员的要求也非常多变，为此，每位运动员需要长时间准备，并且都是高负荷工作。最后，在海上航行中，环境条件导致帆船运动员生活压力很大，而且会长时间维持这种状态；上述状态会导致产生各种帆板运动相关的伤害和疾病，但是通常会发生在远离医疗援助的偏远地区，难以获得治疗。

## 22.3 业余帆船运动员和初学者

### 22.3.1 损伤

无论是业余帆船运动员还是初学者，都会发生急性损伤。Schaefer 研究了 536 名在德国基尔学习基础帆船课程学员的受伤情况，发现帆船运动的受伤率为每 1000 小时有 0.29 人受伤。238 例帆船运动损伤中，上肢损伤占 39.5%，头颈部损伤占 32.8%，下肢损伤占 26.5%，背部损伤仅占 0.8%。帆船运动的损伤类型，以瘀伤为主（55.1%；$n =$

133），还有擦伤（17.2%；$n = 41$）和割伤（14.3%；$n = 34$）。大多数割伤和撕裂伤病例中，手部是上肢受累最多的部位（88%；$n = 83$），超过 1/4 手部受伤是在控制控帆索时造成的。大多数头部损伤类型是挫伤，是在操作帆船或帆船失控时，与帆桁或控帆索相撞的结果。膝关节挫伤主要是与船体（31.0%；$n = 9$），绞盘（20.7%；$n = 6$），稳向板（20.7%；$n = 6$）相撞的结果。舵手受伤率最高（40.7%；$n = 97$），与舵手操作行动的多样性和复杂性有关；前甲板船员约占所有受伤船员的 1/4（26.5%；受伤人数 $n = 63$）；剩余受伤人群是船上其他岗位人员。如果风速范围在 1 ～ 5 Bft 之间，风速越大，帆船运动员受伤风险越大。初学者在逆风航行时，更容易受伤；海上逆风航行时，受伤率更高，因为风会在靠近海岸的地方激起波浪，这不仅使经验缺乏的船员难以航行，也会使他们难以返航。

Nathanson 等研究业余帆船运动员受伤情况，发现每 1000 天的受伤率为 4.6。帆板运动员驾驶竞速小艇和重型帆船时，导致的受伤类型相似：驾驶竞速小船时，最常见的损伤部位是下肢（44%），其次是上肢（38%）和头颈部（12%）；驾驶重型帆船时，最常见的损伤部位是上肢（40%），其次是下肢（38%）和躯干（11%）。总体来看，最常见的损伤类型是下肢挫伤；驾驶竞速小船时，膝部挫伤最常见；驾驶重型帆船时，最常见的损伤是手部划伤，主要原因都是缆线缠绕或与绞盘和线栓发生碰撞。驾驶竞速小船和重型帆船时，头部、面部和眼睛的损伤约占 10%，一半以上是由于在恶劣天气下航行时与船桁和球帆杆发生碰撞造成的。驾驶竞速小船和重型帆船时，约 40% 的损伤是由抢风航行、顺风转向和更换风帆等动作造成的；帆船运动员操作绞盘和掌舵时，从船的一边跨越到另一边，会导致受伤。大多数损伤由跌倒、缆线缠绕、或与其他船员或物体（例如船桁、球帆杆或帆后角）相撞造成的。大约一半的损伤发生在操舵处，竞速小船的中部和重型帆船的前甲板容易发生受伤事件。造成船员损伤的最主要因素是恶劣天气，竞速小船和重型帆船的受伤率分别为 19% 和 23%。

### 22.3.2 预防措施

为了避免初学者和业余帆船运动员受伤，最有效的战略是简化帆船装备和增加装备安全措施，有助于保障学习和实践过程的安全性。帆船是遵循一定的医学和人体工程学准则设计而成的，尤其是初学者使用的帆船：例如，甲板应该设计成圆弧形边缘，而不能使用锋利的边缘；漂流时，绞盘、羊角和放水器应该放置安全位置，防止偶然碰撞事件发生。

与帆桁或主帆索相撞是造成初学者受伤的最常见原因（31.1%；$n = 74$），主要损伤类型是头部撕裂伤和头部挫伤。最新型帆船可以提供更强推力，即使使用小型船帆，也允许将帆桁升至桅杆上的更高位置，但是不会对重心产生显著影响，也不会增加翻船风险。帆船学校会选择采用新型翻船，因为学校不需要使用性能非常强大的帆船。另外，在帆船上妥善安置装备和在通道上涂防滑漆，都有助于预防跌倒或绊倒事件。

防滑鞋和帆船专用手套可以预防运动员跌倒和手部受伤。事实上，在所有类型帆船上发生的最严重损伤类型都是手部受伤（占所有损伤事件的 34.9%），特别建议使用耐磨、高性能的帆船专用手套，有助于预防运动员手受伤和大气因素伤害。在寒冷天气条件下和在处理高张力绳索时，尤其是在微调顺风帆前支索帆时（见图 22.2），更需要使用帆船专用手套。侧支索和绳索应该使用大直径，并定期更换，确保尽可能光滑和柔软，有助于避免手部擦伤和划伤。

帆船运动员在驾驶任何类型帆船时，都应该穿救生衣。2012 年，美国业余帆船运动员的年死亡率为 0.35/10 万人，其中 73% 的死亡原因是溺水，大多数溺水事件是由于落水（40.9%）或翻船（28.8%）造成的；此外，77% 溺亡的业余运动员没有穿救生衣（见图 22.3）。

落水造成的疲劳感和心理创伤可能会导致运动员们不能有效地保护自己，有些业余运动员甚至瞬间不会游泳。如果运动员头部受伤后落水，具有头部支撑的救生衣可以防止运动员溺水。尽管各国国家联合会和国际帆船运动联合会( ISAF，前称国际帆船总会 )尽一切努力鼓励在航海学校学期和帆船赛事比赛使用救生衣，但是许多业余帆船运动员仍然不愿意穿救生衣。Nathanson 等研究显示，仅有 30% 的业余帆船运动员会穿救生衣。现在市售救生衣型号多种多样，从初学者到专业运动员按照需求和经验水平的不同，都可以找到适合自己的救生衣型号。

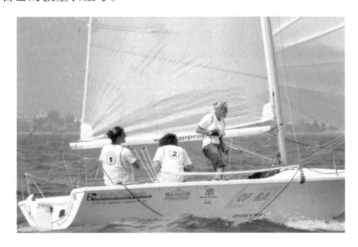

**图 22.2** 帆船运动员驾驶 UFO 22 正横风行驶。运动员在前甲板微调顺风帆前支索帆时，佩戴帆船专用手套（照片拍摄者：Davide Casadio）

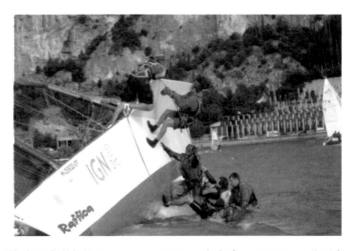

**图 22.3** 在意大利加尔达湖举行的 Centomiglia del Garda 帆船赛—"Raffica"公开赛。一辆帆船因为龙骨断裂而翻船（照片拍摄者：Davide Casadio）

## 22.4 奥运会帆船比赛

帆船运动是历史最悠久的奥运会比赛项目之一。1900 年法国巴黎奥运会首次举行帆船比赛。1908 年，帆船运动第二次出现在奥运会上，此后历届奥运会都进行了帆船项目。如今，奥运会比赛项目和竞赛级别，包括单人船赛（芬兰人级 Finn，激光级 Laser，激光雷迪尔级 Laser Radial），双人船赛（470 级），帆板比赛（RS：X 级），双体船赛（Nacra 17 级）和快速帆船赛（49 人级和 49 人 FX 级）（见图 22.4）。

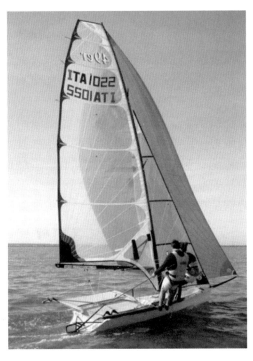

**图 22.4** 快速帆船赛 49 人级是双人小型快速帆船、高技巧型奥运会比赛项目。小型快速帆船由主帆，前帆和三相不等边的前支索帆组成，两名船员都配备了秋千。该级别帆船比赛于 2000 年加入奥运会以来，此后历届奥运会都有举行（照片拍摄者：Davide Casadio）

### 22.4.1 损伤

Legg 等通过对 28 名新西兰精英级奥运级帆船运动员进行问卷调查发现，帆船运动受伤率为 0.2（受伤次数 / 运动员人数 / 年）。380 名参加伦敦奥运会的帆船运动员中（2012 年 7 月 27 日—8 月 12 日），其中 56 名运动员（14.7%）受伤需要治疗，主要受伤部位是下肢（34%）和躯干（28.5%），其次是胸椎和腰椎（19.6%），还有上肢（25%）和头颈部（7.1%）。绝大多数损伤类型是肌肉相关受伤，其中肌肉拉伤、断裂伤或撕裂伤占 28.6%；肌肉拉伤占 12.5%（$n = 7$），肌肉扭伤占 10.7%（$n = 6$）。

一项针对瑞典年轻奥运会帆船运动员的研究显示，帆船运动主要受伤部位是下肢（43%），其中膝盖受伤又最常见（19%）。Ruschel 等研究显示，在参加奥运会前帆船周的国家级精英帆船运动员中，诊断出肌肉损伤常发部位是背部和膝盖。奥运会帆船运动员更容易产生过度运动性损伤，过度运动性损伤不是突然形成的，往往是由于训练和恢复时间安排不均衡造成的。奥运会帆船比赛项目要求运动员长时间保持不符合人体工学的姿势（过度伸展、过度扭转或长时间固定一个姿势），来保障帆船平衡，会导致肌肉超负荷和关节承受压力过大。

压舷是一种不符合人体工学的姿势，由船员都分布在船舷一侧，用钩脚带保证船员安全，目的是充分利用帆面积和强风取得更大的帆动力，保持帆船平稳航行，减少横倾。单人船上会使用压舷技术（激光级 Laser，芬兰人级 Finn，激光雷迪尔级 Laser Radial），压舷会导致膝盖和背部产生过度运动性损伤。

不同级别的帆船比赛中，压舷技术导致的损伤类型有区别：在激光级帆船赛中（见图 22.5），下肢伸直对腰椎和膝盖都会产生超负荷压力；在芬兰人级帆船赛中，下肢不需要完全伸直，仅对膝盖增加了压力。髌骨软骨软化症会导致慢性膝关节疼痛，可能与脚套位置不正确有关，会使下肢处于内旋状态，会导致股外侧肌持续紧张，随着时间推移，股外侧肌会比股四头肌中的其他肌肉更强壮，使得髌骨周围肌力不均衡，从而导致髌骨外侧过度压迫综合征。

在精英级快速帆船运动员中，压舷还可能导致肌腱／股四头肌肌力不均衡，给膝盖带来更多剪切力和关节面压力，以破坏膝关节稳定性。压舷技术还会造成髂腰肌过度紧张，导致脊柱过度前屈，特征是剪切力作用在髂腰肌时，脊柱也受压，会演变成慢性损伤。优秀奥运会运动员中，上肢（特别是肘部和肩部）过度运动性损伤也很常见，因为需要经常调整主帆索，特别是在驾驶重型帆船和天气恶劣的条件下航行时。

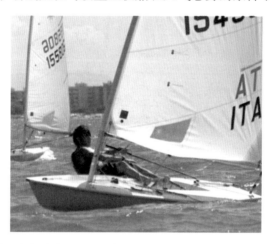

图 22.5 在激光级帆船赛中，运动员使用压舷技术（照片拍摄者：Davide Casadio）

### 22.4.2 预防措施

帆船运动员长时间保持压舷姿势，会导致膝软骨严重损伤，需要手术修复。因此，运动员应该通过改良技术、采用正确姿势、增加力量训练，来预防膝关节和下背部的过度运动性损伤。参加各个奥运会帆船比赛级别的运动员中，都应该进行适当训练，包括增强协同肌肌力和稳定关节相关肌肉，以及增加核心肌群稳定性和本体感受训练，来预防受伤；还应根据具体帆船级别进行个性化训练。实施压舷和其他帆船技术时，需要强化股四头肌和腹肌，会对运动成绩有直接影响。另外，适当锻炼腘绳肌和腰部肌肉的力量和灵活性，可以预防肌肉失衡和关节功能障碍。在奥运会帆船运动员中，30% 的受伤事件与体能训练有关，大多数发生在帆船赛季开始时。因此，应根据个人具体身体条件制定训练计划，合适的训练计划可以保障运动员有足够的体能顺利开始帆船赛季，还有助于预防受伤。年轻的帆船运动员从驾驶 OP 帆船（Optimist dinghies）到驾驶奥运会高级别帆船的过程，是一个关键阶段，需要适当准备训练来提高运动员的技术水平、肌力和本体感觉。

## 22.5 美洲杯帆船赛

美洲杯帆船赛是世界上最著名的帆船赛，也是历史最悠久的国际体育赛事之一。美洲杯由几个规则和文件进行管理，比赛船型每个赛季都不同。第 33 届美洲杯是第一次进行双体船赛；第 34 届比赛船型是 AC72（美洲杯 72 级）双体船（全长 26.2 米，即 86 英尺），每支参赛船队有 11 名船员。AC72 双体船由一个 131 英尺高的碳材料翼帆来提供动力，利用水翼在水面滑行，保证航行速度远远超过 40 节（74 km/h，46 英里 / 小时）（见图 22.6）。

在即将到来的第 35 届美洲杯中，比赛船型是 AC48 翼帆双体船，特征为长度 14.65 米（48.1 英尺），净空高 24.9 米（81.7 英尺），每支参赛船队有 6 名船员。路易威登杯获胜船队作为最终挑战者，将与卫冕冠军比赛，争夺"美洲杯"。参加美洲杯的帆船运动员，一般需要准备 2 ～ 4 年，制定详细训练计划，运动员每天进行 9 ～ 13 小时的陆上训练和水上航行。

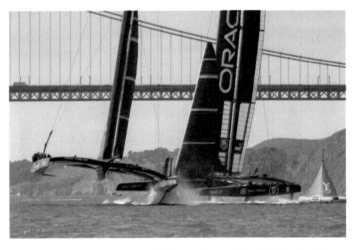

图 22.6　2013 年 8 月 21 日，在旧金山举行的路易威登杯中，美国甲骨文船队（US Oracle Team）在训练赛中进行训练的情况（照片拍摄者：Chris Cameron）

### 22.5.1 损伤
Neville 等人对 35 名帆船运动员进行了研究，时间跨度为 2003 年美洲杯准备训练阶段和举行期间，发现受伤率是 5.7 次 / 1000 小时。训练阶段和航行期间发生的损伤数量相似，但航行时间是训练时间的 3 倍，所以培训阶段的受伤率大约是（8.6 次 /1000 小时）比航行期间（2.2 次 /1000 小时）的 4 倍。船员角色不同，受伤率和受伤类型也有所区别；由于绞盘手对力量要求很高，所以需要更高强度的陆上训练和重量训练，绞盘手的受伤率更高（7.7 次 /1000 小时）。仅在航海期间，前甲板船员受伤率最高（3.2 次 /1000 小时），前甲板船员需要在船头最不稳定的区域进行高强度活动。

受伤最严重的部位是上肢（40%）、下肢（25%）、躯干（20%）和头颈部（14%）。尽管有数据表明，美国杯中急性损伤或过度运动性损伤更常见，但在航行期间，过度运动性损伤比急性损伤更容易发生。美洲杯比赛用船型不需要运动员使用压舷技术，因此船员们不会存在背部和膝盖过度运动性损伤。但是，帆船上运动员需要进行很多高重复性操作，例如使用磨轮、顶部绞盘，调整船帆和掌舵转向，都是上肢运动（见图 22.7）。

因此，会产生肩部和上臂过度运动型损伤，例如肱二头肌长头腱病变、肘部屈肌 / 伸肌总肌腱病变和骨间后神经（the posterior interosseus nerve，PINE）损伤，占所有损伤的 40%。骨间后神经损伤主要是由于拉帆和操作绞盘时，对旋后肌产生过多压力所致；美洲杯参赛运动员中，骨间后神经损伤更为普遍。骨间后神经损伤会导致肘部和前臂触痛，这种情况统称为"绞盘手肘"。

腰部和胸腰部交界处扭伤是导致训练和航行中断的主要原因。绞盘手、前甲板船员和主帆手等体力要求较高的船员中，腰方肌、斜方肌和菱形肌会经常发生肌肉收缩。此外，操作绞盘，拉索绳和操作风帆的动作需要反复进行，会导致胸腰椎椎骨关节突关节扭伤和脊柱退行性改变（脊柱前屈和脊柱旋转）。

另一方面，舵手掌舵转向时和调整风帆时，会持续仰视，导致颈椎过度伸展。一种基于神经肌肉和本体感觉的预防性物理治疗方案，有助于预防颈椎过度运动性损伤；将绞盘手的受伤率从 78% 降低到 20%。最常见的急性损伤类型是挫伤和扭伤，损伤主要机制是运动员与甲板表面或甲板上方的物体或硬件发生了碰撞，例如绞盘车、绞盘手柄、球形帆杆、索绳、脚垫或风帆等。预防急性损伤的最有效措施包括采用符合人体工程学的装备和美洲杯帆船赛专用甲板。

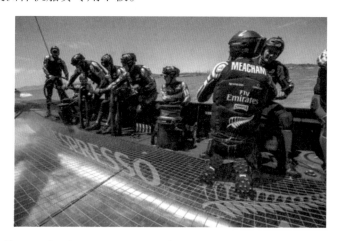

图 22.7　2013 年 6 月 14 日，新西兰 Onboard Emirates 船队驾驶 AC72，NZL5 参加训练赛的情况。照片显示，舵手在掌舵、其他船员在调整风帆、操作绞盘和顶部绞盘（照片拍摄者：Chris Cameron）

### 22.5.2 死亡事件

迄今为止，美洲杯比赛期间还没有发生过船员死亡事件；但报道显示，有 2 人在训练期间死亡。1999 年，发生了第一个死亡案例，一名帆船运动员进行帆船训练时，一块破碎装备击中头部后身亡。2013 年 5 月，发生了第二个死亡案例，在准备 34 届美洲杯期间，船员们驾驶 AC72 双体船参加训练赛（Artemis Racing）时发生大颠簸（船体在空中发生了翻转），造成船体断裂，导致一名船员死亡，死亡船员头部遭受严重钝挫伤和割伤，困于水下后溺水身亡；同一事件中，另一名船员也受轻伤。这次事故促使比赛组织者制定了安全建议，除了要使用防撞头盔和救生衣，还应使用防弹衣、装有呼吸管的氧气罐和水下定位装置。人们对 AC72 双体船的安全性也提出了质疑。迄今为止，AC72 双体船是速度最快的帆船之一。事实上，这并不是 AC72 双体船第一次发生倾覆——2012 年 10 月，美国甲骨文船队在驾驶 AC72 双体船时，船体经历大颠簸后发生倾覆，虽然当时船体严重损坏，但没有船员受伤。

### 22.5.3 疾病

在 32 届美洲杯期间，帆船运动员患病占所有健康问题的 35%，其中大多数是上呼吸道感染（40%），其次是高血压和失眠等与压力有关的疾病（13%）。由于高强度训练、心理压力和寒冷潮湿的环境，会降低运动员免疫力，导致上呼吸道感染高发。上呼吸道感染的重要预防措施，包括确保充足、平衡饮食，保持热量均衡摄入，并保证摄入足够的碳水化合物、蛋白质和微量营养素。通过评估疲劳和过度训练情况来监测运动员压力水平。Neville 及同事监测了 38 名帆船运动员唾液中 sIgA 浓度，这些运动员于第 32 届美洲杯（2007 年，在西班牙瓦伦西亚举行）举行前 50 周开始训练。研究结果表明，尽管 sIgA 基础值个体差异很大，但定期监测静止 sIgA 浓度并进行简单的疲劳程度问卷调查，有助于帮助运动员和教练员确定上呼吸道感染风险和疲劳程度。

## 22.6 离岸帆船赛和海洋竞赛

离岸帆船赛，包括拉力赛和场地赛；海洋竞赛，是指长度超过 800 英里的帆船比赛。今天，国际帆船联合会对 7 种不同帆船赛事进行了认证，包括不间断航行、多赛段航行（单人或多人参与，驾驶单体帆船或双体帆船）。Transat 帆船赛是历史最悠久的单人帆船比赛，现在允许四种级别的帆船参加比赛，分别是 Ultimes、Multi50s、IMOCA60s 和 Class40s。"朗姆之路"（Route du Rhum）是单人帆船比赛，从法国圣马洛（Saint-Malo，France）出发，终点在瓜德罗普岛的皮特尔角城（Pointe-à-Pitre，Guadeloupe）。Transat 帆船赛，航程经过魁北克（Québec）和圣马洛（Saint Malo），是唯一一项横跨大西洋（从大西洋西岸到东岸），并且不间断航行的帆船比赛。其他帆船海洋竞赛都是环球比赛：巴塞罗那环球帆船赛（Barcelona World Race），以巴塞罗为起点和终点，是一项双人离岸环球航行帆船赛，有 60 队帆船运动员驾驶同一型号 IMOCA 单体船参加比赛；法国旺底环球航海赛（Vendée Globe），是每四年举行一次，是一项单人环球帆船赛，全程离岸不间断且无人协助；威卢克斯五大洋挑战赛（Velux 5 ocean）是一项单人环球帆船赛，分赛段进行。沃尔沃环球帆船赛（Volvo Ocean Rac，前身为怀特布莱德环球帆船赛 Whitbread Round the World Race），每三年举行一次，是一项多赛段环球帆船赛；从2014—2015年赛季开始使用 Volvo Ocean 65 one 船型；全男子船队由8名专业帆船运动员和1名随船记者组成，全女子船队由11名专业帆船运动员和1名随船记者组成。

除上述国际帆船联合会认证的主要赛事以外，还有各种离岸和海洋帆船赛事。法斯特奈特帆船赛（Fastnet Race）非常著名，每两年举行一次，赛程为608海里；从怀特岛的考斯城出发，绕过爱尔兰西南海岸的法斯特奈特礁石，最后到达普利茅斯；一般在八月举行，来自北大西洋的低气压系统进逼不列颠群岛，与西风带交替发威，天气状况瞬息万变，准确掌握和有效利用这些天气条件是获得比赛成功的关键所在。

英国电信杯环球挑战赛（BT Global Challenge），与其他环球帆船赛不同，因为它是为业余帆船运动员提供参加帆船环球比赛机会，是一项单人环球帆船赛；沿着西岸路线进行，需要同强劲的气流和洋流对抗（所谓的错误路线）。虽然英国电信杯环球挑战赛已经不再举行；但是克利伯环球帆船赛(Clipper Round-the-World Race)使用了相同模式，参赛者是业余帆船运动员，需要付费参赛，赛会要求参赛者使用更轻、更快的帆船，航行路线顺着气流和洋流方向进行。

### 22.6.1 损伤情况

运动员航行至偏远地区受伤是最严重情况之一，因为缺乏医疗装备和用品，难以实施治疗，转诊过程复杂而漫长。据报道，在业余帆船海洋竞赛中，受伤率（每次环球比赛中每人受伤次数）为1.5；在专业帆船海洋竞赛中，受伤率为3.2。在离岸帆船赛中，最常见的受伤部位是上肢（35%）和下肢（35%），其次是胸部（14%）和头部/颈部（13%）。上肢中最常受伤的部位是手部（70%），手部受伤常与甲板装备有关，例如活动性零件（夹点），包括滑轮、绞盘、卷扬机和空中吊车等。大多数下肢损伤类型为脚踝和足部的扭伤、骨折和瘀伤。恶劣天气中进行航行时，运动员经常胸部受伤，包括锁骨骨折、肋骨骨折和胸部擦伤。头部损伤主要与帆桁、前支索帆或操纵杆有关，相撞会造成面部和脊柱骨折。怀特布莱德环球帆船赛（职业赛，现在称为沃尔沃环球帆船赛，见图22.8）和英国电信杯环球挑战赛（业余赛）之间对比显示，业余运动员中重伤人数较少，轻伤人数较多。

职业运动员和业余运动员受伤情况存在差异，原因可能是专业运动员平衡感和身体素质更好，本能反应更敏锐。业余赛受伤情况存在出一个"学习曲线"，将天气情况考虑在内，比赛开始时受伤人数较少，随着比赛时间延长受伤人数增加，到比赛快结束时，受伤人数又会减少。

在出现强风和强浪的状况时，急性损伤事件增加，确定前甲板、桨帆、绞盘和舵机为危险区域。职业离岸帆船比赛和海上竞赛与其他帆船比赛之间有一个重要区别是，相当大比例的损伤事件（33%）发生在甲板以下。船员们会有大量时间在甲板以下活动，剧烈、突然地移动可能会导致船员摔倒和与帆船坚硬表面发生碰撞。过度运动性损伤包括肩袖损伤、肘关节炎症（"绞盘手肘"）、尺骨鹰嘴滑囊炎（部分并发尺神经损伤）、坐骨神经痛和下背痛（见图22.9）。职业离岸帆船比赛中，恶劣天气状况时进行转向，掌舵手特别容易受伤，尤其容易出现上肢运动性损伤，如肩关节夹击症、手腕腱鞘炎和腕管综合征。上肢损伤常与控制帆船转向时，使用碳材质方向舵（碳材质方向舵，表面光滑，特别是在潮湿时，需要更强握力，并导致前臂承受更大压力）有关，与布面方向舵相比。

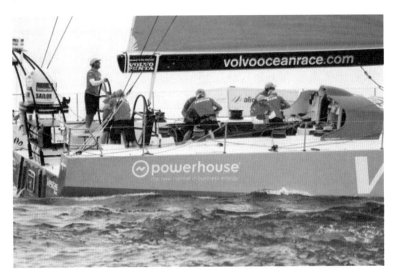

图 22.8 沃尔沃环球帆船赛 2014—2015 赛季，Vestas Wind 船队在阿利坎特起航的情况

如今，第 12 届沃尔沃环球帆船赛中，形成了真正的环球航行—起点为阿利坎特（ESP），终点为哥特堡（SWE），全程 38 739 海里。（照片拍摄者：Davide Casadio）

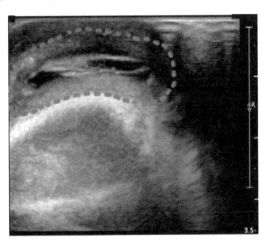

图 22.9 尺骨鹰嘴滑囊炎。超声诊断，虚线标出位置显示关节囊内液体增多

### 22.6.2 相关疾病

离岸帆船赛中，运动员患病占所有健康问题的 56%。Price 等人研究显示，最常见的疾病包括泌尿系统和胃肠道疾病（22.5%）、皮肤疾病（21.2%）和上呼吸道疾病（13.2%）；其他相关疾病，包括晕船症（15.5%）、神经系统疾病（4.4%）、口腔疾病（4.1%，包括牙龈炎、龋齿和牙齿损伤）和眼部疾病（3.6%）；还有，中耳感染和耳垢。炎热和潮湿的环境、衣服上的盐渍（尤其是在干式帆船服的颈部和腕部处）、防水外衣与皮肤摩擦和有限的淡水供应都会增加皮肤疾病患病风险，例如疖子和湿疹；甲板上往往很拥挤，会加速上呼吸道疾病传播。

船员们都会认真采取防晒措施，几乎所有船员都佩戴帽子（80%），并且涂抹防护霜（70%），很多帆船都配有专用遮阳棚（Bimini Top 船用遮阳棚和甲板梯口专用罩），在漫长的航行过程中减少太阳照射；据报道，太阳照射会直接导致Ⅰ度、Ⅱ度皮肤烧伤和日照性皮炎。报告显示，其他皮肤损伤还有绳索摩擦会造成烧伤，加热液体会有意外烫伤，与海洋动物接触也会造成皮肤损伤。皮肤发生任何损伤时，都必须立即消毒并定期更换辅料，以防止严重感染（尤其是在热带地区航行时）。伤口很容易感染葡萄球菌，膝盖上疖子如果不治疗会演化为化脓性关节炎。为了预防结膜炎，需要保护眼睛免受阳光和高速水雾的伤害。Price 等研究显示，神经系统也会损伤，例如偏头痛；其中，有 1 例外伤性损伤导致的骨间后神经损伤，抢风航行时绳索鞭打造成的；还有 1 例良性阵发性位置性眩晕症（头部受伤后发作）。Price 等还报道了 1 例精神病学案例（"甲板恐惧症"），患者于一个夜晚在南大洋遭遇了暴风雨后，就害怕在甲板上。长途航行中，晕船症通常在前 72 小时发作，此后，大多数船员都会克服。

### 22.6.3 预防措施

离岸帆船赛中，将受伤船员带到安全地带会是一个漫长而复杂的过程，因此预防很重要。海洋竞赛参与者不仅限于年轻职业帆船运动员，越来越多不同年龄层的男女帆船爱好者都会参与。慢性疲劳症可能会引发或加重损伤情况，准备进行离岸帆船赛的运动员需要进行彻底的医疗检查。帆船运动员还应该配备专业装备和服装；佩戴专用防护帽，以避免与移动的桅杆相撞导致头部损伤。低体温症不常见，但却极其凶险；寒冷身体的关节、肌腱和肌肉更容易受到损伤。防水服有助于保持体温，尤其是在恶劣天气中，能有效防止肌肉撕裂和下肢关节滑囊炎。单人赛中，严重的身体疲劳和睡眠不足会导致操作中出现技术失误。增加和更好地管理睡眠和休息时间可以提高航行安全性。

如今，出现了许多新技术，以满足单人赛或长距离赛的独特需要。航海用自动除颤器，没有受过医学培训的人也可以操作；小型应急包，在极端情况下（比如发生沉船事故时），可以提供有限数量的饮用水。应急定位发射机（ELTs），例如应急无线电示位标（EPIRB）和个人定位器信标（PLB），与国际低轨道搜索和营救卫星组织（COSPAS—SARSAT）连接，发生紧急情况时，可以保证帆船运动员从任何位置发出信号。上述安全装备已经列入《世界离岸航行特别规则》。上述安全保障装备可以手动或自动激活（浸泡或碰撞后），立即向救援中心发出信号以通报受害者位置，安全保障装备称为搜救行动中重要一环。利用电信和信息技术，使医疗专家能够提供远程医疗援助。出发前还应该建立船员个人医疗档案，以便在必要时提供更有针对性和更迅速的医疗援助。

**参考文献**

［1］Nathanson AT, Baird J, Mello M. Sailing injury and illness: results of an online survey [J]. Wild Env Med. 2010,21:291-297.

［2］Engebretsen L, Soligard T, Steffen K, et al. Sports injuries and ill- nesses during the London Summer Olympic Games 2012 [J]. Br J Sports Med. 2013,47:407-414. .

［3］Bøymo-Having L, Grävare M, Silbernagel KG. A prospective study on dinghy sailors' training habits and injury incidence with a comparison between elite sailor and club sailor during a 12-month period [J]. Br J Sports Med. 2013,47(13):826-831.

［4］Allen JB, De Jong MR. Sailing and sports medicine: a literature review [J]. Br J Sports Med. 2006,40:587-593.

［5］Neville V, Folland JP. The epidemiology and aetiology of injuries in sailing [J]. Sports Med. 2009,39(2):129-145.

［6］Bojsen-Møller BJ, Larsson B, Magnusson SP, et al. Yacht type and crew-specific differences in anthropometric, aerobic capacity, and muscle strength parameters among international Olympic class sailors [J]. J Sports Sci. 2007,25(10):1117-1128.

［7］Hadala M, Barrios C. Sports injuries in an America's Cup yachting crew, a 4 -year epidemiological study covering the 2007 challenge [J]. J Sports Sci. 2009,27(7):711-717.

［8］Neville V, Molloy J, Brooks J. Epidemiology of injuries and illnesses in America's Cup yacht racing [J]. Br J Sports Med. 2006,40:304-311.

［9］Olsen OE, Myklebust G, Engebretsen L,et al. Exercises to prevent lower limb injuries in youth sports: cluster randomised controlled trial [J]. BMJ. 2005,330:449.

［10］Gleeson M. Biomechanical and immunological markers of over-training [J]. J Sports Sci Med. 2002,1:31-41.

［11］Neville V, Gleeson M, Folland JP. Salivary IgA as a risk factor for upper respiratory infections in elite professional athletes [J]. Med Sci Sports Exerc. 2008,40(7):1228-1236.

［12］Nicol ED. Medical support on a trans-atlantic sailing expedition [J]. J R Army Med Corps. 2001,147:351-356.

［13］Spalding T, Malinen T, Tomson M. Analysis of medi- cal problems during the 2001-2002 Volvo Ocean Race [J]. NZ J Sports Med. 2005,34:56-60.

［14］Rouvillain JL, Mercky F, Lethuillier D. Injuries on offshore cruising sailboats: analysis for means of prevention [J]. Br J Sports Med. 2008,42:202-206.

［15］Hurdiel R, Monaca C, Mauvieux B, et al. Field study of sleep and functional impairments in solo sailing races [J]. Sleep Biol Rhythm. 2012,10:270-277.

# 23 白水（急流之水）皮划艇运动医学

Iain Wilson，Jonathan Folland，Hilary McDermott 和 Fehmidah Munir

## 23.1 白水皮划艇运动

白水皮划艇运动包括划艇、皮艇或橡皮艇运动，分为娱乐性和比赛性。白水皮划艇运动中较少发生事故和损伤事件；但由于白水环境因素复杂，可能会发生严重事故。本章将概述与白水皮划艇运动有关的损伤和疾病，以及预防和治疗此类损伤和疾病的方法。下面是一些关键术语，将在整个章节中反复出现。

### 23.1.1 关键术语

- 皮划艇运动（paddlesports）——划艇、皮艇和漂流等相关运动的总称。
- 桨手（paddlers）——所有划艇、皮艇和漂流运动参与者总称，是一种非特定术语。
- 皮划艇运动（Canoeing）——划艇和皮艇运动的总称。
- 划艇（canoe）——桨手单腿跪在艇中，使用单叶桨作为动力。
- 皮艇（kayak）——桨手坐在艇中，使用双叶桨作为动力。
- 橡皮艇（raft）——多名桨手坐在充气艇中，使用单叶桨作为动力。
- 橡皮艇引导者（raft guide）——由专业人员控制橡皮艇，允许在白水中划艇经验有限的业余桨手参与。
- 自卫性游泳（defensive swimming）——一种游泳姿势，即游泳者仰卧，顺着水流游泳，脚先启动；可以将受伤概率降到最低。

皮划艇运动是划艇运动和皮艇运动的总称，为了准确起见，本章将分开使用两个术语——皮艇运动和划艇运动。

### 23.1.2 白水皮划艇运动的发展历史

白水皮划艇运动起源于 19 世纪末和 20 世纪初的欧洲内陆河流域。文献记载的第

I.Wilson（✉）

英国，NG1 4FQ 地区，诺丁汉市，莎士比亚街 50 号

诺丁汉特伦特大学，心理学系

电子邮箱：iain.wilson@ntu.ac.uk

J. Folland，H. McDermott，F. Munir

英国，拉夫堡

拉夫堡大学，运动与健康科学系，体育学院

一次比赛，于 1921 年 7 月 16 日至 17 日在德国伊萨尔河上举行，是一场野生水域皮划艇比赛。划艇急流回旋运动发展迅速，文献记载的第一次划艇急流回旋赛于 1933 年在瑞士的亚尔河上举行，第一次世界锦标赛于 16 年后在日内瓦举行。划艇急流回旋项目是奥运会中唯一一个急流回旋项目，于 1972 年首次出现在慕尼黑奥运会上，1976 年至 1988 年没有设立急流回旋项目，1992 年巴塞罗那奥运会又重新恢复了，此后一直延续至今，成为一项常规项目。皮划艇已经在许多河流上进行，甚至世界各地偏远和极端地区的河流上。根据不同河流进行急流回旋难易程度，编制了国际水域难度分级（见表 23.1），规定水域难度范围为 I 级到 VI 级。

随着人工河道的发展以及全球范围内有越来越多河流可以进行皮划艇运动，参与人数也是越来越多。现在，还没有全球范围内皮划艇参与者总人数的统计数据；据估计，2012 年，美国有 190 万人参与了皮艇比赛。除了皮艇比赛外，商业性橡皮艇漂流也是一项风靡全球的娱乐活动，为业余参与者提供了一个体验急流回旋的机会。2012 年，大约有 370 万美国人体验了橡皮艇漂流。

现代皮划艇运动包括一系列竞争性和娱乐性活动。国际皮划艇联合会（ICF）和国际漂流联合会（IRF）监督制定了 11 个比赛项目，涉及各种不同技巧、装备和水况。白水皮划艇比赛项目分类（见表 23.2）。白水皮划艇项目主要包括急流回旋赛、白水皮划艇赛和划艇自由式比赛；还包括橡皮艇漂流赛和皮划艇冲浪赛。一些划艇马拉松赛和海洋竞赛（冲浪）项目也会涉及白水赛道，根据路线或天气情况而定；但是，一般不会包括白水赛道。白水皮划艇运动通常是娱乐性质的，包括划船、体验白水和湍流河水等活动。一些桨手寻找 V 级和 VI 级急流，目的是体验从最极端、最具挑战性的急流上速降的感觉；可能包括瀑布和无人尝试过的或很少人尝试过的急流（见图 23.1）。

表 23.1　国际水域难度分级表

| 等级 | 定义 |
| --- | --- |
| I 级 | 低难度河流，流速缓慢，河道清晰。很少障碍物，皮划艇运动员几乎不需要锻炼就可以轻易避过。容易进行自救，游泳者的危险程度为轻微 |
| II 级 | 中低等难度急流，流速较快，河道清晰可见。急流宽直，训练过的皮划艇运动员可以轻易避过障碍物。团队协助虽然有帮助，不过很少需要用到。游泳者很少受伤 |
| III 级 | 中等难度急流，不规则波浪不易避开，水花可能会盖过皮划艇。快速穿过急流和避开障碍物时，需要使用复杂策略。通过训练，可以识别出河道流向，有助于更好地躲避大型波浪和障碍物。容易进行自救，团队协助可避免较长时间游泳 |
| IV 级 | 高难度急流，水流强劲有力。可能存在大型而不可避免的波浪，还会有陡峭或狭窄的水道，需要快速精准地进入回流区。在开始急流回旋之前（尤其是初次尝试此级别的急流时），必须侦查河道情况<br>有些障碍物和危险因素在河面以下，游泳的危险程度是较高，自救很难实现，团队援救是必要的。强烈建议熟练掌握滚翻技能，例如爱斯基摩翻滚（Eskimo roll），有助于降低等待救援的风险 |

（续表）

| 等级 | 定义 |
|---|---|
| V级 | 极高难度急流，极端漫长的、猛烈的急流，并且存在很多障碍物。特点是包含巨大落差水域，不可避免的波浪，洞和陡峭、复杂的瀑布；需要熟练和准确地操作装备（桨）。需要提前侦查河道，但是这个过程很困难。落水后游泳很危险，受伤率很高，甚至会死亡。团队援救是必要的，但是很困难，甚至对专家而言也难度很高 |
| VI级 | 极限难度急流，几乎未有人尝试在此等级水域划行。运动员受伤率很高。需要提前侦查河道。只允许专家级运动员在此水域划行 |

表 23.2　白水皮划艇运动比赛项目

| 项目 | 定义 |
|---|---|
| 急流回旋赛（见图 .23.2a） | 竞速比赛，航道上设有旗门，参赛者需要按规定顺序闯过所有旗门 |
| 花式技巧赛（见图 23.2b） | 参赛者使用一个水压器，完成各种花式动作和技巧。根据动作的难度系数和完成程度，进行打分 |
| 急流竞速赛 | 竞速比赛，分为拉力赛和冲刺赛 |
| 皮划艇冲浪赛 | 参赛者驾驶皮划艇冲浪，完成各种花式动作和技巧。根据动作的难度系数和完成程度，进行打分 |
| 漂流竞速赛 | 竞速比赛。比赛分为三个阶段赛程，每个阶段依次有 2（R2）、4（R4）、6（R6）名参赛者，结合三阶段比赛成绩决出冠军<br>赛程分别为：<br>①急流回旋赛：是一项竞速比赛，必须按规定顺序闯过所有旗门<br>②顺流而下的皮划艇比赛：长距离拉力赛<br>③一对一对抗赛：两只皮划艇在同一水域进行比赛 |

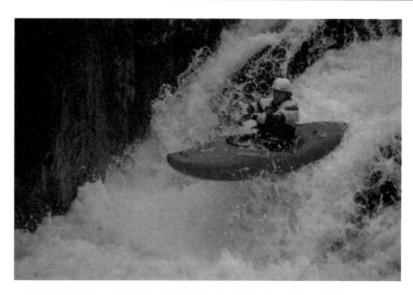

图 23.1　一位皮艇运动员，正在通过非常困难且具有挑战性的急流（照片由 Dale Mears 提供）

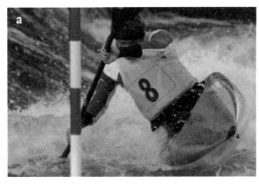
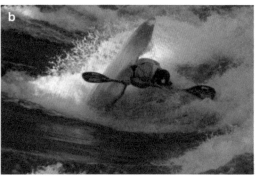

**图 23.2**　（a，b）白水皮划艇比赛现场情况。（a）一名参加急流回旋的皮艇运动员，正在绕过旗门。（b）一名花式技巧赛的皮艇运动员，正在表演花式动作（照片由 Dale Mears 提供）

### 23.1.3　皮划艇、装备及安全注意事项

根据皮划艇运动员经验程度不同，决定所用皮划艇的形状和大小。皮划艇外形狭长，有些甚至呈"V"形，具有更快速度，比如漂流竞速艇。皮划艇船身较短，容易操控，适合转向较多时使用。如今，皮划艇已经变得更轻，更结实。坚固的娱乐赛艇，使从瀑布和以前"无法航行"的河道上划下变得可能。在高等级急流（Ⅲ＋）航行时，皮划艇表面需要铺防水层或者携带气囊（气囊可以限制水进入皮划艇）；参与低等级急流（Ⅰ—Ⅱ）和现代漂流（见图 23.3）的初学者中，充气艇和坐舱式皮划艇越来越受欢迎，因为它们具有自动排水功能，意味着参与者身上可以保持干爽并且不会被水淹没。船桨的选择取决于比赛项目、运动员的身体素质和技术水平。直线竞速比赛参赛者，会选择较长，表面积较大的船桨。皮艇竞速运动员会控制船桨高角度（45～85°）入水，多会采用翼型船桨（"勺子"形，并且有一个向上的突起）。一些皮艇运动员使用曲柄船桨，目的是提高成绩和减少受伤风险，然而并没有证据支持。白水划桨手需要使用较长船桨，长度够长才能接触水面。在高流量河流航行时，船桨表面可以添加附加物（通常用金属框架），这样可以通过划桨推动皮划艇前进。

准备工作至关重要。使用适当装备，可以降低受伤风险，并且有助于处理已经发生的情况（例如翻船）。建议任何类型皮划艇参与者，都应该配备以下装备。

• 头盔：建议皮划艇运动员佩戴头盔( 如 CE EN 1985 )。在较陡、较浅的水域划行时，建议佩戴面部保护罩。

• 个人漂浮装置（PFDs）：提供至少 60 N 的浮力（在高难度级别的急流和高流量的河流进行皮划艇运动时，需要使用可以提供更多浮力的 PFDs ）。

• 热学性能良好的衣服—不论气温如何，山区河水温度通常很低（＜5℃）。在划行期间，需要穿能足够保暖／散热的衣服。潜水服在娱乐性白水漂流运动中很受欢迎，因为其热学性能良好、可以提供额外浮力，还可以有效避免撞击伤害。

• 投掷袋：由一条绳了和一个充气袋组成，用于营救游泳者，还可以又来建立机械优势系统。

• 刀具：携带绳索时，需要同时携带刀具。绳索缠绕时，必须迅速割开。

• 急救箱：

许多皮划艇组织（俱乐部，联合会等）都户提供详尽的皮划艇信息和相关培训。白

水皮划艇运动重要安全注意事项（见表 23.3）。

**表 23.3　白水皮划艇运动重要安全注意事项**

| |
|---|
| 了解个人能力极限 |
| 必须具备在野水中游泳的能力 |
| 拥有并学会使用（必要时）必备装备：个人漂浮装置（PFDs）或浮具，头盔，救援装备等 |
| 了解河流和天气情况 |
| 穿着适当的衣服 |
| 最好组队进行皮划艇运动 |
| 进行皮划艇运动之前，禁止吸毒和饮酒 |
| 了解翻船后的处理事项 |

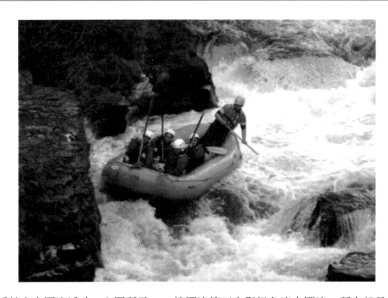

**图 23.3**　娱乐性白水漂流活动。上图所示，一艘漂流筏正在Ⅳ级急流中漂流，所有船员都安全地坐在漂流筏内。（照片由 Jon Best 提供）

### 23.1.4　白水皮划艇运动相关损伤和疾病

在白水皮划艇运动中发生事故和受伤的情况相对较少，但通常在复杂的环境中进行，一旦发生事故，后果可能非常严重。水下伤害（包括溺水、近似溺水和水下撞击伤）通常会危及生命，约占所有白水皮划艇运动损伤的 1/3。万幸的是，大多数损伤不会致命。溺水和淹没是造成致命伤害的最常见原因，通常发生在：

- 缺乏经验的桨手尝试超出他们专业水平的急流时。
- 在恶劣天气条件下。
- 在高水位条件下。
- 未穿戴或使用适当安全装备时。

过滤器缠绕脚部或全身、头部钝伤以及低体温症（与突然浸入冷水有关，会导致定向障碍、意识丧失），都会增加死亡风险。低体温症可能进一步导致过度通气，支气管痉挛，甚至心脏骤停。由于不能获得所有死亡者的真正死亡原因，因此尚不能确定溺水是致死的主要原因还是次要原因。媒体报道的死亡原因尤其不准确。

致命伤害较罕见，WW 划桨手的受伤率为 0.16～0.27（人数 / 年 /10 万人），白水皮划艇运动员的受伤率为 2.1（人数 / 年 /10 万人）。研究显示，所有白水皮划艇运动员的受伤率为 0.86（人数 / 年 /10 万人），与徒步旅行相似。

调查数据显示，每 1000 名皮划艇运动员中，会有 4.5 例娱乐性皮划艇参与者和皮艇运动员受伤，5.2 例急流回旋和皮艇比赛选手受伤。与其他户外冒险运动相比，受伤率与高山滑雪相似，但高于越野滑雪或帆板运动。据估计，娱乐性皮划艇运动中受伤率为 26.3 人 /10 万名参与者（需要医疗护理的人数）。另一个研究，报道了一个更低的受伤率，即 1.04～1.81 人 /10 万参与者（需要住院治疗人数）。与大多数运动一样，白水皮划艇运动员接触皮划艇时间越长，受伤率会越高；运动员在比赛中比训练时更容易受伤（在急流回旋比赛选手中，受伤率高出十倍）。

白水皮划艇运动员的损伤和疾病可分为急性伤害、慢性过度运动性损伤、环境伤害和相关疾病。大多数研究数据来自于自我报告，而不是临床诊出。现有文献表明，皮艇运动员和划艇运动员中，最容易受伤的部位是上半身。这并不奇怪，因为皮划艇运动主要是上半身的运动。白水漂流运动员的受伤情况与皮艇和划艇运动员有所不同，主要损伤部位为面部（33%）和下肢，膝盖（15%），肩部（6%）。

数据表明，42%～51% 的受伤皮艇 / 划艇运动员需要医疗护理。肩部是皮划艇运动员最常见的严重受伤部位。一项研究报告显示，肩关节脱位占所有损伤的 14%；另一项调查显示，15% 的优秀国际水平运动员都至少患过一次肩关节脱位。此外，超过一半的优秀急流回旋运动员都有肩部受伤史。

白水皮划艇运动员受伤情况，如下：
①皮划艇内—漂流损伤占所有损伤的 51% 和皮艇损伤占 87%。
②游泳时—漂流损伤占所有损伤的 40% 和皮艇损伤占 8%。
③陆上—占所有损伤的 5%～9%。

# 23.2 急性损伤

急性损伤是主要损伤类型，占划艇 / 皮艇所有损伤的 58%～62%。报告显示急性损伤中，最常见的损伤类型为扭伤 / 拉伤（占所有急性损伤的 26%）、撕裂伤（17%）和挫伤（17%）；而在竞技选手中，常见的损伤类型为扭伤（35%）和肌腱炎（20%）。一项调查显示，娱乐性白水划桨手与皮划艇运动员的急性损伤类型类似，如下：撕裂伤（33%）、拉伤和扭伤（23%）、骨折（23%）和挫伤 / 瘀伤（10%）。

### 23.2.1 皮划艇内损伤

皮划艇运动员的艇内受伤部位往往是在上半身，因为上半身是暴露最多的部位，所以是身体最脆弱的部位。运动员身体突然受到内力或外力作用时（例如，用力划水形成涡流时或用力保持船桨直立时），会导致肌肉超负荷和关节承受压力过大，从而引发肌肉拉伤或关节扭伤。拉伤/扭伤最容易发生的部位是肩部和下背部。运动员身体暴露部位与岩石发生碰撞，会导致撕裂伤、挫伤、擦伤和骨折。运动员在进行爱斯基摩翻滚（Eskimo roll，皮划艇划行时发生翻转，自行扶正）之前，身体保持直立或倒置时容易与岩石发生碰撞。进行白水漂流时，最常见的损伤类型是碰撞伤。与其他漂流筏相撞是造成碰撞伤最常见的原因（中间的漂流筏最危险）；如果划桨手握桨姿势不正确，船桨会松脱并撞上旁边的漂流筏，造成碰撞伤。常见的漂流损伤类型是面部划伤，挫伤，擦伤和牙齿损伤。皮划艇内也可能发生下肢损伤。例如，当划桨手被抛出座位时，脚会卡在水槽里，导致膝盖和脚踝受伤。皮艇迎头撞上障碍物会导致突然减速，扭伤脚踝。

如上所述，肩关节脱位是常见损伤类型；调查显示，15%的受访者都至少患过一次肩关节脱位。肩关节脱位通常后果严重，需要固定肩关节数周并且长时间不能划水。为避免翻船，运动员会进行剧烈地高位支撑，导致肱骨头前移，引发肩关节脱位或半脱位。高位支撑技术不好是造成肩关节脱位的原因（见图23.4）。肩关节外展外旋可使肱骨头脱离关节窝。肘部的伸展也会加重肩关节压力，从而增加肩关节脱位风险。高位支撑训练，要求减少肩部外展和外旋，保持肘部在肩部的前下方、手部在肘部前方和肘部弯曲。研究表明，女性皮划艇运动员肩关节脱位风险更大，因为女性肩部肌肉力量不足；但是，没有实际证据支持。

在V级、VI级急流划行和瀑布速降时，可能会发生其他极端伤害。此类伤害没有确实的科学报告证明，但许多个案报告和在线数据库（例如《美国江河漂流》）提供了一些证据。皮艇运动员在瀑布速降，会有脊椎损伤风险，包括脊椎压缩性骨折，是由于着陆时脊椎会受到高冲击力；特别是皮艇降落在平坦水面上时。脊椎损伤可能导致瘫痪。其他撞击伤还包括长骨和骨盆骨折、腹部/胸部创伤和头部损伤。因此，在进行瀑布速降时，必须有救援和医疗团队在现场。

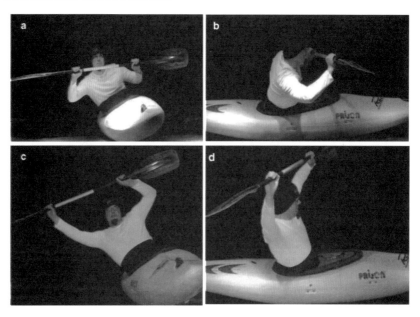

图23.4　良好的高位支撑技术（a、b）和差劲的高位支撑技术（c、d）；差劲的高位支撑技术会导致肩关节脱位

### 23.2.2 游泳损伤

湍急河流会导致漂流筏不稳定，导致翻船，划桨手会"掉出"漂流筏。划桨手需要先游向他们的漂流筏，因为漂流筏是一个很好的漂浮装置。划桨手从漂流筏上"掉出"时，会紧紧抓住周围绳索，可能会导致手部挫伤和擦伤，特别是手指和指甲周围。如果水流特别湍急，划桨手试图抓救生筏时可能会造成伤害，因为会对手腕、肘部和肩关节造成巨大压力，导致相关部位扭伤。

在湍流的河水中游泳后果通常很严重，游泳者在河水中控制能力有限，因此容易与岩石和其他障碍物发生碰撞。下肢的常见损伤类型包括撕裂伤、挫伤、擦伤和骨折。游泳过程中，下肢受伤风险很高，但是身体其他部位也有受伤风险。建议游泳者采用防御性游泳姿势，避免水下障碍物；如果不采取防御性游泳姿势，被困风险将会增加。被困的情况很少见，但后果很严重，往往发生在较浅的河流（齐腰深）或河流内有障碍物时（如树木、篱笆）。最常见的是足部被困；脚或脚踝被障碍物（例如树根或两块岩石之间）困住。水流力量不大，不能将被困住的身体移出来，需要救援。轻微夹持也会造成擦伤、挫伤、扭伤和骨折。极端情况下，水流力量很大，会造成溺水。被困后果非常严重，需要尽快救出受害者。救援时间越长，事故后果越严重。

### 23.2.3 陆地损伤

徒步往返河流，急流中穿梭，或者进行陆上救援时，都会增加划桨手脚踝扭伤、脚部受伤和摔倒的风险。河岸表面通常不平整、不稳定并且很滑，是潜在危险因素，特别是在运送船只和/或其他装备时。强烈建议穿抓地力强并且结实的鞋，但是通常划桨手不会穿。

救援过程中会有运动员抛出救生索，在绳索上打一个 90° 的结，可以减少绳索与手摩擦（见图 23.5），从而降低手部烧伤风险。"游泳者"抓住慢慢地往下游移动，也会减少绳子上的压力，从而减少绳子擦伤救援者和"游泳者"的风险。

在设置用于营救的机械装备时，例如固定艇，放绳索之前，必须检查所有螺丝钩和活扣是否紧紧扣牢。佩戴头盔时保持头部朝下，并让面部朝向没有任何装备的方向。任何装备受压破碎时，头盔可以避免碎片击中头部。在使用机械系统之前，需要告知白水运动安全注意事项，对进行专门救援培训。

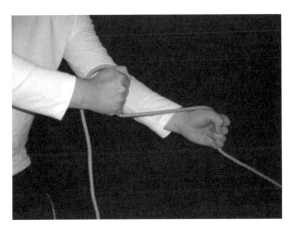

图 23.5　在绳索上打上绳结，可以减少绳索与手摩擦，从而降低手部烧伤风险

# 23.3 过度运动性损伤

慢性过度运动性损伤病例比急性损伤病例少，但是仍然比较常见，占皮划艇运动所有损伤的 25% ~ 40%。调查显示，20% 的漂流筏划桨手报告他们曾背痛过，持续时间超过一周；娱乐性漂流筏划桨手活动不频繁，过度运动性损伤发病不常见。心理压力因素会加重过度运动性损伤；因此，重要的是，运动员需要充分休息和恢复。

### 23.3.1 手、腕、前臂、肘部损伤

白水皮划艇运动中，运动员手部、手腕、前臂和肘部都容易受伤，因为力量会通过这些肌肉和关节传导。划桨动作，包括手紧握船桨，重复伸展和弯曲手腕。河流环境复杂时，需要保持划桨动作的稳定性。目前还没有研究能确定哪种类型船桨，更容易导致手腕和前臂的慢性损伤。

腕背伸肌腱鞘炎是皮划艇运动员常见的过度运动性损伤，主要发生在持桨手。腕背伸肌腱鞘炎是指手腕 / 前臂背部肌腱周围腱鞘发炎。据报道，腕背伸肌腱鞘炎是奥运皮划艇运动员最常见的损伤类型，在皮艇拉力赛运动员中也很常见。腱鞘炎发病率与河流情况和风况有关，与船桨入水角度无关。皮划艇运动员也会患腕管综合征、正中神经卡压（与屈肌肌腱过度增大有关）和腕屈肌腱腱鞘炎（与过度用力抓握船桨有关）。文献显示，皮划艇运动员还会患德奎尔万氏病（De Quervain 综合征），是指外展拇长肌和拇指伸肌处发生了腱鞘炎。

皮划艇运动员经常使用"J"字划水来保持航向，有患屈肌肌腱炎的风险；也会造成肘部损伤，尤其是内侧上髁炎，但是这种类型的过度运动性损伤很罕见。

在任何类型皮划艇中，运动员剧烈划水都会导致前臂外侧肌腔隙综合征；症状包括，剧烈运动前后，腕屈肌和外展肌会出现疼痛、肌肉紧张和组织间的腔隙间肿胀。前臂外侧肌腔隙综合征，症状明显，但为自限性疾病，运动员只要休息几分钟就可以恢复。比赛型桨手反复出现上述症状，可能会影响比赛表现。保守治疗包括划桨技术分析，确定前臂肌肉张力过大的主要原因，加强相关肌肉训练。然而，患者如果病情反复，则保守治疗无效，需行筋膜间室切开减压术，可减少运动期间肌肉张力。

### 23.3.2 肩部损伤

环境因素、内在因素和外在因素共同作用可导致肩旋转肌袖病变。划艇运动员和漂流筏划桨手，肩部会持续外展和内旋，会导致肱骨大结节与喙缘弓反复撞击（肩峰下撞击综合征），损伤冈上肌腱、肩峰下滑囊、喙肱韧带。皮艇运动员很少出现肩峰下撞击综合征，因为皮艇运动员很少垂直持桨，肩部很少会外展。据报道，肩峰下撞击综合征是一种继发性损伤；是肩峰锁骨骨刺撞击冈上肌的结果，不是肩峰下间隙体积减小导致的原发性撞击。肩部周围肌肉（例如肱二头肌和胸肌）也有拉伤风险，但是没有确实研究证明。

### 23.3.3 背部损伤

皮艇划手长时间在船上，重复且高强度的划桨动作，容易发生椎旁肌肉疲劳和腰骶

部劳损。皮划艇运动员样本研究显示（主要是在平地上），23%的皮艇运动员会出现背部疼痛、活动受限或感觉麻木。据报道，优秀比赛选手背部受伤率为20%～52%。背部损伤如果不及时治疗，后果会很严重；63名优秀比赛选手中，18%患有椎弓解离症，16%患有肌筋膜疼痛症，13%患有脊柱畸形。上述样本中主要是静水项目皮划艇选手，所以白水皮划艇选手的背部损伤程度尚不清楚。高强度训练或娱乐性皮划艇运动可能会导致严重的背部损伤，尤其是患者不清楚病情，且未接受治疗。皮划艇运动员背部受伤原因包括脊柱矢状面弯曲度增加和腘绳肌腱缩短。

大部分（77%）漂流筏划桨手有背痛病史，其中21%的划桨手背痛持续时间超过一周。据报道，5%～30%的普通人有背痛症状，其中只有7%为此请假；其他项目的皮划艇运动员背部受伤率为9%～29%。背部疼痛与手动操作有关，例如装卸装备。研究相关数据显示，将橡皮艇提起并扔到栈道上的过程中，背部会突然扭转，是造成背部疼痛的原因之一。

除了手动操作，河上训练也会导致漂流筏划桨手和划艇运动员背部疼痛。漂流筏划桨手和划艇运动员通常单侧划桨，划桨侧相关肌肉群会过度发育；背部脊柱旁肌长期不平衡，会导致脊柱侧弯。

### 23.3.4 盆腔及下肢损伤

长时间乘坐皮划艇可能会产生相关损伤。运动员的坐姿，以及坐着时旋转身体，可能会导致坐骨结节性滑囊炎和腘肌肌腱炎。奥运会皮划艇运动员和拉力赛运动员会长时间乘坐皮划艇，会引发坐骨神经痛。改变座椅高度，并不能有效减少坐骨神经痛发生率；根据人体工学涉及和改变座椅形状，有助于减少坐骨神经痛发病率。

漂流筏引导者脚部在漂流筏上的错误位置，可能会造成膝盖受伤。如果转弯时（例如撬桨或向内划扫时）将脚固定在一个位置（例如在座椅下或在漂流筏排水沟中），旋转力会作用在膝盖上，造成半月板损伤。运动员在训练中会发生膝盖受伤，但没有医学文献可以证实是否存在膝盖损伤风险。

# 23.4 环境相关性疾病

据报道，皮划艇参赛运动员中，1/3的损伤和疾病与环境因素有关。皮划艇运动员的常见疾病包括皮肤病和胃肠道疾病（与长时间接触河水有关）以及冷热损伤（与极端温度有关）。

在参加白水皮划艇运动时，运动员会长时间接触水或长时间穿着潮湿衣服，会有导致轻微皮肤感染。长时间穿着紧身装备，例如皮划艇专用夹克或速干衣，衣物与皮肤互相摩擦引起轻微皮肤刺激，导致毛囊炎。长期处于潮湿环境的皮肤和经常摩擦的皮肤部位（包括腹股沟和腋窝）容易受到真菌感染。除了定期清洁和保持干燥外，大多数皮肤状况不需要特殊处理。由于皮划艇运动员需要长期浸泡在水中，伤口更容易感染。皮划艇运动员聚集在一起会发生交叉污染，例如，漂流筏划桨手中爆发皮肤感染（金黄色葡萄球菌）。

外耳道接触污染河水会刺激外耳道，引发感染。研究显示，5% 的皮划艇运动员患中耳炎和外耳炎。皮划艇运动员外耳道反复接触冷水会导致外耳道外生骨疣（external auditory canal exostoses，EACE），也称为"冲浪耳"；外耳道骨壁鼓质过度增生，外耳道变狭窄，引起听力减退。据报道，EACE 病因可能与冷水刺激有关，例如在冰冷的河水中皮划艇翻船时，冷水灌入外耳道。接触河水次数越多，外耳道病情越严重。从事皮划艇运动 10 年或以上的 WW 皮划艇运动员中，超过 90% 的运动员患有 EACE。超过 2/3 外耳道阻塞时，称为严重 EACE，只在从事皮划艇运动 10 年或更长时间的运动员中出现。水上运动中 EACE 发病率高，而户外运动中几乎没有 EACE 发病；皮划艇运动员的 EACE 患病率（69.5%）明显高于攀岩运动员（1.7%）。虽然经过调查仅证实了皮艇运动员的 EACE 发病率很高；不可否认的是，其他白水运动参与者也会经常接触冷水，也有患 EACE 风险。建议避免浸入冷水，并使用耳塞保护外耳道，有助于降低 EACE 患病率。

两项调查显示，白水运动员中，有 65% 和 94% 的受调查运动员手部出现水疱，水疱是最常见的损伤。拇指根部最容易出现水疱。新手（没有形成老茧时）或使用新桨时，容易产生水疱。

### 23.4.1 感染和疾病

水中微生物感染，如大肠杆菌和其他病毒（例如诺瓦克病毒，Norwalk virus），会引发胃肠道疾病。白水皮划艇运动员经常接触河水，加上过度运动导致免疫力降低，胃肠道疾病发病率通常很高。调查发现，13% 的急流回旋运动员和 14% 的 Dusi 划艇马拉松选手有腹泻症状。

报道显示，白水皮划艇参赛选手中，有人患有贾第鞭毛虫病，蓝氏贾第鞭毛虫主要在消化道传播。虽然为肠道症状一般不严重，如腹泻和胀气加重，不会对健康构成严重威胁。如果胃肠道症状持续存在，需要使用抗生素治疗，以及提取粪便样本进行确诊。

钩端螺旋体病（Weil 病）是由感染致病性钩端螺旋体所引起。常见的传播途径是直接或间接接触动物尿液，特别是啮齿类动物，如鼠类。感染早期症状轻微，常见症状包括流感样症状和发烧。严重者会发展成 Weil 病，出现黄疸和出血症状，迅速导致多器官衰竭。英国每年大约出现 50 例 Weil 病，其中平均有 3 例死亡病例。血液生化检查是唯一确诊工具。及时使用抗生素（例如口服多西环素）治疗可以有效防止病情恶化。

优秀的皮划艇运动员（尤其是白水皮艇运动员）中上呼吸道感染患病率较高。调查显示，优秀的白水皮划艇运动员中，34% 患有上呼吸道感染，13% 患有鼻窦炎。

大雨会将污染物带入河水中，雨后进行皮划艇运动会增加感染和患病风险。但是，强降雨后的河流更适合进行皮划艇运动，所以许多人会选择雨后运动，更会增加感染和患病风险。经验丰富的皮划艇运动员在患病风险较低，可能是从事皮划艇运动时间越长，免疫力也会随之增强；或者因为他们与新手相比，较少翻船，浸入水中的概率更小。

### 23.4.2 冷热病

与其他户外活动一样，如果在寒冷天气时，运动员穿着热性能不足的衣服，则会发生低体温症。低体温症，症状包括颤抖（当体温低到一定程度时，颤抖反而会停止）和四肢麻木，神志冷漠、出现不合常理的举动、昏睡和言语含糊。确诊低体温症后，立即让运动员离开河水，确保患者身体干燥和外部取热。中暑和低体温症一样危险。中暑症状，包括神志不清、头痛、口渴、恶心、呼吸急促和肌肉痉挛，需要与低体温症识别。确诊中暑后，立即让运动员离开河水，转移至阴凉地方休息；适当脱去衣物，重新浸入冷水降温，并进行体外降温（例如喝冷饮或敷冰袋等）。需要提前调查运动场所环境情况并做好准备，例如携带毯子、饮品（冷热）、救生袋等装备。低体温症和中暑症状严重时，应及时住院治疗。

预防紫外线（UVR）也非常重要，沙子和水会反射紫外线，反射率分别高达 17% 和 100%。短时间暴露在紫外线下，会增加眼睛受损和晒伤的概率；长时间暴露，会增加皮肤癌患病风险。在山区河流进行皮划艇或漂流运动时更容易受到紫外线照射，因为海拔越高，紫外线（UVR）越强。

# 23.5 预防措施

皮划艇运动场所除了白水运动中心外，一般都位于偏远地区，很难提供急救或紧急援助。因此，预防很重要，因为在白水上出现事故和受伤情况时，很难立即实施急救。每个运动员都应该充分了解自身情况，必须具备足够的技能和身体素质来应对紧急情况。如果不熟悉准备挑战的河道状况时，运动员应该请教专家或与专家组对划行。团队中应该有一名合格的急救员，并配备必要装备，包括完整且在有效期内的急救箱、饮品、食物、备用衣物和备用桨。

### 23.5.1 白水运动中事故及损伤事件减少

预防措施旨在提高皮划艇运动员的适应力和 / 或减少外部压力。装备在使用前应做好维护工作和功能检查。除了选择合适的装备，还应对皮划艇运动员进行安全教育，有助于将所有的损伤和疾病风险，包括对疾病（例如 Weil 病）以及特定危险区域（例如低水头类拦水坝）的认识。在拦水坝速降造成了许多人死亡或濒临淹死，拦水坝看似是一个危险程度不高的区域，但当划桨手试图速降时，陷入快速回旋水域（阻止波），划桨手会被拉出皮划艇。在拦水坝附近增加警告标志牌数量和可见性，有助于预防相关事故进一步发生。

大部分漂流损伤发生在漂流筏内，其中 1/3 损伤发生在面部区域。限漂流筏上人数，并在漂流筏上设置护栏，有助于降低撞击损伤风险（大部分碰撞事件发生在划桨手之间或划桨手与装备之间）。但是划桨手人数减少，会影响漂流筏动力；例如，漂流筏的动力和重量减少后，被更容易被阻止波阻挡。面罩会降低能见度，增加翻船时被困风险，造成更危险后果。在皮划艇活动或比赛开始前，划桨手必须具备完成相应赛程的技术和体能。例如，皮划艇拉力赛运动员在比赛前几周进行了高强度训练（＞每周 100 km），可以降低腱鞘炎发病风险。此外，从事所有类别比赛的皮划艇运动员，都应该进行力量训练，来加强关节和肌肉韧带的稳定性，特别需要训练肩胛、肩关节肌群以及核心肌群。专项力量训练可以提高身体高危部位肌肉弹力。除了专项力量训练外，还需要掌握正确划桨技术，有助于保持肩关节稳定性。在追求有高难度急流前，应该掌握高水平皮划艇相关技巧。

皮划艇运动员应定期接受健康检查，包括普通身体（健康状况）检查和运动机能学（肌肉骨骼）检查。运动员还需要及时检查身体状况和生物力学不良改变（肌肉不平衡），并采取治疗。根据个人情况，制定个性化康复训练方案；康复性训练，是通过特定体能动作训练纠正功能性缺陷、肌肉不平衡、不良姿势或相关关节问题，从而降低损伤风险。康复性训练过程中会减少皮划艇运动以及其他活动，直到生物力学不良改变得到解决。据报道，康复性训练有助于降低肩关节脱位风险；但没有确切证据支持这一观点。尽管缺乏相关研究证明，但普遍认为康复性训练可以降低损伤风险；只适用于优秀皮划艇运动员。仔细监测整个赛季的训练负荷，保证训练（运动强度和运动量）系统性，有助于预防过度运动性损伤。

握桨时过度用力、划桨技术不佳（例如手腕过度弯曲或伸展）会导致前臂受伤。应训练前臂肌肉群，以降低前臂受伤风险。改变船桨入水位置，例如，减少船桨与艇的纵轴线夹角，可以降低受伤风险。调查发现，13% 的受访皮划艇运动员（$n = 41$）减少了船桨与艇的纵轴线夹角，从而减轻了手腕不适程度；73% 的运动员尝试后表示手腕不适程度有所减轻。

手动操作，例如装卸装备等，都会导致腰部疼痛。减少手动操作数量，例如更多地使用个人装备或机械系统（例如升降机），都有助于降低下背部受伤风险。

### 23.5.2 疾病治疗

养成良好的卫生习惯，于白水皮划艇运动结束后以及进食和饮水前，做好清洗工作。需要去偏远地区时，应携带便携式肥皂；做好卫生清洁，有助于降低运动员肠胃疾病患病率。进行比赛或普通活动时，若出现传染病病例，需及时隔离，有助于降低疾病传播风险。研究发现，使用益生菌有助于预防腹泻发生，并可以缩短病程。佩戴耳塞可以防止外耳道接触污染河水，帮助预防中耳炎和外耳炎；还可以预防外耳道外生骨疣的发病。使用防水的防晒霜和佩戴太阳镜，可以保护皮肤及视网膜免受紫外线照射。如果长时间处在强光照射环境中，需要补涂防晒霜。

## 23.6 治疗与康复

皮划艇运动员在偏远河流发生事故时，往往不能及时获得治疗。因此，团队中至少要有 1 名成员接受过急救训练，以便应对紧急情况。为防止事故升级，应先将受伤者转移到远离水的安全环境中。转移至安全环境后，立即实施急救。若出现更严重损伤时（例如脱臼和骨折），需要立即就医治疗。治疗紧急程度取决于患者具体情况。住院治疗时，就应采取标准治疗原则进行相关治疗。皮划艇运动相关损伤和疾病的常见治疗方案（见表 23.4）。

皮划艇运动员必须在完全康复后，再开始进行皮划艇运动。过早开始正常运动，会导致疾病复发或恶化。因此，必须认真履行康复方案。肌肉或骨骼受伤后，早期康复性训练的首要目标是恢复正常皮划艇运动。康复性训练包括柔韧性训练和力量训练，有助于维持身体灵活性，减少关节粘连和身体僵硬程度。随着身体机能慢慢恢复，训练强度随之增加，以恢复体力和身体机能。对于皮划艇运动员来说，核心肌肉群和肩部肌肉的康复性训练很重要。无论是否完成康复性训练，有些损伤（特别是肩关节脱位），复发率很高。

表 23.4　皮划艇运动相关损伤和疾病的常见治疗方案

| 损伤 / 疾病 | 治疗方案 |
| --- | --- |
| 擦伤和撕裂伤 | 需要清洗和包扎伤口<br>需要进行创面灌洗术，缝合和输抗生素时，应该住院治疗 |
| 骨折 | 应采用骨折治疗标准原则<br>如果出现感觉异常，脉搏消失和皮肤畸形（皮肤隆起），应先进行紧急处理，再住院治疗 |
| 肌肉拉伤 | 应采用 RICE 治疗法（休息 rest，冰敷 Ice，压迫 compression，抬高 elevation）<br>必要时可服用止痛药，常用的止痛药是扑热息痛，不良反应相对较小，不会损伤组织 |
| 关节脱位 | 适当固定关节，必要时可以使用镇痛药<br>应根据具体情况决定是否需要立即实施关节复位术；还是妥善固定后再就医<br>必要时需要住院治疗<br>根据关节脱位严重程度，决定是否还需要行再复位手术 |
| 肩部慢性损伤 | 早期治疗包括休息和服用非甾体抗炎药（NSAIDs）<br>必要时行超声引导下肩关节注射介入治疗，还应继续进行物理治疗<br>若以上治疗方式无效，可考虑手术治疗 |
| 肘部，腕部，前臂相关肌腱病变 | 早期治疗包括采用 RICE 治疗法和服用非甾体抗炎药<br>还可以局部注射麻醉剂和皮质类固醇<br>痛点可注射自体血浆和富血小板血浆进行治疗<br>现在很少进行手术治疗；若以上治疗方式无效，可考虑手术治疗 |
| 水疱 | 应该保持局部清洁<br>怀疑感染时，需及早切开引流<br>胶带包扎可以减轻疼痛；包扎好后，可以正常进行皮划艇运动 |
| 皮肤感染 | 可在皮肤感染部位局部使用抗生素软膏或抗真菌软膏<br>如果皮肤感染面积很大，需要口服药物治疗 |
| 胃肠道疾病 | 需要保持口腔湿润<br>症状尚未消退时，需要清淡饮食，例如按照 BRAT 食谱（香蕉 banana、米饭 rice、苹果 apple 和吐司 toast）进食<br>症状持续不愈时，应及时就医 |

## 23.7　结束语

　　白水皮划艇运动场所环境因素复杂，本身就很容易导致损伤和疾病发生。运动员受伤情况不多见；然而，在极端环境中可能会发生致命损伤。皮划艇运动员常见受伤部位是上肢，相比之下，漂流筏划桨手常见受伤部位是面部和下肢。常见损伤类型为急性创伤，包括扭伤、拉伤和撕裂伤。肩关节脱位最常见。慢性损伤常见部位为手腕、前臂和背部，常见类型为肌腱炎、扭伤 / 拉伤。运动员休息不充分、技术不过硬和握桨过度用力可能是造成损伤的主要原因。大多数损伤治疗后还会痊愈；但是，必须完成相关治疗和康复性训练，才能减少伤害复发或恶化风险。运动员最好能学习皮划艇相关知识和佩戴专用装备（例如 PFD 和专用头盔），以降低受伤风险。在皮划艇运动 / 比赛开始前，必须做好充分的准备工作。

## 参考文献

［1］O' Hare D, Chalmers D, Arnold NA, et al. Mortality and morbidity in white water rafting in New Zealand [J]. Inj Control Saf Promot. 2002,9(3): 193−198.

［2］Whisman SA, Hollenhorst SJ. Injuries in commercial whitewater rafting [J]. Clin J Sport Med. 1999,9(1): 18−23.

［3］.Wittstein J, Moorman CT, Levin LS. Endoscopic compartment release for chronic exertional compartment syndrome [J]. J Surg Orthop Adv. 2008,17(2):119−121.

［4］Bigliani LU, Levine WN. Current concepts review− subacromial impingement syndrome [J]. J Bone Joint Surg. 1997,79(12):1854−1868.

［5］Harrison DE, Colloca CJ, Harrison DD, et al. Anterior thoracic posture increases thoracolumbar disc loading [J]. Eur Spine J. 2005,14(3): 234−242.

［6］Jones MA, Stratton G, Reilly T, et al. Biological risk indicators for recurrent non−specific low back pain in adolescents [J]. Br J Sports Med. 2005,39(3): 137−140.

［7］Lopez−Minarro PA, Rodr í guez−Garc í a PL. Comparison of sagittal spinal curvatures and hamstring muscle extensibility among young elite paddlers and non− athletes[J]. Int Sport Med J. 2010,11(2):301−312.

［8］Carmont M, Baruch M, Burnett C,et al, Harrison Injuries sustained during marathon kayak competition: the devizes to Westminster race [J]. Br J Sports Med. 2004,38:650−653.

［9］Powell C. Injuries and medical conditions among kay− akers paddling in the sea environment [J]. Wilderness Environ Med. 2009,20(4):327−334.

［10］Cooper A, Tong R, Neil R,et al. External auditory canal exostoses in white water kayakers [J]. Br J Sports Med. 2010,44(2):144−147.

［11］Boland M, Sayers G, Coleman T, et al. A cluster of leptospirosis cases in canoeists following a competition on the River Liffey [J]. Epidemiol Infect. 2004,132(2):195−200.

［12］Lee JV, Dawson SR, Ward S, et al. Bacteriophages are a better indicator of illness rates than bacteria amongst users of a white water course fed by a lowland river [J]. Water Sci Technol. 1997,35(11−12):165−170.

［13］Blumthaler M, Ambach W, Ellinger R. Increase in solar UV radiation with altitude [J]. J Photochem Photobio. 1997,39(2):130−134.

［14］Pearce P. Prehabilitation: preparing young athletes for sports [J]. Curr Sports Med Rep.

2006,5(3):155.

［15］Marteau P, Seksik P, Jian R. Probiotics and intestinal health effects: a clinical perspective[J]. Br J Nutr. 2002,88(S1):51−57.

［16］Paoloni JA, Orchard JW. The use of therapeutic medications for soft−tissue injuries in sports medicine [J]. Med J. 2005,183(7):384.

［17］Connell DA, Ali KE, Ahmad M, et al. Ultrasound−guided autologous blood injection for tennis elbow [J]. Skeletal Radiol. 2006,35(6): 371−377.

［18］Mishra A, Pavelko T. Treatment of chronic elbow tendinosis with buffered platelet−rich plasma. Am J Sports Med. 2006,34(11):1774−1778.

# 24 尾波滑水医学

Karsten Knobloch

## 24.1 尾波滑水

尾波滑水分为船拖滑水和索道滑水。船拖滑水，由快艇牵引（图 24.1 和 24.2），滑手站在尾波板上完成一些动作；索道滑水，由一套专门的"滑轮"系统为滑手在水面提供动力。

滑手跟在快艇产生的尾浪后面（因此得名"尾波滑水"），或是在坡道上滑水。滑手会表演各种技巧，比如旋转或翻转，有些技巧需要借助平衡杆完成，平衡杆是一个横杆，帮助滑手保持身体平衡。尾波滑水首选训练水域是湖泊、河流或内陆水域。尾波滑水是近年刚刚兴起并迅速发展的一项水上运动。

拥有 8200 万人口的德国，目前估计约有 2 万名滑水运动员，全国各地安装了 50 台牵引装备。2014 年，美国滑水运动员人数约为 312.5 万人。本章重点介绍了尾波滑水相关损伤（急性损伤和过度运动性损伤）和疾病。

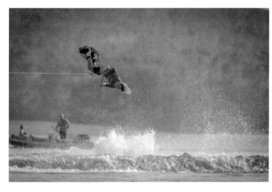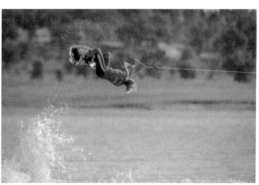

**图 24.1 和 24.2** Giorgia Gregorio 在进行船拖滑水运动（照片由 Ricardo Pinto 提供）

### 24.1.1 装备
牵引快艇配备滑水架，一般由厚壁不锈钢管或铝管构成，牵引点放置在水面以上约

K. Knobloch
德国，汉诺威市 30159，海里格街 3 号
体育实践项目
电子邮箱：professor.knobloch@sportpraxis—knobloch.de ； http：//www.sportpraxis—knobloch.de

2 m 处。滑手单手或双手握着三角架，三角架每边长约 32 cm，牵引绳长度一般为 20 ～ 25 m，比普通滑水所用的牵引绳更硬；尾波滑水牵引绳生有伸缩性，紧绷的牵引绳有助于运动员获得更大的活动空间，可以更好地控制空中动作（例如翻转和旋转）。在索道滑水比赛中，运动员由一根长约 20 米的牵引绳拉着，牵引角度为 10 ～ 70°，滑行速度为 30 km/h。尾波板通常由玻璃纤维制成，内芯材料一般为蜂窝状泡沫、木材或树脂。根据滑手的喜好和表演技巧类型，选择尾鳍形状和位置：表演特殊技巧时或是在索道滑水场时，滑手一般会选择无鳍尾波板。大多数尾波板可以双向滑行：左脚和右脚都可以在前，滑手表演自由式空中技巧动作时，可以获得最大限度的行动自由。尾波滑水鞋通常固定在尾波板上，呈长筒靴型，表面有可调节的皮带，鞋带或鞋扣。

## 24.2 急性损伤

尾波滑水运动中会发生严重的急性损伤，甚至导致死亡：据报道，死亡原因通常为头部外伤引发的硬膜下血肿，钝性心脏损伤引发的心室游离壁破裂。 2004 年，Carson 对美国尾波滑水相关损伤情况进行了研究，报告显示，56 名骨科医生共报告了 122 例相关损伤案例，其中 21% 是骨折，主要骨折部位是胸腰椎、股骨、胫骨、跟骨和肋骨。骨折一般是由于滑手空中摔下后重重地落在水面上造成的：除了快艇或索道提供的牵引力外，跳跃和空中技巧动作会导致滑手急停或产生额外的旋转力，使得滑手更容易。几乎所有损伤都是滑手直体落水或扭转状态落水造成的，而不是与码头、漂浮物或船只等障碍物发生碰撞的结果。

Baker 等利用全美电子伤害监测系统（ National Electronic Injury Surveillance System, NEISS ）对美国尾波滑水相关损伤数据进行了研究，结果显示，2000—2007 年间大约发生了 18 967 起损伤事件，受伤率为 0.81 （人数 /10 万人）；还发现，2000—2007 年间尾波滑水的受伤率增加了一倍多。最容易受伤的年龄段为青春期晚期到早期成年，随着年龄增长，受伤率会下降，原因可能是尾波滑水在年轻人中更流行。研究还发现调查期间，年轻滑手数量下降了 33%，但受伤率始终保持相对稳定：Baker 等人得出结论，尾波滑水是一项危险的极限运动，继续从事尾波滑水的滑手是一群不计后果的人。研究显示，头部和颈部损伤占所有尾波滑水损伤的 47.9% ：常见损伤类型为撕裂伤（51.3%）和脑震荡（24.9%）；髋部和下肢损伤占 26.5%，常见损伤类型为拉伤和扭伤（57.3%），以及骨折（21.3%）；肩部 / 上肢损伤和躯干损伤分别占 14.8% 和 10.6%，肩部常见损伤类型为肩关节脱位（33.7%）。

Patzer 等进行了一项关于索道尾波滑水的前瞻性研究，共有 122 名尾波滑水运动员参与，结果显示，进行尾波滑水训练时受伤率为 32 （人数 /1000 小时）：若仅考虑需要医疗护理的受伤病例，受伤率为 12 （人数 /1000 小时）。据报道，277 例受伤病例中，108 例（39%）接受了药物治疗。最常见的受伤部位为膝关节、肩关节、头部，多数为轻伤，轻度损伤占 61%，极重度损伤占 15%，重度损伤占 14%，中重度损伤占 10%。船拖滑水比索道滑水更危险，产生的受伤情况更严重，可能与水面上存在不可避免的干扰物有关，如船首波或自然障碍物。索道滑水中，最常发生受伤的动作是旋转跳越人工障碍物后在水面着陆。运动员技术水平越高，受伤率越高；受伤率增高与技术水平高的运动员会进行的旋转跳跃等高难度动作有关。体重和身高增加，受伤率也随之增加；受伤率与尾波板相关因素无关，例如板长、板芯结构和制造商等因素。

### 24.2.1 头部损伤

Hostetler 等对 95 名受伤运动员进行了描述性研究，结果显示，最常见的尾波滑水受伤部位是头部，29% 的运动员均有头部受伤。相反的是，普通划水运动员的头部受伤率最小（4.3%）。与普通滑水运动员相比，尾波滑水运动员更容易出现脑外伤（占所有损伤的 12.5%）。尾波划水运动员最常见的损伤类型为撕裂伤（占所有损伤类型的31.1%），主要受损部位为是面部（占所有损伤部位的 59.6%）。头部损伤多见于初学者，主要表现为面中部挫伤和撕裂伤；索道滑水中常会发生头部损伤。尾波滑水板相关损伤研究报道了许多鼓膜破裂病例；尾波板边缘抓水后突然停止，导致运动员落水，如果运动员落水时头部朝向一侧，会导致外耳道内压力急剧升高，强气压会冲击鼓膜，导致鼓膜破裂。

2000 年，中国报告了一例硬膜下血肿病例，患者为一名 14 岁男子尾波划水运动员：颅内出血可能是尾波滑水中产生的加速力、减速力和旋转力共同作用的结果。Carson 也报道了一例硬膜下血肿病例，患者为一名 21 岁男子尾波滑水运动员，在进行翻转动作时不幸落水，头部撞击水面后形成了硬膜下血肿。Fridley 等人最近报道了一例特殊受伤事件，患者右侧颈内动脉夹层导致急性缺血性中风，缺血部位为右侧基底神经节和内囊；患者在水面高速旋转时突然减速后落水，使得头部和颈部发生挥鞭伤，最终导致急性缺血性中风。

### 24.2.2 肩部损伤

Carson 研究了 122 例骨科损伤病例，前交叉韧带（ACL）撕裂伤是最常见的损伤类型，其次是肩关节脱位（占所有骨科损伤的 14.7%）。Patzer 等对索道滑水损伤事件进行了系列研究，发现专业尾波划水运动员很少发生肩部受伤，相关肩部受伤案例如下：一例肩部脱臼案例，落水所致；六例肱二头肌长头肌腱损伤，一例肱二头肌肌腱撕裂伤（肩关节上盂唇损伤，SLAP lesion），三例肩袖损伤，一例撕裂肱骨大结节撕裂性骨折。Lim 等报道了一例胸骨和锁骨骨折事件，患者为一位 32 岁中国男子尾波划水运动员，骨折导致胸大肌回缩了约 5 厘米：该运动员急速下落时，右肩被迫外展和外旋。相关文献报道了 200 例胸骨和锁骨骨折事件，相较之下不太常见：但是经常会被误诊；因此，需要知道的是，运动员不慎落水时容易发生胸骨和锁骨骨折。相关研究还报道了两例肱二头肌近端闭合性肌腱断裂病例。

### 24.2.3 手腕和手部损伤

一份病例报告报道了一例急性正中神经损伤事件，牵引绳索缠绕导致正中神经损伤。一名中级男子尾波滑水运动员，具有 12 个月尾波滑水经验，在德国最大的环形索道滑水场地（索道滑水设备安装在一个湖上）进行训练，当滑行速度达到 40 km/h，索道绳索突然缠绕在一起，导致设备骤停；该运动员坠入湖中，他的驱干和手也被索道绳索缠绕，无法挣脱，当设备忽然恢复运行时，他的手腕仍困在绳索中，这个状态下以40 km/h 的速度被拖行了湖面上四分之一的航程，手腕被绳索长时间缠绕，导致手上正中神经支配区麻木：手腕掌面有一处 0.5 cm × 5 cm 的裂伤。手术室内测量前臂背侧室压和尺屈肌掌侧室压均正常，分别为 16 mmHg 和 19 mmHg。绳索缠绕损伤 72 小时后，正中神经出现充血，中度水肿症状，腕管处出现血肿，符合正中神经损伤诊断。正中神经掌支周围形成明显血肿，行血肿清除术。检查尺神经，未发现明显损伤和血肿迹象。患者在经历急性腕管综合征伴正中神经损伤 72 h 后行手术，术后 1 天，手部感觉功能恢复，但正中神经掌支配的大鱼迹处皮肤依然存在感觉障碍。术后 5 天，患者顺利出院。

索道划水中，上述损伤事件（手腕被绳索缠绕后造成的正中神经损伤）很常见。一名 55 岁英国男子在担任业余尾波滑水教练期间，右手遭遇外伤后截肢。该教练当时在水中，正在帮助一名新手解开缠绕手腕的绳索。这时，水上摩托（Jet Ski）驾驶员大声问大家是否准备好出发了（符合水上摩托标准操作规范），教练回答"不（no）"，但是驾驶员错听为"出发（go）"，于是启动了水上摩托。牵引绳索瞬间收紧，于手腕处切断了前臂。手部落入了大海，不可收回，因此不能进行断手再植手术。伤者是一名体力劳动者，这对他的日常生活产生了重大影响。按照污染伤口处理原则，进行一期清创和延迟闭合。

### 24.2.4 膝盖损伤

Carson 研究显示，前十字韧带撕裂伤（anterior cruciate ligament tears，ACL tears）占所有骨科损伤的 31%（$n = 38$）。Patzer 等的索道滑水系列研究显示，膝关节损伤以扭伤为主（$n = 77$）；也有 3 例 ACL 断裂和 1 例膝关节脱位，伴有前交叉韧带和后交叉韧带撕裂和血管损伤。最常见的膝盖损伤类型是膝盖扭伤；运动员进行尾波滑水时，双脚通过靴式鞋紧紧地固定在尾波板上，跳跃后不慎落水时，容易发生膝盖扭伤。尾波板表面积比较大，板面活动时会产生杠杆作用，从而增加旋转力，使得内外安全带拉紧，导致半月板和交叉韧带损伤，有时会合并膝关节脱位。Starr 和 Sanders 对 123 名业余和职业尾波滑水运动员进行了描述性流行病学研究，发现 ACL 损伤率为 42.3%：虽然 ACL 损伤率可能会受低回应率（7.22%）和选择偏倚的影响，因为患有 ACL 损伤的运动员会更积极地参与调查。

患有 ACL 损伤的运动员中，专业 / 高级运动员有 14 人（26.9%），中级运动员有 35 人（67.3%），初级运动员有 3 人（5.8%）。值得关注的是，从事尾波滑水的时间与 ACL 损伤率之间并不是正相关关系。患有 ACL 撕裂伤的运动员平均每周从事尾波滑水的时间为 8.20 小时，而没有患有 ACL 撕裂伤的运动员平均每周从事尾波滑水的时间为 8.78 小时。研究显示，导致 ACL 损伤的主要原因不是旋转力，而是作用于膝盖的轴向压力。与之前的高山滑雪情况相似，ACL 损伤数据表明，技能水平较高的运动员患 ACL 撕裂伤的风险较低，即使没有进行减少 ACL 损伤的针对性训练。研究还显示，运动员过硬的技能水平、体能素质，以及较好的身体协调性和肌肉平衡性可以起到预防 ACL 损伤的作用。

### 24.2.5 踝关节和足部损伤

Hosteltler 等研究表明，踝关节和足部损伤分别占所有尾波滑水运动相关损伤的 8.2%（$n = 393$）和 6.3%（$n = 307$）；其他研究显示，踝关节主要损伤类型为扭伤、韧带断裂和骨折。与风筝冲浪相比，尾波滑水运动中的脚踝损伤事件相对较少，可能与足部固定于尾波板上有关：不利的是，由于小腿和尾波板之间的固定连接，反而会导致膝盖受伤风险增加；有利的事，降低了足部和脚踝受伤风险。据报道，任何情况下都可能发生一种特殊损伤类型——距骨外侧突骨折（LPT）。距骨外侧突骨折在普通人群中很少发生，约占踝关节骨折的1%，单板滑雪运动员中的发病率大约是普通人的15倍，因此称为"滑雪板骨折"。尾波滑水和单板滑雪中，导致距骨外侧突骨折的机制很相似，都与作用于踝关节的轴向压力、背向弯曲力和旋转力有关。大约40%的距骨外侧突骨折在初次诊断时容易漏诊，因此在诊断尾波滑水运动伤者时，应考虑到距骨外侧突骨折发生的可能性：事实上，作者强调了提高对距骨外侧突骨折的认识。

## 24.3 过度运动型损伤

### 24.3.1 髌骨肌腱病变

除了上文所述的外伤性急性损伤外，尾波滑水中也会发生过度运动性损伤。一名16岁尾波划水运动员，主诉膝前疼痛，着陆时疼痛会加剧。他的训练计划为每周训练5～7次，每次持续2～3小时。检查显示，髌骨尖点疼痛最剧烈，还伴有一定程度的膝关节积液。能量多普勒超声结果显示（power Doppler ultrasound），在髌下脂肪垫（又称Hoffa脂肪垫，the Hoffa fat pad）和近端髌骨肌腱上可见血流信号（形成了新生血管）（见如图24.2），没有肌腱断裂或鞘内血肿迹象。

使用体外冲击波治疗仪（ESWT，extracorporeal shockwave therapy）和Storz发散状体外冲击波治疗仪（Storz Ultra device）和低强度激光治疗仪（辐照度904nm）作用于膝盖，使用能量多普勒引导向膝盖内注射硬化剂（聚多卡醇），以及进行离心收缩训练（见图24.3），患者膝前疼痛显著降低，两个疗程之后，这位患者可以逐渐开始进行尾波滑水训练，频率为每周一次。

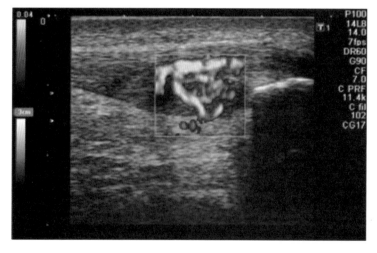

**图24.2** 功率多普勒超声结果显示患者存在髌骨肌腱病变，髌骨肌腱明显增厚，近端髌骨肌腱可见血流信号

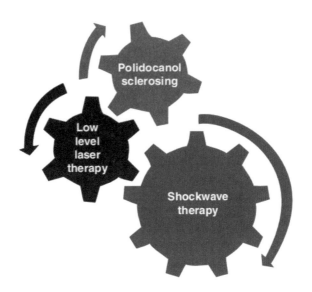

**图 24.3** 使用体外冲击波治疗仪（ESWT）、低强度激光治疗仪（辐照度 904nm），以及用能量多普勒引导向膝盖内注射硬化剂（聚多卡醇）来共同治疗尾波滑水运动员的髌骨肌腱病变

### 24.3.2 其他肌腱病变

除髌骨肌腱病变外，还有过度运动导致的其他肌腱病变：主要包括与股四头肌肌腱病变、胫骨内侧的鹅足肌肌腱病变或外侧的髂胫束肌腱病变。这些肌腱病变的治疗方案与上述治疗方案相似，包括使用体外冲击波治疗仪（ESWT）、低强度激光治疗仪（LLLT）和向膝盖内注射硬化剂。

# 24.4 相关疾病

### 24.4.1 晒伤和皮肤癌

紫外线辐射（UV）是非黑色素瘤和黑色素瘤的重要致病因素。户外运动员接受的紫外线辐射剂量更大，来源包括直接照射和水面反射。大型流行病学研究表明，在海滩上进行休闲活动或水上运动期间会接受大量紫外线，从而增加基底细胞癌患病风险；据报道，从事滑雪运动会增加鳞状细胞癌患病风险。研究显示，长时间户外运动的人，身上黑色素细胞痣和晒斑数量更多，这类人是黑色素瘤和非黑色素瘤的高危人群；黑色素细胞痣和晒斑可能会癌变，转变为黑色素瘤。作者认为，尾波滑水运动员会长时间暴露在阳光下，应做好适当保护措施，例如避免在强日光下进行训练和比赛、穿着合适的防晒衣和涂抹防水防晒霜等。

### 24.4.2 水带来的感染

根据地理位置不同，水上运动可能会导致不同的传染病。原发性阿米巴脑膜炎（PAM）是是由福氏纳格里阿米巴引起的神经系统感染性疾病，致死率很高；福氏纳格里阿米巴多见于美国南部地区。原发性阿米巴脑膜炎预防策略包括公共卫生教育和矫正相关行为；淡水中进行尾波滑水更容易原发性阿米巴脑膜炎，应该避免在淡水中从事尾波滑水。

# 24.5 预防措施

减少受伤风险的专项训练，是预防损伤的重要措施。特别是，当运动员试图训练复杂动作时，应循序渐进地训练，先在陆地上演练，然后再尝试在尾波板上实践，有助于避免尾波板的杠杆作用。增强体能、提高身体协调性、本体感知能力和肌肉平衡性也能起到预防作用。预防膝关节过度运动性损伤，可以进行离心训练（例如让运动员站在25°倾斜板上），以降低运动员髌骨肌腱损伤风险。坡道建设过程中，考虑到运动员的滑行轨迹，应该建设较长、较平的起跳坡道，有助于提高安全着陆的可能性。索道划水相关损伤的预防措施主要包括跳跃训练、技巧训练以及设置适当的障碍物和坡道。为防止出现严重损伤事件，例如索道划水中绳索拉紧后导致手部截肢，必须考虑相关预防措施。还需要考虑尾波板等相关装备的问题。尾波滑行中，当一只脚脱离尾波板时会使尾波板瞬间不受控制，产生所谓的杠杆作用，所以需要设置一个绑带可释放机制。如今，绑带快速释放机制已经形成，当尾波板受力不均时绑带可以快速解开，允许同时释放双脚。强烈建议运动员使用背部保护装置；在其他建设性预防意见提出之前，有必要进一步评估头盔的实际防护效果。头盔不能防护尾波滑水中产生的旋转力或减速力；但是，头盔会增加头部横向面积，从而增加头部区域在水中的阻力，从而产生减速力，起到一定保护作用。在进行微博滑水训练之前，运动员绝对禁止饮酒和吸毒，会导致运动员的反应力、平衡性和协调能力降低。最后，在预防晒伤和皮肤癌方面，运动员在进行尾波滑水等此类户外运动期间，应该穿着防晒衣和涂抹防水防晒霜。

**参考文献**

［1］Su JW, Lim CH, Tan JL, et al. Wakeboarding –related water impact trauma as a cause of fatal cardiac rupture [J]. J Thorac Cardiovasc Surg. 2007,134(2):506–507.

［2］4.Baker JI, Griffin R, Brauneis PF, Rue LW, McGwin A comparison of wakeboard–, water skiing–, and tubing–related injuries in the United States, 2000– 2007 [J]. J Sports Sci Med. 2010,9(1):92–97.

［3］5.Hostetler SG, Hostetler TL, Smith GA, et al. Characteristics of water skiing–related and wakeboarding–related injuries treated in emergency departments in the  United  States, 2001–2003 [J].  Am J Sports Med. 2005,33:1065–1070.

［4］.Chia JK, Goh KY, Chan C. An unusual case of traumatic intracranial hemorrhage caused by wakeboarding [J]. Pediatr Neurosurg. 2000,32(6):291–294.

［5］Fridley J, Mackey J, Hampton C, Duckworth E, Bershad E. Internal carotid artery dissection and stroke associated with wakeboarding [J]. J Clin Neurosci. 2011,18:1260–

1261.

[6] Pascual–Garrido C, Swanson BL,et al. Closed proximal muscle rupture of the biceps brachii in wakeboarders [J]. Knee Surg Sports Traumatol Arthrosc. 2012,20(6):1019–1021.

[7] 11.Knobloch K, Gohritz A, Altintas MA, et al. A wakeboarding injury presented as acute carpal syndrome and median nerve contusion after wrist strangulation: a case report[J]. Cases J. 2009,2(1):100.

[8] Woodacre T, Marshall M. Unusual presentation of more common disease/injury: traumatic hand amputation while wakeboarding [J]. Emerg Med J. 2011,28(10): 896–897.

[9] Starr HM, Sanders B. Anterior cruciate ligament inju– ries in wakeboarding: prevalence and observations on injury mechanism [J]. Sports Health. 2012,4(4):328–332.

[10] Funk J, Srinivasan S, Crandall J. Snowboarder's talus fractures experimentally produced by eversion ad dor– siflexion [J]. Am J Sports Med. 2003,31(6):921–928.

[11] Moehrle M. Outdoor sports and skin cancer [J]. Clin Dermatol. 2008,26(1):12–15.

[12] Diaz J. Seasonal primary amebic meningoencephalitis (PAM) in the south: summertime is PAM time [J]. J La State Med Soc. 2012,164(3):148–150.

[13] Young MA, Cook JL, Purdam CR, et al, Alfredson Eccentric decline squat protocol offers superior results at 12 months compared with traditional eccentric protocol for patellar tendinopathy in volleyball players [J]. Br J Sports Med. 2005,29(2):102–105.

[14] Purdam CR, Jonsson P, Alfredson H,et al. A pilot study of the eccentric decline squat in the management of painful chronic patellar tendinopathy [J]. Br J Sports Med. 2004,38(4):395–397.

# 25 极限水肺潜水医学

Simon J. Mitchell 和 David J. Doolette

## 25.1 内容介绍

携带自给式潜水呼吸器（scuba, self-contained underwater breathing apparatus）进行潜水是一种很受欢迎的娱乐活动。潜水参与者年龄层跨度很大（从儿童到老年人），男女都有。现在，水肺潜水运动有一套完整的产业链，例如有完善的专业水肺潜水培训机构可以提供入门级和高水平的潜水培训课程，还有大量水肺潜水相关装备制造商以及相关旅行社可以提供水肺潜水相关旅游路线。绝大多数业余潜水员会使用一个内含压缩空气的潜水气瓶进行短距离切较浅水域的潜水，参加所谓的"水下观光"。大多数业余潜水员都计划在潜水过程中中进行一些娱乐活动，比如捕捞海鲜或摄影。

还有一些小型"极限"潜水员小组，小组成员具备先进潜水技术（通常称为"技术潜水"），可以探索更深的海域或是在水下停留更长时间（或同事弯沉以上两个项目）。技术潜水涉及的技术与职业深海潜水（用于商业或军事）涉及的技术有相似之处，也有一些重要区别。商业潜水的潜水深度与技术潜水的潜水深度差不多，潜水员通常需要在干燥的船舱中生活数周，船舱内压力接近水下作业深度的水压。商业潜水员需要乘坐加压潜水钟往返于工作地点，在进行水下作业时，潜水员仍然需要通过一条脐带式管缆与潜水钟相连，潜水钟可以通过脐带式管缆向潜水员提供呼吸气体、热量、电力和通讯。潜水员在水下作业结束后回到海面时，由于在水下（高气压）停留时间过长，回到水面（常压）过程中，因上浮（减压）幅度过大、速度过快，有产生潜水减压症的风险。商业潜水作为娱乐活动来说是非常昂贵的，技术潜水员通常进行所谓的"邦司潜水"（又称为非饱和深度潜水，BounceDive）——是一种在极短时间内快速完成，以便将减压时间降至最低的潜水方式；技术潜水员总会使用自给式潜水呼吸器。猎雷潜水员在进行反

S. J. Mitchell
新西兰，奥克兰
奥克兰大学，麻醉系
电子邮箱：sj.mitchell@auckland.ac.nz

D.J. Doolette
美国，佛罗里达州，巴拿马市
海军实验潜水队

水雷作战时也会使用自给式潜水呼吸器，与技术潜水员装备相似。但是两者不同的是，猎雷潜水员需要尽可能缩短在水中雷区的时间，而技术潜水员则希望在水下停留尽可能多的时间。

本章主要介绍了技术潜水的方法和挑战，首先介绍了潜水的水下环境特征，以及每个潜水类型概况并进行了对比；随后又简述了传统休闲潜水概况。

## 25.2 水下环境特征及面临的挑战

从事任何形式的潜水运动都要浸泡在水下，水是一种致密且导热系数很高的介质，潜水员在水中无法呼吸且会很冷，因为水下环境容易受到海浪和电流影响。这些水下环境特征会对潜水运动造成影响，大多数潜水导致的生理反应都与下降和上浮过程中的水压变化有关。海水深度每增加 10.13 米，环境压力（$P_{amb}$）就会增加 1atm（1atm 为 1 个标准大气压，101.3 kPa）。因此，潜水员下潜至 10 米深（米）时，环境压力大约是 2 个标准大气压（atm abs），1 个大气压来自水面上的大气空气，1 个大气压来自潜水员上方的水的重量。同样地，潜水员下潜至 20 米深（米）时，环境压力大约是 3 个标准大气压（atm abs）；潜水员下潜至 30 米深（米）时，环境压力大约是 4 个标准大气压（atm abs）。"标准"大气压与"表压"不同，"表压"是以大气压力为基准，显示大于或小于大气压力的那部分压力；潜水运动中通常使用"表压"，例如，以环境压力相当于海水水柱高度，作为潜水深度。环境压力增加对潜水员的影响可以细分为压力对可压缩性空腔的影响和压力对气体成分的影响。

### 25.2.1 压力对潜水员的影响（气体压胀）

对可压缩性空腔的影响潜水员体内有几个自然空腔，这些空腔能感受到下降和上浮过程中的压力变化。最重要的体内空腔是中耳腔，耳部通过咽鼓管与肺部呼吸道相连，下潜深度变化时，咽鼓管打开有助于达到耳压平衡。瓦尔萨尔瓦动作（"Valsalva" manoeuvre）是最普遍的耳压平衡方法，需要在下潜前进行，但在上浮时耳压会被动平衡。耳压不平衡可导致气压性损伤，即鼓膜后出现积液或出血，甚至导致鼓膜穿孔。鼻窦腔也会受气压差的影响，但是潜水员一般情况下不用专门去做压力平衡，因为空气可以经鼻窦开口自由出入，以维持鼻窦内与外界气压的平衡。

肺部也容易受气压差的影响，当携带潜水呼吸器（内含压缩气体）下潜时，虽然环境压力会增加，潜水呼吸器会自动向肺部补充气体。然而，在上浮过程中气体会困在肺内（或肺的一部分），加上环境压力会减少时，肺内气体膨胀会导致肺组织过度膨胀，进而引发气胸、纵隔气肿；膨胀气体还会进入肺静脉（见图 25.1），引起全身性空气栓塞，沿着体循环气体栓子会导致大脑等脆弱器官发生栓塞。

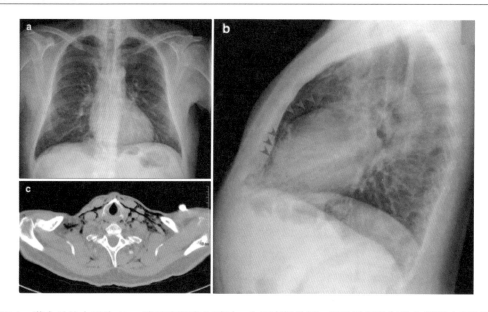

图 25.1　潜水员从水下约 40 m 处迅速迅速上浮时，由于声门关闭，导致纵隔肺气肿和颈部皮下气肿。图 A，B 为肺部平片，图 C 为肺部 CT 片。图 B 中箭头所指区域显示纵隔内气体（图片由 Feletti 博士提供）

### 25.2.2 压力对气体消耗量和气体成分的影响（分压效应）

环境压力变化时，携带自给式潜水呼吸器可以为潜水员提供气体；因此当潜水员下潜深度更大时，环境压力与气体密度成正比。这表示两个含义：第一，呼吸做功增加，将在本章后面进一步讨论；第二，环境压力增加时，空气密度会增加，空气体积会缩小，所以气体消耗速度也与环境压力成正比。例如，在 30 米（相当于 4 个标准大气压）时，潜水员气体消耗天速度可能是在 10 米（相当于 2 个标准大气压）时的两倍，是在水面（1 个标准大气压）时的四倍。

环境压力升高时，氧气和氮气的分压会随之增加；按质量计算，用于呼吸的空气中含有氮气 78%，氧气 21%。两种情况都可能会导致严重后果。

压力增高时，氧分压随之增高会毫无征兆地引发神经症性易激惹症和癫痫发作，通常称为"脑型氧中毒"。"脑型氧中毒"后果很严重，潜水员水下失去意识后会导致溺水。氧中毒的具体发病机制尚不清楚，已知的是 $PO_2$（$P_iO_2$）分压越高、持续时间越长，氧中毒风险越高。普遍认为 $P_iO_2$ 为 1.3 个标准大气压时相对安全，即使长期保持这一压力也没有危险，但现在还没有明确的 $P_iO_2$ 安全阈值。下面将进一步讨论相关问题。根据上文所述，下潜深度小于 52 米，控制 $P_iO_2$ 在 1.3 个标准大气压，可以有效地限制呼吸气体用量（当环境压力为 6.2 atm abs 时，呼吸气体中的 $P_iO_2$ 为 $6.2 \times 0.21 = 1.3$ atm）。

压力增高时，氮分压随之增高会产生麻醉作用，通常称为"氮麻醉"；$P_iN_2$ 越高，"氮麻醉"症状越严重。下潜深度大于 30 米（环境压力为 4 atm abs）时，会出现"氮麻醉"症状；但在较低的下潜深度也可能会出现症状。但现在还没有明确的 $P_iN_2$ 安全阈值，但普遍认为下潜深度超过 50 米时，会出现"氮麻醉"症状。"氮麻醉"会导致潜水员出现认知障碍，从而引发事故。

根据亨利定律（Henry's law）所示，环境压力越高时，气体在人体血液和组织中溶解度也越大。上浮过程中，气体的溶解度也随之减小，这时溶解在人体的氮气会迅速形成小气泡，这些气泡可能出现在血管内（首先出现在静脉系统，因为氮气气泡进入肺组织后，随后"流入"静脉血），或者出现在组织内部。根据气泡聚集部位和密度的不同会导致不同症状，统称为"潜水减压症"（decompression sickness，DCS），包括"弯曲症"（the bends）。潜水员上岸后，常规采用超声方法检测静脉中气泡情况（静脉气体栓子，VGE），但不会导致潜水减压症。大量证据表明，存在心房右向左分流的潜水员（例如卵圆孔未闭）在患有"潜水减压症"后，更容易出现神经症状，意味着静脉气体栓子进入了动脉，会导致更严重的后果。

血管内外形成气泡的致病机制很多，包括直接机械作用、微血管阻塞和凝血激活，还有其他复杂的炎症过程。"潜水减压症"的病理生理学很复杂，本章未进行相关描述；其他文章中有详细介绍。"潜水减压症"包括不严重的症状（例如疲劳、皮疹、疼痛）和严重的症状（例如瘫痪、心肺衰竭）。

## 25.3 休闲水肺潜水

休闲水肺潜水时，潜水员最常使用的是自给式潜水呼吸器，配备一个气瓶，气瓶内含有压缩气体；调节器（Regulator）装置可以把气瓶中的压缩气体转化成可供人体正常呼吸的压力，在环境压力变化时也可以给潜水员提供气体。潜水员呼出废气排入水中。潜水员还需要配备潜水面镜（保障潜水员视线）和蛙鞋（帮助潜水员水下移动）；在温和水域潜水时，通常需要穿着具有热防护作用的湿式潜水衣或干式潜水装。大多数潜水员还会佩戴浮力调整装置（BCD），实际上是一个可充气装置，向其中充气（或放气），从而增加（或减少）浮力。如图 25.2 所示，一名穿着典型水肺装置的潜水员。

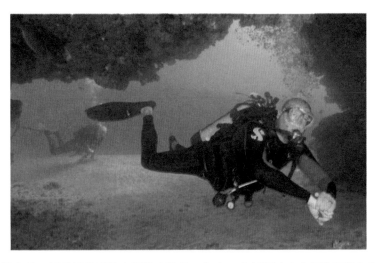

**图 25.2** 一位潜水员，佩戴了典型的水肺潜水装备；包含一个气瓶（内含压缩气体）和开放式调节器（可以将呼出气体排入水中）

　　休闲水肺潜水是一种"免减压"潜水。也就是说，潜水员在进行休闲潜水时，进入组织的氮气量有限，由此，潜水员可以直接上浮到水面（速度不超过9米/分）。如果潜水的时间/深度超过了所谓的"免减压极限"，则潜水员必须在上浮过程中进行停止减压，由于肺需要一定时间才能排出气体，所以需要停留更多的时间来消除组织内气体。大多数潜水员都携带一台潜水电脑，包括一个计时器、一个压力传感器、一个微处理器和一个输出屏幕；在上浮过程中，电脑会不断计算减压方案，需要停止减压时，通知潜水员应该在该深度停留多长时间。如果减压时间不足够时，则计算机将计算出在上浮过程中需要进行减压的高度。为避免进行停止减压，以及其他相关因素，休闲水肺潜水培训机构通常将40米作为水肺潜水的最大深度。

　　尽管上文介绍了休闲水肺潜水中存在的严峻挑战，但总的来说，休闲水肺潜水是一项相对安全的运动。根据潜水教练专业协会（Professional Association of Diving coaching）的数据库资料显示，经过训练的潜水员从事水肺潜水时的死亡率为0.5（人/10万次水肺潜水活动）。未经过训练的潜水员从事水肺潜水时的死亡率为2（人/10万次水肺潜水活动），减压病发病率为10（次/10万次水肺潜水活动）。

# 25.4 技术潜水

　　从事"技术潜水"的人数相对较少；"技术潜水"是一种"极限"水肺潜水，下潜深度和（或）潜水时间都超过了休闲水肺潜水范围，目的是探索深海沉船或洞穴。进行技术潜水时，潜水衣一般都会下潜至水下约90米，有些潜水员甚至可以下潜到水下300米。有些技术潜水员在探索洞穴时，潜水时间达到了12小时。

　　综上所述，从事技术潜水（潜水员下潜深度更深，潜水持续时间更长）需要注意的事项，包括：

（1）减少高分压下的氮麻醉作用。

（2）减少高分压下氧气的毒性作用。

（3）控制吸入气体密度。

（4）尽快减压，同时降低减压病风险。

（5）进行长时间潜水时，需要携带足够气体。

（6）保障工作很复杂，包括气体供应和地面支持，以及佩戴足够的热防护装备。

### 25.4.1 潜水所用混合气体：氦气的关键作用

　　潜水时使用含氦气的混合气体，可以帮助解决氮麻醉作用、氧气的毒性作用和减压病。氦气是一种轻惰性气体，在分压升高时不会产生麻醉作用。因此，在潜水所用气体中用氦气代替一部分氮气，可以改善麻醉作用和气体密度问题。如今，潜水员通常使用"trimix"气体：氧气、氦气和氮气的混合物。技术潜水员使用的气体，氧气、氦气和氮气具有特殊比例。例如，"trimix 8 : 60"是由8%的氧气和60%的氦气组成，剩余为氮气（32%）。

　　氦气很少能完全取代氮气，原因如下：其一，是氦气成本比较高。循环呼吸器可以回收呼出气体，处理后可以再利用，可以降低成本；在使用开放式潜水呼吸器时（所有呼出的气体都排入水中），会使用纯氧和氦气混合物（Heliox），成本非常高。此外，一些减压模型会通过延长减压时间来减少高浓度氦气的使用；虽然这样做可能没有必要，但是许多潜水员在设计潜水用混合气体时还是会考虑这个因素。潜水员下潜至 150 米时，吸入含有氮气的混合气体有助于改善高压神经综合征（HPNS）。高压神经综合征症状包括运动障碍（例如震颤）和认知障碍；致病机制可能是高分压氮溶入神经元细胞膜内，可使其增厚，能改善其麻醉效应；确切致病机制尚不清楚。

潜水员需要根据下潜深度、潜水持续时间进行计算和改变压缩气体比例，还应该考虑氧分压安全阈值（不会引发氧中毒）以及氮分压安全阈值（不会引发氮麻醉）。例如，潜水员需要下潜至水下 90 米（压力为 10 个标准大气压）时，首先需要确定混合气体中应该包含多少氧气。潜水员通常会尽可能增加氧气比例，因为吸入更多氧气意味着吸入了更少惰性气体，会降低减压病风险。假设环境压力为 1.3 atm 时，$P_iO_2$ 安全阈值为：

$$混合气体中氧气的理想含量 = 1.3\ atm \div 10\ atm\ abs = 0.13$$

因此，混合物气体中应该含有 13% 的氧气，可以保证潜水员在水下 90 米中正常呼吸。

第二个需要确定的是混合气体中氮气的含量。需要根据潜水员可承受的氮麻醉程度来确定，通过与空中潜水的氮麻醉程度来"校准"。因此，假设一名潜水员水下 40 米进行空气潜水时，记录出现的氮麻醉时的 $PN_2$ 水平，这个 $PN_2$ 与技术潜水到达最深处时所需的 $PN_2$ 一致。这个计算很容易，通过将空气中氮的比例（0.78）乘以水下 40 米处的环境压力（环境压力为 5 个标准大气压），得到 $PN_2$ 为 3.95 atm。因此：

$$混合气体中氮气的理想含量 = 3.95\ atm \div 10\ atm\ abs = 0.4$$

因此，Trimix 混合气体中应含有 40% 的氮气。上述计算方法中假定不会出现氧中毒情况；另一种计算方法是，假定氧气和氮气的麻醉性效力相等，两种计算方法之间误差很小。计算 Trimix 混合气体中氧气（$FO_2$）和氮气（$FN_2$）的理想含量后，剩余组分为氦气（FHe），因此：

$$混合气体中氦气的理想含量 = 1 - FN_2（0.4）- FO_2（0.13）= 0.47$$

经过上述计算，得出 trimix 混合气体中各组分含量，分别为 13% 的氧气，47% 的氦气和 40% 的氮气，即 trimix13 : 47。在这种算法中，经常会忽略另一个参数——目标深度的气体密度。随着气体密度的增加，二氧化碳滞留的风险也在增加，也会导致严重后果。因此，需要排除高碳酸血症的危险因素，其中气体密度是一个；但在气体密度上限方面并达成没有明确共识。对气体浓度为 8 g/L 的设备进行测试时，有时会提到这个数字，但最近（迄今尚未公布）的数据表明，在浓度为 6.2 g/L 左右，二氧化碳保留率存在风险拐点。在 1.0 atm abs 下，给定氧 1.43、氮 1.25、氦 0.18 等密度（g/L），根据 Pamb 的比例和调整，可以很容易地计算出目标深度处的气体密度。气体密度为 8 g/L 时，对装备进行测试，见上图所示；最近（迄今尚未公布）的数据表明，气体密度为 6.2 g/L 时，二氧化碳滞留风险会发生变化。如果给定环境压力为 1.0 atm abs，则根据混合气体中的气体比例很容易计算处目标深度处的气体密度（g/L）：氧 1.43、氮 1.25 和氦 0.18。根据上述计算方法，在水下 90 米（环境压力为 10 个标准法气压）时，trimix 13 ： 47 的气体密度为 7.7 g/L。为了将气体密度调整为 6.2 g/L，可以将混合物气体比例调整为 trimix 13 ： 60。极本章后面详细讨论了技巧潜水两个重点内容，其中一个就是相关的呼吸生理学。

### 25.4.2 尽快减压，同时降低减压病风险

深海潜水时更需要进行减压（在上浮过程中需要停止减压），是技术潜水中一大公认难题，不仅在底部减压，还需要在上浮过程中花费更多的时间来减压。减压会造成身体上和精神上的双重负担，特别是还需要面对深海环境中的多种挑战，例如寒冷、波浪、水流和黑暗等因素。在保持 DCS 发病风险较低的同时，可以尽量减少减压时间。

加速减压过程的普遍方法是增加吸入气体中的氧气比例；下潜深度的增加时（环境压力随之增加），这时需要将 $PiO_2$ 维持在一个安全值上。吸入高浓度氧气会增加气体压力差，有助于惰性气体从组织扩散到肺泡，从而加速惰性气体的排出。许多情况下，潜水员下潜深度较浅时，会减少呼吸气体中的氦气比例或不添加氦气；较浅水域的氦气密度较低，并且氦气没有麻醉性。这样也会降低气体成本，特别是在开放性呼吸系统中。此外，把氦气换成氮气，也可以加速减压过程。因此，潜水员在减压过程经常吸入所谓的"硝基"混合气体。"硝基"混合气体就是氧气和氮气的混合物，其中氧气含量比空气中的氧气含量高。这些混合气体都以氧气含量来命名的（nitrox 32 就是氧气含量为 32%，氮气含量为 68%）。举个例子，潜水员上浮至水下 30 米处时（$P_1O_2$ 值为 1.3 atm），会将吸入气体类型转 nitrox32。上浮过程中，混合气体中氧气比例会逐渐增加，最终在水下 3 米处进行停止减压时，吸入气体为纯氧（100%）（$P_1O_2$ 也为 1.3 atm）。

### 25.4.3 携带大量气体或者延长气体供应时间

深海潜水时必须进行减压过程，极限潜水员必须携带更多气体，或是寻找一种延长气体供应的方法。如果潜水员携带开放式潜水呼吸器时，意味着要携带多个气瓶（见图 25.3）；一般情况下，初级潜水员会要携带更多气瓶，以便在"主潜水"时使用。进行技术潜水时，潜水员需要准确计划深海潜水和（或）长距离潜水时所需要的气体量，本章不作详细描述。

过去 10 年中，技术潜水领域最重要的进展是循环呼吸器的使用，有助于减少气体消耗。循环呼吸器是一个闭合回路，包含一个单向阀门、一个或多个反肺（纯氧气瓶）和一个二氧化碳吸附桶，用于维持循环气体量和适当的 PO2。循环呼吸器是根据氧分压的维持方式进行分类，本章将不详细赘述。应用最普遍的是全自动密封闭式循环呼吸器（ECCR）。图 25.4 所示为 ECCR 代表性配置（简化版），图 25.5 所示为潜水员佩戴 ECCR 的状态。

ECCR 应用过程，潜水员排出的 $CO_2$ 进入二氧化碳吸附桶，被 $CO_2$ 吸收剂吸收，然后从纯氧气瓶获得氧气。单向阀门保障气体不断在呼吸回路内单向循环流动。循环呼吸器中还包含三个电燃料电池，本质上就是氧电池，产生的电压值与氧浓度成正比。根据已知的氧分压进行校准，三个电燃料电池的平均输出量就代表呼吸回路内的氧分压，由微处理器持续监控。潜水员需要设定一个目标 $P_1O_2$（PO2 "设定点"），当氧气消耗至氧分压低于这个目标值时，微处理器会打开电子阀门，让氧气进入呼吸回路，以保证呼吸回路内的氧分压可以稳定在目标值附近。通常设定水面氧分压目标值为 0.7 atm，下潜开始后会提高目标值（例如设定为 1.3 atm）。

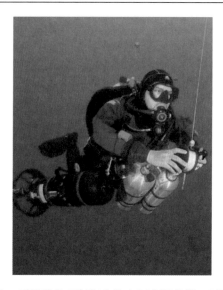

**图 25.3** 技术潜水员减压停止。呼吸器的双气瓶上装有两个调节器，两级气缸夹在安全带上，潜水员正通过其中一个气缸中呼吸。使用线轮系上在水面布置的浮标，以便水面船只在潜水员自由漂浮减压期间进行跟踪。注意未使用的推进器（照片由 A. Hagberg 提供）

下潜过程中，环境压力增加，加入"稀释"气体后呼吸回路内体积保持不变。因为反肺内是压缩气体，潜水员吸气后呼吸回路内将产生负压。需要打开阀门加入"稀释"气体（见图 25.4），添加"稀释"气体的目的是保障呼吸回路内的气体体积。出于安全考虑，"稀释"气体内通常需要含有一定比例的氧气，以保证"稀释"气体也可用于呼吸；当下潜至最深处时，需要调低氧气比例，使其低于预设的氧分压目标值。潜水员下潜至水下 50 米时，设定氧分压目标值为 1.3 atm，可用空气作为"稀释"气体。水下 50 米（环境压力为 6 atm abs × 0.21 = 1.26 atm）处，设定氧气比例为 0.21，可以维持呼吸回路内氧分压为 1.3 atm；下潜深度较浅时，需要提高呼吸回路内氧气比例，使氧分压维持在 1.3 atm。此时，潜水员会使用一种氮氧混合气体，其中氧气和氮气比例会随深度变化而变化，以维持呼吸回路内氧分压。从事深海潜水时，"稀释"气体（通常为 Trimix 混合气体）的选择原则与上文所述的混合气体选择原则基本相同。

显然，循环呼吸器的优点是可以回收呼出气体，从而不需要添加氦气等昂贵气体。事实上，下潜到更深的水域时，就不可以只使用"稀释"气体，只要从那时起没有上下变化的深度。与开放式潜水呼吸器相比，循环呼吸器的气体消耗量不会随深度变化而变化，气体的绝对使用量也较小。

循环呼吸器的另一个优点是吸入气体更安全；吸入气体内氧气比例较高，可以最大限度地减少吸入惰性气体，加速减压过程。潜水员使用开放式潜水呼吸器时，只有在下潜到一定深度时，才能提高氧气比例。根据上文所述，氧分压维持在 1.3 atm 是安全的；那么在水下 40 米处进行减压，最佳吸入气体类型是 nitrox 32。当上浮至较浅深度时，氧分压下降，可以降低吸入气体中氧气比例（此时，nitrox 32 不再是最佳选择）。相比之下，ECCR 中氧气比例较高，在上浮过程中，维持氧分压在 1.3 atm。

全自动密封闭式循环呼吸器的其他优点还包括吸入气体更加湿润温暖，几乎不会产生气泡。缺点包括使用过程较复杂，价格昂贵，装备需要频繁维护，容错率较低，故障率较高。其中，氧电池寿命有限且不可预测，是消耗性的装备。氧电池相关数据不准确是导致许多事故的根本原因。为避免上述潜在危险，循环呼吸器需要打开通路以获取外部气体，保证可以在水下任何深度进行减压（通常称为"紧急救援"）。救援气体的获取方式与开放式潜水呼吸器非常相似。尽管预防措施比较完备，但粗略估计，使用循环呼吸器进行时的死亡率比使用开放式潜水呼吸器时的死亡率更高（可能高出一个数量级），这一结果并不意外。

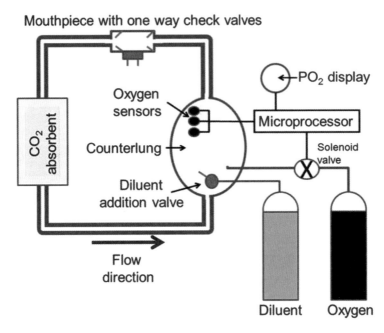

**图 25.4** ECCR 代表性配置示意图。为了更清楚的显示，氧气传感器被描述为位于反肺中，但事实并非如此。详细解释请见正文

### 25.4.4 技术潜水后勤保障

由于技术潜水危险性很高，后勤保障工作较为复杂。深海沉船通常位于开阔的海洋底部；当天气情况很恶劣时，需要大型船只提供安全可靠的海面支持。还需要配备精确的全球定位系统和测深设备，才能精确地将铅垂线瞄准沉船方向；另外，最好能组团探索深海沉船。潜水员通常会沿着铅垂线上浮下潜；进行深海潜水时，在固定深度设置横杆减压站，帮助潜水员精确地停留在该深度进行加压，同一减压站可以容纳多个潜水员见（图 25.5）。但是，如果遭遇强洋流时，减压过程会变复杂，因为水面船只会移动，潜水员需要从未锚定的水面船只上进入海中；潜水员不必逆着上升流去抓减压站处横杆，只需顺着上升流上浮，在水面标志浮标的指引下完成减压。为了提高安全性，团队需要进行角色分工，分别负责海底工作和后勤工作。海底工作包括探索沉船，协助地面后勤支援，帮助潜水员减压和将海底情况传达给水上人员。海底工作需要满足所有发展需要。

探索深长的海底洞穴时，后勤工作会面临一系列的挑战。在进行长距离潜水时，需要使用电池驱动的水中推进器，用来逐步深入洞穴和在新区域铺设引导绳。随着下潜深度增加，在进一步"推进"洞穴之前，有必要逐步增加气体供应。在这种情况下，潜水

员可以把自己安排成一个大的团队，每个人都有特定的角色。带队跳水运动员做长推。设置潜水器可能需要在潜水前放置气体，并支持潜水员在主潜水器减压期间访问主潜水器，这与深海沉船潜水一样，可以满足任何开发需求，并将信息传递到水面。在一些主要的洞穴穿透中，辅助潜水员甚至可以在水下设置干燥的栖息地（比如一个上下颠倒的充满空气的雨水池），在那里，领队潜水员可以在压力下离开水，以便休息、吃饭、喝水和热身。

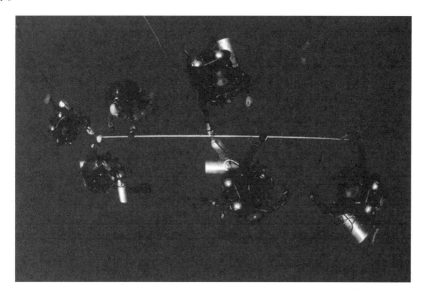

**图 25.5** 减压站上潜水员佩戴 ECCR 的状态。注意所有潜水员携带的开放式潜水呼吸器"应急"气瓶

在沉船和洞穴环境中，有许多后勤方面的考虑，这是至关重要的，但在这里讨论太多。这些包括热保护和温度管理、水化和营养、天然气后勤、医疗支持和疏散计划。从这个讨论中应该很明显，仅仅训练上面描述的技术潜水方法只是成为一个探索性技术潜水员的过程的开始。

### 25.4.5 目前技术潜水范围

技术潜水和主流休闲潜水之间的界限是流动的，因为技术潜水方法和设备被采用并成为休闲潜水的一部分。现在很难想象，但是在 20 世纪 90 年代初，氮的使用，目前被认为是休闲潜水的"主流"，被认为是高度技术性的，并遭到休闲潜水行业的强烈反对。在可能被证明是类似的发展，目前有计划发展和促进简化闭路呼吸器的主流娱乐潜水。

开环式和换气式三混合潜水最大可达 90 米，下潜时间为 30 ~ 60 分钟，代表了典型技术潜水的当前状态。几家专门从事这类潜水训练的培训机构和几家大型娱乐培训机构也进入了这一市场。深度记录潜水（现在在开路设备上超过 300 米）通常需要从最大深度立即上浮。然而，技术潜水员正在进行有目的的超过 200 米淡水（mfw）的洞穴勘探潜水，海底时间很长。最近一个值得注意的例子是对新西兰皮尔斯复活洞穴系统的探索，达到了 221 个 mfw。此外，现在正在进行一些持续时间很长的潜水，以便远距离探索洞穴。其中最引人注目的是佛罗里达州北部的伍德维尔喀斯特平原项目。该小组在瓦库拉斯普林斯进行了长达 7.9 kg 的勘探，平均深度为 80 mfw，需要 11 小时的海底时间，然后需要 16 小时的减压。

随着技术潜水员的不断发展界限越来越深，越来越长，许多生理上的挑战被推到了聚光灯下，往往是因为相关的事故。本章最后将更详细地讨论这两项挑战：深海潜水对呼吸系统的影响以及深海减压的相关问题。

### 25.4.6 深水潜水的呼吸挑战

在水下环境中呼吸总是需要比在水面呼吸更大的工作量来实现肺通气。这一增加的工作有多个潜在的贡献者。

（1）水下呼吸器的使用会产生一种外部呼吸阻力，这在正常通气时是不存在的。障碍的程度取决于设备的类型和设计。一般来说，调谐良好的高质量开路调节阀比换气装置提供的外部阻力更小，因为在吸入过程中，一旦需要的阀门跳闸，供气就会相对自由地流动。此外，呼气是通过一个简单的蘑菇阀到外部环境。相反，在循环呼吸器中，潜水员必须产生所有必要的工作，使气体通过软管、阀门和二氧化碳吸收剂。Warkander等（1992）在评价呼吸功对呼吸困难和 $CO_2$ 潴留影响的基础上，提出在 30—75 L/min 通气范围内，UBA 的外部呼吸功不应超过 1.5 ～ 2.0 J/L。

（2）当气体在较高的环境压力下被呼吸时，气体密度的增加增加了通过潜水员气道和 UBA 的孔、软管和阀门的阻力。这不仅进一步增加了呼吸的工作量，而且在呼气过程中，当流速远低于正常的时，也容易发生动态气道压缩。由于在呼出稠密气体时，沿气道的压降发生得更快，因此在强制呼出过程中，等压点将在较近的距离和较低的流速下达到。不出意料的是，随着深度的增加，最大容积无流量通风显著降低。例如，在呼吸空气时，即使使用低阻力呼吸实验室设备，在 4 个 atm abs（相当于 30 米）下，最大自主通风量也比 1 个 atm abs 减少了一半。这可能是一种下意识的尝试，以减少动态气道崩溃，潜水员呼吸密集的气体往往增加他们的呼气储备容量。这增加了小气道的口径，通过拉伸他们，但它也转移潮汐呼吸到肺顺应曲线的一个不太有利的部分，进一步增加了呼吸的工作。

（3）在浸泡期间，有可能发展所谓的静态肺负荷（SLLs）。如果气道内的气体压力高于（正 SLL）或低于（负 SLL）名义肺质心水平的外部水压力，则存在上述情况。例如，在使用 UBA 开路的直立跳水运动员中，会有一个负的 SLL，因为气体是由调整器在口腔深处的环境压力下提供的，而肺质心大约是 25 cm 深的 $H_2O$。这类似于头向外浸入。同样，如果换气潜水员水平游泳时反肺位于背部（比肺质心浅），则 SLL 为阴性。负的静态肺负荷可能使呼气时动态气道过早关闭的可能性更大，并促进血液充盈可扩张的肺循环，从而降低肺顺应性，增加呼吸的工作量。

这些呼吸功能变化最重要的生理后果是 $CO_2$ 稳态的紊乱。特别是在潜水过程中有发生高碳酸血症的趋势。最重要的因素可能是上述呼吸功的增加，这与其他生理、环境和设备因素相互作用如下：

（1）当呼吸工作需要增加以维持正常碳酸血症时，呼吸控制器的行为似乎存在显著的个体间差异。因此，一些受试者在潜水时呼吸功增加，而另一些则没有；这就好像呼吸控制者"更愿意"让高碳酸血症发生，而不是为了维持正常的 $PaCO_2$ 而进行额外的工作。这种现象通常被称为"$CO_2$ 滞留"，而脆弱的个体被认为是"$CO_2$ 滞留者"。这种趋势在潜水中最危险的时刻（在深水处，呼吸高浓度气体和运动）被最大限度地揭示出来，而且可能更精确——在较高的激发 $PO_2$（如前所述，这是技术潜水的规范）呼吸氧气时减弱。

（2）使用循环式呼吸器时，二氧化碳吸附剂无法完全清除呼吸排出的二氧化碳，从而导致二氧化碳被重新吸入。正常（非潜水时）环境中，即使存在少量 $CO_2$ 潴留，可以通过增加每分钟通气量来维持正常血碳酸水平。但是，潜水过程中一般不会发生上述补偿过程，因为呼吸功会随之增加。最近，有几家循环呼吸器制造商在循环回路的吸气部分安装了二氧化碳探测器，来预防 $CO_2$ 潴留；但这种改装技术还没有得到普及。

（3）潜水时吸入高浓度氧气，会增加生理无效腔；原因可能很多，其中最重要的可能是 V/Q 失调。潜水过程中，生理无效腔增加会降低通风效率，还会导致通气量不足从而加剧在二氧化碳潴留。

（4）潜水员下潜至水底极深处时，会导致极严重的高碳酸血症，这是一个罕见原因。可能与吸入高浓度气体有关，特别是在负静态肺负荷时，极低流速吸入气体会很快地导致动态气道压缩。气道压缩会显著降低呼气量，使每分钟最大通气量降低，难以维持正常血碳酸水平。此时，动脉血二氧化碳分压（$PaCO_2$）会增加，将使呼吸功增加，又会产生更多二氧化碳，潜水员体内二氧化碳潴留水平水平会越来越严重，导致末期高碳酸血症。例如，一位潜水员使用循环式呼吸器进行深海潜水的过程中，下潜深度达到264 mfw 时，该潜水员出现高碳酸血症，最终死亡，随身摄像装备记录了他的死亡过程。其他使用循环呼吸器的潜水员在试图向更深海域下潜时，也有报告出现了典型症状"咳嗽样呼气"，但是通过停止下潜和立即上浮实现了自救。

高碳酸血症会导致多种严重后果。首先，会导致呼吸困难，头痛和忧虑等不适症状，还可能会进展到恐慌或丧失能力。值得注意的是，一些潜水员很难察觉出高碳酸血症的早期症状，潜水员通常在没有任何预兆的情况下，突然丧失能力。二氧化碳是一种麻醉气体，会加重氮麻醉作用。此外，高碳酸血症会增加大脑氧中毒风险；高碳酸血症时，脑血管会扩张，导致大脑内氧气含量增加。高碳酸血症的预防措施如下，潜水员下潜至极深处时，建议减少活动；计算好每个阶段所需的气体浓度；优化装备配置，以减少呼吸功；使用循环式呼吸器时，应及时更换二氧化碳吸附剂，以保证最大呼吸效率。循环呼吸器的咬嘴上通常都有一个"救援阀"，可以在不移除咬嘴的情况下切换到到开放式呼吸器模式。但事实证明，对于一些呼吸困难的潜水员来说，根本不可能进行上述操作。

### 25.4.7 技术潜水导致的减压病

减压病( decompression sickness，DCS )的致病原因可能是当环境压力降低( 减压过程 )时，导致机体组织和血液中出现过多气体。潜水时，潜水员一般会吸入压缩气体，会造成吸入过量气体。如亨利定律所述（Henry's law），对于呼吸空气的动物来说，空气中的氮气在身体组织中的溶解浓度与肺泡内氮气分压成正比。这种状态下，氮气在身体组织中的溶解浓度可以由肺泡内氮气分压（PN2）来表示。Pj 用来描述所有溶解气体（j）的化学活性，无论是否达到溶解平衡。因此，Pj 相当于气体达到溶解平衡状态时所需的气体分压。

潜水过程中，环境压力变化，吸入气体混合物压力变化，气体混合物中氮气、氦气和氧气比例变化，都会影响肺泡内惰性气体分压。肺泡内惰性气体压力的变化将导致惰性气体在肺和组织之间传输，最终建立一个新平衡，肺泡和组织的气体分压重新平衡。

技术下潜过程中，与地面相比，溶解气体分压之和会增加。上浮过程中，会导致环境压力低于溶解在组织中的所有气体分压之和（气体过饱和）：

$$\frac{dP_{tis}}{dt} = \frac{(P_{\alpha i} - P_{tis})}{T} - \frac{1}{V_{bub}\alpha_{bub}}\frac{d(P_{bub}V_{bub})}{dt} \qquad （25.1）$$

公式中，下标 tis 为溶解于组织中的气体，$P_{H20}$ 为组织温度下的水蒸气压力。当组织中出现气体过饱和时，就会形成气泡。

r 表示球形气泡半径，气泡内所有气体分压之和为：

$$P_{bub} = P_{amb} + 2\sigma/r + M \qquad （25.2）$$

等号右边第二项表示由于表面张力（σ）而使得气液界面的压力增加；右边最后一项表示移位组织施加的压力。假设没有组织位移没有产生压力，并且气泡内外气体分压平衡时，公式 25.2 将重新排列为一个不等式，如下：

$$r \geqslant \frac{2\sigma}{\sum P_{tisj} - P_{amb}} \qquad （25.3）$$

由公式 25.3 可知，不论组织表面张力和气体过饱和度怎样组合，气泡只有超过一定临界半径时才能存在。结论就是，溶解的气体只要过饱和状态下，才能从液体中逃逸形成气泡。例如，溶解在纯水中的氮气或氦气（表面张力为 0.073 N/m），只有当压力为 190～300 atm 时才能形成过饱和状态，从而形成气泡。这个压力比人类潜水时所要承受的环境压力要大得多。然而，当下潜至水下 3.6 米时达到空气饱和压力，在水平面进行减压时可检测到静脉内出现气泡；这表明环境压力低于 0.36 atm 时，气体会达到饱和状态并产生气泡。只有当组织表面张力低于测量值时，溶解气体才能在低度过饱和状态下，重新生成气泡。因此普遍认为，潜水时，预先存在的溶解气泡（理论上的原始气泡）在一定压力下，达到过饱和状态，从而形成气泡。

气泡形成后，会根据气泡表面压力梯度，使气泡可以从血液向周围组织扩散或从周围组织向血液扩散，也会导致气泡减少或增多。气体会根据气泡表面压力进行传输，是由菲克第一定律（Fick's first law）计算得出：

$$\frac{d(P_{bub}V_{bub})}{dt} = A\sum_{J=1}\left(\alpha_{yisj}D_j\frac{dP_{sisj}}{dr}\right) \qquad （25.4）$$
$$\text{evaluated at } r = r_A$$

公式中，Vbub 表示气泡体积和气泡内混合气体总压力，Dj 表示体积扩散系数，α tisj 表示气体 j 在组织内的溶解度，A 表示气泡表面积，dPtisj 表示气泡表面压力梯度。

### 25.4.8 组织气体动力学

根据上文所述，气体交换与 DCS 风险管理有关。气体交换在其他文章中有详细介绍，本文中仅做一个总结。氧气只能在相对狭窄的分压范围内安全吸入，通常由组织代谢需求决定组织内的氧气分压和二氧化碳分压水平，使氧气分压在狭窄范围内变化。因此，通常认为组织内氧分压和二氧化碳分压以及水蒸气压力是固定的。另一方面，惰性气体分压变化很大。

动脉血内气体压力在受到氦或氮气分压影响后，会迅速变化以达到新的平衡；潜水员经过一段时间的减压训练，可以认为动脉血内气体压力相当于吸入气体压力。血液与组织之间的气体交换通常用单室动力学模型来描述，其中 Ptisj 表示一个单次时变的气体分压，动脉与组织之间的惰性气体分压差（$P_a \sim P_{tis}$）呈单指数下降。在单室动力学模型的基础上，由于惰性气体扩散迅速，单室内气体扩散速度与单室外要快，表示组织与血液之间的气体分压梯度会很快达到平衡。气体分压梯度变化率，公式如下：

$$\frac{dP_{tis}}{dt} = \frac{(P_{\alpha i} - P_{tis})}{T} - \frac{1}{V_{bub}\alpha_{bub}} \frac{d(P_{bub}V_{bub})}{dt} \tag{25.5}$$

等号右边第二项表示组织和气泡之间的气体转移，如果没有气泡产生就没有此项。

惰性气体的组织灌注量是决定组织与血液之间压力平衡的主要因素，因此时间常数 $\tau$ 是通常定义为 y：

$$\tau = \frac{V_{tis}\,\alpha_{tis}}{Q_{tis}\alpha_{blood}} \tag{25.6}$$

公式中，Vti 表示组织体积，Qti 表示组织血流量，$\alpha_{tis}/\alpha$ 表示组织与血液之间的气体分配系数。弥散受限气体可以通过血管较少或者无血管区域进入体内，如关节软骨和滑膜、内耳的外淋巴液和内淋巴间隙。减压生理学中，通常使用半衰期 $\ln(2)\,\tau$ 来描述气体交换过程。

### 25.4.9 减压过程计算方法

为了将 DCS 风险降到最低，需要根据压力/时间/呼吸气体来控制减压速率，以便可以按计划进行减压。潜水实践中，减压速率通常通过中断上浮过程来控制（所谓的"减压停留"），按惯例每 10-fsw（3 msw）进行一次"减压停留"。减压过程通过在肺泡和组织之间建立惰性气体分压梯度来实现，减压停止时会形成超饱和状态，从而形成气泡，促使惰性气体从组织内出来。连续在较浅水域进行减压停留可以逐步提高吸入气体内氧气比例（符合安全吸入氧气分压最大值），以增加肺泡组织内惰性气体分压梯度。减压计划需要根据减压计算来制定，减压计算是以气泡形成和（或）气泡进入和逃出组织的运动模型为基础的。

早期休闲潜水员一般会使用现成的军用空气减压表，军用空气减压表根据已知潜水数据库进行了验证；而早期技术潜水员则没有现成的适用于 Trimix 的减压表。技术潜水员开始利用减压计算来制定减压计划，此类算法适用于计算 Trimix 相关数据。下文简要介绍了技术潜水员使用的减压计算的主要特点。

减压模型和减压计算已得到全面验证。

### 1）减压计算—气体含量

计算气体比例需要追踪具有不同气体动力学特性的惰性气体进入或逃出假想组织腔室的情况，并设置减压停留，以限制气体过饱和状态的程度和持续时间。例如，最近普遍使用的减压计算方法是 Eq. 25.5（没有气泡），以及指定假想组织腔室内的过饱和程度最大值。由于与 DCS 相关的组织位置尚不清楚，因此通常会对此类组织腔室进行建模，每个组织腔室的半衰期都不同，假想组织腔室的建模范围需要包含所有相关组织情况。

Haldane 及其同事最先使用了假想组织腔室建模方法，于 20 世纪早期建立了第一个减压模型和减压时间表。

起初，技术潜水员一般会使用 R.W. Hamilton 制定的 trimix 减压表，Hamilton 使用专有软件（DCAP）执行 Tonawanda II 减压计算和 11-F6 M 值矩阵。M 值是指，假想组织腔室内在给定减压停留深度下可以承受的最大压力，也规定过饱和程度最大允许值。此后，技术潜水员开始执行 Buhlmann ZH-L16 解压计算，详情请见相关科学文献。进行 Trimix 潜水时，上述两种算法会追踪每个假想组织腔室内氦气和氮气气体分压情况。执行 Tonawanda II 减压计算时，一些假想组织腔室内的氦气半衰期与氮气半衰期会有不同；执行 ZH-L16 减压计算时，所有假想组织腔室内的氮气半衰期都是氦气半衰期的 2.65 倍。

### 2）减压计算—气泡情况

气泡情况相关减压计算有两种方法，两者之间有重叠部分。一种算法是，由于气泡与周围组织之间存在气体扩散，可以根据气泡生成和逃出组织的情况下来计算气泡情况；另一种算法比较简单，主要是预测减压过程中形成的气泡数量。下文将概述后一种算法，因为其广泛应用于技术潜水。

可变渗透性模型（VPM，varying permeability model），假定气泡内气体核数量、气泡表面活化剂稳定和气泡理论分布半径，并会使用 Eq. 25.3 减压计算方法；目的是计算减压过程中，气体达到过饱和度最大值时产生气泡中的气核数量。VPM 算法的最简化模式中，最大允许气泡数和最大允许过饱和值的预测值可用于控制减压过程。或者，可以将气泡数量转换为一个简单指标——气泡数量乘以过饱和时间积分，用来代表气泡数量及其产生情况。如果在整个上浮过程中，气体分压持续保持在最大允许过饱和度，则可以推算出气泡指数的目标值。VPM 参数最初进行了调整，使得出的减压次数与现有军用减压表类似。

### 3）技术潜水减压算法的实施和有效性

减压计算结果可用于制定减压表（潜水计划表中的一个），潜水过程中必须遵守。减压计算可以通过微型计算机上的几种商用软件执行（桌面减压计算软件），技术潜水员可以利用计算结果来制定减压表。潜水员可以利用此类软件，根据潜水计划的深度 / 时间 / 呼吸气体来调整减压表。另外，技术潜水员使用的减压计算方法已经编程到了潜水计算机中。

Tonawanda II-11F6 算法和 ZH-L16 算法都可以在桌面减压计算软件中使用，其中 ZH—L16 已经编程入多台潜水计算机中，供技术潜水员使用。上述两种算法中，ZH-L16 算法应用更广泛，但是技术潜水员一般不会使用原始参数。潜水员普遍会修改 ZH-L16 算法中的参数，通常使用"梯度系数"。在 ZH—L16 算法中，梯度（此概念不是常规梯度概念，因为它本质上不是梯度）是指环境压力与 M 值之间的差值。过饱和度只影响了环境压力与原始 M 值之差的一小部分，称为"梯度系数"。如果潜水员将过饱和度限制在环境压力和 M 值之间差值的 80% 以内，称为"梯度系数 80"（GF 80）。梯度系数法特有的执行方案，要求潜水者设置两个梯度系数："低"梯度系数，用于修改最深减压停留处的最大允许过饱和度；"高"梯度系数，用于控制浮出水面时的最大允许过饱和度。然后，算法在这两个潜水员设定的梯度系数之间插入一系列校正 M 值。如果第一个梯度系数设置为小于100%，需要在更深的减压停留站进行减压，以限制早期快速上浮过程中的组织过度饱和度；如果第二个梯度系数设置为小于100%，因为上浮后期组织过饱和度下降缓慢，需要在较浅的减压停留站进行长时间减压，来进一步降低过饱和度。如果梯度系数设置为大于100%，则表示最大允许过饱和度更高；与原始算法参数设置相比，所需减压停留时间更短。

VPM算法的几个衍生算法也编程进了桌面减压计算软件和潜水计算机。VPM-B是使用最广泛的衍生算法。用于技术潜水的VPM模型具有与ZH-L16模型中类似的组织腔室，不同的是，组织腔室内氦气和氮气的半衰期。使用算法时，潜水员都会调节其中参数，从而导致减压时间不同，变得更长或更短。

### 25.4.10 技术潜水—未验证减压计划

数据充足的组织（例如美国海军）发布的减压计划，以潜水试验为基础进行了开发和验证，潜水试验记录了减压病（DCS）的危险因素，以及深度/时间/呼吸气体资料，并且由算法计算出的减压表和潜水结果（导致出现典型DCS或未出现DCS）都是已知的。在研究阶段，需要准确遵循减压算法规定，并对潜水过程进行前瞻性试验和误差测试，从而得出减压算法参数；或者根据记录良好的正规统计潜水数据，来调整减压模型，来找到减压算法参数。最后，通过与其他潜水数据相比较，来验证算法有效性。开发和验证过程都应在预设潜水条件下进行。减压计划最终版本，无论是以表格形式给出，还是编程进入潜水计算机中，都应制定相关规则，用于限制减压算法的常规使用范围，只能在已测试过范围中使用。

上述过程很必要，因为尚未观察到减压病发病时组织中的气泡情况，有时减压病发病时组织内气泡导致的损伤表现不明显。因为尚不能测量减压模型中气体的进入和逃出组织的情况以及气泡的形成和增多的情况，只能用潜在变量表示。此外，许多已知诱发减压病的风险因素（例如潜水员工作效率和热状态）都没有纳入减压计算。以潜水试验为基础开发和验证所产生的减压计算得出来减压参数，并不适用于所有类型的潜水。

不同于上文所述，技术潜水员使用的减压表还没有得到正式验证。首先，基本减压算法还没有通过潜水试验进行开发和验证。Tonawanda II-11F6算法和ZH-L16算法都是以实验室结果为基础推算而出的，但实验室进行的潜水实验基本不包括技术潜水。例如，开发ZH-L16算法时，进行了多次潜水实验，但是大多数下潜深度都远远低于技术潜水的典型下潜深度（60～90米），并且潜水实验中基本不包括trimix潜水类型。据我们所知，目前还没有对根据VPM算法制订的技术潜水减压表进行正式验证。此外，技术潜水员基本不会使用减压算法原始参数来制定减压时间表，一般都会使用终端用户调整过的参数。

使用ZH-L16初始参数会导致DCS发病率过高。事实上，唯一一项记录技术潜水中DCS发生率的研究支持了上述观点，尽管研究规模不大。DCS发病率过高，迫使要修改一些参数，例如梯度因素。VPM算法原始版本已经被衍生版本VPM-b算法取代，VPM-b算法更为保守，本身不是一个单一算法，潜水员可以调整参数设置。减压过程也在不断变化：尽可能地减少减压时间，同时将DCS发病风险保持在较低水平（尽管还没有经过测试证明）。

有人认为，技术潜水减压过程的辩护是通过自然实验不断改进实践的结果。很显然，还没有进行技术潜水实验，主要原因是没有收集到不同减压程序造成结果的数据，无法进行比较。评估减压过程所需的数据包括潜水深度/时间/呼吸气体历史的高保真记录，以及潜水结果（出现典型 DCS 或未出现 DCS）。最近，一些潜水计算机上传了潜水深度/时间的记录数据，这些数据很有用，但这些记录数据没有附上对应的潜水结果。一些个人或小团体根据个人观察修改了减压过程，其中一些变化引领了技术潜水减压领域的最新潮流。一些新数据与技术潜水减压过程中的若干假设相矛盾，有必要进行进一步探讨。

### 1）深度停留

气泡算法与气体比例算法相比，通常需要潜水员在更深的水域进行减压停留。简单来说，气泡减压算法，一般支持在更深的水域进行减压停留以限制过饱和情况，早期减压过程中就会出现气泡；传统气体含量减压算法，支持潜水员快速上浮，最大限度地增加惰性气体在肺泡—组织之间的分压梯度，以最大限度地将惰性气体排出组织。早期，鱼类学家和技术潜水先驱 Richard Pyle 偶然发现了"Pyle stops"，因为在到达第一个减压站之前，需要再次深度将采集到的鱼标本从游泳囊排出，由此形成了"Pyle stops"；后来发展成为深度停留。"Pyle stops"需要在更深的水域进行一个或多个减压停留，停留深度比气体含量算法算出的最深减压站更深，减压停留时间更长，在减压深度增加了额外时间。随后，在使用气泡算法和梯度系数的过程中，体现了深度停留的必要性。虽然只是经验所得，但是技术潜水员普遍认为深度减压停留比浅水域减压停留的减压效果更好。就此而论，进行相同或更短时间的减压停留更有效率，与其他减压表相比，DCS 的发病率更低。

技术潜水中，仅有几项研究支持深度停留这一观点。根据对澳大利亚托雷斯海峡（Torres Strait of Australia）的采珠人进行的观察性研究，产生了第一篇关于深度停留的论文，通常认为研究结果不足以支持深度停留这一观点，但是实验数据很难获得，值得总结。采珠人进行的是空气潜水，下潜深度可达 80 msw，根据经验推导出减压表其中包含深度停留，停留时间比没过海军发布的减压表中的停留时间更短。记录了 13 次采珠人潜水过程（记录下潜深度/持续时间），其中导致了 6 例 DCS（发病率为 46%）。在 2 个月时间内，4 艘渔船上船员进行的潜水次数为 468 次，其中报告了 31 例 DCS（发生率为 7%）。导致 DCS 发病率较高的原因可能是，对深度停止方法的认知方面存在一定问题。之后的一篇论文使用了当时最新的超声 VGE 检测方法，对干室潜水减压过程进行了检测（舱内人员暴露在高气体压力下）。其中 5 名受试者检测到的 VGE 更少，他们在 10 fsw 增加了一次减压停留。上述结果与 DCS 相关性并不能确定，因为不知道潜水员上浮至水面后，VGE 差异是否会持续存在；通常在上浮至水面 1～2 小时后，潜水员会出现 VGE 峰值，与 DCS 发病率相关性不高。然而，最近试验证据表明，深度停留并与浅水域停留相比，效率并没有更高，甚至可能会更低。研究显示，空气潜水或 trimix 潜水中，深度停留和浅深度停留后产生的 VGE 差异并不明显；值得注意的是，这些研究并没有得到充足支持。另外一项大型研究表明，深度停留减压与浅水域停留相比，导致的 DCS 发病率更高。

### 2）多种惰性气体

通过 Buhlmann ZH-L1 算法计算出的气体比例，建立解压模型，16 个组织腔室中氦气的半衰期比氮气的半衰期短 2.65 倍。与大多数技术潜水减压模型中的组织腔室的气体半衰期情况类似。根据组织腔室内气体半衰期情况，由于血液吸收氪气的速度比吸收氦气的速度慢，这种减压模型规定，使用 nitrox 或 trimix 气体进行的潜水与使用 heliox 气体进行的潜水相比，减压次数更少。血液吸收气体速度越快，第一次减压停留深度越深，停留时间越长。类似地，如果在潜水减压过程中，呼吸气体类型从 heliox 或 trimix 转换为 Nitrox，根据减压模型规定，需要缩短减压时间。

目前还不清楚速返潜水时吸入不同惰性气体，减压过程是否存在明显差异。速返潜水时，直接测量组织中氦气和氮气快速交换的交换率，数据表明，氦气和氮气的交换率非常相似。由此证明，在相同深度进行减压停留且持续时间一致时，速返潜水时使用 heliox、nitrox 或 trimix 时减压效果相似；通过与 nitrox 和 heliox 不间断潜水相比较，得出的结论也支持上述观点。潜水减压过程中进行实验，呼吸气体类型从氦气—空气混合气体转换为全氦气，会造成不同的减压表，也会导致少量潜水过程，特别是在诱发 DCS 的减压表上。另一方面，针对美国海军的一项试验表明，使用 Heliox—Nitrox 气体不能加速减压过程。

### 25.4.11 技术潜水—减压病

技术潜水减压病（DCS）的病理生理学表现和症状，与其他类型潜水 DCS 类似。但是，技术潜水会下潜至极深水域，会出现一种特殊症状，即前庭—耳蜗神经损伤（DCS 内耳损伤），可引起恶心、眩晕和听力丧失，通常不伴随其他症状。技术潜水员需要特别关注前庭—耳蜗神经损伤问题，该损伤一般是在减压过程中造成的；技术潜水过程中，水肺潜水员在危急时刻需要在溺水和省略大量减压停留之间作出选择，两者都会危及生命。

深海潜水减压时，呼吸气体类型从 heliox 气体切换为 nitrox 气体（例如空气）时容易引发 DCS 内耳损伤。深海潜水时，呼吸气体类型从 heliox 气体切换为富氮气体混合物时，容易发生前庭—耳蜗损伤，此时下潜深度没有任何变化。内耳生理模型可以解释这一发现，当呼吸气体类型从富氦气体混合物切换为富氮气体混合物时，膜迷路血管内会瞬间出现气体过度饱和状态，此时下潜深度没有任何变化，主要是由于氦气从内、外淋巴向血管扩散，氮气则以相反方向扩散。上述结果与技术潜水员利用减压算法计算出的预测结果相反；上文所诉的减压算法中，当呼吸气体类型从富氦气体混合物切换为富氮气体混合物时，血管内不会瞬间出现气体过度饱和状态。

技术潜水减压过程中，呼吸气体类型转换诱发 DCS 内耳损伤的致病机制尚不清楚。内耳生理模型显示，在进行技术潜水减压过程中，内耳血管内已经存在一定的气体过度饱和状态，当下潜深度不变时，将呼吸气体类型从富氦气体混合物切换为富氮气体混合物时，相关气体会出现反向扩散，但对气体总过度饱和的作用很轻微。

DCS 内耳损伤，有时不会表现出其他症状，例如下潜深度相对较浅，且呼吸气体为空气或 nitrox 时；对无症状 DCS 内耳损伤病例，行经颅多普勒超声显示，造影剂主要从右向左分流（造影剂可显示静脉内气泡情况）。上述结果显示，DCS 内耳损伤可能与动脉化静脉内的气泡进入迷路动脉有关。潜水员患有 DCS 内耳损伤时，通常不会出现脑部病变；因为脑部血液供应丰富，尽管气泡已经进入迷路动脉，但是迷路动脉只是庞大的基底动脉中的一个小分支，只有脑部血管被气泡广泛阻塞时，患者才会出现脑部病变。内耳比脑部更容易遭受损伤，因为惰性气体活动速度较慢，因此内耳中气体过饱和状态的持续时间比脑部长。因此，进入内耳小动脉的气泡比进入大脑的气泡更容易引起症状。

深度减压可能会诱发 DCS 内耳损伤，所以 DCS 内耳损伤主要发生在技术潜水中。因此在减压过程中，当预测气体过饱和状态很高时，动脉化 VGE 可能会内耳微循环 。恰好在内耳血管气体饱和度很高时，潜水员切换了呼吸气体类型；或者，当呼吸气体类型从富氦气体混合物切换为富氮气体混合物时，氦气向血管扩散的流量比氮气反方向扩散的流量要大。

## 参考文献

［1］ Vann RD, Butler FK, Mitchell SJ, et al. Decompression illness [J]. Lancet. 2011,377：153–164.

［2］ Ladd G, Stepan V, Stevens L. The abacus project: establishing the risk of recreational scuba death and decompression illness [J]. SPUMS J. 2002,32:124–128.

［3］ Fock AW. Analysis of closed–circuit rebreather deaths 1998–2010 [J]. Diving Hyperb Med. 2013,43:78–85.

［4］ Doolette DJ, Mitchell SJ. Hyperbaric conditions [J]. Compr Physiol. 2011,1:163–201.

［5］ Moon RE, Cherry AD, Stolp BW, Camporesi EM. Pulmonary gas exchange in diving [J]. J Appl Physiol. 2009,106:668–677.

［6］ Mitchell SJ, Cronje F, Meintjes WAJ, et al. Fatal respiratory failure during a technical rebreather dive at extreme pressure [J]. Aviat Space Environ Med. 2007,78:81–86.

［7］ Shykoff BE, Warkander DE. Exercise carbon dioxide （$CO_2$） retention with inhaled $CO_2$ and breathing resistance [J]. Undersea Hyperb Med. 2012,39:815–828.

［8］ Trytko B, Mitchell SJ. Extreme survival: a deep technical diving accident [J]. SPUMS J. 2005,35:23–27.

［9］ Doolette DJ, Mitchell SJ. A biophysical basis for inner ear decompression sickness [J]. J Appl Physiol. 2003,94:2145–2150.

［10］ Doolette DJ. Decompression practice and health outcome during a technical diving project [J]. SPUMS J. 2004,34:189–195.

［11］ .Gutvik CR, Dunford RG, Dujic Z, et al. Parameter estimation of the Copernicus decompression model with venous gas emboli in human divers [J]. Med Biol Eng Comput. 2010,48:625–636.

［12］ Cantais E, Louge P, Suppini A, et al. Right–to–left shunt and risk of decompression illness with cochleovestibular and cerebral symptoms in divers: case control study in 101 consecutive dive accidents [J]. Crit Care Med. 2003,31:84–88.

［13］ Klingmann C. Inner ear decompression sickness in compressed–air diving [J]. Undersea Hyperb Med. 2012,39:589–594.

［14］ Mitchell SJ, Doolette DJ. Selective vulnerability of the inner ear to decompression sickness in divers with right to left shunt: the role of tissue gas supersatura– tion [J]. J Appl Physiol. 2009,106:298–301.

# 第三部分

# 预防、训练和康复

# 26 极限运动训练与损伤预防策略

Maggie Henjum 和 Justin Dudley

## 26.1 内容介绍

运动员在极限运动时需要承担一定程度的受伤风险。受伤严重程度不同，会发生轻微擦伤、过度运动性损伤，也会发生致命损伤和灾难性损伤。运动员可以决定一个运动项目的可接受风险水平。作为临床医生，职责范围包括现场紧急医疗救援以及转诊至诊所进行后续治疗，以及赛前告知运动员受伤预防措施并进行相关培训。本章将着重于介绍极限运动训练与损伤预防策略。

为了制定有效的预防策略，需要弄清极限运动的要求，首先应该了解哪些危险因素是可以控制的；然后，区分好损伤内在因素和外在危险因素；最后，制定预防策略，将不可控制的损伤风险降至最低。本章制定不可能涵盖所有极限运动，但是制定预防策略的原则可以成功地应用于本章未涉及的极限运动。

评估任何一项运动的损伤风险时，都需要先确定与损伤相关的危险因素。运动损伤往往是多种危险因素相互作用的结果。在制定长期干预计划时，仅控制一个危险因素是不够的。当运动员做运动前准备时，首先要区分内在因素和外在危险因素。内在因素包括年龄、心理因素、技术水平、旧伤情况、碰撞行为、疲劳程度、遗传血因素、解剖学因素、激素水平差异，以及体能情况（包括力量和耐力、有氧/无氧耐力、灵活性、协调性）。外在危险因素包括装备、天气、地形、速度以及其他因素。

了解每项运动要求，是调整可改变的危险因素和进行相关培训的基础，有助于降低

M. Henjum（＊）
美国，肯塔基州，路易斯维尔市
物理治疗系，运动证据机构
美国，明尼苏达州，明尼亚波利斯市
Viverant
电子邮件：henjumml@gmail.com

J. Dudley
美国，科罗拉多州，阿瓦达市
运动损伤级联反应与物理治疗
物理治疗系

损伤风险。了解运动要求后，通过随机对照试验研究和制定运动损伤预防策略。需要重视可改变的内在因素，特别是身体素质和疲劳程度。如图 26.1 显示了内在因素和外在危险因素之间的相互作用以及与运动损伤之间的关系（见图 26.1）。

评估季前赛的损伤风险时，最好进行一项运动专项功能测试，通过分析所得数据，梳理出薄弱环节，针对运动员需要加强的部分，精准制定具体的训练计划。最佳力量训练计划需要在控制损伤和持续进行力量训练之间把握好平衡。目前研究表明，实施损伤预防计划的最佳时间是在休赛期间或季前赛期间，在赛季中仍需要持续进行。

不同运动项目的要求也有所不同。例如，越野滑雪和单板滑雪的要求，肯定不同于登山和攀岩的要求。因此，下文将详细介绍几种运动的具体预防措施：滑雪 / 单板滑雪，攀岩 / 登山，以及山地自行车。

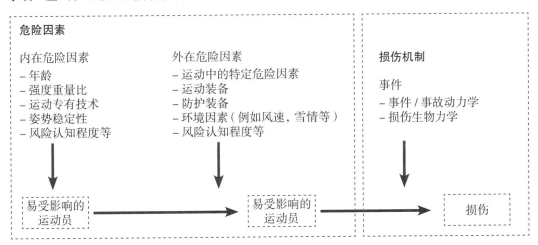

**图 26.1**　极限运动损伤因果关系的理论模型

## 26.2 越野滑雪和单板滑雪

滑雪和单板滑雪是最受欢迎的冬季娱乐活动。2010 年，有 820 万人进行了单板滑雪，有 1150 万人进行了滑雪运动。虽然受伤率存在波动，目前来说，单板滑雪受伤率略高。滑雪类型包括高山滑雪、休闲滑雪、单板滑雪和越野滑雪，每种类型的要求也略有不同。

由于越野滑雪损伤方面没有高水平流行病学证据，鉴于越野滑雪与高山滑雪之间的相似性，两者可改变的内在因素可能也相似。例如，如果滑雪运动员在偏远地区滑雪时受伤，很难得到医疗救援。由于地形，天气，以及自我救援能力等因素的影响，在偏远地区，滑雪运动员即使只是发生轻微的膝盖扭伤，也可能发展为致命损伤。因此，预防受伤和提高身体素质有助于保障越野滑雪安全性。

有氧耐力和无氧耐力训练是降低运动员疲劳程度的重要手段。应该根据参与者和运动需求来制定有氧和无氧耐力训练计划。与高山滑雪运动员（"SkiMo"）相比，滑雪运动员在坡面或地形公园进行比赛时，有氧耐力要求不高，无氧耐力要求较高，需要着重训练无氧耐力。滑雪和单板滑雪运动中，根据运动员在运动中的静态和动态姿势，确定需要重点训练的肌肉群。一般来说，重点肌肉群包括控制躯干旋转、躯干侧屈、髋关节伸展、髋关节外展的相关肌肉，以及髋关节外肌和髋关节内收肌。

赛前训练，尤其是在疲劳训练之后，应该避开薄弱环节，梳理出可能出现的损伤类型，并进行控制。众所周知，运动性疲劳会影响运动员控制身体平衡的能力，身体素质会影响运动过程中的反应时间。要根据运动员的爬坡方式，来确定滑雪爬坡的要求。越野滑雪者需要花费很多时间爬到坡顶后，在能在斜坡上滑下。攀爬过程会增加滑雪运动员的疲劳程度，导致跌倒的风险呈线性增加。因此，越野滑雪运动员必须有较强的有氧耐力；因为缓慢爬坡过程中，运动员需要利用脂肪酸氧化来获取能量，而不是靠消耗肌肉糖原储存，所以需要着重训练有氧耐力。在冬季进行野外滑雪的运动员，必须保证心血管健康，并穿着合适的衣服，保持适当步速，防止在爬坡过程中过多出汗，以降低低温风险、疲劳程度或身体状态的不稳定程度。

越野滑雪损伤相关文献数量相对较少，但高山滑雪相关研究很多，研究方面主要是身体素质及其相关因素与受伤率之间的关系。滑雪者最常见的受伤部位是膝盖（尤其是内侧副韧带和前交叉韧带）。制定针对不同滑雪类型的具体训练计划时，需要比较普通滑雪运动员和单板滑雪运动员的受伤率差异。单板滑雪中，腕部受伤率为27.6%，前交叉韧带受伤率仅为1.7%；普通滑雪中，腕部受伤率为2.8%，前交叉韧带受伤率却高达17.2%。肩部损伤本章不做重点介绍，因为大多数肩部损伤由挫伤或摔伤引起的，而不是关节力学不良或过度运动导致的；值得注意的是，4%～11%的普通滑雪损伤和8%～16%的单板滑雪损伤都与肩关节有关。肩部损伤外在危险因素的预防措施包括使用适当的运动装备和防护装备，相应地，内在危险因素的预防措施包括使用正确跌倒姿势以及防止发生跌倒。

大多数损伤往往发生在滑雪者失去平衡时。当运动员重心落在单板尾部时，常会导致摔倒；因为运动员会试图恢复重心位置或试图不摔倒时，会使身体失去平衡。因此，在运动过程中，掌握运动学特性和控制好下肢可以起到有效的预防作用。鉴于上述受伤率情况，需要控制好身体矢状面活动，具体来说，就是前后重心移动。总的来说，控制是至关重要的。

普遍认为躯干肌、髋外展肌和髋外旋肌的力量薄弱和控制力差是前交叉韧带损伤的危险因素。Raschner及其同事进行了一项为期10年的纵向研究，观察了年轻的滑雪竞技运动员前交叉韧带损伤情况，发现躯干肌力量薄弱是前交叉韧带损伤的主要因素。因此，在变换不同姿势时，进行躯干控制将是预防损伤训练的重要方面。

此外，需要根据滑雪类型决定是进行双腿训练，还是着重训练单腿。例如，特里马滑雪（Telemark skiing）中主要需要单腿控制，而单板滑雪则需要双腿控制，制定预防措施是应该将这个不同之处考虑在内。虽然不存在一个项目是适合于所有人的预防措施，但基本预防原则可以适用于所有运动员。一般训练过程，让运动员先从稳定平面进行控制训练，然后到动态平面进行训练，再到控制不可预测方向变化的旋转力，最后到蒙眼也可以完成控制。上述过程中，需要保持最佳身体姿势和身体稳定性。运动员在力量训练和控制训练过程中，根据不同滑雪类型的需要，将从双腿控制发展为单腿控制。

最后，在讨论越野滑雪损伤预防时，需要简要介绍一下雪崩造成的损伤和死亡事件。1984—2005 年间雪崩死亡人数的回顾性研究发现，与其他野外旅行者相比，越野滑雪者的死亡人数最多。其中，窒息死亡约占 75%，外伤死亡约占 24%。死于雪崩人数最多的群体是经验丰富的 36 岁男性野外旅行者，大多数人都配备雪崩救援装备，包括信标、探杆和铲子。需要强调的是，避免攀爬有雪崩危险的斜坡是滑雪损伤预防计划的重要部分。

### 26.2.1 结论

极限滑雪和单板滑雪（无论是在滑雪场，还是在野外进行）运动的整体危险程度并不高。必须充分了解可改变的危险因素，并通过制定赛前训练计划来有效规避危险因素。重点训练项目包括有氧训练和厌氧训练，静态姿势持久性训练、平衡训练、髋部肌群和躯干肌群力量训练，以及不同姿势的动态控制训练，目的是降低运动员理论上的受伤风险。正如上文所述，赛前训练计划不能保证运动员不会受伤；虽然通过赛前训练，运动员提高了身体素质、平衡感和肌肉控制程度，但是高水平滑雪运动员和单板滑雪运动员需要面对许多不同的外部因素，如地形因素、环境因素以及装备情况。需要进一步评估上述季前训练项目对滑雪运动员的作用。

## 26.3 山地自行车

山地自行车是一项不断发展的运动，需要快速穿越崎岖的山地，并避开障碍物。据估计，2006—2012 年间，美国 6 岁以上人群的山地自行车保有量为 17%。山地自行车运动对体力的要求很高，由于山体自行车运动越来越受欢迎，受伤人数也越来越多。最常见的损伤类型为（软组织擦伤、撕裂和挫伤 60% ～ 75%），受伤程度较轻微。严重损伤类型包括骨折、脊柱损伤，甚至会导致死亡。山地自行车运动中，大多数受伤都是从自行车上摔下导致的；因此，大多数研究都集中在创伤性损伤上。有一部分研究集中在山地自行车运动员的过度运动性损伤上。

一份 2008 年综述报告了自行车手在预防受伤方面的内容，"自行车手需要接受良好训练，在能力范围内进行骑行，学会安全下车；使用的山地自行车必须做好保养，且配有专用车把、加衬垫的座椅；自行车手还应该佩戴装有护目镜的头盔，加软垫的手套和护腿板，穿专用骑行短裤"。尽管，预防相关文献数量远不如创伤相关文献数量多，但已证实，在任何地方，50% ～ 90% 的自行车手在过度运动后，都会出现腰椎、臀部和膝盖疼痛。

总的来说，与公路自行车手相比，山地自行车手并不常见过度运动性损伤。可能是由于两种类型自行车的几何形状差异，山地自行车手骑行时身体多会保持直立，使身体姿势更符合人体工学，会减少髋部和腰椎的弯曲程度。此外，由于山地自行车运动特性，即骑行过程中需要躲避岩石，树根，水流以及其他障碍物，所以车手会经常变换姿势，不需要长时间保持一种姿势。尽管山地自行车手的过度运动性损伤发生率并不高，但还是需要引起重视。

最常发生过度运动性损伤的部位是膝关节，主要损伤类型类为髌骨疼痛综合征（patellofemoral pain syndrome，PFPS），是髌骨关节异常应力的结果 。PFPS 发病机制可能与股四头肌弹性减退、股内侧斜肌收缩强度和收缩时间降低、髂胫束弹性减退、髌骨上移 / 下移等因素有关。髋关节问题是诱发 PFPS 的重要因素。例如，髋关节肌肉群的力量和控制能力，特别是髋关节外展肌和外旋肌，会控制股骨下缘在髌骨下的位置。髋关节冠状面和水平面的异常运动会导致股骨和髌骨之间的接触面积减少，从而增加了髌骨关节的受力程度，提高了疼痛或损伤的发生率 。髋关节和踝关节可以进行三维活动（可以进行两个解剖平面的动作），而夹杂两者之间的膝关节本质上只能进行二维活动（只能进行一个解剖平面的动作）。髋关节和踝关节两者之一出现功能障碍时，往往会出现膝盖疼痛。车手在运动早期就出现疲劳感，肌肉力量较低，或自行车结构（尤其是关节附近结构）不符合人体工学，都会持续增加膝盖受力。

髂胫束摩擦综合征（iliotibial band，ITB）是另一种山地自行车手常见的过度运动性损伤。ITB 综合征典型症状是膝关节外侧剧烈疼痛，患者自我报告称疼痛发作时会降低足部踩踏板的力量。由于髂胫束上方起自髂嵴外唇，下方止于胫骨外侧髁，与髋关节和膝关节都有关；ITB 与 PFPS 的致病机制很类似，过度进行冠状面和水平面的运动会增加下肢受力。

研究表明，当技术水平相当时，女性受伤率是男性的 1.94 倍，骨折发生率是男性的 4.17 倍。其中，由于男性从事山地自行车运动的人数越来越多，相应的受伤人数也相对较多，男性受伤人数占总受伤人数的 80%；但是，在人数相同和技能水平相当的情况下，女性受伤率几乎是男性受伤率的 2 倍。据报道，导致女性坠车最常见的原因是失去了对自行车的控制。山地自行车运动对核心肌群和上半身的力量要求很高，以便于在崎岖的地形中控制好自行车，防止坠车事件发生。自行车骑手上半身力量越弱，在困难地形上控制自行车的能力就越差。制定具体的增强躯干肌和上半身肌群力量的训练计划，有助于增强女性对自行车的控制力，减少追车事件的发生率。腰背疼痛是另一种常见的过度运动性损伤。山地自行车运动中，持续保持不符合人体工学的前倾姿势，加上重复运动和微创伤，会增加背部压力，从而增加过度运动性损伤风险。最后，腰椎损伤的致病机制包括脊柱伸肌过度使用，对不可收缩结构施加了伸长应力，以及腰椎间盘髓核内液体减少。核心力量和耐力有助于维持脊柱中立；肌肉可以起到良好的减震作用，有助于减少对不可收缩结构的伸长应力。

控制内在危险因素的方法包括增强柔韧性和肌肉力量，有助于减少过度运动性损伤；更重要的是，必须选择一个适合自己的自行车，否则这些努力没有价值。本章将不再赘述自行车改装相关内容；但在与自行车运动受伤患者打交道时，应考虑这方面问题。不适当的座椅高度、前后位置、头管角度，以及车把附件的选择等因素，都证明会导致过度运动性损伤。

超过 50% 的山地自行车手都患有过度使用型损伤，其中最常发生疼痛的部位包括臀部、脊椎和膝盖。尽管很多骑手都患有过度运动性伤害，但大多数研究仍然集中在创伤性损伤方面。越来越多的研究结果证明，赛前训练、提高有氧耐力和控制力有助于预防过度运动性损伤。还需要进一步研究来确定上述项目的有效性。山地自行车运动中，主要依靠臀部肌肉、股四头肌以及肌腱来推动自行车，依靠核心肌群和上肢肌肉来保持骑行姿势。因此，山地自行车训练计划重点包括下肢肌肉、核心肌群、上肢肌肉的力量和耐力训练，以及静态和动态控制训练；女性车手尤其需要训练。

# 26.4 登山与攀岩

在讨论登山和攀岩运动的受伤风险和预防措施之前，应该先了解传统登山、阿尔卑斯式攀登（Alpine climbing）、传统攀岩和先锋攀岩（sport climbing）之间区别。本章将重点介绍阿尔卑斯式攀登和先锋攀岩相关内容，因为这两个领域的参与人数增长最快，基本包含了其他登山类型的主要内容。

### 26.4.1 阿尔卑斯式攀登（2000）

阿尔卑斯式攀登通常是指在高山等陡峭环境中攀爬，包括在岩石和冰上攀岩、登山以及山间行走等项目。攀爬过程通常很长，攀爬者应该具备攀岩和攀冰技术，并使用绳索保护。阿尔卑斯式攀登中需要使用各种攀登技术，相应地，攀登者也面临着各种受伤风险。与本章讨论的其他运动类似，最常见的损伤类型是摔伤，阿尔卑斯式攀登中，摔伤可能会导致严重后果甚至会导致死亡。因此，必须将坠落风险降到最低，主要预防措施包括设置适当的保护装置，在能力范围内进行攀爬，穿戴防护装备，这也是预防攀爬者受伤的主要内容。大多数研究数据取自于医院或搜救工作中，常常会忽略运动员自行撤离过程中的受伤情况或自行治疗的轻伤。由于阿尔卑斯式攀登的运动特点，攀登者存在上肢和下肢过度运动性损伤风险。

针对阿尔卑斯式攀登的受伤数据非常有限，但是我们可以根据长跑者和徒步旅行者的常见受伤情况的研究进行推断。增加背包负重和在崎岖的地形上行进，都会增加膝盖和下肢的压力。长跑者和徒步旅行者经常出现髂胫束摩擦综合征和髌骨疼痛综合征（疼痛症状和病因的相关内容见上文）。徒步下坡时，背包负重的增加，会增加髋部冠状面和水平面的活动，以及髌骨关节的压力。与平地徒步相比，从40°斜坡上走下时，髌骨关节的压力会增加3～4倍。已经证明，徒步下山过程中使用登山杖可以减少膝关节处的压力和剪切力。

开始攀爬后，受伤风险就会发生轻微变化，变得与传统登山和先锋攀岩的受伤情况相似，预防坠落变得更加重要。在陡峭地形中攀爬时，持续用力会引发上肢和下肢慢性损伤。大多数上肢损伤部位为手部和手腕。主要损伤类型为手指屈肌腱损伤和屈肌腱滑车损伤，受伤程度各有不同，可能是轻微损伤，也可能是肌腱完全断裂。下文将详细介绍先锋攀岩相关内容。需要注意的是，先锋攀岩与阿尔卑斯式攀登的区别：先锋攀岩常会使用固定锚，攀岩者会多次重复同一动作；阿尔卑斯式攀登者一般会自己放置保护装置，攀爬距离更长，因此阿尔卑斯式攀登者的手指更容易发生过度运动性损伤。

攀冰时使用的某些技术可能会导致攀爬者下肢受伤。"法式"技术（"French" technique），是使用冰爪进行攀冰，通常用于攀登中等难度的冰壁。使用"法式"技术时，攀爬者为了使冰爪与冰壁完全接触，会不断内翻和外翻踝关节。随着攀爬坡度的增加，攀爬者开始使用"德式"技术（前踢式，front-pointing），攀登者的重量会落在冰爪的前两点上。使用"德式"技术时，攀爬者会将脚尖踢进冰壁，从而增加了脚趾和足部的受伤风险，以及跟腱炎的发病风险。因此，攀冰训练的重点内容包括强化脚踝力量、提高关节稳定性与本体感觉。

最后，阿尔卑斯式攀登一般耗时很长，攀爬者会消耗大量能量，训练项目必须包括有氧训练。如前所述，运动性疲劳会增加攀爬者的反应时间，降低身体协调性，从而增加受伤风险。此外，攀爬者在寒冷的天气环境中过度运动，造成的运动性疲劳还会导致低体温症。

### 26.4.2 先锋攀岩

先锋攀岩通常会在路线上预先打好若干个膨胀铆钉和挂片，有助于挑战高难度路线。这种保护装置可以帮助攀岩者提高攀岩能力，不断地挑战高难度路线，例如角度越来越大的路线，并可以在一条路线上重复地练习特定动作。传统攀岩主要是依靠下肢来支撑身体的大部分重量，先锋攀岩则严重依赖上肢来完成大部分动作。由于上肢肌肉需要极大的力量和耐力，因此上肢是受伤和过度运动性损伤的主要发生部位，必须特别强化上肢肌肉。损伤主要涉及适应性较差的组织——韧带、肌腱和关节囊，适应性好的肌肉组织往往不发生损伤。

大约75%的先锋攀岩者曾经上肢受伤或是患有上肢过度运动性损伤，其中60%的受伤发生在手指和手腕，主要发生在中指和无名指上。由于先锋攀岩中经常使用小支点，也会采用掐握动作。掐握动作会导致近侧指间关节（PIP）过度屈曲和远侧指间关节（DIP）过度伸展；甚至导致PIP形成15°屈曲畸形，每次训练和比赛中使用掐握动作后，应进行定期拉伸，以防止出现畸形。先锋攀岩者还会出现肌腱鞘和滑轮损伤，是常见的"慢加急性"损伤（"acute on chronic" injuries）。掐握动作会对手部A2滑车产生巨大压力，因此A2滑车是滑车损伤的主要部位。使用专门预防这类损伤的装备，有助于提高手部活动范围、协调性和力量。

先锋攀岩中，与攀岩者的手腕和手部较高的受伤率相比，肘部和肩膀受伤率较低，但仍然很常见。先锋攀岩过程中，上臂通常都在肩膀上方的80%～180°仰角位置上（此时，肩胛骨保持外展且上旋的位置），前臂内旋，手腕轻微外展，手指弯曲或握紧。先锋攀岩者肘部的主要损伤类型有四种：内、外侧上髁疼痛、肘部前侧疼痛（攀岩者肘，climber's elbow）、肱三头肌肌腱病，以及发生在肩胛盂肱关节的肩部撞击症。研究表明，强化肩部力量和功能有助于减轻肘部病变。因此，肩关节周围的强大肌肉群有助于保障上臂在肩膀上方的外展动作。由于肩胛骨外展和／或上臂的动作会产生牵拉作用，导致肱骨头向上移动，从而会再次引发肩部撞击症。肩袖是包绕在肱骨头周围的一组肌腱复合体，这些肌腱将肱骨头稳定于肩胛盂上，对维持肩关节的稳定和肩关节活动起着极其重要的作用，有助于中和肱骨头上移对肩关节的影响。制定先锋攀岩者上肢损伤预防措施以及上肢训练计划时，需要重点注意肩袖稳定性。

### 26.4.3 结论

为了确保损伤预防措施和训练计划的有效性，需要了解不同登山项目的要求以及之间差异。阿尔卑斯式攀登者的训练应注重有氧耐力，踝关节稳定性／本体感觉，臀部肌肉力量（控制髋关节冠状面和水平面的活动），以及上肢力量和耐力（有助于攀爬垂直岩壁）。先锋攀岩者的计划应注重手部力量和协调性训练，手腕屈肌，伸肌，肩部肌肉和肩袖的力量和功能的强化训练。先锋攀岩训练中，不能把拉伸和强化训练重点只放在主动肌（屈肌）上，也需要对拮抗肌（伸肌）进行训练，以减少上肢过度运动性损伤的发生率。需要进一步检验损伤预防措施和训练计划的有效性。

下面将展示一些训练过程，包括矫正姿势、提高控制力和稳定性，有助于提高攀登者的力量水平以适应实战比赛过运动过程，同时还可以减少运动损伤。下面展示的训练过程以及第二节中提到的上肢稳定性训练均适用于越野滑雪者和山地自行车手。

教练建议纠正以下两种常见的错误体态：膝外翻和身体重心后移不充分（并没有涵盖全部错误体态）（见图 26.2）。

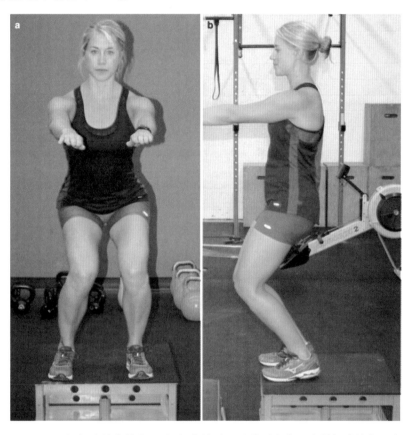

图 26.2　（a）膝关节外翻；（b）身体重心后移不充分，会增加膝关节压力

# 26.5 下肢力量强化训练（见图 26.3～图 26.5）

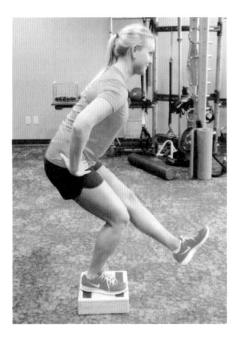

**图 26.3** 单腿下蹲，重心前后移动；主要目的是增强下肢肌肉力量和控制力

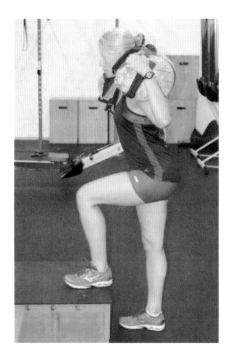

**图 26.4** 负重登台阶；主要目的是增强下肢肌肉力量

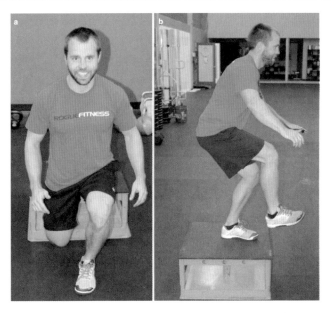

图 26.5　向后单腿跳上台阶；主要目的是增强肌肉力量、控制力以及爆发力

# 26.6 下肢力量训练，包括动态成分训练和（或）下肢稳定性训练（见图 26.5 ～图 26.13）

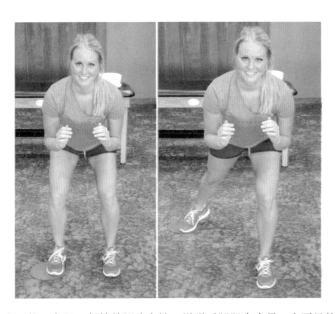

图 26.6　下蹲后，向后推一条腿；保持前腿稳定性，增强后腿肌肉力量；主要目的是增强下肢耐力、控制力以及稳定性

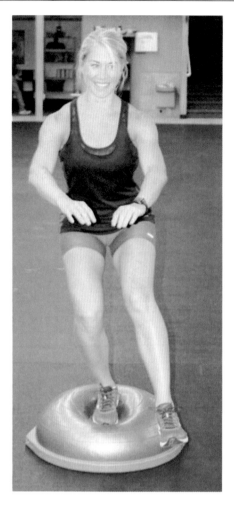

图 26.7　单脚站立在半圆平衡球（Bosu Ball，又称为 BOSU 球）上，然后下蹲；主要目的是增强下肢肌肉力量、控制力以及稳定性

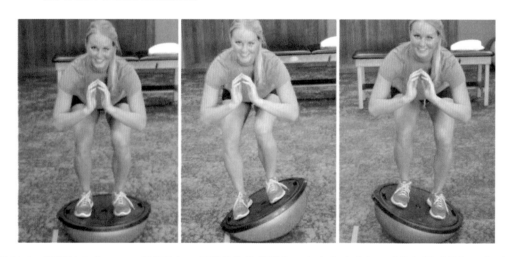

图 26.8　双脚站立在 BOSU 球底盘上，双膝弯曲呈半蹲位，左右移动重心，动作与滑雪类似；主要目的是增强下肢耐力、控制力以及稳定性

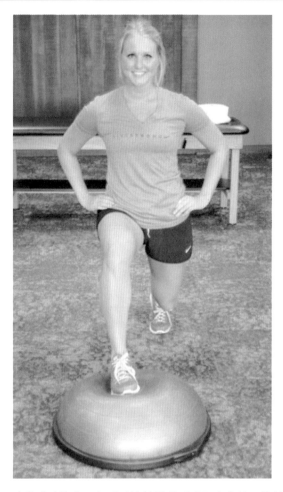

图 26.9  BOSU 球前后弓箭步，主要目的是增强下肢肌肉力量、控制力以及稳定性

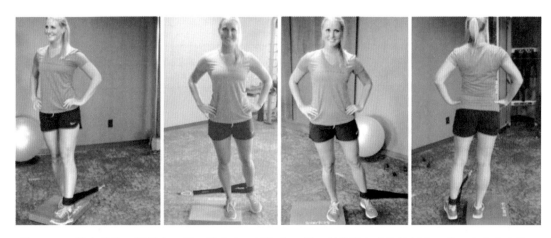

图 26.10  弹力带的一端固定，另一端**套在**一只脚上，另一只脚站立在泡沫板上，分四个方向牵拉。
主要目的是增强下肢肌肉力量、**控**制力以及稳定性

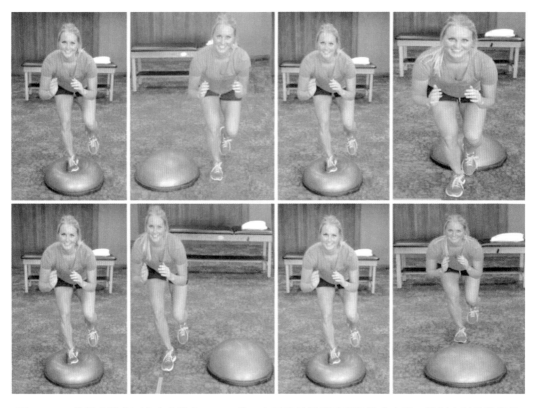

**图 26.11** 单腿支撑分四个方向跳上 BOSU 球；主要目的是增强下肢肌肉力量、控制力以及稳定性

## 26.7 上肢力量及稳定性训练，以满足上肢变换运动方向的动态要求

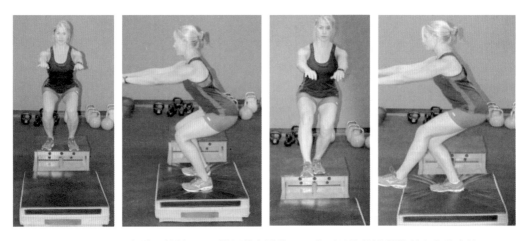

**图 26.12** 双腿起跳，旋转 90°，单腿落在跳箱上；主要目的是增强控制力和稳定性

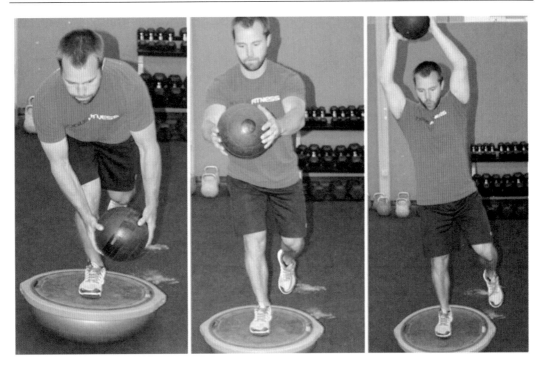

图26.13 单腿站立在BOSU球底盘上，弯曲呈半蹲位，上肢进行PNF训练；主要目的是增强肌肉耐力、控制力以及稳定性

## 26.8 灵活性训练，快速有氧运动以及控制力训练（见图26.14～图26.17）

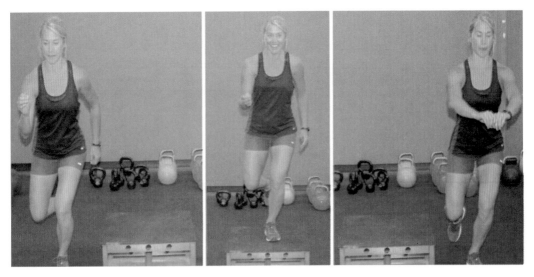

图26.14 单腿快速跳箱训练；主要目的是增强肌肉耐力、控制力、稳定性以及灵活性

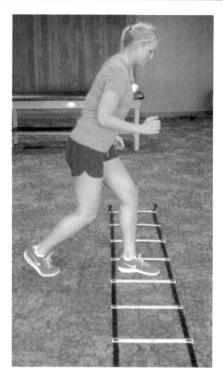

**图 26.15** 软梯灵活性训练；主要目的是增强肌肉耐力、控制力以及灵活性

# 26.9 上肢动力强化训练

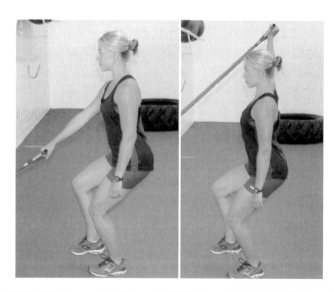

**图 26.16** 上肢力量强化训练（PNF 法上肢 D2 模式训练）；主要目的是增强上肢肌肉力量、控制力以及稳定性

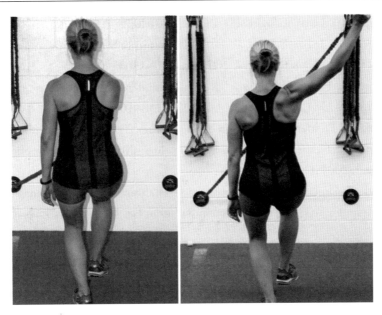

图 26.17 单腿支撑，进行上肢力量强化训练（PNF 法上肢 D2 模式训练）；主要目的是增强上肢肌肉力量、控制力以及稳定性

## 参考文献

[ 1 ] Raschner C, Platzer HP, Patterson C, et al. The relationship between ACL injuries and physical fitness in young competitive ski racers: a 10-year longitudinal study [J] . Br J Sports Med. 2012,46:1065-1071.

[ 2 ] Steffen K, Andersen TE, Krosshaug T, et al. ECSS position statement 2009: prevention of acute sports injuries [J]. Eur J Sport Sci. 2010,10（4）:223-236.

[ 3 ] Simoneau M, Begin F, Teasdale N. The effects of moderate fatigue on dynamic balance control and attentional demands [J]. J Neuroeng Rehabil. 2006,3:22.

[ 4 ] Myer GD, Ford KR, Khoury J, et al. Biomechanics laboratory-based prediction algo- rithm to identify female athletes with high knee loads that increase risk of ACL injury [J]. Br J Sports Med. 2011,45:245-252.

[ 5 ] Boyd J, Haegeli P, Abu-Laban R, et al, Butt Patterns of death among avalanche fatalities: a 21-year review [J]. Can Med Assoc J. 2009,180:5.

[ 6 ] Aleman K, Meyers M. Mountain biking injuries: an update [J]. Sports Med. 2010,40:77-90.

[ 7 ] Nelson NG, McKenzie B. Mountain biking-related injuries treated in emergency room departments in the United States: 1994-2007 [J]. Am J Sports Med. 2011, 39:2.

[ 8 ] Carmont MR. Mountain biking injuries: a review [J]. Br Med Bull. 2008,85:101-112.

[ 9 ] Sabeti-Aschraf M, Serek M, et al. Overuse injuries correlated to the mountain bike's adjustment: a prospective field study [J]. Open Sports Sci J. 2010,3: 1-6.

[ 10 ] Powers C. The influence of abnormal hip mechanics on knee injury: a biomechanical

perspective [J]. J Orthop Sports Phys Ther. 2010,40:2.

［11］ Abt J, Smoliga J, Brick M, et al, Fu Relationship between cycling mechanics and core stability [J]. J Strength Cond Res. 2007,21:1300–1304.

［12］ Kronisch RL, Pfeiffer RP, Chow TK, et al. Gender differences in acute mountain bike racing injuries [J]. Clin J Sport Med. 2012,12:158–164.

［13］ Kronisch RL, Pfeiffer RP. Mountain biking injuries [J]. Sports Med. 2002,32:523–537.

［14］ Asplund C, St Pierre P. Knee pain and bicycling: fitting concepts for clinicians [J]. Phys Sportsmed. 2004,32:22–30.

［15］ Allen DJ. Treatment of distal iliotibial band syndrome in a long distance runner with gait re-training emphasizing step rate manipulation [J]. Int J Sports Phys Ther. 2014,9(2): 222–231.

［16］ Bhatt J, Glaser R, Chaves A, et al. Middle and lower trapezius strengthening for the management of lateral epicondylalgia: a case report [J]. J Orthop Sports Phys Ther. 2013,43:11.

# 27 帆板运动：运动和训练的生理学问题

Vasileios Andrianopoulos and Ioannis Vogiatzis

## 27.1 内容介绍

帆板运动（又称风帆冲浪）是一项结合了冲浪运动和帆船运动的水上运动。帆板运动是奥运会正式比赛项目；并且全球有各种帆板协会，现在国际帆板协会（IWA, the International Windsurfing Association）会统一组织帆板比赛。帆板长度从 2.5 ～ 4 米（8 ～ 12.5 英尺）不等，宽度从 46 ～ 93 厘米（18 ～ 37 英寸）不等，重量在 7 ～ 18 千克（15 ～ 40 磅）（见图 27.1），帆板最高时速可以达到 65 千米 / 时（40 英里 / 时）并且可以完成冲浪动作。

帆板行驶原理很简单；运动员站在冲浪板上，双脚大致与肩同宽，双手握住帆杆，来控制冲浪板在水面上行驶。但是，竞技帆板运动对运动员的身体素质要求很高，因为帆板运动员在驾驶帆板的过程中，需要使用多种操作技术，进行多种操作动作。

20 世纪 90 年代初，认为奥运会帆板比赛仅是一项中等强度的体育运动。自 1992 年 11 月起，奥运会帆板比赛中允许使用"摇帆"技术，由此对运动员的体力要求更高了。"摇帆"技术是运动员站在板体上，对帆具施以规律性的摇动，使板体得以加速前进的过程；目的是增加帆板行进速度，从而习得更好的成绩。"摇帆"基本动作过程中，手臂肌肉的肌肉活动最多，其次是肩部肌肉，下肢肌肉活动活动相对较少。特别是，在整场比赛中，"摇帆"需要上肢和下肢持续进行弯曲—伸展动作；不同风力状况下，"摇帆"持续时间在 25 ～ 50 分钟。在风帆比赛中，"摇帆"技术的连续应用是提高排名的关键。

帆板比赛中，"摇帆"动作和滑行策略都会受到天气状况的影响。风力等级不同时

V. Andrianopoulos
荷兰，Horn
慢性器官衰竭研究中心，慢性器官衰竭专技中心，研究和教育机构

I. Vogiatzis（✉）
希腊，雅典 172 37 号，达夫尼，Ethnikis Antistasi 街道 41 号
雅典国立卡波蒂斯坦大学
体育教育与体育科学院，水上运动项目
电子邮箱：gianvog@phed.uoa.gr

（微风、中风、强风），对帆板运动员的生理要求会不同，影响运动员表现的决定因素也不同。综上所述，必须为帆板运动员量身定制的训练计划，以满足不同天气状况下的生理要求。

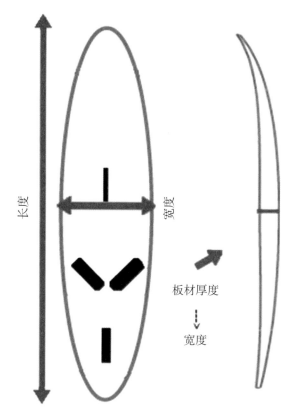

**图 27.1** 帆船板的主要特征包括长度、宽度和板材

## 27.2 帆板运动的生理反应

帆板运动结合了冲浪运动和帆船运动，对新陈代谢的要求非常高。De Vito 等首先证实了，在奥运会帆板比赛中使用米斯特拉型帆板的运动员（Mistral board；帆面积为 7.4 $m^2$，板长 3.70m，宽 0.63m），需要强大的新陈代谢能力以及心肺功能，并且会消耗较多能量。随后，Castagna 等重新评估了帆板运动中的能量需求，发现使用 NeilPryde RS X 级别帆板（NeilPryde RS Xboard；帆面积为 9.5 $m^2$；板长 2.86m，宽 0.93m），与使用米斯特拉型帆板相比，消耗能量更多，要求运动员的有氧能力和无氧能力更高。

帆板运动中，有氧代谢为主要供能方式；但是，比赛过程中使用某些战术和技术时，也需要无氧代谢进行供能。特别是在比赛的最后冲刺阶段，有氧能力和体能状况会直接影响运动员对风向变换的反应速度。帆板运动中，平均耗氧量可大于最大摄氧量（$VO_{2max}$）的 80%，平均心率可大于最高心率（$HR_{max}$）的 90%，血乳酸浓度可与运动平板实验的最大值相同。比赛过程中，帆板运动员往往会在不同的时间间隔内超过厌氧代谢性阈值，利用的平均肌肉力量可达到肌肉最大自主收缩（MVC）的 50%。与进行稳向帆板运动相比，运动员的肌肉收缩强度更大，激活的肌肉数量更多；在连续进行"摇帆"动作时，手臂肌肉激活程度最高。

帆板运动中，风力等级不同时，对帆板运动员的生理要求也不同。微风至中风条件下，进行"摇帆"动作时主要生理需求是强大的身体耐力。事实上，进行"摇帆"动作时，耗氧量（$VO_{2max}$）甚至可以达到最大耗氧量的 90%，新陈代谢程度会大幅度增加（会增加 3 倍）。此外，帆布比赛中风力等级不同时，摇帆动作的频率不同，肌肉收缩类型也会不同；上述因素影响下，运动员心率会大幅度提高，平均心率在 160 ~ 180 次 / 分之间。心率与运动强度呈线性关系。监测运动员在进行风帆运动时的动态心率情况，结果显示"摇帆"动作是一项绝对的耐力运动，同时需要心输出量保持较高水平。因此，心输出量—心率与每搏输出量的乘积（$HR \times SV$），是影响耐力运动的限制性因素。

微风至中风条件下进行帆板运动时，对有氧代谢能力的要求较高，同时乳酸水平也会提高。与进行稳向帆板运动相比，运动员毛细血管的血乳酸浓度大大增加，平均达到 8 ~ 9 mmol/l。在使用"摇帆"动作时，高血乳酸水平可能也是限制运动表现的关键因素。相比之下，强风条件下进行帆板运动时，要求上肢肌肉进行等长收缩，积累的血乳酸水平较低，平均达到 3.0 ~ 5.0 mmol/l。虽然上肢肌肉等长收缩时，血乳酸水平相对较低（即 3.0 ~ 5.0 mmol/l），此时的上肢肌肉收缩力已经超过最大自主收缩力（MVC）的 20% ~ 30%，会引发肌组织缺血，从而导致肌肉疲劳。因此，在强风条件下，局部肌组织缺血是限制运动表现的另一个关键因素。

### 27.2.1 帆板运动成绩的决定因素

良好的身体素质和较强的肌肉力量是提高帆板比赛成绩的重要条件。帆板运动中，下背部肌肉、肩部肌肉和手臂肌肉的使用频率最高。强大的上半身肌肉力量和肌肉耐力可以帮助运动员控制帆板，是习得得优异成绩的关键因素。然而，风力条件在帆板运动中起着至关重要的作用；风速不同时，运动员"摇帆"频率不同；风力等级不同时，供能方式也不同。

风速达到 15 节（7 米 / 秒）时，运动员可以通过"摇帆"技术控制帆板，主要依靠有氧代谢供能。但是在强风中，运动员不能通过"摇帆"技术控制帆板，对身体素质的要求也更高 。因为，当风力不强时，运动员可以通过使用"摇帆"技术来提高帆板滑行速度；但是当风速变快时，"摇帆"技术不能提高帆板滑行速度。在强风中；为控制逆风中的风帆，恒定近点等长拉力取代"摇帆"技术，帆板冲浪用力基本上是等距的。因此，风速和比赛策略的选择都会影响比赛成绩，比赛策略包括"摇帆"频率和身体供能类型（有氧代谢或肌肉等长性收缩）。

### 27.2.2 微风或中风对帆板运动的影响

微风或中风条件下，运动员需要连续进行"摇帆"，以提高帆板滑行速度。2002 年，Vogiatzis 等对使用"摇帆"技术与未使用"摇帆"技术时的能量需求进行了比较。不论是男性运动员还是女性运动员，使用"摇帆"技术时的耗氧量（$VO_2$）、分钟通气量（VE）和心率（HR）等生理反应均明显高于未使用"摇帆"技术时（见图 27.2）。此外，男性运动员的生理反应数据（除 HR 外）明显高于女性；但是，在未使用"摇帆"技术时，男女运动员之间数据没有差异（见图 27.2）。2006 年，新型帆板级别（NeilPryde RS：X 级别；男子所用帆板长度 9.5 米，女子用帆板长度 8.5 米）出现之前，上述观察结果没有实质性变化；现在，NeilPryde RS：X 级别已经成为新的奥运会帆板级别。

微风或中风条件下，运动员需要经常使用"摇帆"动作，此时帆板运动是一项有氧代谢水平很高的运动。与大多数有氧运动（如自行车、跑步、游泳等）相似，最大耗氧量在 70% ～ 92%，主要为有氧代谢供能。微风条件下进行比赛时，运动员的平均心率达到 170 次 / 分，血乳酸平均值约为 8.5 mmol/l。据报道，微风或中风条件下进行帆板比赛时，HR 增加的差异与"摇帆"动作有关。Guevel 等研究表明，与中风条件 [（87±4）% vs.（83±5）% HR$_{max}$）] 相比，微风条件下 [（87±4）% vs.（83±5）% HRmax] 进行帆板运动，运动员的心率更高，但血乳酸水平相同。一般来说，微风或中风条件下进行奥运会帆板比赛时，运动员的表现高度依赖于长时间保持高水平心排血量的能力，最大耗氧量超过 75%。此外，血乳酸水平过高也会影响比赛成绩，因为肌肉中积累的大量乳酸会增加运动员的疲劳程度。微风或中风条件下进行帆板运动时，心输出量是决定运动成绩的关键因素，也是帆板运动的主要限制因素，心输出量会影响最大摄氧量在 70% ～ 85% 这个范围内变。

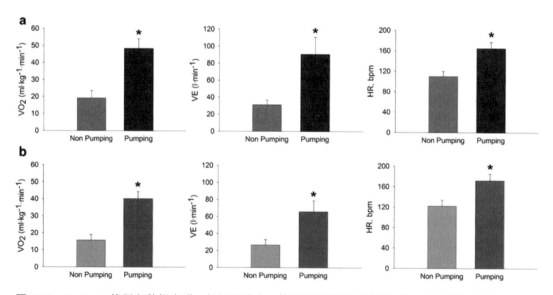

图 27.2　Vogiatzis 等研究数据表明，帆板运动中，使用或不使用"摇帆"技术时在摄氧量（VO$_2$）、通气量（VE）和心率（HR）方面，男性和女性会表现出不同的生理反应。数据为平均值 ± 标准差。图中加星号的内容表示使用"摇帆"技术时的数据，使用或不使用"摇帆"技术时的数据之间存在显著差异。（a）图表示男性运动员数据，（b）图表示女性运动员数据

### 27.2.3　强风条件影响研究

中风或强风（12 ～ 15 米 / 秒）条件下进行帆板比赛时，需要肌肉等长拉力来控制帆板，拉力可以达到 500 ～ 800 N。运动员持续进行的上肢肌肉等长收缩，能让帆板在强风中正常航行。帆板运动员的上肢等长收缩与冲浪者进行的压舷动作具有相似的生理特征。在此之前，Vogiatzis 等研究显示，在航行中长时间维持压舷动作，产生的血乳酸水平较低，这可能是由于小的氧气和能量不足，原因可能是断站休息期间，肌肉细胞中

的氧气含量增高，肌肉也得到了恢复。与微风条件相比（2.9 mmol/L *vs.* 8.5 mmol/L），强风条件下进行帆板运动时，运动员的血乳酸水平明显较低；参加帆板方程式比赛的运动员也表现出类似结果。运动过程中，等长收缩肌肉可以习得充足的氧气支持，所以血乳酸水平不会显著升高。

最近一项研究调查了排名较高的帆船运动员和俱乐部帆船手在连续使用压舷动作时所产生的生理特征，结果表明，核心肌群和周围肌群的输送和利用氧气能力方面，排名较高的帆船选手的能力更强，所以压舷动作维持时间更长。强风条件下，帆板运动员肌肉会长时间保持等长收缩，运动员的比赛成绩取决于其肌肉输送和利用氧气的能力。事实上，强风条件下，帆板运动员肌肉长时间保持等长收缩状态，会引发肌组织缺血，从而导致肌肉疲劳，增加肌肉输送量和提高氧气利用率有助于消除疲劳。因此，心血管中枢和局部肌肉代谢的适应性变化，有助于帮助风帆运动员的上肢肌肉运输和利用氧气；排名较高的帆船运动员的心血管中枢和局部肌肉代谢的适应性能力更强（毛细血管网更发达、线粒体体积更大、酶活性更强），所以有氧代谢能力更强。

## 27.3 帆板运动训练

帆板运动训练计划通常包括身体素质训练计划和饮食计划，建议进行周期化训练。帆板运动训练过程中，运动员的胸大肌、肩三角肌和肩部肌肉会持续进行等长收缩，必须需要使用肩带。具体来说，风帆冲浪者训练计划应包括三种不同类型的体能训练：①高强度间歇训练，将高强度训练与休息相结合，帆板运动中，也会间歇性进行高强度的"摇帆"动作以及肌肉放松；②中等强度连续训练，旨在提高心血管中枢和局部肌肉代谢的适应性；③力量训练，旨在提高无氧代谢能力和增加肌肉力量，因为起航时、归航以及绕开标志物时都肌肉进行爆发性运动。

高强度间歇训练中，训练强度必须达到 $HR_{max}$ 的 75% ～ 85%，高强度训练后，进行一次短暂休息，循环几次这个过程。高强度间歇训练旨在提高运动员身体素质，训练强度必须达到 $HR_{max}$ 的 75% ～ 85%，就是说心率应为 160 ～ 170 次/分，在开始下一轮"摇帆"或划船操作前，要休息片刻，使心率恢复到 150 ～ 160 次/分。训练中，"摇帆"频率应该更快一点，以提高乳酸阈值，来减少乳酸产生。按照训练循序渐进原则，逐渐增加训练次数和训练时间，缩短休息时间。高强度间歇训练的优点是有助于提高运动员有氧和无氧代谢能力，也会避免乳酸过度积累并帮助乳酸快速消除。

中等强度连续训练的目标是提高心血管系统功能。心脏泵血，输送大量富氧血液至肌肉，肌肉组织进行有氧代谢产生大量能力，可以通过中等强度连续训练提高心输出量，从而减少乳酸过度积累，防止肌肉过度疲劳。提高心输出量的主要途径包括①增加前负荷；②提高心率；③增加心肌收缩力；④减少后负荷。训练时长（包括热身和休息时间）通常为 60 ～ 90 分钟，训练强度达到 $HR_{max}$ 的 60% ～ 75%，心率为 140 ～ 150 次/分。训练形式可以包括跑步、自行车骑行和模拟划船（如果合适的话）。

力量训练的目标是提高无氧代谢能力，训练强度达到 $HR_{max}$ 的 90%，有助于提高运动员的最大上拉速度。力量训练强度通常很大，会训练至精疲力竭或进行长时间持续训练；以不同的时间间隔进行训练，并逐渐增加训练强度，有助于提高帆板运动员的无氧代谢能力。近年来，最大自主共同收缩的相关训练，有助于提高主动肌和拮抗肌的大小和力量，现已广泛应用于帆板运动员的训练中。由于无氧代谢训练强度很高，建议训练间隔时间与"摇帆"时间间隔相似，进行 10 ～ 40 秒的训练后，休息 30 ～ 60 秒。建议重复 6 ～ 10 次训练过程，休息时间间隔是训练时间的两倍。训练频率应为每周两到三次。

# 27.4 帆板运动员营养和水分补充情况

在训练和比赛之前和期间，运动员应摄入富含碳水化合物的食物，以达到糖原储备最佳化。有证据表明，"摇帆"过程中，运动员身体供能的主要物质是糖原。研究结果显示，需要为帆板运动员制定专门饮食计划，因为在帆板运动中，糖原会提供大量能量支持，体内糖原不足会导致运动员不能正常完成技术动作，从而直接对比赛结果产生负面影响。由于强烈建议耐力运动员以及帆板运动员，赛前几天进行高碳水饮食，以增加肌肉糖原储备。比赛过程中，运动员需要摄入含糖和电解质的等渗液体，还应注意补液量和补液速度。建议赛前进行高碳水、低脂饮食，至少在比赛开始 3 小时之前摄入。此外，特别是在环境温度升高时，运动员应每隔 15 分钟补充一次液体，补液量为 1/4 升。应在比赛结束后 1 小时内补充专门饮食。碳水化合物摄入量会影响糖原储备量，建议运动员膳食中碳水化合物提供热量占每日摄入总热量的 70%（为 8 ～ 10g/kg，3500cal），甚至可以摄入更多，以保证运动员在连续几天的比赛过程中，有足够的糖原储备。

**参考文献**

［1］Guevel A, Maisetti O, Prou E, et al. Heart rate and blood lactate responses during competitive Olympic boardsailing [J]. J Sports Sci. 1999,17:135–141.

［2］Vogiatzis I, De Vito G, Rodio A, et al. The physiological demands of sail pumping in Olympic level wind– surfers [J]. Eur J Appl Physiol. 2002,86:450–454.

［3］Guevel A, Hogrel JY, Marini JF. Fatigue of elbow flexors during repeated flexion–extension cycles: effect of movement strategy [J]. Int J Sports Med. 2000,21:492–498.

［4］Sedlaczek P. History, cultural context and terminol– ogy of Windsurfing. Stud Phyd Cult Tour. 2009,1（16）:115–123.

［5］Castagna O, Vaz Pardal C, Brisswalter J. The assess– ment of energy demand in the new Olympic windsurf board: Neilpryde RS:X. Eur J Appl Physiol. 2007,100:247–252.

［6］Resende NM, de Magalhaes Neto AM, Bachini F, et al. Metabolic changes during a field experiment in a world–class windsurfing athlete: a trial with multivariate analyses [J]. OMICS. 2011,15:695–704.

［7］Vogiatzis I, De Vito G. Physiological assessment of Olympic windsurfers [J]. Eur J Sport Sci. 2014,15（3）:1-7.

［8］Chamari K, Moussa-Chamari I, Galy O, et al. Correlation between heart rate and performance during Olympic windsurfing competition [J]. Eur J Appl Physiol. 2003,89:387-392.

［9］Bassett Jr DR, Howley ET. Limiting factors for maximum oxygen uptake and determinants of endurance performance [J]. Med Sci Sports Exerc. 2000,32:70-84.

［10］Castagna O, Brisswalter J, Lacour JR, et al. Physiological demands of different sailing techniques of the new Olympic windsurfing class [J]. Eur J Appl Physiol. 2008,104:1061-1067.

［11］Perez-Turpin J, Cortell-Tormo J, Suarez-Liorca C, et al. Relationship between anthropometric parameters, physiological responses, routes and competition results in formula windsurfing [J]. Acta Kinesiol Univ Tartuensis. 2009,14:95-110.

［12］Andrianopoulos V, Louvaris Z, Orfanos I, et al. Quadriceps muscle oxygen availability between highly-ranked and club sailors during successive simulated hiking bouts [J]. J Athl Enchancement. 2014,3:2.

［13］Maeo S, Yoshitake Y, Takai Y, et al. Neuromuscular adaptations following 12-week maximal voluntary co-contraction training [J]. Eur J Appl Physiol. 2014,114:663-673.

［14］Doumtsios I, Grammatikopoulou M, Tsigga M. Diet quality and anthropometry between different sail- boarding styles [J]. Nutr Diet. 2010,67:31-36.

# 28　攀岩运动——感知能力与运动技能的关系（生态动力学框架）

Ludovic Seifert , Dominic Orth , Chris Button , Eric Brymer , and Keith Davids

## 28.1　内容介绍

　　攀岩运动，可以在室内和室外的不同环境中进行；岩壁高度也不同，较低岩壁（例如高度不超过 8 米，称为"抱石攀岩"）或较高岩壁（例如存在一段至多段绳距，每段圣绳距之间的平均长度 20 ～ 30 米）；攀岩地点可以是低海拔地区，也可以是高海拔地区；攀岩对象可以是岩石、冰壁或雪坡，使用或不使用攀岩工具（例如冰镐、冰爪、攀岩绳）；包括先锋攀登（使用岩石栓）和传统攀岩（不使用岩石栓）；攀岩过程中，有攀

L. Seifert （✉）

法国，蒙圣艾尼昂

鲁昂大学，体育运动改革研究中心（CETAPS）— EA 3832，运动科学系

电子邮箱：ludovic.seifert@univ—rouen.fr

D. Orth

法国，蒙圣艾尼昂

鲁昂大学，体育运动改革研究中心（CETAPS）— EA 3832，运动科学系

澳大利亚，布利斯班

昆士兰理工大学，运动与营养科学学院

C. Button

新西兰，达尼丁

奥塔哥大学，体育和运动科学，体育学院

E. Brymer

澳大利亚，布里斯班

昆士兰理工人学，运动与营养科学学院

K. Davids

英国，南约克郡

谢菲尔德哈勒姆大学，体育工程研究中心

芬兰，于韦斯屈莱

于韦斯屈莱大学，芬兰杰出教授计划资助项目，体育与健康科学

岩同伴或是没有（如徒手攀岩、顶绳攀爬或现场攀爬）。

攀岩者可以自行选择攀岩环境、攀岩类型以及攀岩装备，表现出不同程度"极限运动"特征。例如，"徒手攀岩"（"free solo"）需要攀岩者全身心地投入训练，因为徒手攀岩的攀岩对象通常海拔都很高，并且攀岩过程中不加辅助攀岩工具和保护措施，危险性很大，很容易导致坠落和死亡。因此，攀岩者必须注意一系列问题，例如身体疲劳程度和天气状况，以尽量减少额外风险。攀岩者在海拔2000的陡峭悬崖上进行"徒手攀岩"时的体力消耗，与攀岩者在海拔几米的地方进行数小时"抱石攀岩"（"bouldering"）的体力消耗程度差不多，但这两种攀岩过程中的心理状态和情感克制程度方面存在巨大差异。"徒手攀岩"过程中不会再使用辅助工具和保护措施，"抱石攀岩"的攀岩对象海拔通常较低，所以徒手攀岩者在攀岩过程中操作不当就会导致严重后果，甚至会导致死亡（请参阅《徒手攀岩》，由法国攀岩国家队主教练和高山俱乐部联合会所著，书中收录了徒手攀岩相关的一些故事）"徒手攀岩"中，最具挑战性的特征是过程中有许多不可控制的环境因素。因此，攀岩需要自行准确判断周围情况，比如评估冰壁或岩石质量、雪崩风险、天气情况，以及制定有效的折返方案或逃生路线。徒手攀岩过程中，环境因素的不确定性，加上随之而来的心理情绪和生理负担，使徒手攀岩成为最极端的极限运动之一。本章将讨论一个有趣话题——攀岩过程中，习得功能性感知与运动技能所面临的挑战。美国攀岩家、作家Greg Child所著的《复杂的情绪》中，介绍了一些攀岩或登山过程中会出现的"极端"环境条件。攀岩者从地面观察攀岩对象时，往往不能准确预测环境条件，再加上环境因素不断变化，从而使得高度不确定的环境因素进一步复杂化。攀岩生态动力学方面相关研究，主要讨论了攀岩者在独自感知和利用环境因素后（这些环境因素会动态变化且相互限制性因素），攀岩者会产生相应的想法并付诸行动，这两之间又是如何相互适应。本章将通过讨论攀岩等极限运动的生态动力学理论框架，阐明一些关键概念，并讨论这些概念如何帮助攀岩者获取功能性感知与运动技能以及提高攀岩技能。

### 28.1.1 生态动力学理论

在极限运动环境中，"生态动力学"框架是指关于人与环境因素之间相互作用，包括认知、感知和行动之间相互交织的关系。"生态动力学"框架是采用系统视角来分析运动技能和专业知识的获取过程。"生态动力学"结合了环境心理学和非线性动力学概念，并将其应用于具有"代表性设计"的运动表现和学习过程中，以解释人类适应性行为习得和转移的过程。

在环境心理学中，人类行为以执行者—环境系统产生的信息为基础表现出来，这些信息可以直接调节行为。限制性因素性行为是最重要的影响因素，每个个体对行为环境关键属性的感知会影响个人行为。通过添加非线性动力学相关的工具和概念，增强了基于"生态动力学"信息方法的作用，可以解释信息与动态变化的环境因素之间的循环关系。生态动力学强调了环境因素与复杂神经生物学系统（例如人类）的组成部分和层次之间的相互影响作用。环境因素动态变化时，神经生物学系统既会影响人类行为，反过来神经生物学系统又会受行为限制。

限制行为因素包括任务、执行者和环境因素。本章将讨论生态动力学框架是如何帮助识别关键限制因素，这些限制因素定义了"极限"运动的特征，包括攀岩运动。特别需要指出的是，本章将讨论攀岩过程中行为的"极端"程度会如何变化。例如，登山运动员在海拔 4000 米的高山上练习攀登了 1000 米，与 Alain Robert（法国蜘蛛人，the French Spiderman）徒手攀爬高楼相比，哪个是更极端的运动呢？不同情况下，定义"极端"条件的限制因素也是不同的：在一种情况下，海拔、天气条件和攀岩长度会增加受伤风险；而在另一种情况下，徒手攀岩过程中，攀岩者需要保持高投入程度。此外，在生态动力学框架中，"代表性设计"的概念是实践和学习环境的基础，因此观察和获取的技能与特定的环境因素关联性增强。"代表性设计"框架为环境限制性因素的开发提供了指导，环境限制性因素可以最好地反映与运动行为之间的关系以及环境因素的变化。这是技能转移的一个重要特征，有助于将一种运动环境（例如室内攀岩环境）中用来调节运动行为的认知、感知和行动应用于另一种运动环境（例如室外攀岩环境）中。

综上所述，生态动力学框架是一个系统性观点，指出在攀岩过程中，攀岩者与相关因素之间个关系，比如攀岩装备（例如冰爪和冰镐），攀岩对象（岩壁、冰壁或雪坡），突变事件（天气条件突然变化）以及其他攀岩者（保护者和其他团队成员）；积极和及时掌握环境变化，有助于决定攀岩的"极限"程度（难易程度）。接下来，通过分析攀岩者和运动环境之间的相互作用以及实证研究，可以帮助我们了解攀岩者是如何掌握环境变化并调整运动行为，以实现运动目标的。下文分为三个部分进行介绍：第一部分，介绍了生态动力学框架的主要理论假设，并讨论在极限运动中（例如冰壁攀岩和岩壁攀岩），如何感知—运动行为是什么以及如何习得。第二部分重点介绍了攀岩技术的关键特性。由于许多没有经验的攀岩者大多会选择在室内攀岩，而没有把他们学习到的技巧投入到户外环境和极端环境中；印证了行为"适应性"和技能转移是极限运动专业知识的最重要特征。最后，将介绍如何把训练的攀岩技巧应用到实践中，特别是研究如何实现"代表性设计"。由于经验丰富的攀岩者经常在室内进行攀岩训练，最后一节重点介绍了如何将室内攀岩壁设计为具有代表性的训练过程，以保持感知—运动限制性因素的不确定性，以帮助攀岩者形成行为"适应性"。大多数已发表的关于技能获取和攀岩的研究都是以室内攀岩观察结果为基础的，本章主要研究内容是如何将过往研究结果应用于更"极端"条件中。

## 28.2 生态动力学——感知能力与运动技能的习得与转移

技能习得是指习得个体与运动环境之间适应性关系。每个个体生物组织的结构特征都可能发生变化（例如，力量训练会让人体保持特定运动模式，会限制每个个体对不同运动需求的功能性反应）。心理因素也会导致结构特征发生变化。例如，在室内进行单人多绳距攀岩训练时，可以很好地锻炼身体力量或运动能力；但是不能帮助攀岩者进行室外攀岩，无法帮助攀岩者形成自我意识，也无法帮助攀岩者做好计划；并且无法提高攀岩者长时间精神集中和克服恐惧的能力，因为室外攀岩中攀岩者可能会因为一个小错误而导致死亡。

此外，转移可以在不同运动领域进行，包括强相关性领域转移（垂直转移）和弱相关性领域转移（水平转移）。强相关性领域转移是指将技能泛化为一组新的限制性因素，尽管这些限制性因素与关键限制性因素之间的联系方式各有不同（例如肢体协调模式相似，抓握方式不同）。弱相关性转移是指"跨领域"转移，其中独立存在的子系统变得很重要（例如不同的决策过程、生理因素以及心理因素）。例如，与室内攀岩相比，在海拔 2000 米进行徒手攀岩的攀岩者需要进行额外的心理建设。攀岩者不仅在徒手攀岩过程中需要判断体能水平，在出现错误时也需要及时判断体能水平。攀岩者在海拔 1 米的岩壁上攀岩时，成功率如果为 50%，那在海拔 2000 米的岩壁进行攀岩时，成功率绝对不可能维持在 50%。目前尚不清楚结构和功能适应性是如何促进转移的，但是可以确认的是专业知识会对技能转移程度产生很大的影响。

## 28.3 技能是限制性因素的突出特质

生态动力学中，技能是在个体与限制性因素之间持续的信息交互中产生的。限制性因素为设置了信息交互边界，并不能预先决定行为组织方式——在某种程度上，熟练技能的形成是一个紧急的、自我组织的过程。肢体协调模式与攀岩对象、攀岩装备、突变事件以及其他攀岩者之间的联系，可以满足相关限制性因素的要求。因此，从这个角度来看，没有一个理想的运动协调方案可以适用于所有攀岩者。同理，没有一种理想的心理状态是所有攀岩者都应该持有的。相反，行为功能性模式来自于限制性因素的交互作用。Newell 定义了三种限制性因素类型：环境限制性因素、任务限制性因素和生物限制性因素（个人限制性因素）。个人限制性因素是人体结构或功能上的限制性因素，是指人体特征，例如基因、人体测量特征、认知、动机和情绪；例如，在恶劣天气条件下进行攀岩或徒手攀岩时，攀岩者非常需要心理建设。Alain Robert（法国蜘蛛人，French Spiderman）在练习徒手攀岩时，经常会突发坠落。但是，Alain Robert 表示："攀岩是我人生的激情所在，是我的人生哲学。虽然我患有眩晕症，虽然意外事故使我 66% 的身体残疾，但是我已经成为最好的徒手攀岩者。"由于这些事故，Alain Robert 再也不能进行一些攀岩所必需的抓握工作和身体移动，但是在他调整活动后，徒手攀爬了世界上最高的建筑物。这个例子表明，即使存在额外的个人（身体）限制性因素，攀岩者仍然可以在最高建筑物上练习徒手攀岩。事实上，在调节徒手攀岩表现方面，心理因素比身体素质的作用更重要。

环境限制性因素是外在的限制性因素，可以说是物理性限制性因素，反映了进行运动的环境条件。攀岩过程中，温度和海拔的变化会使攀岩过程更加艰难。例如，高温环境会导致脚部肿胀，会增加攀岩者的不适感。湿度增加会使攀岩者手部出汗，增加了抓握难度。岩壁陡度会由正倾角（即斜坡）变为负倾角（即俯角），这显然对攀岩技术提出了挑战。具体来说，在特定斜坡攀岩可能有利于使用 Smearing 技巧（即将攀岩鞋"抹"在岩壁上），而俯角攀岩需要使用手臂摆动和脚后跟钩壁等动作，以保持攀岩者在岩壁上的位置。在攀冰过程中，冰的厚度可能会影响冰镐刃部扎进冰壁的深度。此外，一些冰层是随机分布的，需要不断地调节攀岩行为（例如动作探索、知觉预测），而不能依赖于先进的计划。冰层性质与环境温度相互作用，温度会改变冰壁某些区域的冰密度。

攀岩者需要根据岩壁质量和类型来决定使用何种特定攀登动作。例如，在攀岩过程中，攀爬石灰岩时常常需要使用抓扣（Crimp）、捏点（pinch）和扣岩洞（pocket）等动作，而攀岩花岗岩时常常需要通过岩壁裂纹。重力是最重要的环境限制性因素，因为攀岩者至少有一肢给予支持才能垂直挂在岩壁，以防止在重力作用下坠落。

任务限制性因素包括任务的目标、规则、边界位置、操作指南或指定的反应装备。在攀岩过程中，通常需要依靠手指、脚或工具（攀冰过程中，需要使用冰攀工具和冰爪）进行移动。由于这些特定的任务限制性因素，与在水平面上进行的徒步运动相比，攀岩过程中控制重力作用更具挑战性。攀岩的运动特点是攀岩者同时结合上肢运动和下肢运动来达到更高的高度，并在岩壁上保持身体平衡。攀岩过程中典型的任务限制性因素，要求攀岩者必须习得特定的感知—运动技能，例如姿势调节，肢体内适应和肢体间协调，通过视觉观察来优化攀岩路线，变化的运动动作包括改变抓握方法或使用冰攀工具，以及使用感知运动模式（见表28.1，图28.1）。

在欧洲，根据任务限制性因素的不同，传统攀岩、攀冰路线方面存在两种难易程度划分方法：路线难易程度（从E级较容易难度到ABO级恐怖难度）和混合路线（从I级到Ⅷ级，根据客观危险因素进行分级，客观危险因素包括可能坠落的岩石和冰块，雪崩风险，以及逃生、撤退、救援的可能性）。

以限制性因素为基础建立的攀岩方法对学习和训练攀岩具有一定实际意义。促进攀岩学习措施包括控制限制性因素，会对信息—运动耦合关系产生影响，以指导攀岩者在运动表现调整期间对自身功能特性的探索。探索性活动之所以有用，因为它帮助攀岩者发现获取攀岩信息的方法，必能付诸实践。任务限制性因素引导的协作模式是独特的，以前稳定的协作模式，在维持和转移过程中调整限制性因素可以有助于提高模式稳定性。此外，实践过程，包括探索过程，都是有价值的，因为它帮助运动员学习如何利用内在的自我构建潜能。在极限运动中，环境因素异常难测，运动员必须充分开发自我构建潜能，以提高运动技能。

生态动力学认为学习环境应该包括突发情况。例如，引领者在带领初学者进行攀岩时，会遇到一定程度的不确定性突发情况，会影响运动表现。事实上，在某种程度上需要破坏现有的信息—表现耦合，才能改善运动表现的不确定性，从而出现不同的运动行为。根据Warren观点显示，通过可见性因素控制方法可以达到改善运动表现的不确定性。也就是说，在特定的运动环境下，例如攀岩到岩壁边界时，需要攀岩者采取多种运动动作。在相同的岩壁边界攀岩时，可以用来观察运动行为变化。可用信息的变异性和决定使用运动动作的过程（使用的动作应该有助于顺利完成运动），有助于保障运动变现的确定性。根据攀岩类型以及需要控制的限制性因素，来设计运动学习模式。

下文将介绍运动变异性是如何发挥作用和具有适应能力的，并帮助引导探索和学习过程。

表 28.1　攀岩运动中的主要限制性因素

| 限制性因素分类 | 特定类型 | 用途 |
|---|---|---|
| 任务限制性因素 | 指令 | 要求攀岩速度，技术 / 行为，注意力焦点，反馈 |
| | 安全要求 | 攀岩引导装置（用现有或临时岩石栓辅助攀岩），顶绳攀岩辅助装置（不使用岩石栓），多绳距，单绳距，徒手攀岩装置，安全垫 |
| | 实践 | 现场攀岩，红点攀岩 |
| | 预演 | 使用预演，不使用预演，完攀 |
| | 预期结果 | 提前了解攀岩路线特点（例如，难易等级），路线相关历史 |
| | 专用装备 | 粉块，粉块袋，松香类物质，头盔，冰攀工具，冰爪，攀岩绳，岩石栓 |
| | 规则 | 竞速赛岩点系统 |
| 环境限制性因素 | 攀岩对象物质属性 | 人工岩壁（较脏，较干净），冰壁，天然岩壁（例如，花岗岩等） |
| | 天气情况 | 受保护情况（室内攀岩），暴露程度，光照，情况刮风，下雨，下雪，水分含量，湿度，热度 |
| | 攀岩对象海拔高度 | |
| | 其他重要因素 | 攀岩团队，保护者，攀岩组织，教练，观众 |
| | 攀岩壁 | 坡度，纹理，颜色，高度 |
| | 可抓握情况 | 质地，颜色，边缘，尺寸，方向，表面嵌入物，平滑度 |
| | 障碍物特点 | 可抓握岩点之间水平和垂直距离，困难岩点，连续的困难岩点，更困难岩点 |
| 个人限制性因素 | 心理因素 | 焦虑特质和焦虑状态，冒险型人格，感觉寻求特质，其他心理因素（例如恐惧，对死亡的可接受程度，唤醒水平的控制，自我意识，适应力，专注力，兴奋度） |
| | 技能水平 | 完全初级水平，低级水平，中级水平，高级水平，精英级水平，特精英级水平 |
| | 人体测量学特质，生理学特质，性别，力量因素，发展性因素 | |
| | 发展经验 | |

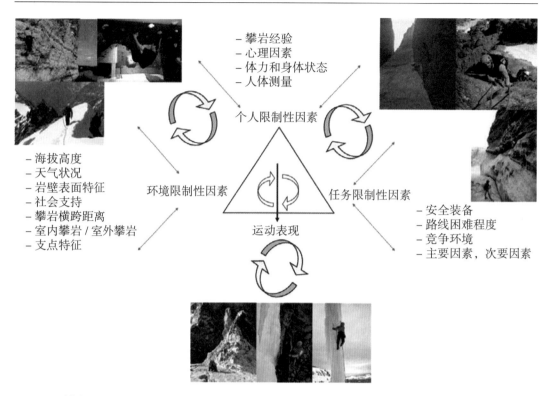

图 28.1　攀岩过程中，限制性因素相互作用案例，并且训练可以帮助技能转移：上图举例说明了个人限制性因素与任务限制性因素之间相互作用的情况，其中安全设备的使用可能与三种心理因素类型有关，包括在"徒手攀岩"、"顶绳攀岩"、"现场攀岩"中。还说明了任务限制性因素与环境限制性因素之间相互作用的情况，涉及三种攀岩工具的使用情况，例如在攀冰过程中，需要使用冰攀工具和冰爪；攀岩绳保护装置可以确保攀岩者安全速降；在传统攀岩中，止索装置和凸轮类保护器械可以帮助攀岩者探索各种攀岩环境。最后说明了环境限制性因素与个人限制性因素之间相互作用的情况，涉及三种类型的攀岩环境（例如攀岩对象表面情况和岩壁纹理），例如在高山攀岩混合路线（攀岩对象包括雪坡、冰壁和岩壁）中，会遇到小但严峻的抱石困难以及石灰岩悬崖，需要攀岩者具备特殊的行为模式和心理适应性

# 28.4 运动功能变异性和简并性

　　生态动力学研究表明，运动系统的变异性不一定会影响运动表现，也不一定会与推定的经验性表现之间存在偏离，初学者应该纠正这种偏离。运动变异性可能具有支持适应性运动行为的功能。考虑到运动运动变异性的功能性作用，会有助于探索适当的适应性行为。在运动表现中，适应性、稳定性（即持久性行为）和灵活性（即变异性行为）之间会保持适当关系。

　　熟练的运动员能够在需要的时候表现出稳定的行为模式，但是可以根据动态表现条件调整运动动作。虽然随着实践经验的积累，人类运动系统变得更稳定和更省力，提高稳定性和灵活性并不会影响运动表现。值得注意的是，增加灵活性并不会影响运动表现

的稳定性，相反地，灵活性是适应性特征。在攀岩等极限运动中，灵活性对熟练掌握运动技巧来说是必不可少的。即使运动模式的机构组成之间存在规律性和相似性，运动员也不能固定且严格地执行稳定的运动方案；运动员需要具备适应性紧急运动模式，以维持正常运动行为。当运动员采取的稳定运动模式与任务要求之间差距很小，或者任务限制性因素较弱时，可能会出现运动变异性。运动员可以通过不同的协调模式来适应环境变化，同时反映了神经生物学系统的简并性。Edelman 和 Gally 最初将上文所述的简并性定义为"结构中不同的元素会具有相同功能或产生相同输出"。简并性的存在允许运动员在不影响功能的情况下改变运动行为（结构上）；在组织的不同层次（即个体内部和个体之间）中，协调模式的变异性会提高适应性和功能性，以满足任务限制性因素、环境限制性因素和个人限制性因素。Mason 概述了运动系统简并性的重要来源，包括①结构复制（例如，用任意一只手执行不同的功能），②运动系统的不同结构会具有相同功能（例如，手或脚都可以接触岩壁表面），③将运动系统的不同部分结合在一起来实现相同的功能（例如，随着环境条件发生变化，协调模式的组成部分会更具功能性），④运动系统的同一部分以不同方式来实现相同的功能（例如，由于岩壁表面岩点会有不同朝向，运动员需要使用不同手部技巧来进行抓握动作）。运动系统的简并性是一个复杂的系统，需要消耗掉进入运动系统的能量，否则可能会干扰系统；还可以解释神经生物学系统是如何自我组织成功功能性模式的。简并性是一个生态动力学框架的中心原则，解释了学习和运动表现中的个体变异性的内部来源，以及个体之间的变异性来源。

攀岩运动中的一些动作可以很好地体现简并性，例如为了抓住特殊的支点，攀岩者需要变换不同类型的手部抓握动作和身体姿势（抓握动作包括弯曲手指 crimp、反撑 gaston、使用深槽手点 jug、使用一指岩点 mono、捏点 pinch、手指深入孔洞 pocket、抓握斜面点 sloper、反抠 undercling；身体姿势包括桥式 bridge、只是用双手的姿势 campus、交叉式 crossover、跳到最高点的刹那轻抓住下个手点 deadpoint、旗式 flag、挂脚式 heel hook、锁膝式 knee bar；可见于个人攀岩概述）。最近研究显示，在攀冰过程中，为了达到特定的任务目标，攀岩者会使用几种稳定的运动协调模式（例如将冰攀工具和冰爪放置成水平、对角、垂直和交叉放置）。协调模式的多重稳定性反映了运动员对动态环境条件的功能性适应。为了保护冰壁结构，攀冰者需要选择特定的锚点位置和用于锚定的冰攀工具和冰爪，并使用特定动作。冰攀工具锚定位置之间通常相隔 20 cm，以保护冰壁中部分脆弱结构。同样地，根据冰壁形状，攀冰者需要采用不同的动作（例如摆动、踢腿以及钩点）。当冰壁结构很致密且没有任何洞时，攀冰者通常摆动冰攀工具和踢冰爪，来将自己固定在冰壁上。相反的，当冰壁结构致密程度不高时，攀冰者会使用冰攀工具和冰爪来钩住冰洞。因此，通过分析攀岩者所采取的动作类型，可以很容易地评估每一个攀岩者的功能性能力，即根据冰壁的动态特征来改变动作类型。因此，通过观察熟练的攀岩者与运动环境属性之间的有效耦合，揭示了协调模式的多重稳定性，可能是以固有神经生物学系统简并性为基础形成的。但是，还存在一个关键挑战，就是有效地感知信息，有助于获得行动机会（功能可见性）方面。

### 28.4.1 对功能可见性与运动协调性的感知

在了解运动环境后，功能可见性可以为运动员提供行动机会。从测量角度来说，环境限制性因素由物理特性（例如光振幅或岩壁表面硬度）组成，个体限制性因素由可评估的行动能力组成。环境物理特性与个人的行动能力之间的关系构成了功能可见性。功能可见性可以与运动协调性联系起来，两者从性质上来说都具有显著特征，有助于捕捉基于运动表现与环境之间关系的信息性属性，来实现运动动作的稳定性和变异性。在攀岩过程中，"功能可见性"指的就是"可攀岩性"，即攀岩环境特性、可到达性、可抓握性以及攀岩能力。在攀岩过程中，感知特定的行动机会需要对相关信息变量进行调整和校准，这意味着攀岩者需要从不同感知系统（触觉、动觉、听觉、视觉）中获取变量，这些感知系统帮助获取运动环境的相关属性。术语"相关"表示功能性，因为获取环境相关属性可以帮助运动员有效地达成特定的任务目标。在攀岩等极限运动中，根据是否接触到岩壁表面的潜在天然支点（不论天然岩点是否起到支持作用），通过观察运动员的探索性动作和运动表现，可以对感知的有效性进行经验评估。通过记录接触支点与抓握支点的比例，有助于分析探索性动作与运动表现之间的关系；攀岩技术的基础是"3个支点规则"。据报道，熟练的攀岩者可以使用3个以内的支点进行快速移动，这意味着攀岩者在成功抓住功能性支点并完成成功攀岩之前，只接触过3个以内的表面支点。研究表明，路线或支点设计会导致引发探索性行为增多或减少。例如，当攀岩者需要抓握水平支点时，需要采用"面对墙"的身体姿势；而需要抓握垂直支点时，需要采用"侧身"姿势。因此，在攀爬复杂路线（路线中包含水平和垂直方向的支点）时，攀岩者需要使用两种类型的抓握方式和身体姿势。事实上，当抓握右向垂直支点和左向垂直支点时，攀岩者身体会呈现旋转状态，就像门上的铰链一样。支点的设计会影响着攀岩者的运动方式，尤其会影响抓握时机。更准确地说，较复杂的抓握动作（2厘米岩洞深度与1厘米岩洞深度相比）和较困难的姿势（低倾角支点与高倾角支点相比）会减少抓握时间（值得注意的是，加长达到最大加速度的时间与缩短达到最大减速度的时间），也会减少探索时间。

攀冰过程中，试图感知功能可见性是可以实现的；通过观察攀冰者的行为，来了解攀冰者是否需要摇摆冰攀工具来创建冰洞以平衡重力作用，还可以了解攀冰者是发现并锚定了冰洞（在冰瀑表面，利用先前攀冰者创建的冰洞或利用天然冰洞）。事实上，当冰壁较薄且致密程度不高时，攀冰者可以一次性固定冰攀工具和冰爪，提高运动效率。相反，当冰壁较厚且致密程度很高时，攀冰者需要反复进行摆动冰攀工具或多次使用冰爪踢冰，才能达成安全锚定。通常，熟练的攀岩者可以察觉到冰瀑厚度变化，在完成最终安全锚定之前，尽可能地减少动作频率。因此，观察冰攀工具的锚定频率，可以反映攀岩者在运动过程中对要冰瀑属性的感知能力。

# 28.5 攀岩专业技能的关键特性

Johnson定义了运动技能四要素为速度（speed）、正确性（accuracy）、结构（form）和适应性（adaptability）。事实上，Johnson记录了一个有趣的故事，通过比较瑞典和芬兰的伐木者，发现了运动技能四要素。名为"伐木者之球"的寓言故事中，瑞典和芬兰的伐木者可以用相同速度砍下十根木头，在劈柴、割草、用铅笔做记号和打鸟等方面具有相同的精确度。结构与努力程度和经济条件有关（例如期望将能量消耗降到最低），瑞典伐木者和芬兰伐木者可以在 2 小时内砍掉相同数量的木材。然而，新研究通过比较两方伐木者的表现，提出了运动适应性问题。适应性技能是指在各种各样且不可预测的环境限制性因素下，运动员依然表现维持良好表现。瑞典伐木者是唯一一组可以发砍伐不同高度的木头，并可以用不同类型的斧头进行砍伐。Johnson 通过强调适应性在运动技能定义中的重要性，提出了运动变异性作用。如前所述，运动技能的生态动力学模型阐明了稳定性和灵活性的作用：专业技能和非专业技能的稳定状态各有不同，有时会共享协调模式。然而，专业技能的特殊性是具有适应性能力，即产生行为的能力；根据需要不同，行为可以是稳定的，也可以是可变的。专业行为特征是稳定且可重复的运动模式，随着时间的推移，运动模式会持续存在，还具有抗干扰性和可重复性，当任务限制性因素和环境限制性因素不同时，类似的运动模式会出重复出现。运动模式并不是一成不变的，而具有灵活性和适应性。根据 Johnson 所述，运动技能具有不同特征。

在攀岩、攀冰和混合攀登中，特别是在极限攀岩中，感知—运动技能的适应性会提高攀岩者攀爬速度。速度是成功和生存的重要指标，因为攀岩者攀爬速度越快，暴露在危险中的时间就越短；尤其是在喜马拉雅山这样的高海拔地区攀岩时，天气条件瞬息万变，暴露时间越短，攀岩者就越安全。Ueli Steck，瑞士职业攀岩家，也是世界上攀岩速度最快的登山运动员，印证了速度的作用。Ueli Steck 所著的《速度》中，讲述了当他在阿尔卑斯山北坡进行徒手攀岩时是如何打破速度纪录的。此前的速度纪录包括：2008年，Eiger 在攀爬 Heckmair 路线时，创造了 24 小时 47 分的纪录；2008 年，Grandes jorales 在 Colton—MacIntyre 路线进行现场攀岩时，创造了 24 小时 21 分的纪录；2009年，Cervin 在 Schmid 路线进行现场攀岩时，创造了 1 小时 56 分的记录。Ueli Steck 海拔8000 米的喜马拉雅山上进行了速度攀岩，2011 年在攀爬海拔 8013 米的希夏邦马峰南坡时，用时 10 小时 30 分；2013 年，在海拔 8091 米的安纳普尔纳峰南坡进行徒手攀岩时，用时 28 小时。值得注意的是，1938 年，第一批攀岩者在攀爬喜马拉雅山北坡时用了 4天时间。

因此，身体移动速度可以反映运动的变异性，因为在探索运动模式的功能性上需要花费的时间变少了。但是，除了速度（表示运动表现）之外，攀岩"流畅性"也可以很好地表示运动效率和对限制性因素的适应性。攀岩流畅性通常需要攀岩者控制重心以及髋部运动，并把握好移动时机。例如，在探索抓握支点时，攀岩者会表现出跳跃（速度变化）和 / 或髋部不同方向的移动，除此之外，在控制主动休息、探索路线以及姿势调节等任务性限制性因素时，攀岩者需要停止一段时间。下文将展示生态动力学相关研究的贡献，有助于了解与攀岩初学者相比，专业攀岩者为何会表现出更高的运动技能适应性和更强的感知能力，以及运动技能又是如何反过来影响攀岩流畅性。

# 28.6 功能性运动与协调模式变异性：适应性

运动适应性的显著特征是可以通过协调表现出功能性运动的变异性。事实上，由于专业攀岩者经验丰富，在不同的任务限制性因素和环境限制性因素影响下，专业攀岩者还是可以充分发挥个人能力。此外，由于环境限制性因素既不可预测也不可控制，在攀岩过程中，专业攀岩者需要在使用多种动作，并利用运动系统的简并性特征，协调肢体间动作。事实上，证据表明，专业攀岩者会根据关键环境限制性因素相关信息，选择四肢在冰面上的位置，包括水平位、对角线位置，垂直位置以及交叉位置，利用了个体内部协调模式的变异性。事实上，为了达到上述表现，专业攀岩者有时会将左右肢体交叉，有助于充分利用冰面特性，并将冰攀工具锚进冰洞。事实上，当冰壁较薄且致密程度不高时，攀冰者会摆动冰攀工具来创造冰洞或锚进天然冰洞，利用了个体内部协调模式的变异性。相反，初学者掌握的运动模式较少和协调范围更窄，所以等倾向于采用基本的四肢攀岩模式，像是在爬梯子。特别是，初学者常常会同一种使用肢体运动模式，双臂（或双腿）伸展（或弯曲），对应双臂（或双腿）肌肉同时收缩。攀冰过程中，低温会影响运动员的活动度；所以，初学者在攀冰时，需要优先考虑姿势的稳定性和安全性，而不要一味地追求速度，否则会使初学者不能进行安全锚定（利用冰攀工具和冰具进行锚定时）。

# 28.7 变异性信息和可供性感知—感知的调谐与校准

专家攀岩者的一个重要技能是可以感知变异性信息，表明专业攀岩者与初学者相比，感知可攀岩性的能力更强。在攀冰过程中，初学者仅仅会使用视觉来感知冰瀑可攀岩性，因为初学者更关注冰洞大小和深度以及攀冰路线。初学者会全面感知冰瀑形状，包括感知冰瀑上又大又深的冰洞，使锚定更深且更自信。初学者使用的感知冰瀑特性的方法，会导致肢体动作协调性较差。特别的是，初学者更多会采用"X"状或蜘蛛状身体姿势，以便维持身体重心，保持平衡。但是在攀冰过程中，初学者在采用的身体姿势灵活性不足；一旦初学者将一只手或一只脚从冰面上移开，初学者很快就会感觉到稳定性不够。因此，初学者很少会改变动作类型，大多数初学者会采用摆动冰攀工具的动作，类似于"锤击"动作。此外，初学者会重复做相同的动作，以创造一个深冰洞并进行锚定，完成动作会增加初学者的信心。相反地，专业攀冰者通过结合视觉、听觉和触觉来感知冰瀑信息，有助于攀爬者探测冰冻的"可用性"。攀冰过程中，感知冰瀑特征（例如冰层厚度、密度、形状和陡度），有助于攀冰者判断冰洞特性；这个过程揭示了攀冰者是如何与冰面结构相互作用的，例如攀冰者会在冰面摆动冰攀工具以进行锚定。攀岩者的攀爬技巧和经验似乎会影响环境与攀岩者之间关系和感知方式，专业攀岩者才能改变攀岩动作，有助于节省体能，保持身体平衡，维持攀爬流畅性和速度。事实上，专业攀岩者的协调模式和动作类型具有多重稳定性（例如在摆动冰攀工具和冰爪并进行锚定时）。

室内攀岩中，专业攀岩者也会表现出类似的感知能力。Boschkner 等人研究表明，与初学者不同，专业攀岩者不会去感知岩壁的结构特征，但专业攀岩者经验更丰富，能回忆更多相关信息，并会着重感知岩壁的功能性特性，最大限度利用岩壁的可攀岩性特征。这意味着，可攀岩性的获得不仅与感知能力有关，与经验和技能水平也有关。在攀岩过程中，攀岩者通过感知攀岩对象的特征（例如岩壁的形状、陡度、岩石类型）可以得出攀岩对象的"可攀岩性"。攀爬悬崖的过程中，攀岩者在地面无法预测岩壁上的环境因素，专业攀岩者会采用视觉观察岩壁（即预览攀岩路线）或岩壁模型以获得相关信息，检验攀岩者是否进行视觉观察以及视觉观察方法是很重要的；同样重要的是，在攀爬过程中，检查专业攀岩者是如何唤起攀岩记忆的。Pezzullo 等人比较了专业攀岩者和初学者在预览路线和唤起回忆的能力，以及在攀爬简单、困难以及极困难路线时选择支点的能力。当攀岩者在预演路线和唤起回忆时会分散注意力；Pezzullo 等研究显示，在攀爬困难路线时，攀岩者具备更高水平的攀岩技能，将有助于唤起支点选择的相关回忆。Pezzullo 等提出，攀岩者在进行路线预览之后还需要进行实际模拟，根据攀岩者的运动能力来实施。Sanchez 等强调，路径预览并不会影响运动表现，但会影响运动形式。值得注意的是，路线预览有助于提高攀岩流畅性，减少停留次数以及停留时间。另外，Boschker 和 Bakker 在观察其他攀岩者时发现，路线预览后攀岩流畅度确实有所提高。Boschker 和 Bakker 对三组参与者的运动行为和表现进行了评估，三组参与者在参加实验之前都没有攀岩经验。每组参与者进行五次攀岩，每次攀岩之前都会观看攀岩录像，实验内容如下：①第一组观看的录像内容为，一名专业攀岩者（专业路线制定者）在攀爬岩壁，遇到关键支点时采取了交叉手臂姿势（是一种专业攀岩者会采取的姿势，即当试图抓住关键支点时，可以摆动重心双手并采取双手交叉姿势）；②第二组观看的录像内容为，同一位专业攀岩者在攀爬岩壁时，遇到关键支点时采取了双手抓握姿势（是一种初学者会采用的姿势，即使用双手同时抓握一个支点）克服一个关键点；③第三组为对照组，仅仅观看攀岩录像，没有着重展示具体攀岩动作。实验结果显示，与第一、三组相比，第二组的攀岩速度更快（第二次爬墙时）。

最后，上述研究结果表明，初学者主要会关注和回忆岩壁的结构特征，专业攀岩者主要会关注和回忆功能性特征；随着攀岩专业技能水平的提高，在不同的攀岩环境中，专业攀岩者会感知更多信息，有助于选择攀岩动作。提前进行预览，有助于减少攀岩者的焦虑情绪，增强对可攀岩性的感知能力。

# 28.8 攀岩技巧训练的实际应用

有些攀岩者不会选择悬崖或山上进行攀岩训练，可能因为害怕或缺乏信心，担心自己无法克服海拔、天气条件和未知路线等因素，还可能只是因为住得离山太远了。此外，一些专业攀岩者会使用室内岩壁进行健身训练，因为天气因素和路线因素的影响，攀岩者不能每天都在室外进行训练。因此，有必要设计具有代表性的学习和训练课程，这些课程虽然在室内进行，但是应该让训练者能体现到极限攀岩中的不确定性和心理状态。这样在户外攀岩或登山时，才攀岩者能更好地克服极端条件。换句话说，训练者的目标是将训练动作转换为运动技能。这种方法的支持证据有很多，例如在室内攀岩训练中设置相关影响条件，包括季节性天气条件、安全因素、增加训练量；还有观点指出，在一种环境下进行训练可以提高在另一种环境下的运动表现。事实上，自出现攀岩运动以来，上述观点就一直在指导攀岩训练方式；Fryer 进行一项历史回顾，讲述了英国攀岩先驱们在喜马拉雅山进行季节性攀岩之前，在英国当地的悬崖上进行训练，练习了各种技巧，以提高攀岩能力。

大多数攀岩文献的研究对象都是室内顶绳攀岩和抱石攀岩，基本不包括室外极限攀岩的内容。值得注意的是，一些更近期的研究在攀岩比赛、顶绳攀岩和攀冰过程中进行。攀岩研究方面可以做的工作还有很多，特别是只有一项研究是关于将训练动作转换为运动技能的。Seifert 等对训练动作转换为运动技能的相关内容进行了评价，攀岩经验可以从一种攀岩类型（室内攀岩）转移到另一种新的攀岩类型中（户外攀冰）。Seifert 等人研究数据显示，参加过许多攀岩类型的攀岩者经验较丰富，可以将攀岩训练成果转换成攀冰技巧，虽然在出现新的任务限制性因素，但仍可以保持运动流畅性——支持了转换原则，即在不同的攀岩类型中，攀岩技巧都是通用的。

下一节中，将介绍限制性因素是如何支持攀岩技能通用性的。首先讨论了具有代表性的设计框架，以及如何将其整合到训练中，以观察特定的攀登技能的表现和学习情况。然后，将总结攀岩的特定限制性因素及表现方式，以促进攀岩学习。最后，将重点介绍一些具体实例，以证明攀岩限制性因素是可以被操纵的，使初学者处于探索性状态，逐渐适应其他攀岩环境，帮助技能转换。

# 28.9 攀岩代表性实验和学习设计的相关问题

专业攀岩者的攀爬技巧可以适用于各种极限攀岩，挑战各种限制性因素，这成为有效探索；感知的使用与观察攀岩对象的可攀岩性，以及攀岩知识的丰富储备，都可以帮助攀岩者使用专业技巧来面对各种动态变化的限制性因素挑战。

从心理角度来讲，极限攀岩者需要具备各种能力，包括（但不限于）对发生潜在风险的心理准备，对艰难条件的适应力，相当程度的自我意识和自信，心理灵活性，应对危险和管理恐惧的能力；还有运动中，预览路线并唤起回忆的能力，以及长时间集中注意力的能力，只有具备上述能力，才不会影响攀岩运动。例如，2008 年 Alex Honnold 在进行徒手攀岩时，只完成了一半路程，因为他一直被自我怀疑和自我反省心理所打扰。然而，Alex Honnold 重新集中注意力，成功完成登顶，且没有发生事故。通常上述攀岩路线只需要几天时间；Alex Honnold 只用了几个小时。

不同攀岩类型中的限制性因素也有所不同，识别出主要限制性因素，作为学习设计的基础。基本任务限制性因素主要是指攀岩目标位置的限制（例如最终支点或岩壁顶峰）；基本环境限制性因素主要是指攀岩对象能够保证提供四点支撑，并且符合个人攀岩需要。其他限制性因素还包括根据一致认可的标准对攀岩路线进行难度等级评估的能力（可以对整个攀岩路线进行难度等级评定；路线中最难的部分，称为难点区）。可以帮助初学者对个人成就能有一个更清晰的认知，并可以根据以往攀岩成功案例，来评估个人攀岩完成水平，这是一种社会限制性因素。

　　攀岩过程中，在控制限制性因素方面，信息获取过程有时会影响攀岩稳定性，因此需要探索新的、不同的协调模式。通过不断实践并根据限制性因素改善信息获取过程，以促进初学者学习如何提高协调模式的稳定性。为了能继续进行个体攀岩，以探索简并性，（探索简并性，例如获取不同攀岩对象的可攀岩性），需要进一步控制限制性因素。下一节将展示两个应用实例，包括经验不丰富的攀岩者和经验丰富的攀岩者，都是如何通过控制限制性因素来进行攀岩的，特别是在攻克一些难点时。

# 28.10 训练可转移攀岩技巧的限制性因素

　　对于缺乏经验的攀岩者来说，主要限制性因素就是不具备使用各种功能性协调模式的能力。从心理因素来说，保持精神兴奋性和放松状态，能够提高攀岩者身体移动程度。对许多初学者来说，普遍会产生紧张情绪，进而会产生生理反应，例如手心出汗、四肢颤抖、降低身体移动程度。探索如何使用不同的肢体与岩壁以及肢体间的协调模式，是一项必要的学习任务，以便将学习到的攀岩技能有效地转移到未来的学习任务和攀岩实践中。由于信息与运动动作之间的关系具有可变性（或某种程度的不确定性），运动模式也应该具有自适应性。训练过程中还需要考虑心理限制性因素，以保证心理变化不会干扰身体训练，并可以顺利完成攀岩训练。与此同时，初学者还要学会管理潜在心理唤醒。

　　当初学者适应了现有协调模式，并可以用来进行新的攀岩训练时，攀岩者就可以利用这个协调模式来帮助初学者进行新的攀岩实践。初学者一般会选择稳定的运动模式；进行新的攀岩实践时，需要挑战现有协调模式，以便适应新的攀岩时间，并学会新的攀岩动作。由于在确定支点的可攀岩性时，缺乏经验的攀岩者一般会用视觉和触觉去探索支点的可抓握性，会增加初学者的疲劳程度。平衡挑战现有稳定模式的需要与疲劳程度之间关系，这可以是一个重要的考虑因素（例如，可以有策略地将休息点设计进攀岩路线）。总的来说，攀岩者可以通过使用现有的协调模式来学习不同的攀岩动作，但是过程中需要控制限制性因素。例如，在探索其他运动模式时，攀岩者可以通过多种动作来抓握支点，例如水平正握和垂直捏握。假设对缺乏经验的攀岩者来说，正握动作是稳定的（正握动作，是指攀岩者"挂"在支点上，需要利用强大的背阔肌群）；由此推断，在初学者学习新动作遇阻时，会使用正握动作撤退。当支点可攀岩性的变化较多时，攀岩者需要具备更多攀岩动才能完成。虽然多数攀岩动作可以适用于多种攀岩类型中（动作可变性），但当尝试新的攀岩类型时，会要求使用多种专用动作，攀岩者需要进行多次重复与尝试，以便成功完成攀岩。如前所述，动作可变性有助于攀岩者获取和转移技能。

　　实验室试点工作已经证明，当一个攀岩路线中每个支点以及难点区都与允许使用多种抓取动作（例如水平正握和垂直抓握）通过，缺乏经验的攀岩者一般会观察支点的结构性特征。但在攀岩实践中，可以看出垂直抓握的使用率增加了，并且支点可抓握性评价也显著增加了（图28.2）。

可以预料到的是，经验丰富的攀岩者可以稳定使用各种运动模式，他们的主要学习目标是要根据特殊需要进行训练，特殊需要包括将训练动作装换成攀岩技能，以完成不同类型攀岩攀登类型以及全面提高训练效率（见图28.1）。另一项实验室试点工作（见图28.3）显示，可以从每个肢体的运动行为中观察到户外环境对训练的影响。上述研究中，要求经验丰富的攀岩者分别攀爬一条室内路线和一条室外路线。在设计室内攀岩路线时，将室内支点设置成与室外支点相同的位置，以锻炼攀岩者的抓握能力。实验结果显示，经验丰富的攀岩者（可以驾驭超过6c法国难度标准的路线）会同时使用手和脚来探索支点特性。实验结果显示，相比之下，室内攀岩过程中很少需要攀岩者进行探索。

对攀岩者来说，在室内攀岩环境中引入难操作且可攀岩性较低的支点是非常具有挑战性的，因为这些支点是人造的，固定在岩壁上并与岩壁具有相同的颜色，但与其他支点具有不同的质感和颜色，以增加它们之间的区别。然而，攀岩者需要创造性利用限制性因素。例如，在室内攀岩中引入多条路线以降低可攀岩性，对攀岩者的挑战是确定最有效的攀岩路线。在寻找攀岩路线的过程中，可能会表现为稳定性较低的运动模式，运动行为也会变化。

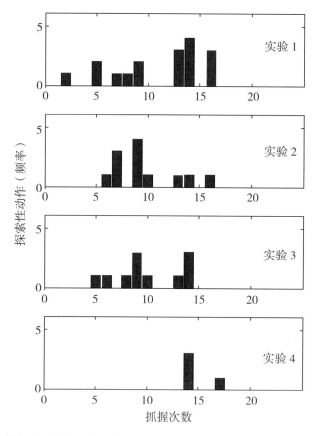

**图28.2** 通过记录出没但没有抓握支点的数量，以获得攀岩探索性动作的发生率。上述研究中，攀岩路线为5b—5c法国难度标准，需要攀岩者使用水平正握和垂直捏握动作，让一组经验不足的攀岩者在这条路线上进行了四次攀岩。攀岩路线中7号支点到8号支点以及13号支点到14号支点之间为困难路径，需要进行探索性动作（例如触摸支点）。攀岩者通过训练，会获得抓握方法和利用支点的相关知识，探索性动作会随之减少

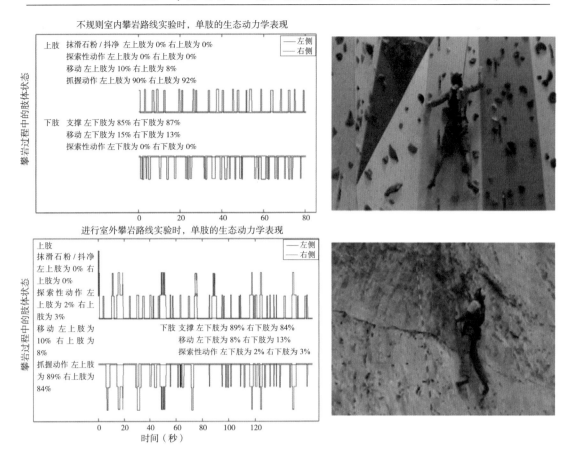

**图 28.3** 通过视频对攀岩动作进行了标记式分析（支撑、移动、探索性动作）。该实验显示了室内和室外现场攀岩路线中（攀岩路线为 6a—6b 法国难度标准）的个人数据。室内和室外攀岩中，支点的位置和可抓性相同。下图显示，在室外攀岩中，攀岩者对支点的探索是自发的；而在室内攀岩中，攀岩者更多会使用稳定性模式，攀登者在横向穿越过程中一般不需要探索支点特性

# 28.11 结论

最后，我们将总结本章的主要教学意义。攀岩教练不能根据教学内容安排教学，而需要根据学员的特定需求安排教学。本章已经描述了生在动力学框架的概念，攀岩学习可以根据攀岩者的水平和所处攀岩环境的类型来进行安排。需要考虑攀岩者的特定特性时，以适当的方法来在攀岩路线中设置限制性因素，以探索运动系统简并性，有助于提高技能转换能力。通过控制限制性因素，可以用自然或紧急情况的变异性来影响攀岩者与环境关系，从而使多种可攀岩性路线具有功能性。攀岩者利用自我组织过程来探索运动系统的简并性。极限运动者所面临的挑战主要是，如何在不可预测的环境中，能一定程度上控制危险因素，并完成运动。在相对安全的室内攀岩环境中引入不确定因素，可

以帮助攀岩者为极限攀岩准备。然而还有人认为，这种帮助取决于在攀岩学习环境中限制性因素的设计以及所代表的不确定性水平。

## 参考文献

［1］ Phillips K, Sassaman J, Smoliga J. Optimizing rock climbing performance through sport specific strength and conditioning [J]. Strength Cond J. 2012, 34(3): 1–18.

［2］ Ara ú jo D, Davids K, Hristovski R. The ecological dynamics of decision making in sport [J]. Psychol Sport Exerc. 2006, 7(6): 653–676.

［3］ Pinder RA, Davids K, Renshaw I, et al. Representative learning design and functionality of research and practice in sport [J]. J Sport Exerc Psychol. 2011, 33(1): 146–155.

［4］ Davids K, Ara ú jo D. The concept of "Organismic Asymmetry" in sport science [J]. J Sports Sci. 2010, 13(6): 633–640.

［5］ Newell KM, Liu YT. Functions of learning and the acquisition of motor skills (with reference to sport) [J]. Open Sports Sci J. 2012, 5: 17–25.

［6］ Issurin V. Training transfer: scientific background and insights for practical application [J]. Sports Med. 2013, 43(8): 675–694.

［7］ Rosalie S, M ü ller S. A model for the transfer of perceptual–motor skill learning in human behaviors [J]. Res Q Exerc Sport. 2012,83(3): 413–421.

［8］ Rosalie S, M ü ller S. Expertise facilitates the transfer of anticipation skill across domains [J]. Q J Exp Psychol. 2014, 67(2): 319–334.

［9］ Moore C, M ü ller S. Transfer of expert visual anticipation to a similar domain [J]. Q J Exp Psychol. 2014, 67(1): 186–196.

［10］ Boschker MSJ, Bakker FC. Inexperienced sport climbers might perceive and utilize new opportunities for action by merely observing a model [J]. Percept Mot Skills. 2002, 95(1): 3–9.

［11］ Seifert L, Wattebled L, L' Hermette M, et al. Inter–limb coordination variability in ice climbers of different skill level [J]. Educ Phys Train Sport. 2011, 1(80): 63–68.

［12］ Testa M, Martin L, Debû B. 3D analysis of posturokinetic coordination associated with a climbing task in children and teenagers [J]. Neurosci Lett. 2003,336(1): 45–49.

［13］ Sanchez X, Lambert P, Jones G, Llewellyn DJ. Efficacy of pre–ascent climbing route visual inspection in indoor sport climbing [J]. Scand J Med Sci Sports. 2012,22(1): 67–72.

［14］ Pijpers JR, Oudejans RD, Bakker F, Beek PJ. The role of anxiety in perceiving and realizing affordances [J]. Ecol Psychol. 2006, 18(3): 131–161.

［15］ Chow JY, Davids K, Hristovski R, Ara ú jo D, Passos P. Nonlinear pedagogy: learning design for self– organizing neurobiological systems [J]. New Ideas Psychol. 2011, 29(2): 189–200.

［16］ Warren WH. The dynamics of perception and action [J]. Psychol Rev. 2006, 113(2): 358–389.

［17］Davids K, Glazier PS, Araújo D, et al. Movement systems as dynamical systems: the functional role of variability and its implications for sports medicine [J]. Sports Med. 2003, 33(4): 245–260.

［18］Van Emmerik REA, Van Wegen EEH. On variability and stability in human movement [J]. J Appl Biomech. 2000, 16: 394–406.

［19］Seifert L, Button C, Davids K. Key properties of expert movement systems in sport : an ecological dynamics perspective [J]. Sports Med. 2013, 43(3): 167–178.

［20］Sparrow WA, Newell KM. Metabolic energy expendi– ture and the regulation of movement economy. [J] Psychon Bull Rev. 1998, 5(2): 173–96.

［21］Withagen R, Chemero A. Affordances and classification: on the significance of a sidebar in James Gibson's last book [J]. Philos Psychol. 2012, 25(4): 521–537.

［22］Boschker MSJ, Bakker F, Michaels CF. Memory for the functional characteristics of climbing walls: perceiving affordances [J]. J Mot Behav. 2002, 34(1): 25–36.

［23］Fajen BR, Riley MR, Turvey MT. Information, affordances, and the control of action in sport [J]. Int J Sports Psychol. 2009, 40(1): 79–107.

［24］Jacobs DM, Michaels CF. Direct learning [J]. Ecol Psychol. 2007, 19(4): 321–349.

［25］Sibella F, Frosio I, Schena F, Borghese NA. 3D analy– sis of the body center of mass in rock climbing [J]. Hum Mov Sci. 2007, 26(6): 841–852.

［26］Pezzulo G, Barca L, Lamberti Bocconi A, Borghi When affordances climb into your mind: advantages of motor simulation in a memory task performed by novice and expert rock climbers [J]. Brain Cogn. 2010, 73: 68–73.

［27］Collins L, Collins D. Conceptualizing the adventure– sports coach [J]. J Adventure Educ Outdoor Learn. 2012, 12(1): 81–93.

［28］Fryer S. Physiological and psychological contributions to on–sight rock climbing, and the haemodynamic responses to sustained and intermittent contractions [M]. Christchurch: University of Canterbury, 2013.

［29］Hardy L, Hutchinson A. Effects of performance anxiety on effort and performance in rock climbing: a test of processing efficiency theory [J]. Anxiety Stress Coping. 2007, 20(2): 147–161.

［30］Brymer E, Davids K. Ecological dynamics as a theoretical framework for development of sustainable behaviours towards the environment [J]. Environ Educ Res. 2013, 19(1): 45–63.

［31］Brymer E, Renshaw I. An introduction to the constraints–led approach to learning in outdoor education [J]. Aust J Outdoor Educ. 2010, 14(2): 33–41.

# 29 利用近红外光谱技术研究影响帆船运动员压舷能力的生理因素

Ioannis Vogiatzis

## 29.1 内容介绍

在强风中，帆船运动员为了保持帆船平衡，减少横倾，船员会把身体重量尽可能地分布到风舷一侧，成为压舷（见图 29.1 上）。压舷时，船员双脚会勾住脚套，尽可能使运动员身体探出船外的距离更远，基本上大腿中部以上都探出了船外；甚至把全部身体悬挂在舷外（图 29.1 上）。

压舷动作的运动形式几乎与所有其他运动都不同，主要是四头肌持续等长收缩，等长收缩负荷量可达 40 ～ 50% 最大自主收缩。因此，压舷运动中四头肌持续等长收缩，使四头肌内压力增高，会限制血液流动和肌肉内供氧量，从而影响压舷有效性。早期的研究表明，在压舷期间，四头肌内氧气供应逐渐减少，可以通过近红外光谱（NIRS）来确定肌肉组织内氧饱和度逐渐降低这一事实。肌肉活动过程中氧饱和度的降低只能反映肌肉内氧气供应与需求之间的平衡；在压舷过程中，四头肌内氧合程度降低，可能是由于组织供氧受限或者组织需氧量增加，或者两者兼有。因此，在研究限制压舷有效性的因素时，主要需要弄清楚导致四头肌氧饱和度降低的原因是否是学历受限。在上述情况中，可以通过近红外光谱（NIRS）技术结合感光性示踪剂—吲哚菁绿染料（ICG），确定在压舷过程中，四头肌血流受限程度。近红外光谱（NIRS）技术是一种用于测量肌肉血流量的新型微创技术。

I. Vogiatzis （✉）

希腊，雅典 172 37 号，达夫尼，Ethnikis Antistasi 街道 41 号
雅典国立卡波蒂斯坦大学
体育教育与体育科学院，水上运动项目
电子邮箱：gianvog@phed.uoa.gr

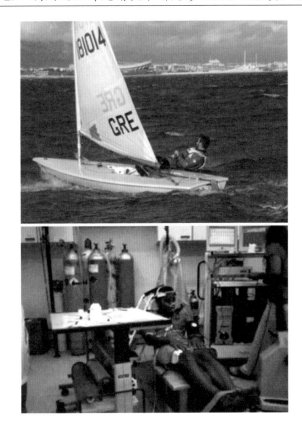

**图 29.1** 上：船员在 Laser 型帆船上进行压舷动作。下：船员在实验室模拟帆船装置上模拟压舷动作

## 29.2 利用近红外光谱技术测定四头肌内血流量

大约十年前，开发出了一种近红外光谱（NIRS）结合吲哚菁绿染料（ICG）的技术，以 Fick 定律为理论基础，用来测量肌肉血流量。吲哚菁绿染料（ICG）是一种水溶性三聚氰胺化合物，一种感光染料，在人体血液中的最高吸收峰在 800nm 左右；常规用于测量心输出量，以及作为感光性示踪剂测量肢体血流量。将 ICG 注入血管后，ICG 主要与白蛋白结合，随血液循环至右心房，随后进入肺部，最后进入动脉循环。用血泵抽取动脉血，用光密度计记录 ICG，而 ICG 在组织微循环下游堆积物，通过用 NIRS 测量光衰减度来检测 ICG 积累量（见图 29.2）。测量肌肉血流量时，需要行动脉插管，并在注射 ICG 数秒后，再采血，利用光密度计测量 ICG 滞留度。但是，动脉插管的潜在风险包括出血、血管穿孔、血管功能不全以及神经调节障碍。除了动脉插管风险之外，专用采血设备和 ICG 测量设备可能不可使用，NIRS-ICG 使用就会遇阻。现在出现了一种替代算法—血流量指数（the blood flow index，BFI），是指利用近红外光谱数据计算组织灌注量。

具体来说，BFI 计算方法是将 ICG 峰浓度除以从 ICG10% 上升到 90% 的上升时间（图 29.3）。

此外，BFI 数据来源于经皮测量的 NIRS—ICG 曲线，而不是动脉 ICG 曲线。因此，

BFI 计算方法仅需要静脉插管，注射 ICG 示踪剂。因此，BFI 是血流量相对值的测量，因为只有动脉 ICG 浓度才能表示血流量绝对值。以前，BFI 计算方法只用于检测脑血流量。近年来，BFI 计算方法已用于人体运动肌和呼吸肌中血流量。Habazettl 及其同事进行了一项回顾性分析，在不同强度的骑车运动中，使用 NIRS—ICG 技术测定股外侧肌内的 BFI 值和肌肉血流量绝对值。结果表明，在测定呼吸机和股四头肌的血流两方面，BFI 计算方法与 NIRS—ICG 技术测定的结果较为一致。

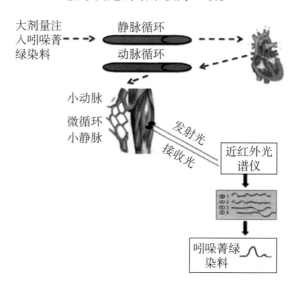

图 29.2　示意图显示静脉注射吲哚菁绿（ICG）后，利用近红外光谱测组织内 ICG 量。从左上角开始，静脉循环注射 ICG；ICG 通过心脏和肺后，进入体循环，而后进入微循环。利用组织上的 NIRS 发射多个不同波长的波，根据矩阵运算中特定消光系数得出 ICG 曲线，查出 ICG 浓度。圆圈表示近红外光谱仪探测到的血管

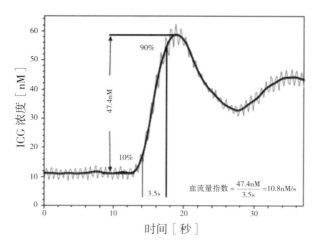

图 29.3　模拟压舷动作实验方案

　　最初，在 Laser 型帆船上进行模拟实验，每个船员连续进行三次压舷动作，每次持续 3 分钟，动作之间休息 5 秒（图 29.1 下图）。完成三次压舷动作后，每名船员都要接受三次恒定强度的运动测试；将测试的运动强度调整与压舷动作运动强度一致，使心输出量与

三次压舷期间记录的平均心输出量保持一致。在连续压舷动作和循环测试中，同时记录了 6 名激光帆船船员的股外侧肌血流量和氧利用率，还利用阻抗心动描记术（impedance cardiography）记录了船员的心输出量。实验显示，虽然循环测试与压舷运动为等效运动，但是压舷运动中股外侧肌血流量和氧利用率较低。由此得出，股四头肌血流量主要限制因素是肌肉内供氧量降低了，因此氧利用率也降低了。但是，循环测试过程中，运动员股四头肌内血流量是没有受到限制的，由此得出血流量限制程度是可以量化的。

## 29.3 实验结果

循环测试和三次压舷期间，使用函数给定心输出量范围，保持心输出量一致的情况下，测量了两种情况中股外侧肌血流量偏离基线的程度，详情见图 29.4a。

在恒定强度循环运动测试中，与基线数据相比，股外侧肌血流指数增加了 3 — 4 倍（图 29.4a）。此外与循环测试相比，压舷时股外侧肌血管传导性明显降低（图 29.4b），脱氧血红蛋白浓度更高（图 29.4c），氧饱和度更低（图 29.4d）；由此证明，徒压舷时股四头肌的氧利用率降低。

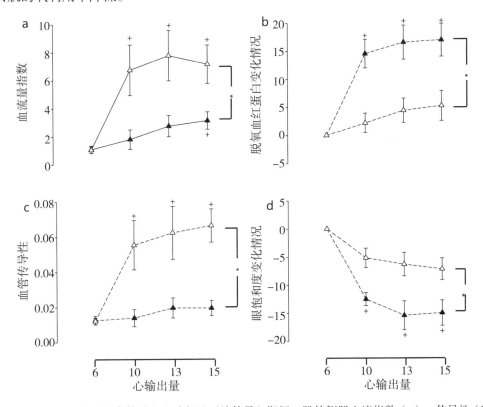

图 29.4  在徒步旅行（闭合符号）和骑行（开放符号）期间，股外侧肌血流指数（a）、传导性（b）、脱氧血红蛋白（Hb）浓度（c）和氧饱和度（d）。数据显示的是相对于在三次徒步旅行中所记录的心输出量的平均值（S.D），并在骑行过程中重现。数据用平均值 ± 标准差（S.D）表示。星号表示两种情况下的显著差异，而十字号表示与休息时数值相比的显著差异

## 29.4 结论与启示

实验数据显示，在保持心输出量一致的前提下，与循环测试相比，压舷时股四头肌的血流量和血氧饱和度要低三倍。由此表明，在压舷过程中，股四头肌氧利用率逐渐减少的原因是肌肉血流量减少了。上述发现对帆船运动意义重大，压舷运动时，股外侧肌会等长收缩，导致肌肉血流量和氧利用率降低。

像是循环训练一样，在压舷过程中加入休息期，船员可有所恢复，即使在肌肉血流量和氧利用率降低时，也可以保持股四头肌等长收缩。因此，间歇性进行压舷操作，即船员持续进行几分钟这一具有挑战性的体力活动后进行休息，让船员可以每天将参加两到三场帆船比赛。此外，在压舷过程中，船员还应不断前后移动身体以调整船体平衡，让下肢短暂放松，提高下肢肌肉灌注量。

综上所述，在压舷过程中，股四头肌的血流量和氧利用率受到限制，从而导致体力下降和肌肉疲劳。因此，在压舷过程中，船员们应该持续减小下肢活动幅度，以便让下肢短暂放松，从而提高下肢肌肉灌注量和氧气输送能力。如图29.1所示，在长板上联系压舷动作，可以帮助船员确定个性化股四头肌间歇性等长收缩模式。

### 参考文献

［1］ Vogiatzis I, Spurway NC, Jennett S, Wilson J, Sinclair J. Changes in ventilation related to changes in electromyograph activity during repetitive bouts of isometric exercise in simulated sailing [J]. Eur J Appl Physiol Occup Physiol. 1996, 72:195–203.

［2］ Vogiatzis I, Tzineris D, Athanasopoulos D, et al. Quadriceps oxygenation during isometric exercise in sailing [J]. Int J Sports Med. 2008, 29:11–15.

［3］ Chance B, Dait MT, Zhang C,et al. Recovery from exercise-induced desaturation in the quadriceps muscles of elite competitive rowers [J]. Am J Physiol. 1992, 262:766 – 775.

［4］ Boushel R, Langberg H, Green S, et al. Blood flow and oxygenation in peritendinous tissue and calf muscle during dynamic exercise in humans [J]. J Physiol. 2000, 524:305–313.

［5］ Habazettl H, Athanasopoulos D, Kuebler WM, et al. Near-infrared spectroscopy and indocyanine green derived blood flow index for noninvasive measurement of muscle perfusion during exercise [J]. J App Physiol. 2010, 108: 962–967.

［6］ Wagner BP, Gertsch S, Ammann RA, et al. Reproducibility of the blood flow index as noninvasive, bedside estimation of cerebral blood flow [J]. Intensive Care Med. 2003, 29:196–200.

［7］ Vogiatzis I, Andrianopoulos V, Louvaris Z, et al. Quadriceps muscle blood flow and oxygen availability during repetitive bouts of isometric exercise in simulated sailing [J]. J Sports Sci. 2011, 29（10）:1041–1049.

# 30 极限运动——全身振动

Marco Tarabini and Marco Valsecchi

## 30.1 内容介绍

近几年，人们已经研究了振动对人体的影响，包括对身体和心理的影响。振动会诱发肌肉自发性和反射性收缩，从而降低运动能力，导致局部肌肉疲劳，特别是当外界振动与身体某些部位产生共振时。振动也会影响意识状态，诱发心理应激反应。从事极限运动的人都会有发生以上振动后果的可能性。全身振动最直接的危害可能是导致人体组织的机械性损伤。

研究表明，身体长期振动或受到严重冲击可能会导致腰背疼痛或早期脊柱退行性病变，主要原因是振动会将机械应力作用于椎体和椎间盘，经常发生在腰椎、胸椎和颈椎。极限运动也常会引发背部疾病，许多研究都讲述了背部疼痛与极限运动之间关联性，例如高山滑雪，风筝冲浪，单板滑雪，自行车和铁人三项，皮划艇运动，漂流运动，帆板运动和帆船运动。

到目前为止，背部疾病与运动中的高振动暴露值之间的相关性仍不清楚。最近研究发现，在风筝冲浪、单板滑雪、滑雪和自行车运动中的振动暴露值超过了欧盟规定的人体表面最大振动暴露。根据 ISO 2631 标准计算，上述四项运动的全身振动暴露值在 $3 \sim 9$ m/s$^2$，是人体表面最大振动暴露值（1.15m/s$^2$）的 2.5 $\sim$ 7 倍。由于 ISO 2631 标准并不适用于体育活动，因此用最大振动暴露值来评价健康危险程度可能并不合适；但是，就算采用其他标准（例如，最大瞬态振动值、振动剂量值和非加权振动水平），总是能证明振动暴露 水平很高，极限运动中的振动可能会对运动员身体健康产生很大威胁。

虽然高山滑雪运动员、跑步运动员、足球运动员、举重运动员和射击运动员的振动

M. Tarabini （✉）
意大利，莱科
米兰理工大学，机械工程系
电子邮箱：marco.tarabini@polimi.it

M. Valsecchi
澳大利亚，珀斯
Galvanised Poles

暴露值都很高，但背部病变发病率似乎并不高。Peacock 等人研究了高山滑雪教练下背疼痛的患病率，结果显示滑雪教练背部疼痛的终生患病率与一般人群相当，但高于从事其他运动的运动员。Videman 等研究了长期运动（跑步者、足球运动员、耐力运动员和射击运动员）对脊柱退行性病变发病率的影响；结果显示，长期运动的运动员背部疼痛发病率比对照组低。总之，虽然运动振动会产生机械应力作用在脊柱上，运动还是对脊柱退行性病变有积极影响。主要可能与运动员姿势有关：上半身运动会增加椎间盘负载；研究显示，错误的姿势加上高振动暴露会增加背部疼痛风险。腿部姿势会影响站姿和坐姿的表观质量，因此导致身体不同部位的振动程度各有不同。Rohlmann 等证实了腿部姿势对到达脊柱振动值的重要影响：研究实验中，Rohlmann 等在 5 名受试者椎体上植入了感知装置，测量全身振动（WBV）作用在椎间盘的机械应力；通过改变膝关节弯曲程度，检测暴露在受试者身上的 WBV 的程度和频率。结果表明，弯曲膝关节会使作用在椎间盘上的机械应力减小，冲浪板从旋转移动转换成平移时测得机械应力会增大。出乎意料的是，振幅的影响微乎其微。

本章总结了三种运动中（滑雪、单板滑雪和风筝冲浪）屈膝站姿对振动暴露的影响，分析了不同身体部位的振动传递特性。类似于参考文献中所显示的，已经通过安装一台能够产生沿垂直轴方向振动的振动器，获得了相应的生物力学反应。相关研究证明了姿势重要性；但是由于有些运动会采用特定姿势（风筝冲浪，单板滑雪）或来特定装备（高山滑雪靴），可能会导致不同结果。

## 30.2 振动暴露

Tarabini 等评价了风筝冲浪、高山滑雪和单板滑雪中 WBV 暴露情况；根据 ISO 2631 制定了不同运动的振动暴露标准值，见表 30.1：计算值是两侧之间平均值。

实验表明：主导振型始终为垂直振型；计权加速度至少是欧盟法规规定上限值的 5 倍。MTVV/$a_w$ 总是超过标准建议值 1.5 倍（MTVV/$a_w$ 在 4.5 ~ 41 之间），列出了会产生冲击力的情况（单板滑雪和风筝冲浪中的跳跃以及躲避滑雪障碍物时）。振动暴露值（VDV）也大大超过了欧盟法规规定的上限值（21 m/s$^{1.75}$）。

进一步分析证明，两侧振动分布不均匀。在风筝冲浪中，冲浪板低频波动、倾斜和偏航（上述情况的 WBV 频率范围内是固定的）会导致两侧船头和船尾的振动暴露值不同。风筝冲浪板尾部（弯曲）主要支撑自身重量，表中显示平均振动水平相对较低（2.39 m/s$^2$）。风筝冲浪板板头（直）不需要自身重量，但振动水平大于 15m /s$^2$。风筝冲浪板的旋转中心在船尾处，因此两侧同步移动。目前技术水平无法预测椎间盘上的机械应力。但是 Rohlman 等人研究显示了脊柱弯曲时，两侧振动相位差的重要性。

在高山滑雪中，由于滑雪板左右两侧之间振动暴露是对称的，不存在差异（差异小于 0.2 m/s$^2$）。但是在转弯时，滑雪板两侧的振动暴露和重量负载程度是不同的（大部分重量由滑雪板内侧承担）。后侧滑雪板的平均振动水平比前侧滑雪板大 20%。滑雪时，加速运动是由垂直振动和沿 Y 轴（横向）旋转运动叠加而成的，在接近滑雪鞋固定处测量振动暴露水平。旋转会导致上半身纵向运动。

在单板滑雪中，滑板前侧的振动暴露水平大于后侧。振动水平随速度的增加而增加，且与雪况有关。转弯时的振动暴露水平是直线运动时的 3—5 倍。在现有研究条件下，最大瞬态振动值是最大的，且在滑雪跳跃以及其他雪地公园演变项目时会出现。

考虑到身体各部分之间的振动传递率取决于振动频率，使用光谱分析可以提供更多有关振动水平的有用信息。一侧振动水平不能显示出主要频率组成；分别监测了 30 分钟高山滑雪、单板滑雪和风筝冲浪的平均振动水平，并进行了光谱分析，见图 30.1。测量振动数据取平均值，以赫兹为单位；以高山滑雪和单板滑雪为例，测量滑雪板左右两侧和前后两端的 4 个位置上的垂直加速度，并计算出平均值；在风筝冲浪中，直接在冲浪板中央测量垂直加速度。

高山滑雪中，加速度为 $1 \sim 1.5 \ m/s^2$ 时，振动频率最大值为 50Hz。风筝冲浪和单板滑雪中，振动频率低于 5Hz，可能是由于滑雪板与人的结合性较高。文献所述，雪和水条件对振动频率的影响很大，但速度的影响更大。

## 30.3 生物力学响应

人体对振动的生物力学响应一般用振动传递率和表观质量来表示。振动传递率是指两点位置上振动的频率响应函数之比（刺激常与策动点位于同一端口，响应位置随应用不同而变化）。表观质量是指物体传递到支撑面的惯性力与支撑面加速度的比值。

研究显示，受试者穿鞋或赤脚站立在滑雪板上会存在不同的生物力学反应（表观质量和传导性）。运动器材会改变人体的振动传递率和表观质量。目前仅有两项研究是有关运动器材会改变振动传递率的。

研究了两名风筝冲浪运动员，体重和身高分别为 64kg 和 80kg、1.72m 和 1.78m，让两人分别站在两块不同的冲浪板上进行风筝冲浪，观察振动传递率。传递到身体上的振动会受到冲浪板影响；因此，研究，已有研究来评从冲浪板到冲浪运动员脚后跟的振动传递率。结果表明（见图 30.1），风筝冲浪中，冲浪者将身体重量主要落在冲浪板尾部时和将身体重量平均分配到冲浪板上时，会导致振动传导率不同。振动传递到身体其他部位的机制应该与振动传递至赤脚站立冲浪者的不同。

高山滑雪也有类似问题，分别研究了使用滑雪鞋时与不使用滑雪鞋时，从滑雪板到第三腰椎的振动传递率。结果表明（见图 30.2），使用滑雪鞋时，会使上半身主共振从 2 增大到 2.5；第二共振频率从 1 减小到 0.35。同样，此时的振动传递机制预计将完全不同于振动传递至赤脚站立滑雪者的机制。

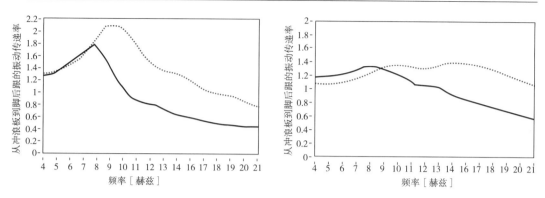

**图 30.1** 风筝冲浪中，两位冲浪运动员采用不同姿势（黑线和红虚线分别表示站姿和风筝线冲浪姿势时的振动传递率变化）时，以及采用不同冲浪板时（如图 a 和图 b），从冲浪板到脚后跟的振动传递率有所不同

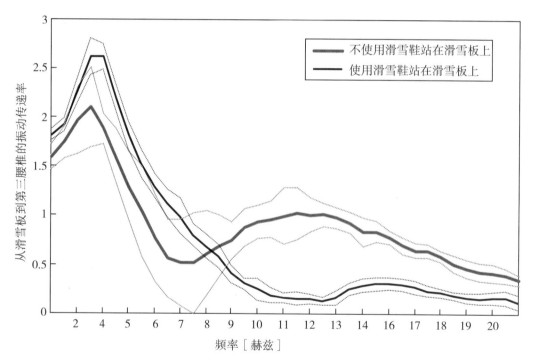

**图 30.2** 滑雪鞋对从滑雪板到第三腰椎的振动传递率的影响

# 30.4 讨论及结论

目前为止，在极限运动中，尚不清楚全身振动对背部疾病的影响。研究证明，WBV 具有积极影响：有助于改善肌肉强度，骨密度，血液流动性。然而，较高的振动暴露水平会增加背部退行性病变发病率，主要是由于脊柱加速度引起的机械应力。Rohlman 等人研究证实，振动幅度与椎间盘的机械应力之间存在弱相关性；Tarabini 等人研究证明，

风筝冲浪、单板滑雪和高山滑雪中的振动暴露水平很高。在极限运动中所使用的特殊姿势会影响脊柱所承受的压力。例如，当运动员膝盖弯曲时，会很大程度上降低到达脊柱的振动水平；但当运动员采用不平衡姿势且双脚倾斜时，会引起脊柱弯曲，从而使一部分椎间盘受压。

由于缺乏有关极限运动中脊柱患病率的研究，因此无法说明 WBV 对运动员的影响是积极的还是消极的。运动姿势会影响脊柱受压程度，但是，有关 WBV 的一般性研究中并不能有效证明上述论点。此后，应针对不同问题应进行不同方向的 WBV 相关研究。首先，应采用 ISO 2631 指标评估 WBV 暴露水平（是指需要评估运动员使用坐姿和站姿时的 WBV 暴露水平）时，会使风险评估程度过高；因为无法说明 WBV 暴露水平与运动员患病之间的关系，运动员在进行极限运动时，总是超过欧盟法规规定的上限值。已经证实运动姿势会影响对作用在椎间盘上机械用力，应将其加入新的 WBV 风险评估程序。运动员采取站姿和坐姿时，或是振动方式不同时（例如，上下振动或间歇振动），应采用不同评估标准（或其他限制值）来评估暴露风险。

运动员采取非对称姿势且弯曲膝盖时，会增加作用在下肢上的机械应力。滑雪运动员中，最常见的损伤类型是前交叉韧带扭伤；单板滑雪运动员中，最常见的损伤部位是手腕、肩膀和脚踝。在风筝冲浪运动员中，急性损伤更为常见，最常见的损伤部位是下肢（踝关节、足部、膝盖和小腿，按损伤频率高低排序）。风筝冲浪和滑雪运动员的膝关节损伤发生率高于单板滑雪运动员；因为在风筝冲浪和滑雪中，运动员主要使用单腿控制静态和动态用力。

在极限运动的 WBV 暴露水平与机械应力和生理负荷的相关性方面，还应进行其他研究。研究 WBV 暴露水平对人体的影响时，需要利用大量文献数据来识别振动特性；但极限运动中，运动员采用的特殊姿势可能会影响现有研究的可用性。生物力学反应和生理测量是优化雪上和水上运动医学研究的必要条件。

## 参考文献

［1］Torvinen S, Kannus P, Sievänen H, et al. Effect of 8-month vertical whole body vibration on bone, muscle performance, and body balance: a randomized controlled study [J]. J Bone Miner Res. 2003,18:876-884.

［2］Bovenzi M, Schust M, Menzel G, et al. A cohort study of sciatic pain and measures of internal spinal load in professional drivers. [J] Ergonomics. 2014, 58(7): 1088-1102.

［3］Bovenzi M. A longitudinal study of low back pain and daily vibration exposure in professional drivers [J]. Ind Health. 2010, 48: 584-595.

［4］Gallais L, Griffin MJ. Low back pain in car drivers: a review of studies published 1975 to 2005 [J]. J Sound Vib. 2006,298:499-513.

［5］Seidel H. On the relationship between whole-body vibration exposure and spinal health risk [J]. Ind Health. 2005,43:361-377.

［6］Peacock N, Walker JA, Fogg R, et al. Prevalence of low back pain in alpine ski instructors [J]. J Orthop Sports Phys Ther. 2005, 35: 106-110.

［7］ Lundgren L, Brorsson S, Osvalder A. Comfort aspects important for the performance and safety of kitesurfing [J]. Work J Preven Assessm Rehabil. 2012,41: 1221–1225.

［8］ Tarabini M, Saggin B, Scaccabarozzi D. Whole–body vibration exposure in sport: four relevant cases [J]. Ergonomics. 2014, 58(7): 1143–1150.

［9］ Floyd T. Alpine skiing, snowboarding, and spinal trauma [J]. Arch Orthop Trauma Surg. 2001, 121: 433–436.

［10］ Dimmick S, Brazier D, Wilson P, et al. Injuries of the spine sustained whilst surfboard riding [J]. Emerg Radiol. 2013, 20: 25–31.

［11］ Asplund C, Webb C, Barkdull T. Neck and back pain in bicycling [J]. Curr Sports Med Rep. 2005, 4: 271–274.

［12］ Srinivasan J, Balasubramanian V. Low back pain and muscle fatigue due to road cycling – an sEMG study [J]. J Bodywork Movement Ther. 2007, 11: 26

［13］ Subashi GHMJ, Matsumoto Y, Griffin MJ. Apparent mass and cross–axis apparent mass of standing sub– jects during exposure to vertical whole–body vibra– tion [J]. J Sound Vib. 2006, 29(35/30): 78–95.

［14］ Rakheja S, Dong RG, Patra S,et al. Biodynamics of the human body under whole–body vibration: synthesis of the reported data [J]. Int J Ind Ergonomics. 2010, 40(11): 710–732.

［15］ Rohlmann A, Schmidt H, Gast U, et al . In vivo measurements of the effect of whole body vibration on spinal loads [J]. Eur Spine J. 2014,23:666–672.

［16］ Matsumoto Y, Griffin MJ. Mathematical models for the apparent masses of standing subjects exposed to vertical whole–body vibration [J]. J Sound Vib. 2003, 260: 431–451.

# 31 冷暴露对生理功能的影响与风险管理

Alan Ruddock

## 31.1 内容介绍

人体高温和低温极限值是不对称的，稳态温度为 37℃，升高 5℃ 为高热，可能会危及生命，降低 10℃ 能引发低体温症，也会危及生命。尚不清楚高温、低温极限值不对称的具体原因，可能与伴随细胞温度升高的 Q10 温度系数有关。尽管人类是持续恒温，体温主要受环境生物物理学因素影响，运动服和外部加热装置都进行了技术革新，提高了运动员在寒冷环境中的生存能力。早期类人猿进化以来，人类处于寒冷环境中时，就会出现先天反应行为（例如增加体力活动，寻求更温暖环境）和自主性体温调节（例如皮肤血管收缩，儿茶酚胺分泌增多，体液转移以及不自主战栗产热）。上述反应强度取决于寒冷刺激程度，寒冷刺激程度与环境条件、身体成分和形态、性别、年龄和运动强度有关。极限运动环境通常很寒冷，会挑战人体体温调节能力。

冷刺激经常会损害人体机能，此时需要医疗干预。轻度低温时（体温为 35℃），患者不常出现意识混乱、定向障碍和失忆。在这种情况下，必须根据运动适应性和环境条件做出判断。运动员在寒冷环境中运动时，应适当监测身体情况，结合生理、知觉和视觉方法来识别出危险运动员。当预防措施不起作用时，运动员应立即就医。本章将简述体温调定点的进化过程，以及在寒冷环境中运动时维持体温的生理反应。此外，还将介绍关于安全环境条件指南和监测方法，让读者全面了解在寒冷环境中进行运动锻炼的相关风险。

## 31.2 体温调定点的进化过程

如何把体温维持在 37℃ 上下或至少达到热平衡，是一项生理和生物技术上的挑战。

A. Ruddock

英国，谢菲尔德

谢菲尔德哈勒姆大学，体育运动科学中心，健康和福利学院

电子邮箱：a.ruddock@shu.ac.uk

极限运动中，维持体温很重要，体温调节需要结合一系列生理反应。然而，人类体温维持在37℃的原因，"为什么哺乳动物能维持体温恒定？"以及"为什么调定点温度比环境温度高那么多？"，上述问题的答案尚不清楚。"为什么调定点温度比环境温度高那么多？"是一个特别值得思考，因为人处于在寒冷环境时，身体热量会迅速散失。通过降低温度波动，可以维持稳定体温，有助于维持酶的最佳活性。尽管一些生物学理论试图解释"为什么调定点温度比环境温度高那么多？"，但具体答案仍然不清楚。增加代谢产热（在体育活动、新陈代谢、生长发育、繁殖和消化时，会增加产热）和降低热导性有助于提高体温，这是自然选择的结果，会使人体体温可能比环境温度高。如果在40℃左右的水中进行运动时，热应力最小；呼吸水蒸气温度超过40℃时，热应力呈指数增长。此外，环境温度更高时，肌肉缩短速度更快，神经传导速度更快，这可能也是一种进化的结果。

Mendelssohn观察并研究了草履虫（具有运动能力的单细胞生物）对环境温度变化的反应。培养基温度范围为12～36℃之间时，草履虫会运动至25℃左右的培养基上，避免了较低和较高温度，说明原生生物对温度就有一定偏好。环境温度和体温之间密切关系或许可以解释体温调定点（37℃）的重要性；然而，没有明确的证据证明环境温度选择是否与人类进化有关。Gisolfi和Mora提出，基于Q10温度系数，最优环境温度（25℃）与人体温度之间密切相关。当体温高于环境温度时，人体会停止从环境中吸收热量，会大量出汗，且需要调节体内水分，以避免达到过度失水和脱水的临界点。

# 31.3 体温控制

在强体力活动时，代谢产热会比静息状态时（≈100 W）增加3～12倍。大约只有20%的体内能量为骨骼肌运动所使用，80%的能量都必须以热能形式从体内释放出去，以避免体内温度过高。为了使体内产热和散热达到平衡，血管会参与调节，运动肌肉产生的热量能使皮肤血管扩张，从而增加流向皮肤的血液量，使多余的热量可以排到周围的空气中去。大多数极限运动中，运动员的代谢水平都会很高，即使在寒冷环境中，运动员也可能需要降温。但是在冷水中，体温降低速度通常很快，并可能导致运动员体温过低。

如果皮肤表面与其接触介质之间存在温度梯度，则会通过以下方式散热：
①传导散热—是指机体热量直接传给与之接触的温度较低物体。
②对流散热—是指机体表面（例如皮肤）通过流体（例如空气或水）进行热量交换。

在热平衡环境中，人穿着短裤和鞋子站立时，很少会通过传导散热，因为人与接触表面（鞋子/地板）之间的温度梯度可能很小。当风速增加或使用风扇时，热量交换可能会增加，因为当皮肤表面的暖空气循环起来并被冷空气取代时，对流散热会增加。由于水与空气相比，密度更大且导热系数更高，对流散热也增加。所以，浸泡在比体温低的水里是严重破坏热平衡的原因之一。

③辐射散热—是指人体以热射线的形式将体热传给外界较冷物质，通常是大型物体之间，例如地面（停机坪）和太阳。

④蒸发散热—水分从体表汽化时（蒸发潜热）吸收热量而散发体热。

上述散热方法的有效性取决于环境生物物理特性，例如皮肤与周围环境之间的温度差、相对湿度、气流速度和太阳辐射，综合起来共同影响体内热量的散失或增加。

可以用热平衡方程来表示：

$$S=M（\pm W）\pm（R+C）\pm K － E$$

公式中，

S 是指身体产热速度。

M 是指代谢产能（产热）速率

W 是指外部作用力（同心收缩、离心收缩、等长收缩的单独或联合作用）

R＋C 是指辐射散热和对流散热中的能量交换率

K 是指传导散热中的能量交换率（在水中很重要）

E 是指蒸发散热率

上述方程结果如果为正值则表示热量增加，负值则表示热量散失。当 S 为正值时，表示体温升高；当 S 为负值时，表示体温降低；当 S 为零时，则体温保持不变。

### 31.3.1 对冷刺激的神经和热调节反应

通过行为性体温调节和自主性体温调节联合作用，使体温调节范围变窄。在寒冷环境中运动时，运动强度、运动任务以及专用服装会限制行为性体温调节；自主性体温调节包括皮肤血管收缩以减少皮肤血管血流流量、分泌儿茶酚胺、战栗性产热和非战栗性产热。自主性体温调节是指在一个体温调节中枢的控制下，推定体温调节中枢为视前区—下丘脑前部（PO/AH）。来自皮肤、核心和大脑的温度信息，最终会聚集在 PO/AH 区。大多数皮肤温度感受器都对寒冷敏感，来自皮肤温度感受器的信息会触发寒冷防御机制。当环境温度降至 26℃以下时，冷感受器被激活，并通过多突触通路（polysynaptic pathway）向 PO/AH 区传递信号。激活程度与"调定点"（温度）有关，当体温高于"调定点"温度时，会激活冷敏感神经元突触，触发自主性体温调节机制，升高体温。

冷应激反应的最初表现是外周血流量减少，主要是皮肤血流量减少，骨骼肌血流量也会减少。对流散热会使热量从身体核心部位向表面传递；但皮肤和皮下脂肪作为绝缘层，防止散失过多热量。由于大部分热量从皮肤表面散失，皮肤血液流动散失的热量只占一小部分，因此表现为皮肤温度下降。当皮肤体温降低程度为中度（低于 34℃）时，皮肤冷感受器被迅速激活，血管发生收缩。导致血管收缩的主要原因是环境特异性因素；例如运动员全身浸泡于水中时，体温较高，低于 31℃；皮肤局部冷却时，体温较低，在 26～28℃之间。因此，血管收缩反应（冷应激反应的最初表现）是一种有效抵御寒冷机制，但不利于调节血压和皮肤温度，特别是无法调节肌肉温度。

在热平衡条件下，肌肉温度在 35℃左右；当环境温度在 27～35℃范围内时，似乎不会对肌肉力量产生明显影响。然而，当环境温度小于 20℃时，肌肉力量受到严重影响。一些方法上的问题使相关研究不能直接对比肌肉冷却和肌肉力量之间关系，但普遍认为当肌肉内温度高于 27℃时，肌肉力量不会受到实质性损害。值得注意的是，大多数肌肉温度相关研究都会局部冷却肌肉；因此，研究过程不能完全模拟极端运动环境中的温度条件，也不能模拟全身肌肉冷却情况。但是实验结果热可以得出，局部肌肉冷却会降低肌肉力量和性能，增加低体温症风险。肌肉力量降低可能是新陈代谢率降低、肌纤维动作电位动力学受损、肌动球蛋白ATP酶活性和肌浆网钙释放降低共同作用的结果，从而限制了越桥循环（cross-bridge cycling）。在极限运动中，会特别关注肌肉力量减少和肌肉协调性降低的问题。例如在攀岩等运动中，灵活性降低会影响运动表现，增加受伤风险；而在水上或极寒环境中参加比赛时，运动员很难表现出良好的运动技能。此外，在危及生命的情况下，运动员灵活性降低会增加采取控制措施的时间，例如打开工具包、加穿衣物、使用急救设备和操作技术设备（例如无线电）。运动员全身泡入冷水时，会导致肌肉温度迅速降低，但意识正常，决定进行自救活动（例如游泳至安全区域）可能会提高疲劳程度，因为出现严重的低体温症之前，肌肉无法进行有效活动——这种情况下，运动性疲劳会导致运动员溺水，是影响生存的主要危险因素。

### 31.3.2 对冷应激的行为性体温调节反应

表31.1列出了核心温度降低的典型生理反应。人类通常可以忍受体温下降2℃左右，体温下降超过2℃，身体才会出现严重颤抖。体温会继续下降，人会持续颤抖，还会导致失忆症和判断力变差变差（例如不进行避难）；当体温下降至约30℃时，会发生心律失常和昏迷。

表31.1　核心温度降低的典型生理反应

| 阶段 | 核心温度（℃） | 生理反应 |
| --- | --- | --- |
| 正常体温 | 37 | |
| 轻度低温 | 35 | 严重颤抖 |
| | | 血压升高 |
| | 34 | 失忆症 |
| | | 构音障碍 |
| | | 判断力变差 |
| | | 行为改变 |
| | 33 | 共济失调 |
| | | 冷漠 |
| 中度低温 | 32 | 昏迷 |
| | 31 | 停止颤抖 |
| | | 瞳孔散大 |
| | 30 | 心律失常 |
| | | 进出数量降低 |
| | 29 | 失去意识 |

| 阶段 | 核心温度（℃） | 生理反应 |
|---|---|---|
| 重度低温 | 28 | 室颤 |
| | | 可能会出现通气不足 |
| | 27 | 反射和随意运动消失 |
| | 26 | 酸碱平衡紊乱 |
| | | 痛感消失 |
| | 25 | 脑血流量减少 |
| | 24 | 血压降低 |
| | | 心动过缓 |
| | | 肺水肿 |
| | 23 | 角膜反射消失 |
| | | 肌腱反射消失 |
| | 19 | 脑电图成一条直线 |
| | 18 | 心脏停搏 |
| | 15.2 | 意外性体温过低导致婴儿存活率最低 |
| | 13.7 | 意外性体温过低导致成人存活率最低 |

# 31.4 冷应激反应的诱发因素

由于存在性别、人体测量学、健康状况和对特定环境条件的适应程度方面存在差异，不同个体对寒冷环境的生理反应也会有所不同。例如，当运动环境温度和水温较低时，代谢产热会降低，体表面积较大、体型瘦小的人往往会迅速失去体内热量；因为皮肤表面过大，会增加对流散热。体型矮胖的人情况正好相反；脂肪组织会增加热阻性，有助于维持体温，证据表明，体脂率大于25%的人最难发生血管收缩，限制体内热量损失。年龄、体重相同情况下，女性比男性体脂更高，皮下脂肪层更厚，肌肉含量更低，体表与质量之比更高，因此更能抵御寒冷。但是，当男性与女性体脂相同时，在抵御寒冷方面几乎不存在性别差异；而且在大多数情况下，女性体表面积更大，体重更小和肌肉含量更低，会使女性体温下降速度更快，面临风险更高。人体测量特征方面，儿童与成人相比，皮下脂肪较少；与成年男性相比，儿童血管收缩反应更强和新陈代谢程度更高，所以儿童体温下降速度往往更快。与健康的年轻人不同，老年人（60岁以上）温度敏感性较低，血管收缩反应较弱和维持体温能力较低；老年人通常身体健康水平较低，活动期间代谢产热较少，可能会导致热量散失速率更高。年轻人中，身体健康程度似乎也会影响行为性体温调节反应。耐力训练后，会提高皮肤血管收缩活性，但不能帮助维持核心体温。抗阻力训练后，代谢产热量更高，因为会提高肌肉质量，有助于在寒冷环境中维持体温。与热应激反应相比，人类的冷应激适应性反应似乎具有个体特异性，也更温和。普遍认为，以下三种机制可能有助于适应寒冷环境：

①冷应激的迟钝生理反应（习惯性）

②增强产热反应（代谢性）

③提高维持体温能力（绝缘性）

只有少数个案和相关性较弱的观察性实验证据显示，适应寒冷环境的个体代谢产热能力更强。颤抖是对冷刺激的一种应激反应，会增加代谢产热，与不适应寒冷环境的人相比，适应寒冷环境的个体颤抖性产热和非颤抖性产热都更多。增加皮肤血流量，会发生绝缘适应。适应寒冷环境的个体，外周血管会收缩，血流量减少，缩小皮肤和环境之间温差时，将对流散热损失降至最低。但是，习惯化会削弱上述适应性生理反应，尤其是代谢产热。然而，颤抖程度减弱和代谢产热会限制热量损失，还会使皮肤血管收缩。在大多数情况下，寒冷适应性与环境特异性和调整行为有关，抵御寒冷的主要方法是穿着保暖性强和层叠性衣物。近年来，随着科技进步，出现了冷水专用潜水服和绝缘防风服，提高了人类在寒冷环境中的工作能力和生存能力。应该注意的是，一些人体测量学上一般概念，例如性别、年龄，还有一些训练相关因素，例如不活动性，疲劳，睡眠不足和内分泌失调（垂体功能减退、肾上腺功能减退、甲状腺功能减退、低血糖、糖尿病），使不同人对冷刺激的反应差别很大。

很明显，冷刺激的生理反应与个人因素和环境因素有关。表31.2总结了在寒冷环境中影响温度调节的环境因素和医学因素。在极端天气条件下，参加极限运动的运动员最容易受环境因素影响；但是令人遗憾的是，在极限运动中有一些情况会增加医疗事件风险，这些情况也会影响对冷刺激的反应、体温调节以及低体温症治疗。

表31.2　在寒冷环境中影响体温调节的因素

| 热量散发增加 | 体温调节障碍 | 其他临床表现 |
| --- | --- | --- |
| 训练因素 | 外周性障碍 | 感染 |
| 浸泡在水中 | 创伤 | 肾功能衰竭 |
| 下雨 | 周围神经病变 | |
| 穿湿衣服 | 急性脊髓横断 | |
| 刮风 | | |
| 红皮病 | 中枢性障碍 | |
| 烧伤 | 中枢神经系统损伤和创伤蛛网膜下腔 | |
| 银屑病 | 出血 | |
| 鱼鳞病 | 下丘脑功能障碍 | |
| 剥脱性皮炎 | 帕金森病 | |
| 晒伤 | 多发性硬化症 | |
| | 药理学因素 | |
| | 毒理学因素 | |
| | 吸毒和酗酒 | |

（续表）

| 热量散发增加 | 体温调节障碍 | 其他临床表现 |
|---|---|---|
| 医源性因素 | | |
| 紧急分娩 | | |
| 低温输液 | | |
| 中暑 | | |
| 开放性伤口 | | |

## 31.5 风险管理策略

本章不会为低体温症的治疗提供医学指导，但需要向极限运动运动员介绍轻度低温（核心温度为35℃）的预防措施。下文将详细介绍减少寒冷损伤风险策略。

图31.1描述了评估冷刺激从而预防低体温症的风险管理程序（见图31.1）。从一开始就应该注引起重视，当教练、运动员和科学家意识到这些损伤风险时，低体温患病率会显著降低：

①具体运动因素、环境因素和个人因素相结合。

②了解关键监控程序和引申数据。

③了解轻度低温的紧急治疗，以成功预防低体温症。

由于冷刺激反应主要由环境因素决定，因此需要实时监测天气状况以及有效预测运动当天天气状况。运动需要全身入水时，还需要了解环境温度变化史以及实时监测环境温度。环境温度较低时，刮风、下雨和海拔升高都会显著增加寒冷损伤风险；应该注意的是，浸泡在温度为20℃的水中也会大大增加低体温症风险，即使是在水中活动时。因此，制定风险管理程序时，需要同时考虑环境因素、运动因素和个人因素。影响代谢产热的因素包括运动强度和持续时间，运动、休息比例和身体成分等，也会影响风险管理策略。运动时间增加时，体能情况、营养状况和疲劳程度将结合起来影响代谢产热。一般来说，当运动员感到疲劳时，此时运动强度变低，代谢产热程度降低，不适用于热平衡方程；运动员会发生对流散热和蒸发散热，体温降低很快，会有低体温症风险。肌糖原储存量减少甚至耗尽时，运动员会出现低血糖症状，无颤抖反应。全面了解运动员所穿服装，服装不需具备防护功能；当运动环境条件比较恶劣或预测会发生热量散失时，需要提高服装的绝缘性能。使用热损失预测模型也许有助于评估体温过低风险。据报道，即使运动环境还可以时，例如在水温16℃的公开水域，运动员以1.4 m/s的速度游泳10 km，核心温度预计会下降至35.7℃，比赛快结束时，疲劳程度增高和代谢产热降低。由此推断，游泳速度较慢或心肺功能较差的人将无法维持正常体温。确定潜在危险因素，并为风险因素变化做好准备，有助于维持体温。值得注意的是，英国铁人三项中游泳是在开放水域进行的，游泳距离从2000米（水温13℃）下降到500米（水温11℃）。当水温低于11℃时，建议不要游泳——还需要考虑考虑风速因素，风速是影响对流散热的重要因素；因此，考虑环境因素时，不能仅考虑水温，还需要考虑风速。鉴于大多数极限运动都是在户外进行的，运动员还应该了解运动环境中的庇护场所，尤其是在遥远的环境进行远距离运动时。（3168）

识别潜在风险因素的方法应附有可能性等级和相关后果。以评估结果为基础，有助于制定出灵活、可迅速执行且反应迅速的控制战略。大多数控制措施都与危险因素直接相关，例如密切监测环境温度，还包括预防个人风险的相关措施，例如冷刺激适应性训练，适当增加刺激，与活动主办方进行充分沟通后在适当位置设置庇护场所并准备足够衣物，寻找无障碍路线以及灵活的和适应环境条件的交通工具。风险管理所面临的挑战不在于确定和开发风险控制策略方面，而在于能否"全面"实施制定策略。极限运动参与者，例如工作人员、教练、医生、运动员和参赛者，都应充分了解极限运动中的风险，风险监测程序以及急救第一反应。应多多了解具体比赛环境，赛前准备时应该进行特定的适应性训练，并了解风险控制策略，以及比赛当天场地／现场周围的物体设置信息。

## 结论

在寒冷环境中，面临挑战的不仅只是运动员，还包括整个运动项目。在极端寒冷环境中，需要大型生理综合反应来维持热平衡和保持稳态；这些反应的原因很清楚，但我们体内稳态"调定点"的起源并不清楚。当体温下降时，就很难协调肌肉活动，肌肉力量也会降低，不仅会影响比赛成绩，而且会威胁生命。现有研究表明，年轻人和老年人更容易受到寒冷损伤，因为他们心血管健康程度较低，而低活动量（低代谢产热量）会加剧心血管受损。然而，人体测量学和形态学本身并不能完全解释冷应激的后果，因为冷应激具有高度个体特异性和环境特异性。应采用风险管理策略来识别在不同情况和环境条件下发生寒冷损伤的可能性。在寒冷和潮湿环境中进行运动时，应着重考虑运动员、工作人员和观众的安全，保证运动员都训练有素、适应能力强且反应灵敏，并能够综合各种因素作出决定性判断。

## 参考文献

［1］Gisolfi CV, Mora F. The hot brain: survival, temperature and the human body [M]. Cambridge: MIT Press; 2000.

［2］Gleeson M. Temperature regulation during exercise [J]. Int J Sports Med. 1998, 19(2) 96–99.

［3］Stocks JM, Taylor NA, Tipton MJ, et al. Human physiological responses to cold exposure [J]. Aviat Space Environ Med. 2004, 75(5): 444–457.

［4］Nybo L, Secher NH, Nielsen B. Inadequate heat release from the human brain during prolonged exercise with hyperthermia [J]. J Physiol. 2002,545(2): 697–704.

［5］Bratincsak A, Palkovits M. Evidence that peripheral rather than intracranial thermal signals induce thermoregulation [J]. Neuroscience. 2005, 135(2):525–532.

［6］Tanaka M, Owens NC, Nagashima K, et al. Reflex activation of rat fusimotor neu– rons by body surface cooling, and its dependence on the medullary raphe [J]. J Physiol. 2006, 572(2): 569–583.

［7］De Ruiter CJ, De Haan A. Temperature effect on the force/velocity relationship of the fresh and fatigued human adductor pollicis muscle [J]. Pflugers Archiv Eur J Physiol. 2000, 440(1): 163–170.

［8］Castellani JW, Young AJ, Ducharme MB, et al, American College of Sports Medicine. American College of Sports Medicine position stand: prevention of cold injuries during exercise [J]. Med Sci Sports Exerc. 2006, 38(11): 2012–2029.

［9］Castellani JW, Young AJ. Health and performance challenges during sports training and competition in cold weather [J]. Br J Sports Med. 2012, 46(11): 788–791.

［10］Kasai T, Hirose M, Matsukawa T, et al. The vasoconstriction threshold is increased in obese patients during general anaesthesia [J]. Acta Anaesthesiol Scand. 2003, 47(5): 588–592.

［11］Smolander J. Effect of cold exposure on older humans [J]. Int J Sports Med. 2002, 23(2): 86–92.

［12］Junghans P, Schrader G, Faust H, et al. Studies of the protein and the energy metabolism in man during a wintering in Antarctica [J]. Isotopes Environ Health Stud. 2012, 48(2): 208–225.

［13］Snodgrass JJ, Leonard WR, Tarskaia LA, et al. Basal metabolic rate in the Yakut（Sakha） of Siberia [J]. Am J Hum Biol. 2005, 17(2): 155–172.

［14］Van Ooijen AM, Van Marken, Lichtenbelt WD, et al. Seasonal changes in metabolic and temperature responses to cold air in humans [J]. Physiol Behav. 2004, 82(2–3): 545–553.

［15］Wakabayashi H, Wijayanto T, Kuroki H, et al. The effect of repeated mild cold water immersions on the adaptation of the vasomotor responses [J]. Int J Biometeorol. 2012, 56(4): 631–637.

# 32 头盔：安全技术革新

ANdrew S. McINtosh and DeclaN A. PattoN

## 32.1 内容介绍

设计合理、大小合适、符合需要的专用头盔且佩戴得当时，可以有效预防头部损伤，包括颅骨损伤和大脑损伤。但是，如果使用头盔不符合以上其中一项或多项条件，那保护作用就会降低甚至消失。本章将重点讨论极限运动中，头盔适用性问题。适用性是指头盔佩戴适用性，并可以保护头部且控制损伤风险。例如，如果目的是防止高速撞击时出现严重的颅脑损伤，就不能选择无法减缓撞击力且没有衬垫的头盔。另一方面，如果目标是预防干扰或轻微撞击，就可以选择只有盔壳和舒适衬垫的头盔。了解风险管理目的是选择头盔的关键步骤，并能满足运动员期望。如果运动员佩戴的头盔过大，或约束系统松动且没有系紧，此时头盔就不能充分保护运动员的作用。

## 32.2 损伤风险管理目的

个人和集体都需要了解体育运动中的损伤风险，然后确定风险管理目的。损伤风险可以表示损伤可能性和损伤后果。极限运动员必须进行练习和训练，以便具备足够技术去应对极限运动中的挑战。运动员还需要在特定时间内对风险做出明智判断，例如掌握天气情况和准备设备。运动员自己不可能制造头盔。因此，极限运动的需求性是风险

A.S. McIntosh（✉）
澳大利亚，悉尼
咨询和研究中心
澳大利亚，巴拉腊特
澳大利亚联邦大学，澳人利亚运动损伤及其预防研究中心（ACRISP）
电子邮箱：as.mcintosh@bigpond.com

D.A. Patton
澳大利亚，巴拉腊特
澳大利亚联邦大学，澳大利亚运动损伤及其预防研究中心（ACRISP）

管理目的和战略规划的一部分，决定头盔功能的范围和目的。这为头盔供应商、标准组织、认证机构和合格评定机构（conformity assessment bodies，CAB）提供了正确的操作目的。所以，极限运动员佩戴头盔是符合目的和体育规则。体育运动的风险管理过程有助于建立新设备的安全和业务案例、修订标准以及开发头盔测试方法或授权装备。许多运动项目中的损伤风险并不明确，通常只有从灾难性事件、死亡事件、个人经历和民间传闻中获得的轶事证据和集体知识。本书将提供极限运动损伤风险的相关知识。公平地说，在所有极限运动中都励在头部受伤风险，并且常常都是灾难性或致命性的。因为，极限运动本身就涉及高动能或势能移动，并且运动员并没有配备防撞装备。头盔能否减轻损伤风险，这一问题还有待商榷。运动员应该配备整套安全装备，头盔是指其中一个组件。

风险管理目的与制定头盔标准紧密相关。假设，如果头盔只需要缓冲轻度撞击，那么标准中也会使用轻度撞击力来评估头盔。但是，如果头盔需要缓冲高空坠落（例如 5 米）撞击力，标准中会使用高空坠落撞击力来评估头盔防止头部受伤的作用；例如，从 5 米处坠落，或以 9.9m/s 或 36km/h 的撞击速度坠落。极限运动参与者和代表机构普遍认为，极限运动中的一系列危险的损伤事件（例如，坠落）是无法避免的；即使运动员头部受到保护，也可能会死于严重的胸部损伤或脊柱损伤。根据相关证据和深思熟虑后的决定，在潜在可存活损伤事件中，头盔可以起到保护作用。这些体育运动问题需要在国家和国际法律和道德框架的范围内进行共同审议。

## 32.3 头盔的设计与功能

传统头盔由以下部件构成：盔壳、减震衬里、舒适衬垫 / 尺寸衬垫和约束系统。有些头盔没有盔壳，或者盔壳被改成衬里，比如现代自行车头盔；有些头盔没有减震衬里。通常根据基于所需性能制定头盔标准；因此，在合理范围内，只要头盔能通过性能测试，无论头盔实际结构怎样，都能达到标准。盔壳由多种材料构成，例如 ABS 塑料，玻璃纤维或碳纤维。内衬时由多种聚合物泡沫材料构成，例如泡沫聚苯乙烯（EPS）、高密度发泡聚丙烯（EPP）和聚氨酯（PU）。弹道头盔除外，头盔上如果不包含减震衬里，则只能提供有限的保护作用。如果头盔衬垫是不可压缩的，在发生冲击时，衬垫会变形，从而减少头部冲击力；如果头盔衬垫是柔软且容易压缩的，可以提供更高舒适性和更适合的大小尺寸，但几乎没有头部保护作用。

头盔的功能性设计有两个基本原则：能量守恒定律和载荷分布原则。

### 32.3.1 能量守恒定律

大多数极限运动中，例如运动员潜水、滑雪、跳跃或骑自行车下山时，运动员海拔高度增加时会获得势能；高度降低时，势能会减小，并转化为动能。例外，风力或动力装置会使运动员加速。能量变化与运动员速度有关。头部被认为是人体上的一个坚硬部位。为了简便计算，设定头部重量为 5 kg。动能（KE）是物体质量（m）与速度（v）平方乘积的二分之一：

$$KE=1/2mv^2$$

假设头部 5 kg 重，以 9.9m/s 的速度移动，其动能为 245 J。发生撞击时，头盔的主要作用是要阻止头部撞击。根据能量守恒定律，势能（PE），动能（KE）和功（W）之间关系，如下：

$$PE_i+KE_i+W=PE_f+KE_f$$

其中"i"和"f"是指两个时刻，例如撞击发生时（"i"表示初始）和碰撞结束时（"f"表示最终）。如果只考虑这个时间段内能量变化情况，可以忽略 PE，当运动停止时，就没有 $KE_f$ 了。功等于力（f）乘以位移（s）。因此，可以得出：

$$KE_i=W \ or \ 1/2mv^2=Fs \ or \ F=（1/2mv^2）/s$$

根据公式，冲击力与速度的平方和位移有关。随着位移越大，冲击力越小。

如果作用在头部的平均冲击力大约为 8200N，冲击力做功为 245J，并能在 30 mm 内完全停止。但是，通常冲击力的最高值要比平均值大得多，所以头盔衬垫厚度必须超过 30 mm，才能有效变形来缓冲冲击力。上述例子虽然是假设的并且很简单，但为头盔的开发提出来挑战。冲击力大于或等于 8200N 时，会导致头部严重损伤。如果头盔内衬厚度为 45 mm，盔壳厚度为 5 mm，那么头盔最小厚度将为 50 mm。如果想要头盔保护作用更有效，需要更厚的内衬以达到变形目的，这意味着头盔会变得更大更厚。

还应考虑衬垫的硬度和粘弹性。衬里材料需要能够变形 30 mm。非常坚硬的材料不能变形，而非常柔软的材料会完全变形，上述两种材料减缓冲击力的作用都很小。如果使用上述两种极端材料，衬里变形范围会小于 30 mm。

如前言所述，测试条件需要反映相关损伤风险管理目的，这样测试方法才会合适，才能选择出合适的材料和设计。本章稍后将介绍头盔测试方法。

### 32.3.2 载荷分布

头盔还具有载荷分布功能，从而减少头部压力。例如，如果头部与岩石相撞，头部的一小块区域会承担最初载荷。区域逐渐变大，传递至头部表面更多区域。这种情况下，如果作用在头部的冲击力很大，将发生局部脑挫伤，颅骨变形和骨折，以及头皮撕裂伤。盔壳可以减小局部压力和变形；盔壳可以将冲击力分散到头部更大区域上，降低头部受伤风险。

由于头盔具有载荷分布能力，还在发生撞击时评估了头盔的抗穿透性和完整性。

根据能量守恒定律和载荷分布原则，进行改装的头盔在预防严重头部损伤方面取得了巨大成功。还需要注意其他脑损伤机制，例如角加速度，以及如何改进头盔以进一步降低角加速度。

### 32.3.3 约束系统

约束系统也是至关重要的，因为约束系统将头盔固定在头上特定的位置和方向，并提供保护作用。理想情况下，不管发生任何情况时，头盔都应该保持原位；但是，在极限运动中，约束系统可能会产生拉力，从而损伤颈椎。空气动力和流体动力（例如"吊桶"作用）可能会将头盔拉离头部，同时约束系统会对颈椎产生拉力，会引发窒息或颈椎损伤。传统头盔，例如自行车或摩托车头盔，约束系统强度要求最小。自行车和摩托车头盔的相关研究证实，使用约束系统强度小的头盔是合适的。例如，研究并没有显示自行车头盔会增加颈部受伤或窒息风险。但是，这并不意味没有发生过颈部受伤或窒息情况；只能表示对人们来说，并不是一种危险因素。对于极限运动中使用的头盔，有必要考虑约束系统的强度限度。同样，很大程度上取决于运动风险和风险管理目的。这些都是非常具有挑战性的伦理问题。如果根据运动风险和风险管理目的来测试头盔约束系统性能时，测试过程中，将在头盔上施加一个特定拉力（例如1000 N），不超过特定拉伸长度（例如20毫米），当施加的拉力更大时实验失败（例如1500 N）。可以通过选择不同材料来改造约束系统。例如，选择织带会将拉伸长度降到最低，选择塑料扣会导致在特定拉力下约束系统失效。

# 32.4 标准和测试方法

### 32.4.1 范围和目的

头盔设计和功能方面已经存在标准或技术规范文件，文件包含规范性（强制性）要求和信息性（指导性）要求。文件明确了头盔标准范围和目的，例如跳伞运动员在飞机内部或低速着陆不受控制时会发生撞击事件，还会与其他跳伞者发生碰撞，所以跳伞专用头盔的主要目的是防止脑震荡和头部浅表损伤。上文描述了头盔目的是预防何种损伤以及头盔在什么环境中会起作用。头盔选择需要与测试规范保持一致。竞技性高山滑雪和单板滑雪专用头盔，目的是预防高速撞击造成的严重头部损伤。上述两种运动专用头盔的测试标准完全不同。最明显的区别是，与作用在跳伞专用头盔上的冲击强度相比，作用在高山滑雪专用头盔上的冲击强度会更大，例如增加冲击速度。此外，在冲击测试中，预期性能也会有所不同。从实践性角度来看，按照运动风险和风险管理目的来制定标准是合理的。按照标准改装的头盔可以符合高山滑雪和跳伞运动要求。然而，以终极速度（例如，速度为54m/s）在高空俯冲时发生碰撞，现有技术制造出来的头盔不能保护头部免受损伤。

头盔标准或技术规范要求进行以下测试：冲击力减缓测试、载荷分布测试、保留系统强度测试（动态或静态）、稳定性测试（动态或静态）、浮力和抗穿透性测试。除了标记和标签外，该标准还包括头盔内部和外部预测尺寸的检查标准。还需要在炎热、寒冷或潮湿的环境中进行头盔测试。还应对头盔面罩和其他附件进行附加测试。下文将介绍三种测试方法：冲击力减缓测试，稳定性测试和保留系统强度测试。

### 32.4.2 冲击力减缓测试

冲击力减缓测试是指将头盔放在头部模型上，然后从高处扔下将头部模型坠落在铁砧上（见图32.1）。需要设置特定的高度，速度，头部模型和铁砧。在一些测试中，向配置头盔的头部模型上投射物体，或使用一种特殊装置施加冲击力。与将头部模型坠落在铁砧上相比，向头部模型上施加冲击力更有意义。最近，开发出了新测试方法，向头盔施加斜向撞击力，会产生两个速度分量。

表32.1展示了三项国家头盔标准以及2013年国际滑雪联合会（FIS）制定的头盔标准。比较速降赛（DH）、Super G赛（SG）和大回转赛（GS）中的四种头盔标准之间区别。

2010 年国际滑雪联合会（FIS）比赛中，运动员佩戴的头盔必须符合 EN 1077 或 ASTM F2040、SNELL 或 RS 98 等雪地运动头盔标准。2013 年国际滑雪联合会（FIS）比赛中，用于 DH、SG 和 GS 中的头盔必须符合 ASTM 2040 和 EN 1077 标准，还需要通过速度为 6.8m/s 的冲击力测试。2012 年，澳大利亚赛马行业也采取了类似的"高性能"头盔标准制定方法，制定了 ARB HS 2012 标准。ARB HS 2012 标准中，头盔除了需要通过一系列严重冲击测试外，还需要符合三项国家标准中的一项。

测试中的关键问题是：冲击力、铁砧、移动标准和传递机制。

如上所述，冲击力需要反映运动中的典型危险因素，并符合运动风险管理目的。自行车头盔测试，要求头盔从 1.5 米高度进行坠落测试。研究表明，从 1.5 米高度坠落可以代表自行车的典型冲击力范围；但是，不符合山地自行车的冲击力范围。冲击力可能会更严重，例如从高处坠落或与树木或石头发生碰撞，撞击速度应接近山地自行车行驶速度（例如，物体从 9.8 米高处坠落的速度，50km/h）。

测试过程中会使用各种铁砧（见表 32.1），旨在模拟特定危险因素。自行车头盔测试中，会使用平坦铁砧，因为大多数自行车运动中，主要是与平坦表面发生碰撞。山地自行车测试中，需要使用铁砧边缘和 / 或半球形铁砧来评估头盔性能。铁砧是坚硬的，可以重复使用。

除了雪地运动外，目前其他极限运动中基本不存在头盔标准。空中运动专用头盔，例如悬挂式滑翔和滑翔伞用头盔，符合 EN 966 标准，需要在高温、低温和紫外线老化条件下，从 1.5 米高处坠落到平坦铁砧或铁砧边缘来进行测试。部分空中运动专用头盔会遵守 EN 966 标准；风筝滑雪专用头盔，需要同时满足空中运动头盔标准和雪地运动头盔标准。2003 年，Snell 基金会起草了一份极限运动头盔标准（NX2003），旨在减少非机动滑动运动（例如滑板运动和旱冰运动）中头部损伤风险。SNell NX 2003 标准符合 SNell B—90 和 CPSC 自行车头盔标准中的所有要求，还有两个附加要求。SNell NX 2003 标准与自行车头盔标准相比，头后部的冲击力缓冲距离要低 20 毫米。SNell NX 2003 标准还要求增加头盔周边的"盔壳韧性"，以应对铁砧测试中发生在额头、头部两侧和后侧的冲击力。由于这个极限运动头盔标准还处于草案阶段，所以没有头盔获得此标准认证。

目前为止，测试标准与头部模型加速度线性值有关，例如峰值加速度。为了测量加速度，一个单一线性加速度计或三轴加速度计放置在一个导向下降组件，并导出结果。最近，头盔冲击测试重点是开发角加速度和速度相关标准。许多测试中，撞击速度标准范围为 250 ～ 300 g（其中 1 g 是指 1g 物体产生的重力加速度或 9.81 m/s$^2$）。Mertz 等研究表明，撞击物以 180 g 的加速度撞击中等体型成年男性头部时，有 5% 的可能性发生颅骨骨折；对于成年男性来说，撞击物以 60g 物体产生的重力加速度撞击头部，有 50% 的可能性发生颅骨骨折颅骨骨折。因此，对坚硬头盔进行的测试证明，坚硬头盔可以预防 95% 的颅骨骨折（例如，撞击物以 200g 的加速度撞击头部时，坚硬头盔可以防止颅骨骨折发生），不能有效预防脑震荡。然而，上述数值不能直接应用于头盔测试，因为头部模型属性还是与真正的人类头部不同。测量结果显示，与坚硬头部模型相比，作用在真正人类头部上的冲击力产生的加速度较低；导致这种差异的原因是真正的人类头部具有可变形性。

头盔测试中的力量传递机制需要具有可重复性和可靠性。头盔测试需要快速且容易执行，否则头盔常规测试成本会增加。测试中，头盔固定在头部模型，固定装置上垂下两根或三根导线吊着头盔装置并呈自由落体状，然后让头盔坠落到铁砧上（图 32.1）。一些头盔测试中，将头盔安装在具有仪表装置的头部模型上，并对头盔弹射撞击物。撞击力与撞击物的速度和质量有关。另一些测试方法，例如线性冲击器，将力量传递到人头模型上。

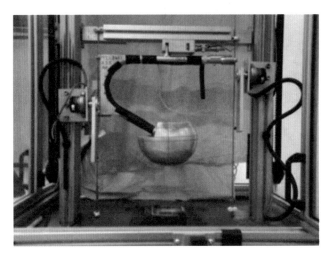

**图 32.1** 头盔坠落测试，使用两根导线吊着头部模型。头部模型模拟了真人的颅骨情况，可以旋转头部模型，以选择冲击力作用在头盔上的位置。将头盔放置在头部模型上。上图特定测试装置中，头部内部设置了一个加速度计，无论头部模型如何转向，它总呈垂直方向

**表 32.1** 雪上运动专用头盔标准中冲击力要求要求对比

| 标准 | 坠落高度（m） | 头部模型峰值加速度（g） | 铁砧 | 坠落高度（m） | 头部模型峰值加速度（g） | 铁砧 | 坠落高度（m） | 头部模型峰值加速度（g） | 铁砧 |
|---|---|---|---|---|---|---|---|---|---|
| Snell RS—98a | 2.0 | < 300 | 平坦 | 1.6 | < 300 | 半圆形 | 1.6 | < 300 | 边缘 |
| EN 1077：2007 | 1.5 | < 250 | 平坦 | — | — | — | — | — | — |
| ASTM F2040—06 | 2.0 | < 300 | 平坦 | 1.2 | < 300 | 半圆形 | 1.0 | < 300 | 边缘 |
| FIS rule 6.2.1 Sept. 2013b | 2.4 | < 250 | 平坦 | | | | | | |

注：[a] Snell RS-98 标准中的坠落高度是根据头部模型和头盔重量（5 kg）来决定的。[B] FIS 标准适用于 GS/SG/DH，要求头盔通过 ASTM 2040 和 EN 1077 认证。

### 32.4.3 头盔稳定性测试

在稳定性测试中，将头盔固定在一个头部模型上，调整约束系统，向头盔施加静态载荷或动态载荷，目的是干扰头盔并让其旋转。图 32.2 显示了头盔稳定性测试方法（见图 32.2）。可以将头盔固定在头部模型较前或较后的位置上，并向头盔上施加动态载荷，使头盔向前旋盖住面部或向后旋转露出前额。通过导杆上放置的撞击物来向头盔施加动

态载荷。当撞击物碰撞头盔时，连接到头盔上的绳索就会被"猛然拉紧"。

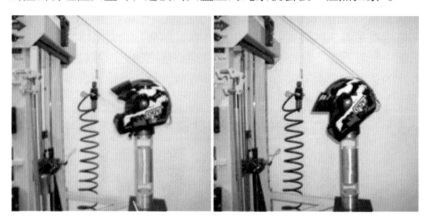

图 32.2　头盔动态稳定性试验。测试中，将摩托车头盔固定在头部模型上，评估投头盔向前滑动的倾斜性。头盔后部设置了一个挂钩。挂钩通过线缆连坠落系统，以便对头盔施加动态载荷

### 32.4.4 头盔保留系统强度测试

保留系统强度测试是通过在约束系统上施加静态载荷，或在静预载荷之后施加动态载荷来评估。图 32.3 显示了保留系统动态测试方法。动态测试中，监测了约束系统的伸长度和滑移情况，以及约束系统的故障情况。

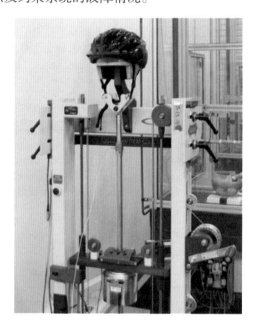

图 32.3　保留系统强度的动态测试方法。图中所示为一个自行车头盔正在进行测试。约束系统通过滚轮系统（黄色"V"字部分为滚轮系统）连接到金属杆上，该滚轮系统会对约束系统施加静态载荷。然后，一个质量块（例如图像底部的银制钢瓶）下降，与固定在金属杆底部的金属板发生碰撞，上述过程就会给约束系统施加动态载荷。监测约束系统的位移情况以及故障情况。上图特定装置中，增加了一个力传感器来监测施加在约束系统上的力

## 32.5 头盔的设计限制

头盔的设计和生产方面存在很多限制，需要满足许多规格和要求。头盔应便于佩戴，即舒适、轻便；需要符合标准，且价格合理。如上文所述，物理研究表明，增加制动距离可以减缓冲击力，提高头盔性能。但是，增加头盔厚度使头盔难以佩戴。例如，跳伞或摩托车专用头盔，不能在头部和颈部产生难以忍受的空气动力。登山者专用头盔不能太宽，防止其妨碍行动。根据要求确定头盔厚度，然后仔细选择内衬材料和盔壳材料（类型和密度），最后完成设计。头盔设计非常具有挑战性，极限运动头盔设计更具挑战性。

目前，作为市售且价格合理的头盔，例如设计精良、构造精良的自行车或摩托车头盔标准来说，当冲击力相当于从 2.5m 高度处坠落时，头盔可以预防头部免受损伤。并非所有头盔都能提供这种程度的保护作用；但是，有些头盔的保护作用更强，尤其是摩托车头盔。若没有提供额外测试数据，那只能确定头盔是符合标准。如果运动项目对头盔有要求，即当冲击力相当于从 2.5m 高度处坠落时，头盔可以预防头部免受损伤，就需要一项技术规范或标准来反映这种需求。头部模型从 2.5m 高度处坠落，会产生 7m/s（25km/h）的冲击速度矢量。在实际碰撞中，还可能存在一个切向速度分量，会增加冲击速度使其大于 7m/s。因此，上述描述不能理解为当摩托车或自行车时速低于 25 km/h 时，头盔才能起保护作用。自行车的速度可达每小时 25 km。复杂"倾斜"头盔测试中，存在两个冲击速度分量，因为在现实碰撞条件下，除了坠落重力加速度外，还有行驶速度。

提供这种保护水平的摩托车头盔，重量一般为 1.5 kg，但也可能超过 2 kg。自行车头盔重量通常小于 0.5 kg，接近 0.3 kg。造成两种头盔重量存在差异的原因之一，可能是摩托车头盔需要坚固的盔壳。

"倾斜"头盔冲击测试表明，目前的头盔能降低了作用于头部的角动量，例如角加速度和角速度会导致特定脑损伤，例如弥漫性轴索损伤和硬膜下出血。如今，头盔设计领域正在开发的新技术价值更大，例如 MIPS®，目的是减少作用于头部的角动量以及相关冲击损伤。

从极限运动角度来看，目前生产的头盔，价格便宜，可佩戴性强，重量较轻，可在有限的冲击力范围内提供保护，例如冲击速度在 7m/s 以内，可以针对一系列的撞击面（例如，平坦撞击面、半球形撞击面或撞击面边缘）。

## 32.6 极限运动头盔

表 32.2 所列运动项目中，考虑到目前头盔的性能，可以适用于攀岩运动、雪上运动、车类运动和水上极限运动，以保护运动员头部。空中运动专用头盔很难起到有效的保护

作用，例如翼装飞行专用头盔。正如上文所述，从事每项运动时都需要考虑损伤风险以及风险控制情况，并考虑使用头盔。攀岩或滑雪运动员从 3 米高空坠落时，专用头盔可以保护头部免受损伤，但从 5 米高空坠落时，专用头盔可能不能提供有效保护。需要考虑损伤事件中的总体生存能力。众所周知，车祸程度越严重，摩托车手受伤部位也越多。因此，从整体风险管理角度来看，与头盔可以防止脑震荡以及能保护头部免受高处（5 米）坠落伤相比，更重要的是可以帮助运动员能控制当时情况。另外，高山滑雪专用头盔主要风险管理目的是可以预防严重头部损伤，有助于应对急性创伤管理的总体挑战。

可能考虑将安全摄像头、GPS 和警报系统安装到运动头盔中，有助于记录损伤发生过程，并提醒运动员头部撞击情况，通报运动员所处位置来加强对运动员救援率。

表 32.2　极限运动专用头盔特殊技术要求。所有头盔都应具备功能性和可用性

| 运动项目 | 特殊技术要求 |
| --- | --- |
| 雪上运动：高山滑雪，单板滑雪，自由式滑雪，滑雪 | 选择能在寒冷环境发挥作用的头盔材料 |
| 攀登运动：登山运动，攀岩运动，攀冰运动 | 选择能在寒冷环境发挥作用的头盔材料<br>约束系统的窒息风险 |
| 空中运动：风筝车运动，风筝滑水，风筝滑雪，风筝冲浪，定点跳伞，高空跳伞，自由飞行，翼装飞行，悬挂式滑翔运动，滑翔伞运动，动力滑翔伞 | 选择能在寒冷环境发挥作用的头盔材料<br>约束系统的窒息风险<br>空气动力学问题 |
| 水上运动：冲浪，白水皮划艇和漂流筏运动，帆船运动，帆板运动 | 选择能在潮湿环境发挥作用的头盔材料<br>约束系统的窒息风险<br>由于阻力和浮力作用，头盔会限制水中运动。<br>流体力学问题和约束系统会向颈部施加拉伸力 |
| 轮式运动：滑板运动，直排轮滑，越野自行车，滑山运动，高山自行车运动 | 选择头盔材料，适用于特定温度或潮湿、干燥环境 |

### 结论

头盔的设计和提供需要满足一系列的体育运动和运输要求。重要的是，头盔必须适合使用，意味着头盔的功能必须符合运动损伤风险管理的要求。极限运动中的损伤风险管理要求可能非常具有挑战性。然而，在仔细考虑、清楚了解每项运动要求、并向运动参与者咨询以及行业和学术投入的基础上，才能制作出合适的头盔。国家或国际标准组织会为头盔供应商提供了相关记录和指定性能要求。运动头盔标准制定过程中，需要了解这项运动中的头部损伤风险管理目的。体育运动专用头盔标准也可以制定自己的技术规格，而不需要采用国家标准，但需要应用商业一致性和合规性来确保体育运动专用头盔设计符合技术规格。

**参考文献**

［1］ Attewell RG, Glase K, McFadden M. Bicycle helmet efficacy: a meta-analysis [J]. Accid Anal Prev. 2001, 33:345-352.

［2］ McIntosh AS, Andersen TE, Bahr R, et al. Sports helmets now and in the future [J]. Br J Sports Med. 2011, 45:1258-1265.

［3］ McIntosh AS. Biomechanical considerations in the design of equipment to prevent sports injury [J]. Proc Inst Mech Eng P J Sports Eng Tech. 2012,226:193-199.

［4］ Hoshizaki TB, Brien SE. The science and design of head protection in sport [J]. Neurosurgery. 2004,55: 956-967.

［5］ McIntosh AS, Janda D. Cricket helmet performance evaluation and comparison with baseball and ice hockey helmets [J]. Br J Sports Med. 2003,37:325-330.

［6］ McIntosh AS, Lai A, Schilter E. Bicycle helmets: head impact dynamics in helmeted and unhelmeted oblique impact tests [J]. Traffic Inj Prev. 2013,14:501-508.

［7］ Aare M, Halldin P. A new laboratory rig for evaluat ing helmets subject to oblique impacts [J]. Traffic Inj Prev. 2003,4:240-248.

［8］ Mertz MJ, Irwin AL, Prassad P. Biomechanical and scaling bases for frontal and side impact injury assessment reference values [J]. Stapp Car Crash J. 2003,47: 155-188.

［9］ McIntosh AS, Patton DP. Impact reconstruction from damage to pedal- and motor-cycle helmets [J]. Proc Inst Mech Eng P J Sports Eng Tech. 2012,226:274-281.

［10］ Cripton PA, Dressler DM, Stuart CA, et al. Bicycle helmets are highly effective at preventing head injury during head impact: head-form accelerations and injury criteria for helmeted and unhelmeted impacts [J]. AAP. 2014,70:1-7.

# 33 极限运动中的视觉功能问题

Daniel S. Morris and Sam Evans

## 33.1 眼部解剖

眼睛近似球形，位于骨性眼眶内，由眶内软组织（脂肪、筋膜和肌肉）保护，眼睑覆盖在眼前前方。眶隔是一层膜样物质，将眼眶前后分隔为内眼睑和外眼睑，从眼眶周围延伸到眼睑边缘。

眼眶为四边形锥体，神经、动脉、静脉由眼眶尖部进入颅中窝。眼眶前缘是眼眶的基础，为眼球提供了不同程度的保护，对眼眶的上缘和内缘的保护作用最为完整。眼球外侧与颧骨突起连成曲线。眼眶壁中眶上壁最厚（额骨），眶下壁最薄弱（上颌骨）。眼眶内侧壁与筛窦、泪腺、蝶窦相邻，下壁与上颌窦（上颌窦为上颌骨体内的空腔）相邻。额窦位于眼眶和筛窦的前上方。

眶上壁由蝶骨、泪骨和上颌骨构成。颅中窝与眼眶相通的结构是眶上裂、眶下裂。眼外肌（眼斜肌除外）和上睑提肌也位于眶上壁。

眼球壁从外向内分为外膜、中膜和内膜三层；角膜位于最外层，为透明状，由致密的胶原纤维组成，呈片状排列；中膜贴于巩膜内面；内膜位于眼球壁最内层（位于虹膜后），由脉络膜毛细血管和视网膜中央动脉供应血液，两者均为眼动脉分支（是颈内动脉分支）。眼动脉供应眼前段以及 4 条眼直肌。

控制眼球运动为 4 条直肌和 2 条斜肌，由第 III 脑神经、第 IV 脑神经和第 VI 脑神经支配，通过眶上裂入眶（见图 33.1）。

眼球受泪膜和眼睑保护。眼表包括结膜、角膜、泪膜组成，泪膜自内向外分为黏蛋白层、水液层和脂质层三层，具有滋养、保湿和稳定眼表的作用。上述任何一种结构出现缺陷，都会导致眼表退化，例如轻度干眼症，甚至危及视力的角膜溃疡。

D. S. Morris （✉）
英国，加的夫，希思公园
威尔斯大学医院，加的夫中心，眼眶和眼部整形中心
电子邮箱：dsm@doctors.org.uk

S. Evans
英国，加的夫，希思公园
威尔斯大学医院，加的夫中心

眼睑可以为眼表提供物理保护。眼睑由外向内，由皮肤、肌层、纤维层和睑结膜四层组成。上睑提肌可以控制上睑闭合，眼轮匝肌控制下睑闭合，还可以控制眼球倾斜。贝尔氏现象（Bell's phenomenon），会出现眼睑闭合不全和眼球向外上方转动。眨眼反射、眼睑闭合和转动眼球都能保护眼表不受环境损害。完整、平滑的眼睑边缘，有助于维持泪膜稳定性和眼表健康。

虽然，眼眶和眼睑对眼睛有一定程度的保护作用，但存在特定的解剖弱点：

• 眼眶尖

• 眼眶尖出血（球后出血）是一种眼科急症，存在潜在致盲性，如有需要应现场紧急治疗（见眦部切开术和缝合术）。

• 眼眶底部

• 由于眼眶底部较薄，钝性轴向创伤会导致爆裂性骨折，会损伤眼直肌肌纤维，导致组织坏死。

• 视神经

• 严重的视神经性撕脱伤可导致视力丧失或失明。

• 眼睛表面

• 眼睛侧壁的骨头保护能力较差。

• 眼球前面

• 即使闭上眼睛，也可能会发生穿透性损伤。

• 眼睑

• 眼睑是眼球附属器，覆盖于眼球表面，存在潜在创伤风险。

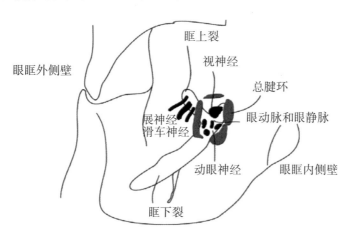

**图 33.1** 眼眶解剖

# 33.2 屈光不正及其矫正方法

世界各地屈光不正的发生率各不相同，亚洲人的近视率明显较高。临床上认为，屈光不正是造成视力模糊的主要原因；美国近视率有所增加，接近一半美国成年人患有屈光不正。

严重近视（屈光度 ≤ 5.00D）的发病率在 20 ～ 59 岁成年人中超过 7%，而 20 ～ 59 岁成年人最有可能从事极限运动或野外运动。远视发病率较低；在 20 ～ 59 岁成年人中，屈光度 ≥ 3.00D 的人只占 1% ～ 2.4%。因此，大多数极限运动或野外运动的参与者都需要进行屈光不正的矫正。有些运动中可能存在特定视觉要求，需要进行额外的屈光不正的矫正，或者在正常活动中可能不需要进行矫正。

需要根据所需的屈光不正的矫正程度、屈光不正对体育活动的干扰程度、运动环境、解剖情况和个人偏好，来选择屈光不正的矫正方法。

可供选择的屈光不正的矫正方法包括：
• 外部矫正（佩戴眼镜 / 隐形眼镜）
• 角膜矫正（角膜屈光手术）
• 眼内矫正（人工晶状体植入术 IOL 或透明晶状体摘除术）

每种矫正方法都有优点和局限性。在极限运动中，需要根据特定需要来选择矫正方法。

### 33.2.1　眼镜

佩戴眼镜可以有效纠正屈光不正；尽管当屈光度数过低或过高时，使用眼镜纠正可能会导致色差和球面像差问题，新出现的问题可能与视觉模糊一样麻烦。变焦眼镜或双焦眼镜可以根据需要调整焦距，解决了老年性近视患者（45 岁以上）的问题，通常耐受性较好。

眼镜还可以为眼睛和附件提供物理保护，可以将滑雪镜、太阳镜和潜水镜上换上带有屈光度的镜片。此外，变色镜可以有效过滤紫外线。

然而，在运动中，框架眼镜可能会分散运动员注意力且妨碍活动，尤其是当眼镜在特定环境汇总发挥不了作用时。在水上运动、蹦极、自由跳伞和固定开伞索跳伞中，佩戴隐形眼镜更合适。

在极端情况中，当眼镜或太阳镜丢失或破碎时，在一张卡片或树皮上打一个孔来当做为眼镜，帮助运动员从遥远环境中撤离，也有助于保护眼睛免受紫外线伤害。

### 33.2.2　隐形眼镜

15 ～ 64 岁人群中约 5% 会佩戴隐形眼镜，绝大多数佩戴水凝胶软隐形眼镜或日抛隐形眼镜。隐形眼镜与框架眼镜的矫正效果相似，且不会发生屈光偏差。配眼镜最需要注意的是屈光偏差问题。

佩戴隐形眼镜时，注意护理，保持卫生，严格控制佩戴时间，保证休息时间，减少眼睛严重感染风险，感染可能会致盲。佩戴多用途软性隐形眼镜造成的眼部感染是佩戴日抛隐形眼镜的 5 倍以上，在极限运动和野外运动中，鼓励使用日抛隐形眼镜。

与框架眼镜相比，隐形眼镜的主要优点是可以在水中使用。屈光不正患者中有52.7% ～ 60% 在游泳或冲浪时，会选择佩戴隐形眼镜；但是，这会大大增加严重感染风险，特别是原生动物感染（棘阿米巴原虫属感染），如果诊断延误和处理不当，预后可能会严重影响视觉质量。由于隐形眼镜具有屈光性和实用性良好的优点，更适用于水上运动；但重要的是告知隐形眼镜佩戴者应佩戴使用干净的日抛隐形眼镜，仅在运动中佩戴，运动结束之后立刻取出；如果出现期感染症状（疼痛、发红或视力模糊），尽早就医治疗。

### 33.2.3 屈光手术（LASEK、LASIK、PRK）

角膜屈光手术（又称为"激光眼科手术"）用于矫正屈光不正和散光，在参与极限运动和野外运动的年轻人中应用频率很高。由于在运动过程中，运动员佩戴隐形眼镜存在损伤风险，佩戴框架眼镜很不方便，因此很多屈光不正患者会选择手术，视力提高后有助于增加患者的运动参与程度。

虽然准分子激光原位角膜磨镶术（LASIK）仍然是应用频率最高的屈光手术，但越来越多的屈光外科医生会选择采用角膜切削技术（准分子激光上皮瓣下角膜磨镶术LASEK、准分子激光角膜切削术PRK、上皮下角膜切削术），适用于屈光不正患者或传统 LASIK 手术不合适的患者。

一般将激光切削技术分为两类，一类是在切削角膜基质床后，用健康的角膜上皮和/或浅表角膜基质来构建角膜上皮瓣；另一类是在切削角膜基质床前，直接损伤表层基质或去除角膜上皮。保留角膜上皮瓣的 LASIK 手术优点是恢复时间较短、术后反应较轻和感染风险较低，缺点是会发生角膜上皮瓣或角膜基质床粘连、板层角膜炎，还改变了角膜完整结构（可能会导致屈光度异常变化或角膜上皮瓣创伤性缺失）；上述缺点通常在去除角膜上皮瓣的 LASIK 手术中不常见。目前，LASIK 手术的使用率较高；但是经证实，去除角膜上皮瓣的 LASIK 手术（角膜切削）发展缓慢。

### 33.2.4 屈光不正的手术治疗方式

由于手术技术和植入物选择的改进，使得越来越多患有中、高度屈光不正的年轻患者以及 45 岁以上的老年患者会选择实施屈光手术。屈光不正手术方式很多，包括用人工晶状体替换天然晶状体（透明晶状体摘除＋人工晶状植入术 IOL）；保留天然晶状体，植入人工晶状体（有晶状体眼的人工晶状体植入，即 PIOL）。需要根据患者具体的屈光不正程度和视力要求来选择手术方式。以往通常将人工晶状体植入虹膜后（在睫状沟或晶状体囊内），现代多植入前房虹膜夹型人工晶状体（尤其是在晶状体眼的人工晶状体植入术中）。在极限运动和野外运动运动员需要根据具体情况选择屈光不正手术。由于许多人工晶状体具有一定程度的多焦性或伪调节力，使得人工晶体植入术适用于屈光不正和散光程度高的患者，以及花眼或远视患者。

所有眼部手术都存在感染、视力下降或失明风险。手术会破坏眼睛结构完整性；有病例显示，现代白内障手术数年后，眼部遭受直接创伤后会导致眼睛内容物排出，但是发生概率很小。天然晶状体可以吸收紫外线，但透明人工晶状体不能吸收紫外线，因此研制出了蓝光过滤型（黄色）人工晶状体，并已投入使用。没有证据证明，使用透明人工晶状体的患者，存在视网膜损伤；因此，在强紫外线辐射环境中运动时，使用透明人工晶状体的患者只要做好适当的紫外线防护工作，就不会影响正常活动。

# 33.3 眼部病史

患者在视网膜手术中使用球内注气后，唯一禁忌症时不能立刻进行高海拔或高空运动，会导致视网膜疾病扩大，甚至引发视网膜中央动脉阻塞。

环境因素可能会加重既往眼部疾病，特别是眼表疾病；眼部疾病患者在特定环境中运动时，应做好预防工作。

### 33.3.1 单眼失明

单目失明患者在进行运动时应该格外小心，保护眼睛免受阳光和客观危险（例如沙子、冰块和岩石）影响。因此，建议运动时佩戴聚碳酸酯眼镜，防止任何物体碎片进入眼睛。

### 33.3.2 干眼症

干眼症是由多因素造成的疾病，常被过度诊断和治疗。干旱和强紫外线辐射的环境中（例如沙漠和高山），可能会加剧干眼症，并会引发角膜溃疡，威胁视力。在恶劣的环境中运动时，患者可以使用眼睛润滑液。干眼症患者应该使用足够粘稠的滴眼液，防止损伤视力；隐形眼镜佩戴者应使用不含防腐剂的滴眼液；因此，干眼症患者佩戴隐形眼镜时，需要同时应用两种眼药水，需要找到之间平衡。

### 33.3.3 白内障手术

患者行白内障手术或晶状体摘除术和人工晶状体植入术后，若想参加极限运动，不需要采取特别预防措施。虽然目前还没有具体研究可以证实假性白内障患者参加极限运动时是否存在损伤风险，但在极限运动员、登山运动员、飞行员，甚至宇航员中存在大量轶事证据证明，假性白内障患者参加极限运动时存在损伤风险。

### 33.3.4 青光眼

青光眼患者使用外用药物（滴剂）降低眼压（IOP）时，应继续正常用药。没有证据表明青光眼患者不能参加极限运动，但建议在从事运动（特别是高海拔运动）前进行全面视力检查。乙酰唑胺（商品名为丹木斯，Diamox）能显著降低眼压，因此用于预防或治疗青光眼以及急性高山反应的双重作用。

海拔升高对眼压的影响方面一直仍存在争议；一些研究显示出，海拔升高，眼压会下降；另一些研究显示，海拔升高，眼压不发生变化；还有一些研究显示，海拔升高，眼压上升后数小时后会发生下降，并在适应期内恢复正常。

### 33.3.5 糖尿病

糖尿病不是极限运动的禁忌症。每个体育运动参与者都需要关注自己的血糖水平。建议根据预测的体育运动情况和血糖监测频率，来确定控制血糖的最佳方法。另外，与糖尿病患者一起参加运动的人应了解低血糖症状以及治疗方法。

目前没有证据表明海拔升高会导致或加重糖尿病性视网膜病变。糖尿病患者的高海拔视网膜病变风险似乎并不高。然而，糖尿病患者应严格控制血糖以及提高环境适应性，以避免发生全身或眼部并发症。

### 33.3.6 视网膜手术

相关证据表明，海拔升高会导致高危人群视网膜脱离；当视网膜脱离成功修复后，海拔升高就不会对视网膜产生影响。但是，如果视网膜脱离患者近期接受过球内注气手术，则不应该去任何存在气压变化的环境：包括航空旅行、高海拔运动和水肺潜水。当注入气体逐渐吸收后，才可以进行航空旅行；气体吸收过程可能超过一个月。硅油填充术和巩膜扣带术不是航空旅行的禁忌症。最近做过视网膜手术的患者在进行航空旅行前，应向眼科医生寻求建议。

# 33.4 高海拔极限运动（低气压）

高海拔极限运动包括登山运动、高海拔徒步旅行、雪上运动、悬挂式滑翔运动、滑翔伞运动和跳伞运动。一般来说，高海拔对眼部健康的影响与环境因素有关。大气氧浓度降低、紫外线辐射水平升高、低温以及伴随的生理变化（例如，急性高原反应）都可能对眼部健康产生影响。

### 33.4.1 UV 暴露

紫外线辐射具有致癌性，特别是 UV–A（320–400 nm）和 UV–B（290–320 nm）；以往认为 UV–B 致癌性较强，近来越来越多的证据表明 UV–A 在肿瘤发展中发挥着关键作用。眼睑及附件的恶性肿瘤占所有皮肤恶性肿瘤的 5～10%，其中大多数是基底细胞癌（BCC）或鳞状细胞癌（SCC）。在美国，非黑色素瘤皮肤癌是男性最常见的肿瘤。经常参加户外运动以及臭氧层的破坏使皮肤黑素瘤发病率增加，特别是在高纬度地区；在气候较温和的地区，由于人们提高了对黑色素瘤的认识以及预防教育，黑素瘤发病率已经趋于稳定。众所周知，紫外线照射剂量越大，皮肤癌发病率越高；因此，短时间停留在高空中（例如，进行跳伞时），皮肤癌发病率不会显著增加。有证据显示，长期从事高海拔运动会导致皮肤癌和癌前病变（日光性角化病）发病率增高。严重晒伤会使基底细胞癌发病率增加；因此，强紫外线照射环境中，应使用 UV–A 及 UV–B 防护装备，包括防晒服、太阳镜、防晒帽以及涂抹防晒霜和润唇膏。

### 33.4.2 雪盲症

雪盲症的反应包括眼睛发红，有异物感，疼痛，视力下降以及怕光。由于角膜和结膜没有受到保护而暴露于强烈的 UV–B 辐射下，从而引发了雪盲症。在高海拔环境中，雪盲症是诱发眼部疾病的重要原因。雪盲症会严重影响个人或团队的健康和安全，应认真做好预防工作。如果有人出现雪盲症，应立即实施冷敷、使用人工泪液（如有可能，使用无防腐剂滴眼液）和抗生素软膏（例如，氯霉素软膏或霜剂，一天使用三次），并避光休息。一般雪盲症状可在 24 小时内开始恢复，但仍存在继发性细菌感染风险。虽然，局部用麻醉滴眼液的止痛作用很强，但不会经常使用，因为会减缓角膜愈合和上皮再生。如果初次检查时使用麻醉滴眼液，应该同时使用抗生素软膏，每 6 小时一次。

雪盲症的预防远比治疗重要。在山区运动时，必须佩戴防紫外线太阳镜（附侧片）或护目镜，应选择符合 CE 认证、EN 标准以及 3 级或 4 级抗冲击性的太阳镜（100% 防紫外线）。

### 33.4.3 高海拔视网膜病变（HAR）

近年来，人们已经认识到海拔变化会影响视网膜和视盘血管变化；尽管直到最近才出现了便携和可靠的成像系统，可以实地记录视网膜和视盘变化。高空视网膜病变（HAR）是指在高海拔地区，眼部血管会出现一系列变化，包括视网膜点状出血，视盘水肿和视网膜棉絮状斑。从水平面上升到海拔 2500 米以上时，大约 1/3 的人会出现 HAR，但通常无症状；特征是视网膜血管弯曲、扩张和视网膜表层出血，通常不会损害视力，在返回低海拔后症状完全恢复。从水平面上升到海拔 6800 米以上的过程中，视网膜血管扩张程度、血管弯曲度和视网膜血流量呈线性增长。

脉络膜微循环中的血流速度不受视网膜自动调节机制影响，血流量增加情况也与视网膜血管不同，说明眼睛后段存在两种血液循环。在高原低氧条件中，会发生一系列生理学系改变，特别是红细胞压积和血浆黏度增加，会导致静脉淤滞和阻塞风险提高，伴有或不伴有黄斑水肿。高原视网膜病变（HAR）、高原脑水肿（HACE）、高原肺水肿（HAPE）和急性高原反应（AMS）的发病机制可能很相似；有间接证据证明，患有严重 HAR 的攀登者发生 HAPE 和 HACE 的几率会增加。海拔升高对黄斑功能和解剖结构的影响尚不清楚。虽然大多数登山运动员并没有因为黄斑病变而出现明显视力障碍；但多焦视网膜电图（mf-ERG）证明，在海拔升高时，视力会降低，但变化是可逆的。

目前，还没有有效的 HAR 治疗方法；虽然在大多数情况下，HAR 对视力的影响很有限，但黄斑出血而导致中心视力丧失。当视网膜出血时，可行手术引流。一般来说，当 HAR 出现症状时应使用 AMS 治疗方法，必要时需要进行休息、及时供氧以及降低运动海拔。

### 33.4.4 角膜冻伤与干燥性角膜炎

高空自由式跳伞运动需要在寒冷的温度和高风速环境中进行，存在角膜冷冻和干燥性角膜炎风险。因此，高空跳伞运动员必须佩戴护目镜；但是跳伞过程中，护目镜可能会移位，尤其是在经验较少的跳伞运动员中；高达 69% 的跳伞运动员报告由于护目镜移位，导致出现眼部症状。自由式跳伞过程中，隐形眼镜不能起到任何保护作用。与高海拔军事自由式跳伞相比，娱乐自由式跳伞通常不会经历非常严寒的温度，因此角膜损伤概率明显更低，特别是角膜冻伤与干燥性角膜炎。

## 33.5 水下极限运动

休闲水肺潜水是世界上最受欢迎的运动之一，2012 年美国大约有 300 万人进行了水肺潜水。由于国际型潜水机构（例如 PADI、NAUI 和 BSAC）组织的结构性潜水训练课程，以及潜水事故管理组织（例如 DAN）的监管，使得潜水员严重损伤事故发生率明显降低。然而，潜水员所处的深海高压环境会诱发特定疾病，其中包括许多有眼部疾病。主要疾病如下：

①减压病。

②动脉气体栓塞。

③氧中毒。

上述疾病拥有相同的病理生理改变。

### 33.5.1 减压综合征

减压病和急性气体栓塞统称为减压综合征，特征为减压气体在血管内外及组织中形成气泡。减压病最常见的发生原因是在水下高压环境潜水时，快速上升或不当减压；当快速逃离高压环境（通常在工业环境中）或乘坐非增压式飞机快速上升时，也会发生减压病。

### 33.5.2 减压症（DCS）

减压病是由于潜水员从深海上升过程中，由于压力急速改变，造成溶解在机体组织和血液内的氮气由于减压而形成气泡。所有潜水员在上升过程中都会出现气泡，但是并非所有潜水员都会发生 DCS，但 DCS 主要表现为生理学改变—提高对体内生成氮气气泡后果的认识，以便于做好早发现、早预防、早治疗。

DCS 全身症状从轻微的皮肤瘙痒到危及生命的肺萎陷和心血管衰竭。DCS 的眼部症状是主要是由于中枢神经损伤所致，症状包括暂时性失明，视觉障碍和隧道视觉。

### 33.5.3 动脉空气栓塞症（AGE）

AGE 是减压病中最严重的症状，是指较大的氮气气泡在动脉内自由移动并导致动脉阻塞的现象。AGE 可能会导致循环衰竭或中风，特别是当患者存在卵圆孔未闭时，会出现房水平左向右分流。急性视网膜中央动脉阻塞（CRAO）可能是由于气体栓塞引起的，症状为无痛性失明或视力下降至极低水平（只能感知手部晃动或变现为更严重的视力损失）；经检查，出现相对性传入性瞳孔障碍（RAPD）以及黄斑处呈"樱桃红色"。所有视网膜小动脉细如线状，整个视网膜呈苍白状。除非视网膜中央动脉能在 20 分钟内解除阻塞并恢复灌注，否则将形成严重视力障碍。出现 AGE/DCS 时，可以使用再加压治疗——再加压治疗会增加动脉阻塞时间，不能在有效时间内恢复灌注。如果 CRAO 不是发生在高压环境中，则导致动脉栓塞的栓子通常是血栓；可以通过纸袋呼吸来吸入呼出的 $CO_2$、溶栓和剧烈的眼部按摩来缓解血栓栓塞，实现再灌注。虽然上述方法也可以用于治疗 AGE，但效果并不显著（相当有限）。

脉络膜血管阻塞和缺血一般不会导致急性失明，但随着阻塞和缺血时间延长，可能会出现点状出血、棉絮斑和黄斑水肿等症状。

## 33.6 极限运动中的眼外伤

### 33.6.1 角膜擦伤

角膜擦伤是指发生在角膜上皮的撕裂伤，通常由轻微创伤造成，例如摘除隐形眼镜时或在睡觉时。擦伤患者疼痛症状明显，局部麻醉可以立即缓解疼痛症状，但麻醉不能作为治疗手段，因为使用麻醉剂会延缓角膜上皮伤口愈合；并会让伤口处无知觉，患者不自觉触摸伤口加重病情；当病情恶化时，疼痛会加剧，如果使用麻醉剂就不容易观察出病情变化。通常使用荧光素染色法检查诊断，使用抗生素滴剂或软膏进行治疗。通常不需要眼贴，因为可能会导致感染。

### 33.6.2 角膜异物

眨眼反射是一种防御性基质，但有时一些异物还是会意外进入眼角膜。异物可能是金属碎块或小昆虫，而金属碎块往往会留下铁锈。损伤机制为异物向眼部高速运动，有时会穿透角膜（例如，冰镐上的金属碎片）。

角膜异物临床表现包括眼睛发红、疼痛、沙砾感、异物感。异物通常非常小；使用荧光素标记和放大镜辅助识别，并用棉棒或25G针头来去除异物，然后涂抹抗生素软膏（例如，氯霉素软膏或霜剂，一天使用三次）。上睑外翻术前应排除睑板下异物。

### 33.6.3 眼部化学伤

化学溶液飞溅损伤可能会严重影响视力，因此应立即使用无菌生理盐水进行彻底冲洗。如果条件允许，使用石蕊试纸检查伤口部位pH值，然后继续冲洗，直到pH值为7。任何中性液体（pH=7）都可以用于冲洗（牛奶除外），冲洗可能会持续数小时，直到彻底清除有害化学物质。冲洗过程可能很痛苦，但必须坚持；可以进行局部麻醉以减轻冲洗时的不适感。

需要鉴别化学物质酸碱性；与酸性物质相比，碱性物质损伤眼组织速度要快得多，因此预后较差。治疗方法包括使用抗生素软膏（例如，涂抹氯霉软膏，一天三次），润滑滴眼液（例如，使用人工泪液，一小时一次）和散瞳剂滴液（例如，一天三次），以减轻疼痛。值得注意的是，急性期眼睑发白表示患者严重缺血。化学物质损伤可能会严重威胁视力，应告知患者接受专业治疗。

### 33.6.4 眼撕裂伤

眼睑具有保护眼睛以及防止角膜干燥的作用。如果眼睑受损，眼睛就会变得更脆弱。当眼球遭受物体高速撞击时，需要检查下眼底是否存在穿透性损伤；如果存在穿透伤，应仔细检查并清洗伤口。当发生睑板断裂，且断裂点深浅不一时，则应在局部麻醉下进行初步修复。上眼睑发生睑板断裂时，应防止角膜损伤。当无法立即进行修复时，先在伤口处涂抹大量抗生素软膏例如，氯霉素软膏或霜剂，一天使用三次）；并在就医之前，为预防角膜损伤，可以为患者贴上眼贴。

### 33.6.5 眼球穿透伤

眼球穿透伤是指眼球完整性被破坏，会严重影响患者视力。在野外环境中，金属钉子、岩石碎块、树枝、手杖以及鱼钩都可能造成穿透性损伤。需要搞清损伤机制，以便于判断眼球中是否存在异物以及穿透伤伤口（入口或出口）。如果损伤机制中存在物体高速运动，例如使用枪支时或爆炸、锤击过程中，都应高度怀疑是否存在穿透性损伤。眼球穿透伤主要症状包括视力下降，眼球变软且有液体流出（禁止使用拇指挤压伤眼，会导致眼睛内容物脱出），瞳孔变形（瞳孔不呈圆形），眼内容物脱出。

运动过程中，如果怀疑运动员存在眼球穿透伤，必须立即撤离现场，并接受专业治疗。注意事项包括全身应用广谱抗生素，禁止接触脱出的眼内容物；伤口处涂抹抗生素软膏，并贴好眼贴。

### 33.6.6　爆裂性眼眶骨折与眼球钝挫伤

　　眼球钝挫伤（例如，坠落或遭遇重击时会发生眼球钝挫伤）可以导致眼眶骨折，会使下直肌受累，造成眼球向上斜视。眼眶骨折会造成复视、眼球内陷、疼痛以及眼球运动受限。复视时手术治疗指征。眼球钝挫伤还会导致许多其他眼部疾病，例如前房积血、晶状体半脱位、玻璃体鸡血、视网膜脱离以及眼球破裂。如果出现视力下降，需要请眼科专家进行评估。

### 33.6.7　眶室综合征

　　眼眶是一相对封闭的空间，膨胀能力有限，当眶内容量急剧增大时，可造成眶内压力急剧升高。眶室综合征是一个眼科急症，及时简单的治疗可以防止失明。

　　眶室综合征最常见的病因是眶室综合征。在野外环境中，外伤后导致球后出血；静脉畸形、眼眶内动脉瘤和恶性高血压会引起自发性球后出血。严重的眼窝蜂窝组织炎合并脓肿也会引起眶室综合征。眼压增高症状包括呕吐、眼球突出、结膜红肿、眼球运动受限、视神经功能下降（视力下降和传入性瞳孔障碍）。可以通过手术治疗来缓解增高眼压，例如外眦切开术和松解术；手术过程相对简单，当不能立即就医时，手术可作为一种急救方式，在局部麻醉后进行。首先使用剪刀水平切开外眦部皮肤（外眦切开术），然后垂直切开外侧眼轮匝肌肌腱，使下眼睑完全脱离眼眶边缘（见图 33.2）。如果能镊子夹起眼睑，表示肌腱已被切断。然后应立即转移患者，接受眼科专家评估以及治疗。

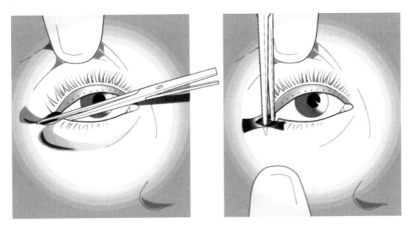

**图 33.2**　用于治疗眶室综合征的外眦切开术和松解术

# 33.7 极限运动眼部保护措施

　　在进行极限运动和野外探险时，必须要预防眼部及其附属器官发生损伤。不论风险评估正式与否，都应进行，以评估运动过程中眼部潜在损伤风险。应根据损伤风险程度、具体环境中损伤对人的影响以及保护措施的影响来制定具体的保护机制。在高海拔或强紫外线照射环境中进行运动时，应佩戴经认证的防紫外线眼镜。下文具体介绍了防紫外线眼镜的国际认证标准。如果运动过程中存在爆炸损伤风险，需要佩戴专用护目镜，以预防爆炸损伤。

侧面完全遮挡式护目镜和挡风式护目镜可以为眼部提供最高水平保护作用，适用于强紫外线照射环境以及空中可能出现干扰物的环境（例如，抛射物体）。

如果受伤时破坏了眼部完整性，需要将患者转移到眼科专业护理中心进行治疗。

### 33.7.1 眼部保护装置

需要根据机械强度和滤光性能来选择眼镜和护目镜。在欧洲，护目镜必须经过 EN 166：2002 认证。滤光性能也必须符合欧洲立法标准。

可阻挡强光的太阳镜滤光标准（BS EN 1836：2005 标准和 A1：2007 标准）包含了一般太阳镜滤光标准。使用可以阻挡特定颜色的光以及能降低光透射的太阳镜，在某些情况下，有助于提高对快速移动物体（例如板球）的分辨率。聚碳酸酯镜片可以阻挡小于 380nm 波长的所有紫外线。在 ABDO 指南中，将有色太阳镜分为 0—4 级（见表 33.1）。

表 33.1　有色太阳镜分类

| 等级 | 类型 | 光透射率范围 | |
| --- | --- | --- | --- |
| | | 最低值（%） | 最高值（%） |
| 0 | 透明 / 浅色太阳镜 | 80 | 100 |
| 1 | 浅色太阳镜 | 43 | 80 |
| 2 | 较深色太阳镜 | 18 | 43 |
| 3 | 深色太阳镜 | 8 | 18 |
| 4 | 黑色太阳镜 | 3 | 8 |

### 结论

在进行极限运动时，良好的视力有助于保证运动员安全并可以提高运动表现。不同的环境因素和眼部生理变化都会影响眼部健康。这一章可以帮助医务人员和运动参与者更加了解极限运动以及运动环境中的潜在损伤因素，以及预防手段和治疗方法。预防重于治疗。

### 参考文献

［1］Dayan BY, Levin A, Morad Y, et al. The changing prevalence of myopia in young adults: a 13–year series of population–based prevalence surveys [J]. Invest Ophthalmol Vis Sci. 2005,46(8):2760–2765.

［2］Edwards K, et al. The penetrance and characteristics of contact lens wear in Australia [J]. Clin Exp Optom. 2014,97(1):48–54.

［3］Wu Y, et al. Contact lens user profile, attitudes and level of compliance to lens care [J]. Cont Lens Anterior Eye. 2010,33(4):183–188.

［4］Claerhout I, et al. Delay in diagnosis and outcome of Acanthamoeba keratitis [J]. Graefes Arch Clin Exp Ophthalmol. 2004,242(8):648−653.

［5］Walker NJ, Foster A, Apel A. Traumatic expulsive iridodialysis after small−incision sutureless cataract surgery [J]. J Cataract Refract Surg. 2004,30(10):2223−2224.

［6］Polk JD, Rugaber C, Kohn G, et al. Central retinal artery occlusion by proxy: a cause for sudden blindness in an airline passenger [J]. Aviat Space Environ Med. 2002,73(4):385−387.

［7］Cymerman A, Rock PB, Muza SR, et al. Intraocular pressure and acclimatization to 4300 M altitude [J]. Aviat Space Environ Med. 2000,71(10):1045−1050.

［8］Pavlidis M, Stupp T, Georgalas I, et al. Intraocular pressure changes during high−altitude acclimatization [J]. Graefes Arch Clin Exp Ophthalmol. 2006,244(3):298−304.

［9］Leal C, Admetlla J, Viscor G. Diabetic retinopathy at high altitude [J]. High Alt Med Biol. 2008,9(1):24−27.

［10］Morris DS, Severn PS, Smith J, et al. High altitude and retinal detachment [J]. High Alt Med Biol. 2007,8(4):337−339.

［11］Leiter U, Garbe C. Epidemiology of melanoma and nonmelanoma skin cancer − the role of sunlight [J]. Adv Exp Med Biol. 2008,624(8):89−103.

［12］Moehrie M. Outdoor sports and skin cancer [J]. Clin Dermatol. 2008,26(1):12−15.

［13］Ho TY, Kao WF, Lee SM, et al. High altitude retinopathy after climbing mount Aconcagua in a group of experienced climbers [J]. Retina. 2011,31(8):2650−2655.

［14］Bosch MM, Merz TM, Barthelmes D, et al. New insights into ocular blood flow at very high altitudes [J]. J Appl Physiol. 2009,06(2):454−460.

［15］Pavlidis M, Stupp T, Geoegalas I, et al. Multifocal electroretinogra− phy changes in the macula at high altitude: a report of three cases [J]. Ophthalmologica. 2005,219(6):404−412.

［16］Gruppo L, Mader TH, Wedmore I. Ocular problems in military free fall parachutists [J]. Mil Med. 2002, 167(10):797−800.

# 34 极限运动损伤康复医学

Maggie Henjum, Carly Mattson 和 Francesco Feletti[1]

## 34.1 极限运动员的康复训练

由于其他文献已经详细介绍了康复策略，本章不会再作赘述。本章主要关注极限运动中特定的训练方式和康复过程。尽管极限运动损伤类型很多，本章将集中介绍四种常见损伤类型的保守治疗以及术后管理情况，包括脑震荡、急性肩关节前脱位、急性下腰痛以及膝关节前交叉韧带损伤。

虽然极限运动相关文献有限，但可以借鉴其他体育运动的康复策略；但是，极限运动员使用的康复策略中存在特殊考虑，因此不能适用于一般运动员。在每个运动项目中，制定通用康复原则之前，需要对诊断和评估结果进行简要讨论。所有损伤类型都应遵守通用治疗原则，本章中介绍的大部分治疗原则都已经获得普遍认可。例如，患者在物理治疗室接受适当管理，如有需要，立即转诊外科。运动员可以选择做手术然后重返赛场，也可以选择不做手术保守治疗，应该根据运动员的目标来决定康复原则和治疗方法。目标是影响损伤治疗的主要原则，是制定康复策略的限制性因素。以循证证据为基

M. Henjum（✉）
美国，肯塔基州，路易斯维尔市
物理治疗系，运动证据机构
美国，明尼苏达州，明尼亚波利斯市
Viverant

C. Mattson
美国，明尼苏达州，伯明顿
TRIA 整形中心

F.Feletti（＊）
意大利，拉文纳
S. Maria delle Croci 医院，诊断成像部门
罗马涅地区的健康信托公司
意大利，米兰
米兰大学理工学院，信息与生物工程系，电子系
电子邮箱：feletti@extremesportmed.org

础的最佳康复策略，包括：最初目标包括减少和控制疼痛、炎症和心理创伤；其次，还要改善运动范围、强度/稳定性；评估患者在从事的运动项目中的运动行为；最后，评估极限运动中易损伤部位的保护情况，并由一组研究人员定性和定量分析评估结果。

最后需要指出的是，运动员管理过程中，需要各领域人员保持沟通、通力合作：运动训练师、物理治疗师（物理理疗师）、外科医生、初级保健医生、运动医学医生、脊柱矫正师和运动心理学家。上述团队共同管理极限运动员的护理工作时，会将治疗计划与运动员的目标相匹配，这是损伤管理的主要原则。

## 34.2 脑震荡

脑震荡是一种短暂的大脑功能障碍，可能是由于头颈部直接遭受外力击打所致，也可能是由于身体其他部位遭受外力后传递到头部的结果。临床表现表现为短暂性神经症状，伴有或不伴有意识丧失；患者常在 10 天内恢复正常，无需进行任何局部治疗。由于脑震荡的症状和体征比较不明显，还可能会延迟出现，且难以解释，因此不容易进行诊断和管理。2012 年，第四届国际运动医学脑震荡大会认为："运动医学中，脑震荡是在诊断、评估和管理方面最复杂的损伤之一"。运动医学组织会使用脑震荡作为统一的主要诊断术语；但是，在脑震荡定义以脑震荡管理方面缺乏一致性意见。

在极限运动中，外伤可能会引起大脑和脊髓损伤。当线性力和旋转力直接或间接作用于头部时，以及头部突然遭受外力打击时，可能引发脑震荡。根据头部损伤程度和脑震荡严重性，来决定进一步的治疗方式和康复计划。

极限运动员中，自我报告脑震荡症状的数量并不多，因此流行病学数据很少。极限运动员患脑震荡风险较高；Bridges 等对 1332 例极限运动导致脑震荡案例进行了研究，其中双板滑雪运动员发生脑震荡数量占 6%，滑雪运动员占 10%，单板滑雪运动员占 15%。运动员在冲浪，风筝冲浪或驾驶摩托艇时，容易发生头部损伤；风帆冲浪过程中，运动员与冲浪板或帆桁之间发生碰撞会导致脑震荡。

Sulheim 等发现，佩戴头盔可以将脑损伤风险降低 60%；高速度运动中，佩戴头盔可以降低严重创伤性脑损伤风险。需要高度关注运动员的创伤性脑损伤情况。虽然在极限运动中，佩戴头盔不能法完全预防脑震荡的发生，但可以减轻脑震荡严重程度，这很重要。

### 34.2.1 诊断

"目前，还没有一个完美的诊断测试或诊断标志，可以帮助临床医生能在运动环境中立即诊断出脑震荡"。

可是使用全面的临床检查和放射学检查检查来区分诊断脑震荡和严重的创伤性脑损伤。由于脑震荡是一种功能性损伤，而非结构性损伤，因此 MRI 和 CT 扫描颅内及颅内多无明显异常改变，不能帮助诊断脑震荡。怀疑脑震荡时，可以对患者进行临床检查，例如：症状、体征、行为变化、认知障碍和睡眠障碍，以帮助诊断。由于脑震荡临床症状可能在受伤早期出现，也可能在受伤数小时后才出现，因此即使患者在受伤后表现稳定，也应进行上述检查。

更具体地说，脑震荡的症状和体征包括：意识障碍（短暂的意识丧失、头痛、头晕、平衡障碍、恶心、呕吐、视觉障碍等）；认知障碍（注意力难以集中、记忆力变差、感觉迟钝、近事遗忘等）；情感障碍（易怒、悲伤、焦虑等）；睡眠障碍（昏睡、过度嗜睡、失眠、入睡困难）。

诊断极限运动员是否患有脑震荡可能更具挑战性。因为极限运动员经常在高海拔或深水区域训练，会出现与脑震荡类似的症状和体征。长期暴露于极端环境条件，还会导致认知障碍，例如脑缺血、氮麻醉和脑缺氧。

脑震单诊断过程中，可使用的脑震荡评价工具很多，例如脑震荡分级症状清单，脑损伤量表，运动脑震荡评估工具3（SCAT-3）、脑震荡后症状评分（PCSS）和脑震荡症状量表，医生可以选择一种工具来发现和识别脑震荡症状。

神经心理学家通过对比患者损伤前的认知基线表现来评估患者损伤后的认知功能情况，可以帮助诊断脑震荡。当不能获得患者的基线表现时，可以使用脑震荡的标准化评估（SAC）来评估患者的认知情况，这是一个有效的替代方法：需要进行一个5分钟的精神状态筛选测试，评估方向感、即时记忆、注意力集中情况以及延迟回忆。脑震荡的进一步评估、治疗、观察和康复方案取决于患者症状的严重程度。

### 34.2.2 管理与康复

脑震荡症状一般会在10天内缓解，10%～15%的患者会出现延迟恢复。如果运动员存在延迟恢复（＞10天）情况，应该寻求多学科医疗保健专业团队的帮助，团队需要具备运动脑震荡方面的经验以及专业知识。运动员发生脑震荡后，过早恢复运动可能会增加受伤率，引发脑震荡相关的继发性损伤（例如，前庭损伤、眼球运动障碍等）。此外，当脑正当导致脑代谢受损时，过早恢复运动还会引发新的创伤性脑损伤，导致二次撞击综合征，这是严重的且有致命风险的损伤。因此，采取以下步骤来减少过早重返赛场。

当运动员症状消失或已经恢复基线表现时（如果可行），就可以逐步开始恢复运动。一般每一个步骤持续24小时，整个恢复运动的计划可以在一周内完成；但是由于个体反应不同，有些运动员可能需要更长时间才能恢复运动，有时会持续数月。如果患者最初症状很严重，或多次发生脑震荡，往往需要很长时间才能康复。如果运动员在康复计划的任何一个步骤中，再次出现症状，需要等症状恢复24后，才能再进行下一步康复计划。

第一步，症状不明显的患者需要休息身体和认知。

第二步，通过轻度有氧运动来增加心率，例如固定式单车、散步或游泳，运动强度保持在最高心率的70%；在此阶段内避免进行阻力训练。

第三步，在可控制的环境内，复制患者所从事的运动，以确定运动中的复杂要求。

第四步，提高患者的认知能力、协调能力和抗阻力能力。

第五步，恢复正常的训练强度。

第六步，恢复运动：在恢复极限运动之前，运动员必须重拾信心，还应评估其运动技能水平。需要根据积极性和脑震荡损伤程度来决定运动员是否能恢复运动，过程很复杂：对运动员尤其是极限运动员来说，需要根据个人情况来决定。事实上，一些潜在高风险运动，例如极限运动、接触性或碰撞性运动，都会增加脑震荡风险以及恢复时间。

在康复过程中，训练必须适度，训练强度不能超过感觉系统和运动系统所能承受的负荷。如果运动员在恢复运动时遇到困难，可以进行以前庭和眼部运动系统为重点的专项康复训练，此项训练已证明有效。前庭—动眼运动筛查（VOMS）可以帮助临床医生确定哪些患者需要进行前庭和动眼运动再训练，以帮助恢复运动（图 34.1 和图 34.2）。在前庭和动眼运动专项康复训练中，专门研究前庭系统的临床医生可以通过一系列训练来帮助运动员减轻头晕、头脑不清醒、头痛等症状。在脑震荡康复训练中，还应进行颈椎治疗。在治疗一部分运动员的颈椎时，还应评估是否伴随发生了挥鞭伤（Whiplash）。具体地说，评估颈椎受伤程度，以及引发的头痛、颈痛和颈椎病变性眩晕等症状的严重程度，可以帮助恢复运动。如果一名运动员正在经历一个漫长的恢复过程，需要对前庭系统、颈部和运动耐力方面进行全面评估，有助于找出可能阻碍恢复运动的潜在损伤。

对医护人员和极限运动员来说，脑震荡管理过程都是困难的。脑震荡管理仍然是研究重点。随着脑震荡管理的证据和信息越来越多，临床医生和运动员可以更好且更自信地进行病情评估和康复训练。有证据表明，临床检查有助于疾病诊断，按步骤进行康复训练有助于恢复运动；如果症状持续存在，应该进行颈前庭康复训练。我们可以利用这些信息更好地评估脑震荡病情，帮助极限运动员恢复运动。

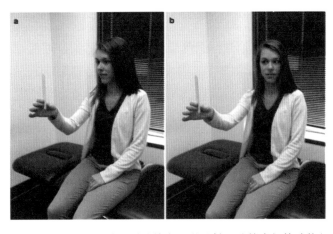

图 34.1　前庭再训练（测试前庭—眼反射以及外半规管功能）

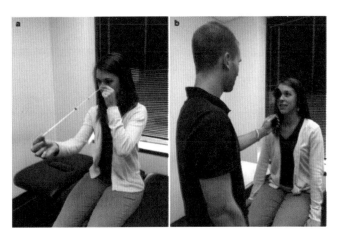

图 34.2　动眼神经再训练，（a）会聚反射训练；（b）单侧眼聚焦训练

## 34.3 肩关节脱位

在风帆运动、冲浪运动、单板滑雪、滑雪运动和皮艇运动中，肩关节脱位为常见损伤类型。与其他原因导致的肩关节脱位一样，前脱位更为常见。创伤性肩关节前脱位（ASD）通常发生在上肢外展和外旋时，相关解剖位置的损伤病理见表34.1。一般来说，肩关节外展、外旋和伸展时，会将肱骨头撬出肩胛盂窝，造成肩关节脱位。伸展肘部的力会沿着手臂传递从而作用在肱骨头上，增加了肩关节脱位风险。

运动过程中造成肩关节前脱位运动的例子，如下：在风筝冲浪和尾波滑水中，表演技巧动作或跳跃失败时会导致肩关节脱位，特别是表演水面转体360°（handle pass）时。ASD是帆板运动中最常见的上肢损伤，通常是运动员摔倒后挂在帆桁上造成的。在滑雪和单板滑雪运动中，通常是运动员摔倒后用手支撑时，手臂旋转会造成肩关节脱位。在冲浪运动中，当波浪较大时，运动员划水技术差会导致肩关节脱位。在白水皮划艇运动中，为避免翻船，运动员需要使用支撑技术，如果支撑技术较差则会存在创伤性ASD风险。

此外，在跳伞运动中，当遭遇强劲气流时，会导致肩关节过度外展，使肩关节稳定性变差。

**表34.1 创伤性肩关节前脱位的相关损伤类型**

| 损伤类型 | 描述 |
| --- | --- |
| Bankart 损伤 | 盂唇撕脱伤伴有或不伴有关节盂下方的关节囊损伤 |
| ALPSA 损伤 | 前下盂唇撕裂并临近骨膜撕脱 |
| HAGL 损伤 | 盂肱韧带肱骨端撕脱伤 |
| IGHL 损伤 | 下盂肱韧带塑性形变或撕裂伤伴有或不伴有韧带本体完全撕裂伤 |
| 肩甲盂缘骨折 | IGHL 附件撕脱性骨折 |
| Hill—Sachs 骨折 | 肱骨头后外侧压缩性骨折 |
| 肱骨大结节骨折 | 肱骨大结节骨折（肩袖插入部位） |
| 肩袖撕裂伤 | 四个肌腱中的一个、多个或全部发生撕裂伤。<br>四个肌腱分别为：肩胛下肌腱，冈上肌腱，冈下肌腱和小圆肌腱。 |

### 34.3.1 诊断与管理

为了了解导致肩关节脱位以及影响治疗的内在因素和外在因素，需要准确采集运动员的病史以及检查结果。外伤容易导致肩袖、关节接触面和盂唇—关节囊复合体受伤，但先天性肩关节脱位随着时间的推移也会造成肩部组织损伤。据了解，60岁以上的无症状个体中，肩袖全层撕裂的发病率为28%，肩袖部分撕裂的发病率为26%；80岁以上个体中，肩袖部分撕裂的发病率为80%。因此，需要根据患者的治疗目标、撕裂原因以及肩袖撕裂深度来确定治疗方案。Wolf 等认为，确定治疗方案之前，应该确定肩袖部分撕裂伤发生在关节侧，还是滑囊侧；在肩袖部分撕裂伤治疗方面，非手术治疗结合康复训练对大多数患者中来说，是一种可行并且有效的治疗方法。

患者刚发生肩袖撕裂伤时，会出现疼痛症状，肌肉僵硬，还会诱发先前的肩部病变，很难进行临床诊断。可以通过影像学来确定肩袖撕裂伤的严重程度。

MRI 和超声波检查（US 检查）在诊断肩袖撕裂伤时，会得出相似结果。但是，在检查撕裂深度方面，MRI 的灵敏度更高。X 线片是重要的影像学筛查工具，通过获得横断层面成像进行评估诊断。CT 是诊断肩关节盂唇骨缺损和 Hill-Sachs 损伤的首选影像学检查方法。另外，MRI 通过显示软组织损伤来鉴别诊断 Hill-Sachs 损伤和关节盂唇骨缺损。诊断性关节镜检查可以直接观察肩关节的内部病变，例如肩袖深部关节面损伤和肱二头肌病变。

鉴于极限运动员的治疗目标、期望以及需要进行上举过顶动作的需求，极限运动员一般会选择手术治疗，以降低复发性肩关节脱位发生风险。如果盂唇—关节囊复合体存在结构损伤（例如 Bankart 损伤和 SLAP 损伤）并且患者进行恢复极限运动的康复训练，则常建议手术治疗以避免肩关节损伤复发。投掷运动相关文献数量很大，数据显示 40% ～ 50% 的投掷运动员肩关节都会发生反复脱位；但是，投掷运动相关损伤内容很难类推到极限运动员身上。因此，患者应该与外科医生进行全面讨论，并仔细考虑所有治疗方案，并且要尊重患者的治疗目标，因为恢复正常极限运动的康复训练过程很复杂，存在很多内在因素和外在因素。

临床上常见的肩关节损伤手术包括关节镜下肩袖修补术、盂唇修补术以及肩关节前脱位固定术（肩关节固定术包括缝合铆钉技术，确定正确缝合位置，关节囊缝合术以及检修间隙闭合术），本章不会详细介绍手术方式的选择相关内容。患者在接受上述手术后，经过适当恢复和康复训练，获得治疗师和外科医生同意后，可以重新参加极限运动。运动员在接受关节镜下肩关节固定术后，不论运动过程中发不发生碰撞，肩关节脱位复发率没有显著差异。

### 34.3.2 康复训练

ASD 康复训练有助于避免脱位复发，还可以帮助运动员恢复正常运动。

创伤性肩关节前脱位术后康复训练一般持续 4 到 6 个月，之后患者可以恢复运动。

康复训练时间取决于损伤类型以及是否实施了手术。需要特别注意的是，所有康复项目都应该遵守个体化原则，充分考虑患者的内在因素（年龄、性别、手术、受伤情况）和外在因素（患者的治疗目标、期望、参与度、既往损伤病史）。

在康复训练初期，治疗目的是缓解疼痛、肿胀、僵硬，提高肌力，恢复本体感觉，纠正可能影响组织愈合的不良体位；还要求冰敷和固定肩部，以及对患者进行康复教育。如果患者选择保守治疗，在康复初期需要佩戴支具。尽管佩戴肩吊带支具可能对年轻运动员有益，增加舒适度，但是在佩戴持续时间和佩戴位置方面没有明确定义。

肌内效贴扎技术相关研究数量不多，贴扎技术能向患者提供感觉反馈，可以在肩锁关节上抬、下降、后缩、前伸以及分离时，将肩关节固定在对线良好的位置上；贴扎技术还有助于缓解疼痛。

接下来，允许患者在无痛状态下，恢复关节各方向运动。开始时进行被动活动练习：保持患侧肘关节屈曲 90°，治疗师控制上肢做一系列肩部运动，通过推动肘部向下牵拉来增加肩关节的契合度。在这个阶段，应避免做容易导致肩关节受伤的姿势，以促进肩关节受伤组织愈合。上述康复过程，必须能耐受的疼痛范围内进行，并且在任何情况下都应避免肩关节不稳定风险。再次强调，保守治疗过程中需要特别应用关节运动学松动术，有助于提高关节自由度，缓解疼痛以及改善关节活动范围。术后也可以应用肩关节松动术，但必须注意手术方式。

肩关节运动学是需要考虑的重要因素，但定义不明确。Johnson 等人研究显示，手法治疗方面，当治疗师试图改善肩关节外部旋转疼痛时，与肱骨头向前活动相比，肱骨头向后活动能增加外旋活动度，挑战了肩关节囊前壁会限制外旋的观点。重要的是，患者需要在物理治疗室进行手法复位，之后再进行重点损伤部位的功能测试。

患者仰卧于床上，患侧手臂屈曲 90°，尽可能外旋肩关节，提高肩胛骨和肩关节的控制能力。患者可以将健侧手臂放在肩膀前，以获得本体感觉反馈。可以使用一个重量较轻哑铃来训练肱二头肌，提高肩关节稳定性。

当肩关节进行所有平面运动，患者都不感觉疼痛时，建议进行最大强度的肩袖肌肉等长收缩训练。将肩胛下肌活动与胸大肌活动分开的一个方法是患者将手放在腹部上方的垫子上，肘部朝外。保持这个姿势，让患者向下压垫子（保持次最大强度收缩 5～10 s），避免胸大肌收缩，因为胸大肌收缩可能会导致组织愈合的不良体位。上述动作可以有效锻炼肩胛下肌，肩胛下肌在维持肩关节稳定性方面具有重要作用。

肩袖肌群是保持肩部稳定性的关键所在：通过闭链锻炼（closed chain exercises）可以刺激肩袖肌群，以促进肩关节恢复，并可以刺激协同肌群和强化本体运动。进行此阶段运动时，必须使用固定支具以刺激协同肌群并保证肩关节稳定性，尽可能减小肩关节的剪切力。并非所有患者都能接受这种治疗方法，并且考虑到这种治疗方法的继发损伤，物理治疗师需要根据病患者具体情况来适当调整治疗方案。

然后，肩袖运动的重点是重复性，而不是高负荷：理想负荷是最大自主等长收缩力的 10%～40%。患者保持俯卧或侧卧姿势，会阻碍胸大肌和背阔肌收缩：胸大肌和背阔肌的不当代偿运动可能会增加肩关节不稳定风险，使肩关节脱位复发。在不稳定表面（例如瑞士球）进行闭链锻炼，会增强神经反射刺激和肌肉控制力，改善本体感觉。

第三阶段是功能性康复训练，包括力量训练、耐力训练和动态稳定性训练（见图 34.3、图 34.4 和图 34.5）。等长收缩训练，包括投掷健身球和重复首选运动的动态运动模式。下肢运动配合上肢运动，可用于恢复训练；例如单腿深蹲时，调整上肢位置。

在功能性康复训练中，重点是进行专项训练，以恢复特定功能。对极限运动员来说，不仅需要提高控制力和力量，更重要的是要提高运动速度和自信心。当患侧肩关节上举和旋转时的肌肉力量达到健侧的 80% 时，才能在康复训练中加入速度训练。此外，除非肩部疼痛感很小或不存在，否则不应进行速度训练。

如果患者缺乏自信心，就有可能发生不当的肌肉代偿运动，增加损伤复发风险以及肩关节不稳定风险。应该在适宜的环境中，循序渐进地恢复正常运动，暂时避免高要求、高风险的运动因素，例如水上运动中的激流、冰雪运动中的湿雪坡。这也有助于确定是否可以改进运动员的特殊运动技术，以避免损伤复发的症状和损伤，通过进行开链运动训练，从而减少肩部肌肉的不适当活动。

　　总体来说，肩关节脱位在极限运动员中很常见，但是通过适当治疗和康复训练，运动员可以安全地恢复正常运动。

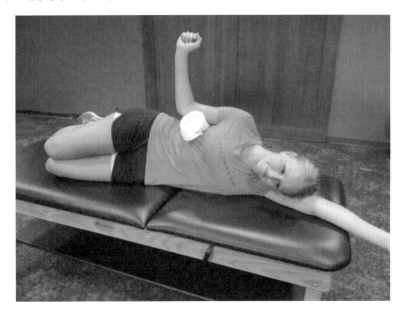

图 34.3　强化肩关节外旋运动的演示图

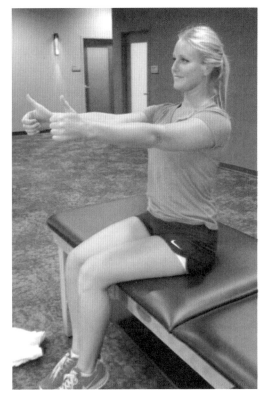

图 34.4　强化肩关节屈曲运动的演示图

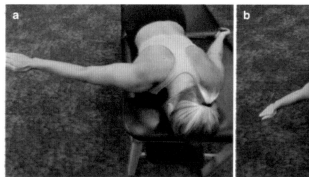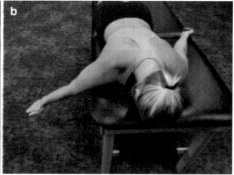

**图 34.5** 仰卧位肩关节强化训练演示图

# 34.4 急性下腰痛

急性下腰痛（LBP）是以肋骨角和臀皱褶之间疼痛为主，疼痛时间持续 6～12 周，可放射至下肢。非特异性 LBP 是一类临床找不到确切的组织病理结构改变，又不能通过客观检查确诊病因的下腰痛总称；另外，"红牌" 性 LBP 包括肿瘤、感染、强直性脊柱炎、骨质疏松、骨折、马尾综合征等。大多数 LBP 患者的症状会在 6 个月内得到缓解，但其中 31% 患者的症状在 6 个月内无法完全缓解。

LBP 是物理治疗室中的常见病症，2/3 的成年人在生活中有过 LBP 的经历。与本章介绍的前两种疾病一样，将重点介绍急性 LBP 的诊断以及以循证证据为基础的最佳管理策略。慢性 LBP 在管理上有所不同，本章将不做介绍。

据推测，耐力运动员的 LBP 患病率更高，虽然目前对极限运动员的 LBP 患病情况的研究数量不多，但对滑雪运动员和赛艇运动员的 LBP 患病情况进行了研究，可以通过上述研究了解全部极限运动员的患病情况。与一般人群相比，滑雪和单板滑雪运动员的 LBP 患病率并没有增加；赛艇运动员的 LBP 患病率略有增加，LBP 患病率与环境因素有关。在水上运动员也普遍患有 LBP，例如：帆船运动员和风帆冲浪运动员，其中 79% 的职业风帆冲浪运动员报告患有 LBP—83 ]。

### 34.4.1 诊断与管理

大多数急性 LBP 初次发病时都是非特异性的。应对患者进行彻底检查，排除恶性病变。系统性评估 LBP 患者是否存在 "红牌" 表现，特别是发生撞击损伤后，包括：评估膀胱功能，运动缺陷和感觉缺陷的严重性进展程度，马鞍区感觉障碍情况，以及是否患有癌症或脊柱感染。第一轮筛查结束后，医护人员应继续筛查肾脏、心脏以及其他非肌肉骨骼疾病，直到确定患者仅存在肌肉骨骼疾病。

重要的是，在物理治疗室内，让患者处于适当体位，检查排除腰椎外伤。颈椎是脊柱中最容易受伤的部位，与其结构有关，因此腰椎外伤的后果没有颈椎外伤的严重，但是腰椎损伤仍然是评估运动员组织病理结构的重要内容。腰椎峡部裂在临床上很常见，是指腰椎一侧或两侧椎弓上下关节突之间的峡部骨质缺损不连续；其中 85%～95% 的腰椎峡部裂发生在 L5，5% ～ 10% 发生在 L4，近端椎体的患病率降低。腰椎峡部裂通常不会变先出临床症状，有些患者会出现疼痛症状，通过放射学检查方法可以检出。青少年患有腰椎峡部裂时，会出现疼痛症状。腰椎峡部裂可能会导致腰椎滑脱（发生率约为 25%），是下位椎体向前滑移的结果。

腰椎峡部裂的症状通常包括局部 LBP，少数疼痛放射至臀部或下肢近端。腰椎峡部裂具有多种发病机制，症状可能在遭遇特定事件后逐渐加重，也可能在遭遇急性损伤后突然出现。

腰椎峡部裂具有多种分型（见表 34.2），但在极限运动中 II 型、III 型和 IV 型比较常见（见图 34.6）。在水手、风帆冲浪运动员、潜水员、举重运动员和划艇运动员中，过度运动引起的椎弓峡部牵拉过度（II 型）很常见。除此之外，由错误的运动行为导致的单一外伤事件，可能会导致应力性骨折或腰椎峡部裂。

还需要关注椎间盘病理学。如果青年精英运员患有腰椎间盘前缘损伤，会增加 LBP 患病风险。LBP 急性发病时，椎间盘损伤并不能提示患者进行保守治疗。检查无症状患者时，如果检出椎间盘病变，表明临床决策的应用比较缺乏。

在 20 岁和 80 岁的病情逐渐加重的患者中，椎间盘退变的发病率分别为 37% 和 96%，椎间盘突出的发病率分别占 30% 和 84%。

因此，患者出现严重症状时，才能获得诊断，但在患者出现急性下腰痛时，不能获得充分的评估和治疗。另外，没有证据表明，腰椎的急性期退行性改变一定会演变为慢性疼痛。

由于患者发生腰椎峡部裂时，一般不会出现症状，临床诊断需要依靠影像学检查方法。最近，影像诊断学的回顾性研究表明：影像学技术并不能改善 LBP 治疗。因此，美国和欧洲的医学指南不推荐使用影像学检查方法，除非怀疑急性 LBP 中存在严重的病理改变。

如果认为患者可以进行急性下腰背痛的康复训练，需要根据患者的组织病理学改变，来制定康复训练内容，纠正错误的技术动作，以及使用徒手治疗方法以缓解疼痛症状。

表 34.2　腰椎峡部裂的 Witse 分类

| 类型 | | 发病机制 |
| --- | --- | --- |
| I. 发育异常型 | | 先天性畸形 |
| II. 椎弓峡部 | 松解症 | 疲劳性骨折 |
| | 牵拉症 | 过度运动导致椎弓峡部牵拉过度，但没有断裂 |
| | 急性损伤型 | 急性骨折 |
| III. 退行性改变型 | | 关节突关节结构重塑 |
| IV. 外伤型 | | 椎弓根急性骨折 |
| V. 病理型 | | 全身性或局灶性骨质破坏 |

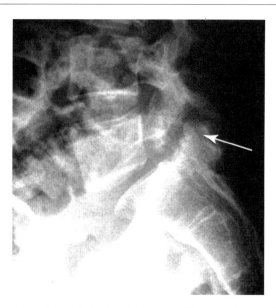

**图 34.6** 一位 36 岁女性极限运动员（从事风帆冲浪运动和跳水运动）的影像学资料，该运动员患有低位腰椎峡部裂导致的腰椎滑脱（箭头）

### 34.4.2 康复训练

正如上文所述，很难使用病理学方法诊断 LBP，因为在绝大多数 LBP 患者的组织结构病理改变都无法识别。如前所述，极限运动员常常会发生急性 LBP，与急性 LBP 治疗方法不同，治疗慢性 LBP 时，需要进行多项评估。与上述观点不同，分类系统可以帮助管理 LBP 患者。目前，分类系统种类很多，分别以病理和康复方法为基础。

由于 LBP 中病理型腰椎峡部裂的数量低于 20%，但是物理治疗师使用病理解剖模型进行的治疗练习具有局限性，因此治疗方面存在挑战性。因此，Fritz 等人提出了一种数据收集方法，用来收集异质小组的组织病理改变，以指导治疗师进行临床决策。四项治疗分类项目分别为：徒手治疗、稳定性运动、特定运动和牵引治疗。下文将详细介绍用于治疗急性 LBP 的前三项分类治疗项目，并且根据国际标准反复检查治疗项目。

欧洲和美国的急性非特异性 LBP 治疗指导很相似，都包括：保持活动、使用药物以减轻疼痛症状以及脊柱矫正治疗。卧床休息的不良反应逐渐被认识，卧床会使患者越来越虚弱、僵硬，回避运动。

虽然药物治疗和康复训练足以治疗大多数急性 LBP，但如果极限运动员想重返赛场并缩短复发时间，则需要特定治疗项目和徒手治疗方法。

脊柱矫正治疗通常应用于非特异性急性 LBP 的发病早期阶段。大多数治疗指南都认为，脊柱矫正应该在 LBP 发病的前几周实施。英国、美国、新西兰和丹麦的治疗指南指出，脊柱矫正治疗在缓解疼痛方面很有效。澳大利亚、以色列和荷兰的指南则认为，脊柱矫正治疗不应该用于治疗急性 LBP。在 LBP 患者中开发异质小组样本方面存在挑战，从而不能明确定义 LBP 治疗指南。Flynn 等人研究显示预测规则标准有助于识别治疗方法的有效性，随后 Childs 等人进行了验证。如果患者在以下 5 项症状中存在 4 项以上，就适合进行脊柱矫正治疗：症状持续时间少于 16 天，膝关节远端没有症状，恐惧—逃避信念问卷得分小于等于 19 分，一侧髋关节内旋超过 35°、腰椎活动度较小。

具有 5 项症状的患者在开始治疗后 1 周内残疾率会降低 50%。

后续的专项运动通常被称为 McKenzie 诊疗法、方向特异性治疗、机械诊断和治疗。Fritz 等人研究证明，专项运动是治疗膝关节以上症状的最经典的方法。美国和丹麦的治疗建议指出，McKenzie 诊疗法和脊柱稳定性训练可用于管理急性 LBP，缩短 LBP 复发时间。

同样，在稳定性训练方面，各国的治疗指导中都没有明确定义。与脊柱矫正治疗相似，也在 LBP 患者中开发异质小组样本方面存在挑战。欧洲的治疗指导显示，在发病的前几周进行特定背部训练（例如，强化、弯曲、伸展、拉伸）没有任何作用。然而，治疗指南的可变性对康复计划和治疗师干预措施的选择几乎没有指导作用，因此，在管理患有急性 LBP 的极限运动员时，应考虑现有的最佳证据。

如果治疗相关文献和指导中存在差异，在管理极限运动员所患的急性 LBP 方面，徒手治疗方法很重要，除了要保证治疗过程中患者无痛状态，并提前恢复强化专项运动训练。虽然运动员患急性 LBP 后，一般会实施强化专项训练，但文献中不存在明确支持；重要的是，治疗前需要了解极限运动员的需求，以及与一般人群的不同之处。强化再训练的重点是恢复腹直肌、腹横肌、腹内斜肌和多裂肌肌力，以增强核心稳定性（见图 34.7 和图 34.8）。训练首先从仰卧姿势开始，再进行四肢运动，然后进行闭链运动，最后在极限运动模拟环境中进行动态训练。

训练过程中，脊柱需要保持适当位置，减少腰椎负荷，目的是减少疼痛以及损伤复发，并提高恢复运动后的身体舒适度。例如，利用仰卧卷腹动作来对腹横肌进行再训练，然后进行四肢训练、蹲式再训练，最后进行专项再训练，确保运动员在静态和动态条件下都能很好地控制腰椎。当运动员可以很好地控制脊柱，并有信心做好背部管理时，就可以开始进行北部专项训练。

总的来说，可以根据分类系统以及专家意见来进行运动员的管理训练。在非特异性 LBP 的治疗过程中，徒手治疗可以减少急性疼痛，方向特异性治疗可以减少初始疼痛以及集中症状，并在静态到动态条件中进行强化训练。国际上普遍认为，循证医学证据应该为治疗极限运动员的 LBP 服务。

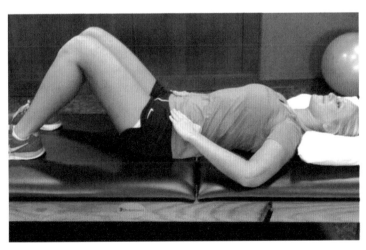

**图 34.7　腹横肌强化训练**

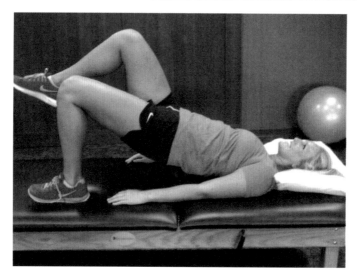

图 34.8　单腿臀桥训练

## 34.5 前交叉韧带断裂

前交叉韧带（ACL）断裂是极限运动员的常见损伤类型，仅在美国每年就有超过 25 万例 ACL 损伤事件；目前，全球发病率并不清楚。在 ACL 损伤中，50% 以上同时伴有半月板损伤，增加了康复训练的难度。

最危险的极限运动中经常出现 ACL 损伤，例如滑雪运动和单板滑雪运动，损伤机制与外在因素和内在患者因素都有关（详细介绍请见："高山滑雪和单板滑雪：当前趋势和未来方向"）。在尾波滑水和风筝冲浪中，运动员跳跃着陆时，身体失去平衡会导致 ACL 损伤。在冲浪和风筝冲浪中，运动员股骨外旋和胫骨内旋，会使作用在膝关节上的外翻力增加，上述作用产生的旋转力使前交叉韧上的应力变大，导致 ACL 不同程度损伤。许多内在因素会导致 ACL 撕裂，但是 ACL 康复训练将主要关注外在损伤因素。ACL 撕裂的治疗主要关注两个方面，分别是是减少股骨外旋和胫骨内旋，以及降低膝关节外翻扭矩，上述情况是最糟糕的 ACL 负荷状态。

保守治疗适用于极限运动员，因为膝关节稳定性不仅可以通过手术重建，还可以通过康复训练得到改善。如果患者没有伴随半月板损伤或韧带损伤，或是通过膝关节功能测试（例如"跳跃测试"）发现膝关节功能正常，或是"打软腿"（缺乏稳定性）症状轻微或是不存在时，可以优先选择保守治疗可能。无论是选择外科手术治疗还是保守治疗，康复训练都可以帮助运动员迅速且无风险地恢复到以前的运动水平方面。

### 34.5.1 康复训练

ACL 重建术（ACLR）后的康复训一般分为四个阶段。如果重建术中进行了半月板修复，那么康复计划将发生变化。本章将结合现有证据介绍标准 ACLR（分为自体韧带移植和异体韧带移植）和保守治疗方法。

ACL 重建术后 1～4 周称为早起康复期和急性炎症反应期。术后 2—4 周内，移植韧带与骨之间融合不完全，因此在此期间应给予患者严格指导。术后 12 周时，移植韧带开始恢复，最终在术后 6～12 个月期间，移植韧带恢复至与 ACL 功能相同的正常水平。移植韧带与骨愈合过程中，在达到康复目标的同时，治疗师还需要考虑膝关节所能承受的应力强度。

ACL 重建术后，康复早期的主要目标是护理手术伤口，避免关节积液以及减轻关节疼痛，可以通过冰敷和抬高患肢来达到目标。康复早期训练包括轻柔地伸展膝关节，恢复关节灵活性，以及弯曲—伸展膝关节，使膝关节可以全范围或接近全范围活动（全关节活动度 ROM）。很有必要在术后 2～3 周之内恢复膝关节全范围活动，可以降低关节纤维化风险。直腿抬高是有效提高运动范围的标准方法，有助于股四头肌的激活以及增强髋部力量。此外，还可以让运动员进行髌骨活动和偏心训练。

膝关节手术后，由于膝关节长期不能活动，会导致局部肌肉萎缩，上述训练可以有效肌肉纤维萎缩，这是膝关节手术的自然后果。大量研究表明，在康复早期，电刺激结合随意肌收缩可以帮助预防肌肉萎缩。ACLR 术后常发生的关节源性肌肉抑制，会抑制股四头肌的随意收缩，从而导致肌肉萎缩。

康复训练中，在术后支架的使用方面存在争议；文献综述显示，康复训练中不需要使用支架。但是，在术后 1～2 周内，进行股四头肌收缩训练以及消除肿胀的过程中，支架的使用对很难恢复信心的患者来说是有效的。必须在保护手术修复部位的同时，进行步态训练。在这个阶段，训练重点是本体感受训练，是指让患者在没有拐杖辅助的情况下进行步行训练，并进行渐进性负重训练。

另外，还应结合运动来改善运动员的腰盆区域稳定性，包括对横腹肌、臀中肌和臀大肌以及腹斜肌进行训练，以防止肌肉失用性以及减少导致最初损伤的诱发因素的影响。

由于极限运动员的康复目标是恢复高水平运动，需要在康复训练过程中使用手臂功率计并进行水上步行和水上自行车训练，来维持心血管耐力。研究表明，与单独使用经典康复训练相比，将经典康复训练与平衡训练、速度训练和高山滑雪模拟器训练相结合，可以使运动员提前两个月开始高山滑雪训练。在早期康复训练中，上述结合训练可以增加提高患者膝关节功能性，帮助恢复正常运动。

第二阶段的康复训练是指术后 1～4 个月的训练过程。在此期间，治疗师应需要根据运动项目的具体要求以及患者的康复进度，来制定克服疲劳训练，力量训练和稳定性训练计划。康复训练从第一阶段过渡到第二阶段后，应增加训练强度。增加腰盆区域稳定性训练，较少柔韧性训练和平面训练（添加腘绳肌等速离心训练）。对股四头肌和腘绳肌进行的人本体感觉神经肌肉促进训练很有效，因为股四头肌和腘绳肌的协同激活可以减少韧带拉伸，从而降低原发性损伤风险，同时有助于提高运动员跳跃后着陆的平衡性（见图 34.11）。在提高肌肉力量和质量的训练过程中，与开链训练相比，闭链训练在减少韧带松弛和髌骨关节问题方面更有效。

需要进行功能性测试，来评估臀部肌肉以及股四头肌的肌肉强度能否支撑更强烈地矢状面运动，包括向右侧上、下台阶测试以及星形偏移平衡测试，本章将不作赘述。值得注意的是，疲劳测试过程中，需要对患者提供足够的保护，以减少 ACL 损伤。由于功能性测试不存在一致性，但需要评估运动员的项目需求、康复时间表以及控制作用在下肢上的压力。

在让关节低冲击负荷训练中（例如上台阶训练、弓步训练和／或单腿下蹲训练）（图34.9和图34.10），确定臀部以及膝关节在冠状面上的适当位置，然后再进行高冲击负荷训练（例如双脚跳跃、单脚跳跃和蛙跳）。极限运动员的训练过程包括：使用节拍器来计算时间、使用负重背心以增加负荷、使用可调节的台阶训练和BOSU球来提高对运动变化以及环境变化的适应性，包括减少视觉依赖性以及对其他极限环境条件的适应性。根据运动员伤口的肿胀、疼痛和愈合程度，来确定每项康复训练的进程。例如，对运动员来说，弓步训练变简单时，可以添加平面动态训练，躯干上部旋转训练，或抛球训练。在此阶段，还可以引入游泳、室内自行车以及深水跑训练。

第三阶段的康复训练是指术后4～6个月的专项训练过程。第三阶段的训练目标是在保持无疼痛的基础上，单脚或双脚跳跃训练，以及在保持无疼痛和积液的基础上，进行慢跑和跑步训练。

此时，训练重点应该集中在神经肌肉训练和功能性强化训练上：包括敏捷性训练、肌肉增强训练，以及特定的专项训练，以帮助患者安全地恢复极限运动。

在进行高冲击负荷训练之前，再次进行功能性测试，来测试神经肌肉控制能力、肌肉强度、力量以及最重要的膝关节稳定性；测试包括双脚跳跃、单脚跳跃和蛙跳。在此阶段，还应逐步增加训练的挑战性，例如添加特定的膝关节横向训练。

ACL损伤康复训练的第四阶段，也是最后一个阶段，是指运动员术后6个月左右开始恢复正常运动。在进入第四阶段之前，运动员需要达到一些目标，包括在训练中或训练后不会出现疼痛或肿胀症状，股四头肌和腘绳肌力量至少达到健侧肌肉力量的85%；运动员还应该掌握完美的跑步技术，并达到可以完成功能性测试的水平，以及极限运动所需的有氧／厌氧水平。

运动员在ACL重建之后重返赛场时，应保证股四头肌肌力对称，跳跃着陆时的身体平衡情况与未受伤个体相似。如果运动员的肌肉力量较弱，会影响着陆时的身体平衡性，可能会导致ACL再次受伤或出现新损伤。

最后一点，也是至关重要的一点，就是患者的社会心理学因素。有助于恢复运动的另一基本方面，帮助运动员重建自信心和克服运动恐惧症。运动恐惧症的定义是指运动过程中产生非理性想法或身体变虚弱，这会容易引发新损伤或导致损伤复发，可能会对极限运动员产生重大影响。在极限运动中，犹豫不决会增加反应时间，使行动变得不果断，会导致运动员再次受伤或引发更严重的损伤。

在开始康复训练时，就有必要对患者进行社会心理学方面的疏导；缩短术后急性护理时间以及早期引入功能性训练可以帮助运动员增强自信心和自我效能感。另外重要的一点是，尽快将"患者角色"转化为"运动员角色"。康复训练中，模拟运动及相关专项运动训练，教练或教练组人员的参与以及对运动和比赛经验的重建，都可以帮助运动员进行心理疏导。

自我效能感和自信心的提高以及运动恐怖症的克服可以帮助患者恢复下肢运动。总的来说，社会心理学因素的影响表明应该对所有可能限制重返运动的因素进行评估，这一点很重要。

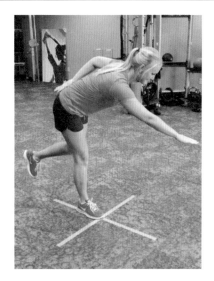

图 34.9　伸手单腿支撑本体感觉训练

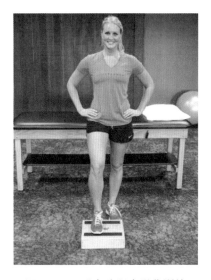

图 34.10　登台阶肌肉强化训练

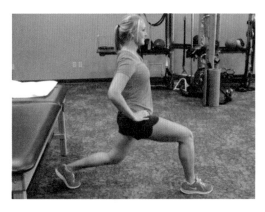

图 34.10　前弓步训练

## 参考文献

[ 1 ] McCrory P, Meeuwisse WH, Aubry M,et al. Consensus statement on concussion in sport: the 4th International Conference on Concussion in Sport, Zurich 2012 [J]. Br J Sports Med. 2013,47(5):250–258.

[ 2 ] Harmon KG, Drezner JA, Gammons M, et al. American Medical Society for Sports Medicine position statement: concussion in sport [J]. J Sports Med. 2013,47:15–26.

[ 3 ] Tator CH. Let's standardize the definition of concussion and get reliable incidence [J]. Can J Neurol Sci. 2009,36:405–406.

[ 4 ] Davidson J. Epidemiology and outcome of bicycle injuries presenting to an emergency department in the United Kingdom [J]. Eur J Emerg Med. 2005,12:24–29.

[ 5 ] Harmon KG, Drezner JA, Gammons M, et al. American medical society for sports medicine position statement: concussion in sport [J]. Br J Sports Med. 2013,47:15–26.

[ 6 ] Broglio SP, Cantu RC, Gioia GA,et al. National athletic trainers' association position statement: management of sport concussion [J]. J Athl Train. 2014,49(2):245–265.

[ 7 ] Randolph C, Millis S, Barr WB, et al. Concussion symptom inventory: an empirically derived scale for monitoring resolution of symptoms following sport– related concussion [J]. Arch Clin Neuropsychol. 2009,24(3):219–229.

[ 8 ] McCrory P, Davis G, Makdissi M. Second impact syndrome or cerebral swelling after sporting head injury [J]. Curr Sports Med Rep. 2012,11(1):21–23.

[ 9 ] Mucha A, Collins M, Elbin R, et al. A brief vestibular/ocular motor screening (VOMS) assessment to evaluate concussions [J]. Am J Sports Med. 2014,42(10):2479–2486.

[ 10 ] Schneider K, Meeuwisse W, Nettel–Aguirre A, et al. Cervicovestibular rehabilitation in sport related con– cussion: a randomised controlled trial [J]. Br J Sports Med. 2014,48:1294–1298.

[ 11 ] Ogawa H, Sumi H, Sumi Y, et al. Glenohumeral dislocations in snowboarding and skiing [J]. Injury. 2011,42(11):1241–1247.

[ 12 ] Kim SH, Ha KI, Jung MW, et al. Accelerated rehabilitation after arthroscopic Bankart repair for selected cases : a prospective randomized clinical study [J]. Arthroscopy. 2003,19:722–731.

[ 13 ] Smith GCS, Chesser TJS, Packham IN, et al. First time traumatic anterior shoulder dislocation: a review of current management [J]. Injury. 2013,44(4):406–408.

[ 14 ] Larrain MV, Montenegro HJ, Mauas DM, et al. Arthroscopic management of traumatic anterior shoulder instability in collision ath– letes: analysis of 204 cases with a 4– to 9–year follow–up and results with the suture anchor technique [J]. Arthroscopy. 2006,22(12):1283–1289.

[ 15 ] Robinson CM, Jenkins PJ, White TO, et al. Primary arthroscopic stabilization for a first–time anterior dislocation of the shoulder. A randomized, double–blind trial [J]. J Bone

Joint Surg Am. 2008,90(4):708−721.

[16] Lin CL, Su FC, Chang CH, et al. Effect of shoulder abduction on the fixation of humeral greater tuberosity fractures: a biomechanical study for three types of fixation constructs [J]. J Shoulder Elbow Surg. 2015,24(4):547−554.

[17] Fedoriw WW, Ramkumar P, McCullock PC, et al. Return to play after treatment of superior labral tears in professional baseball players [J]. Am Sports Med. 2014,42:1155−1160.

[18] Van Klenunen KP, Tucker SA, Field LD. Return to high− level throwing after combination infraspinatus repair, SLAP repair, and release of glenohumeral internal rotation deficit [J]. Am J Sports Med. 2012,40:2536−2541.

[19] Mazzocca AD, Brown Jr FM, Carreira DS, et al. Arthroscopic anterior shoulder stabilization of collision and contact athletes [J]. Am J Sports Med. 2005,33(1):52−60.

[20] Kibler WB, Sciascia A. Rehabilitation of the athlete's shoulder. Clin Sports Med. 2008,27:821−831.

[21] Foss IS, Holme I, Bahr R. The prevalence of low back pain among former elite cross−country skiers, rowers, orienteerers, and nonathletes: a 10−year cohort study [J]. Am J Sports Med. 2012,40(11): 2610−2616.

[22] Standaert CJ, Herring SA. Spondylolysis : a critical review [J]. Br J Sports Med. 2000,34:415−422.

[23] Brinjiki W, Leutmer PH, Comstock B, et al. Systematic literature review of imaging features of spinal degeneration in asymptomatic populations [J]. AJNR Am J Neuroradiol. 2015,36(4):811−816.

[24] Jarvik JG, Deyo RA. Diagnostic evaluation of low back pain with emphasis on imaging [J]. Ann Intern Med. 2002,137:586−597.

[25] Ogon M, Riedl−Huter C, Sterzinger W, et al. Radiologic abnormalities and low back pain in elite skiers [J]. Clin Orthop Relat Res. 2001,390:151−162.

[26] Henry SM, Fritz JM, Trombley AR, et al. Reliability of a treatment−based classification system for subgrouping people with low back pain [J]. J Orthop Sports Phys Ther. 2012,42(9):797−805.

[27] Fritz JM, Cleland JA, Childs JD. Subgrouping patients with low back pain: evolution of a classification approach to physical therapy [J]. J Orthop Sports Phys Ther. 2007,37(6):290−302.

[28] Childs JD, Fritz JM, Flynn TW, et al. A clinical prediction rule to identify patients with low back pain most likely to benefit from spinal manipulation: a validation study [J]. Ann Intern Med. 2004,141(12):920−928.

[29] McGill SM. Low back stability: from formal description to issues for performance and rehabilitation [J]. Exerc Sports Sci Rev. 2001,29:26−31.

[30] Scheffler SU, Unterhauser FN, Weiler A. Graft remodeling and ligamentization after cruciate ligament reconstruction [J]. Knee Surg Sports Traumatol Arthrosc. 2008,16:834−

842.

［31］Mayr HO, Weig TG, Plitz W. Arthrofibrosis follow− ing ACL reconstruction − reasons and outcome [J]. Arch Orthop Trauma Surg. 2004,124:518−22.

［32］Saka T. Principles of postoperative anterior cruciate ligament rehabilitation [J]. World J Orthop. 2014,5(4): 450−459.

［33］Adams D, Logerstedt D, Hunter−Giordano A, et al. Current concepts for anterior cruciate ligament reconstruction: a criterion−based rehabilitation progression [J]. J Orthop Sports Phys Ther. 2012,42(7):601−614.

［34］Nyland J, Brand E, Fisher B. Update on rehabilitation following ACL reconstruction [J]. Open Access J Sports Med. 2010,1:151−166.

［35］Schmitt LC, Paterno MV, Ford KR, et al. Strength asymmetry and landing mechanics at return to sport after ACL reconstruction [J]. Med Sci Sports Exerc. 2015,47(7):1426− 1434.

［36］Cozzi AL, Dunn KL, Harding JL, et al. Kinesiophobia following anterior cruciate ligament reconstruction among physically active individuals [J]. J Sport Rehabil. 2014,24(4):434− 439.

# 35 极限运动相关法律问题

Jon Heshka

## 35.1 内容介绍

任何关于《体育法》的观点———一般来说，极限运动法律必须与人体受伤情况不同的是，法律的适用性因国家而异，而各国的人体受伤情况非常一致。不论到时损伤的原因如何，是由于万有引力的影响、雪崩引起的窒息还是其他原因的影响，最终导致的人体受伤情况都是一致的。

要想统一全球极限运动的相关法律法规是不可能的。由于世界各地的法律理论、传统、成文法、判例法和法院系统制度各不相同，因此本章不会对全球范围内的极限运动相关法规进行分类和描述。但是，可以简要概括与极限运动相关的法律法规。

理论家和社会学家会在极限运动定义方面展开争论，通常定义为在冒险或户外环境中，真正存在严重损伤风险的运动项目的统称。因此，攀岩是一项极限运动，但极限飞盘不是。接触或碰撞运动（例如足球或曲棍球）是危险，并且危险程度上升至一定程度；2015 年，美国国家足球联盟（US—based National Football League）同意支付 10 亿美元以解决涉及 4000 名前球员的集体诉讼，这些球员声称在国家橄榄球大联盟（NFL）从事职业足球时导致了脑损伤，但冰球和橄榄球不被视为极限运动。

制定法律时，需要考虑很多极限运动相关问题。极限运动领域的相关法律正在制订过程中，包括劳动法和代理法、知识产权法、伏击营销相关法规、合同法和侵权法。奥运会和 X Game 单板滑雪金牌得主 Shaun White，每年 1000 万美元薪水；红牛对项目的赞助以及影响，红牛投入了十亿美元的巨额市场营销预算，他们都有行驶了自己的权利；但是，本章主要关注极限运动员损伤相关的法律制定问题。尤其是侵权法的制定这一方面，并且随后将持续关注。本章将以案例形式进行探讨，主要研究无舵雪橇、高空滑索、攀岩及白水漂流运动的相关案例，以阐释及探讨极限运动相关法律概念。

人们普遍认为，体育运动，特别是极限运动，是法律所无法企及的范围，法律没有能力对赛场内外的争端作出裁决，最好让专业运动管理机构来裁决。一名经常为受伤的

Jon Heshka
加拿大，不列颠哥伦比亚省，坎卢普斯市
汤普森河大学，法律学院
电子邮箱：jheshka@tru.ca

防守球员或联盟球员进行辩护的律师提出了以下观点，法院不具备必要的专业知识，因此难以识别体育运动中不合理行为，也不能辨别体育运动中的细微差别，应该让专业运动管理机构和运动联盟充当法官、陪审团和执行者来裁决相关事宜。

为了践行上述观点，制定了一套相对成熟的体育运动相关法律体系，并在奥运会引入了体育仲裁法庭（Court of Arbitration for sport）制度，体育纠纷必须根据一般法律原则和法规来裁决。在任何一项奥运会比赛项目中——不管它们的比赛规则如何，运动员有义务遵守一个以 CAS 体育仲裁规则为基础的调解或仲裁程序。

尽管被告律师和体育监管机构认为应该让专业运动管理机构和运动联盟来裁决相关事宜，但法院不久前就在 R. v. Bradshaw 案中做出了裁定，"任何比赛项目的相关规则或做法都必须在所在国家的法律规定范围内。"简而言之，法律不仅可以管控足球或冰球运动，还将管控有正当理由进行的极限运动。

# 35.2 极限运动的主流化及其对法律制定的影响

以前，极限运动比较边缘化，只有极限运动员从事，但现在已成为一种常见的，非常流行的运动形式。X Game 的受欢迎程度和商业成功引起了国际奥委会的注意，将极限运动项目纳入奥运动，有助于提高公众的兴趣以及维持赞助资金的稳定。国际奥委会意识到有线电视体育专业频道（ESPN）在转播第一届 Winter X Games 时大获成功，这表明冬季极限运动中的大跳台项目带来了大量收入，于是在 1998 年长野冬季奥运会上增加了单板滑雪项目，在 2008 年北京夏季奥运会上增加了小轮车竞速赛（BMX racing）项目，在 2010 年温哥华冬季奥运会上增加了滑雪越野赛（skicross）项目。在 2014 年索契冬奥会上，攀冰被列为一项"文化示范"活动；滑雪越野赛、单板滑雪以及半单板滑雪 U 池（Halfpipe）相继被冬奥会列为正式成为比赛项目，这无疑标志着极限运动已经主流化。

此外，国际奥委会还批准了单板大跳台项目和自由式滑雪大跳台项目加入 2018 年韩国平昌冬奥会。单板大跳台是指滑板运动员从一个高陡坡上划下，在大跳台前进行跳跃后，在空中表演各种翻转和回旋等动作的比赛项目。尽管单板大跳台项目的受伤风险很高，但赛事组织者修建的坡道越来越高，在 2015 年 X Games 上，单板大跳台高度达到了 25.6 米。这当然是以前的奥运会不可能出现的项目。

2020 年东京奥运会将竞技攀岩列为候选项目，但未能最终成为正式比赛项目。奥运会官方转播公司—美国全国广播公司（NBC）认为，"由于越来越多的极限运动项目成为奥运会正式比赛项目，有一天会看到竞技攀岩加入奥运动也不要感到惊讶"。

极限运动主流化不仅使这些曾经边缘化的运动合法化，而且催生了一系列极限运动相关的完整产业，并且商业上的成功伴随而来。但不同之处在于，极限运动中销售的服务和产品都是有意设计的，这些设计将运动员处于危险境地。这种有意设计会将运动员置于危险边缘，但是平常行为人与其环境之间关系是建立尽可能确保行为人安全基础上的，因此法律对待这两种情况的方式肯定不一致。

极限运动的主流化导致了商品化和商业化的出现，这反过来又促使形成新的潜在责任来源。在极限运动比赛中容易被诉讼的当事方包括国际奥运会体育联合会（the International Federations for Olympic sports）、国家管理机构（National Governing Bodies）、活动组织者、赛事工作人员、教练、赞助商、广播公司、裁判以及官员；在非比赛环境中容易被诉讼当事方不包括任何上述任何一方，而是包括设备制造商、运动场地持有者以及运动伙伴。

# 35.3 过失行为

要提出过失索赔，必须对以下四项要素做出说明：①有损害事实或损伤后果；②另一方有照顾义务伤者；③违反了护理规定；④违法或者过错行为与损害后果之间有一定的因果关系。近因原则和距离都可以改变被告的责任范围。

在著名的 Donoghue v Stevenson 一案中，对合理的 Duty of care（注意义务）进行了很好地说明：

你必须承担合理的注意义务，以避免你的作为或不作为伤害你可以合理预见的你的邻居。那么，在法律上，谁是我的邻居呢？答案似乎是——当我在采取引起争议的作为或不作为时，我应当预见到会受到我的行为影响的、同我有密切关系并会直接受到我的行为影响的人即是我的邻居。

以"邻居原则"为基础制定义务职责，容易被受伤的极限运动员起诉的当事人包括上述国家管理机构、活动组织者、赛事工作人员、教练、赞助商、广播公司、裁判员以及官员，设备制造商、运动场地持有者、电影制作人以及运动伙伴。

Lord Atkin 在研究 Donoghue v Stevenson 一案中表示，仅仅凭合理的预见性不足以确立注意义务的存在。原告还需要证明他们与被告之间存在足够亲近的关系，只有这样院考的诉讼才能被接受。因果关系是指被告的行为与原告遭受的危害结果之间的关系；要想在法律上确认因果关系，法院必须判定如果没有被告的过失行为，原告就不会受伤。

判定 Blyth v. Birmingham 自来水案的法院认为，"过失是指没有像一个理性的人一样，根据人们惯常处理事物的方式去做该做的事情，或在某些时候，做了一个理性、谨慎的人不会做的事情。"在判断被告的行为是否合理，是否符合所需的注意义务标准时，法院通常会考虑三个主要因素：①损害的可能性和严重性，②风险规避成本，③行为的社会效用或价值。"这些可以被视为合理性行为的资格或限制条件。

矛盾的是，风险会导致运动员受伤，但也是许多极限运动流行背后的驱动力，因此需要严格地判断损伤风险。此外，极限运动中的风险性质以及他们可能是伴随运动固有存在的，者使得完全避免或消除这些风险变得非常困难。如果极限运动要保留"极限性"这个基本要素，就不能消除以下损伤风险，例如在划桨时遭遇急流、攀岩时发生坠落、在小轮车或单板滑雪大跳台项目中表演空中特技时与地面发生碰撞的风险。一些法院考虑了体育运动行为的社会效用或价值，似乎给了一个通行证，让体育运动行为不受普通过失标准的限制。

在确定注意义务是否存在时，以及极限运动中的损伤风险在变得异常之前，注意义务必须在多大程度上发挥作用，法院上述方面很伤脑筋。单纯的预见性行为不能作为一项考察标准，因为可以清楚地预见到下述极限运动中存在损伤风险，例如定点跳伞、翼装飞行或速度滑雪。因此，还需要制定更多考察标准。判定博尔顿诉斯通（Bolton v.Stone）一案中的法院表示，需要判定被告遭受风险的可能性，如果被告行为符合"合理人"原则，从安全的角度考虑这个问题，我们认为不采取措施防止危险是正确的"。法院还认为，期望人们防范"不可思议且非自然"的风险是不合理的。Lord Porter 指出："只是合理地预见事件是不够的；在起诉被告犯有过失罪之前，必须考虑被告行为是否符合"合理人"原则，以及伤害是否是自然随之而来的进一步结果。受伤的概率极低，只要是个正常人就能够预测到这种可能性。"

法院认为，可预见性是一个主要考虑因素，在何种程度上影响义务分配和附加的责任。在 Conway v. O'Brien 中，Learned Hand J. 表示"一个人在某个场合中所需要承担的注意义务的程度，由以下三个因素决定：个人行为引起损伤后果的可能性；行为所能引起的损伤后果的严重程度；避免行为所可能导致的损害后果的难易或者成本。后来，Hand 法官将这些变量用一个代数方程（汉德公式）来表示，该公式以不合理风险的视角进行了解释："B：预防事故的成本；L：一旦发生所造成的实际损失；P：事故发生的概率；PL：（事先来看）事故的预先损失；例如，$B < PL$。"

尽管汉德公式在数学上是纯粹的，即当行为造成不合理的损伤风险时，被告就违反了必要的注意义务原则；但公式在应用于极限运动时却存在问题。那么在极限运动中，如何定义不合理的损伤风险？在过失行为方面，还应验证造成原告损害的违约行为的后果是否很小，不值得追偿。间接损害是否与原告的错误行为有关，一定程度上不应该由被告承担责任。在审理 Wagon Mound No.1 案中，审理原则是"只有理性的人做出的预测结果才能对注意义务做出决定"。Wagon Mound No.2 案显示，能够合理性预测出损伤概率程度的风险称为"真正的风险"，即"这是一个正常人在被告的立场上能预测到的风险……而且不会把风险预测当作牵强附会的废话而置之不理。"

法院在确定风险可能性以及程度方面，还需要继续努力，以确保其是可以合理性预测得出的，而且任何违反行为都是不合理的，是过失行为。在极限运动中，固有风险与本身的极限化特征密不可分，同时这些固有风险会产生吸引力，这也是极限运动员参与这项运动的原因，在大多数情况下，风险是明显存在的；在过失认定过程中，有必要证明被告（赛事组织者）严重违反了谨慎义务标准，没有做到充分防范风险的工作，因为极限运动中的损伤不是微小且不容易发现的，而是在合理范围内（在特定情况下）明显可见的。

当然，上述分析表明，进行极限运动的同时风险也会加剧，因为运动员会主动速度，增加跳跃高度，练习更难的特技；由于这些追究本身就会提高风险水平，肯定不能将风险水平降低到合理水平。

极限运动就是通过追求不合理的行为来挑战人类的极限，但是法律本质上是以合理性为基础的，两者之间存在矛盾。因为想要确定过失行为，就必须证明一方对另一方的行为是不合理的。从法律的角度来看，极限运动或冒险运动中的固有风险本身就是不合理的，相关法律实施的关键就是发现过失行为。正常人不会在雪崩区域进行直升机滑雪，不会进入滑雪场的封锁区域活动，也不会从悬崖上或巨大的跳台上跳下。

回想一下，传统过失判断是以一个谨慎而理性的人的行为为基础，来判断行为人是否具有过失。极限运动员通常都不是正常且具有理性的人，他们通常是有意识地进行挑战危险环境，偶尔是无意识地挑战极限，并会主动接受极限运动的固有风险。因此，相关法律需要在允许个人表达和挑战自我、采取家长式管理与保护参与者不受自身行为的影响之间保持微妙的平衡。

极限运动中的过失行为与固有风险和自由意志原则有关。在英国案例 Tomlinson v. Congleton Borough Council 中，案例中的年轻人在湖中潜水时摔断了脖子，审判法官认为在湖中浅水域潜水时存在的损伤危险和风险是显而易见的，湖水区域所有者没有义务对其进行警告，该区域内也不存在其他安全隐患。法官指出，与英国其他湖泊相比，案例中的湖泊有些区域较浅，有些区域较深，危险程度更高。

但是，当事人提出上去，案件被推翻，法院认为该湖泊的危险程度更高、区域内受伤人数较多以及周围海滩的吸引力较强，湖水区域所有者应当承担管理义务责任。法院翻案的基础如下，即如果勋在可预见的严重损伤风险，土地所有者有义务采取必要措施防止危险发生。

2009 年，上议院—对案件做出最终判定的终审法院，认为应该更加重视以下问题，导致风险的运动的社会价值、预防措施的成本以及土地所有者是否有权让完全能力人自行决定是否承担风险。

虽然，Lord Hoffman 在判决书中所写的内容是针对具体案件的，但有助于提醒那些质疑法律应在多大程度上干预极限运动的人，如下：

> 我认为，极限运动参与者可以自由选择在一片区域进行活动，这种运动本身就存在风险，该区域所有者在保护参与者方面应该承担的责任不大。如果极限运动员想进行攀岩运动、悬挂滑翔运动、在池塘或湖泊中进行游泳或潜水运动，他们就应该对自己的安全负责。当然出于自己的理由，土地所有者可能会希望禁止此类活动；他们认为极限运动员本身就是一个危险因素，也会对他人造成影响；或者所有者可能采取家长式管理方式，体型人们不要在他的土地上从事危险活动，所有者有权强加这些条件。但是法律并没有要求所有者进行此类监管活动。

另一个案例发生在英国，一名年轻男子在攀岩时受了重伤。2002 年，Gary Poppleton 在英国 Portsmouth（Portsmouth）的一家室内攀岩馆进行抱石攀岩，这是他第三次或第四次从事抱石攀岩活动。他没有签署免责声明，也没有获得任何攀岩风险相关的指示或解释。攀岩馆内的一个不显眼的标牌上列出了"室内攀岩规则"，其中包括禁止从攀岩墙上跳下，禁止爬上攀岩墙顶部以及穿过房间的金属条。Poppleton 并没有注意到这些规则的存在，也没有读过规则。他试图从攀岩墙上跳下，以抓住对侧攀岩墙上的支点，在空中翻了个跟头后，头部朝下坠落在了 12 英寸厚的防震垫上，最终导致四肢瘫痪。

Poppleton 将 Portsmouth 青年活动委员告上了法庭，初审法官判定 Poppleton 负有 75% 的责任，活动中心负有 25% 的责任。Poppleton 获得了大约 200 万美元赔偿金。法官还考虑了普通法上对具有完全行为能力的人所负的注意义务的性质和范围，当活动参与者存在潜在危险时，人们可以自行是否选择使用设施。还提出了风向的可预见性、可能性和公平性问题。如果给参与者提供培训或监督，活动区域就需要承担相关义务，但Portsmouth没有提供这攀岩相关培训，而Poppleton也没有提出相关要求。Poppleton的律师认为Portsmouth有责任对参与者进行适当的登记和培训，评估参与者能力，并监控攀岩室内的情况。此外，室外区域与商业攀岩室之间存在明显差异，区域管理者没有义务阻止参与者进行攀岩，但是商业攀岩室是鼓励人们从事攀岩这项危险活动的地方。

终审法官维持了对Portsmouth的指控，即Portsmouth没有对Poppleton提出警告，厚安全垫不能保证攀岩运动的安全，但是会误导参与者认为攀岩运动是安全的。Portsmouth有责任告知Poppleton那些不明显的危险因素，厚安全垫也是一种隐藏或潜在危险因素。法官很满意，如果Poppleton了解厚安全垫并不能保证完全身体安全，他可能就不会尝试进行跳跃了。法官认为厚安全垫为参与者制造了一种虚假的安全感。

尽管Portsmouth的律师认为攀岩室内设置的厚安全垫是完全适当的，对下述定义存疑，即把厚安全垫定性为一种隐藏或潜在危险因素，这可以用风险平衡理论的概念来解释。

风险平衡理论[2]是指人们和系统无意识地校准和接受一定程度的风险，以最大限度地提高活动的整体预期收益（例如，防抱死刹车系统；高速限制装置和防追尾装置；橄榄球运动中，佩戴头盔可以降低头骨和面部骨折的发生率，但同时又创造了一种坚不可摧的错觉，鼓励球员进行更有力地碰撞）。研究表明，与不佩戴头盔的滑雪者相比，佩戴头盔的滑雪者的滑雪速度更快。因此，使用一项旨在降低风险（例如，佩戴头盔）的控制措施的同时，进行以下行为会将风险水平提高到一定程度：滑雪速度更快、从更高的大跳台上跳下、滑雪时通过树上，或进行其他存在风险的行为。

但是，法院并没有改变判决结果。法院还参考了Tomlinson要点：明显的风险、固有风险、活动区域没有处于危险状态、能力和同意（自由意志）、义务（没有义务保护参与者免受明显风险因素的影响或自己造成的伤害）。Portsmouth没有对Poppleton的安全负责。Portsmouth没有向Poppleton提供安全警告，也没有要求其接受培训以及监管。因此，Portsmouth没有义务。鉴于上述情况，坠落会导致严重受伤，因此损伤风险是显而易见的，而Portsmouth没有义务提醒Poppleton。法院认为，同样明显的是，再多的厚安全垫也无法绝对避免坠落造成严重损伤，坠落是攀岩运动中明显的且固有的风险。

Poppleton是自愿从事的攀岩活动，而攀岩活动中本身就存在固有的且明显的风险，法律没有要求Portsmouth阻止Poppleton从事攀岩活动，也没有要求在Portsmouth对其进行培训或监督。即使Portsmouth让Poppleton支付攀岩费用，也不会影响判决结果。

最后，上诉法院表示，"成年人在选择从事体育运动时，肯定会注意到运动中存在的不可避免的危险因素，如果危险因素导致参与者受伤，那么参与者则无法获补偿"，认为Poppleton需要对此事故负100%的责任。

在法院如何对待极限运动相关案件方面，以往没有先例可循，如今Thomlinson要点和Poppleton案例可以提供启发意义。极限运动不再是流氓的最后庇护所，虽然极限运动员中很多成为了百万富翁和奥运会选手；但是与此同时，部分极限运动员受伤了甚至死亡了，一些受伤者会提起诉讼以寻求赔偿。法院越来越承认极限运动的社会效用，并认为极限运动参与者在决定进行运动时就完全接受运动中的固有风险，或是已经签署了免责声明，放弃起诉权利，此时如果参与者受伤并提起诉讼，法院会判决拒绝为受伤运动员提供补偿。在极限运动中，犯罪过失和重大过失很少发生。前者是刑事案件，后者是民事案件，尽管两者存在很大的不同，但共同点是，都实施了不同于预期标准的护理以及没有对他人的安全和福祉保持足够的关注。

目前所知的唯一一起导致过失犯罪的极限运动刑事案件，是指一项峡谷穿越运动中存在一次严重错误引导。1999 年 7 月 27 日，18 名游客和 3 名导游在瑞士 Saxeten 河峡谷中穿越时发生事故，导致游客丧生。尽管有预报显示活动区域即将有暴风雨来临，但是引导这次行程的向导公司探险世界（Adventure World）选择按原计划进行穿越。法官在裁决中指出，"对于冒险世界这样的公司来说，最重要的仍然是保证人员安全"。三名公司董事被判过失杀人罪，原因是他们未能建立一套安全防范措施来管理穿越行程，以及在得知危险天气情况后未能及时取消行程。每名董事获缓刑 5 个月并处罚款 4600 美元，而三名高级导游则获更短时间的缓刑并处以较轻的罚款；两名初级导游被判无罪。

## 35.4 运动区域所有者的相关责任

有一些法律规定了土地所有者或占用者的权利和责任。尽管不同司法管辖区内的相关法律规定之间存在差异，一般来说，这些法律中的相同内容包括占有者有责任确保进入该区域的人的合理安全性，不以伤害他人为目的而制造危险，以及不顾人身安全而轻率行事。职责范围包括管理运动区域内的条件、区域内的活动和第三人在区域内的行为。

在滑雪场内发生事故的滑雪者经常提起诉讼称，滑雪场没有尽到确保滑雪场斜坡安全性的责任。几乎所有受伤的滑雪者都没有获得索赔，因为法院认为滑雪者已经了解了滑雪场斜坡的样子，并且自愿承担滑雪或单板滑雪运动中的固有风险，或者已经已经签署了免责声明，放弃起诉权利。

一般情况下，运动员在从事越野滑雪、雪地越野摩托（Snocross）和大跳台等极限运动前，会了解运动固有风险并自愿承担，从而使占领者和活动组织者免于承担责任。上述极限运动中的赛道或跳台是特意设计和建造的，使运动员可以挑战更快的移动速度和更高的跳台。在设计赛道和跳台的过程中，活动组织者可以有效控制风险。因此，在以下两方面之间存在矛盾，一方面是保持赛道安全性与不危险性，另一方面是以刺激运动员和极限迷兴奋为目的，建设一些符合极限运动精神的赛道之间。

Nik Zoricic 于 2012 年在瑞士举行的世界杯滑雪比赛中去世。Zoricic 在接近终点线的区域进行最后一跳时，与赛道边的防护网发生了碰撞。Zoricic 的代表律师表示，Zoricic 的死亡与比赛组织者和工作人员的严重过失密切相关，并威胁到除非对这项运动做出改变，否则将提起诉讼。代表律师还表示，赛道中的跳跃轨迹不合适，雪和雪堤整理不当，最后的障碍点距离终点线太近，跳跃区域太窄，防护网不合格。赛事工作人员称，Zoricic 的死是由于"飞行失误"导致的，实际上是过失事件或称为"反常事故"，意思是这是越野滑雪固有风险所导致的。Zoricic 家族不断向越野滑雪国际联合会（国际雪联和国际滑雪联合会）施压，经过 2 年的讨论，FIS 发布了一封公开信表示，将 Zoricic 的死描述成"反常事故"或"飞行错误"是不正确的，并承诺改变越野滑雪的比赛方式。

格鲁吉亚雪橇选手 Nodar Kumaritashvili 于 2010 年在温哥华冬奥会开幕当天的训练中死亡。温哥华奥组委（VANOC）最初也将事故责任归咎于 Kumaritashvili，并称是"飞行错误"导致了死亡。BC 法医服务处的报告也同样指出，Kumaritashvili 之死与他自身缺乏经验密切相关。当然，与欧洲和北美的顶级雪橇选手相比，Kumaritashvili 相对缺乏经验，但他也获得了参加奥运会比赛资格。比赛中所用的赛道能提供更快的滑行速度以及更大的重力加速度，以帮助运动员打破世界纪录。雪橇比赛中的一个高速弯道被命名为"50—50"，几乎不会发生碰撞事件。世界级的雪橇选手在有限的赛道训练中也会发生碰撞，因此 Kumaritashvili 之死不能只归咎于他缺乏经验。VANOC 主席表示很担忧，雪橇运动员在高速赛道上可能会遭遇"严重受伤事件甚至死亡事件"，赛制工作人员可能会因此被指控没有采取有效措施来预防运动员的受伤和死亡事件。国际雪橇联合会（FIL）主席对赛道速度表示担忧，因为 FIL 规定雪橇运动员的滑行速度在 135 km/h 左右，但是惠斯勒雪橇运动员在比赛时滑行速度能达到 154 km/h。主席承认，如果运雪橇运动员不能应付如此高的滑行速度，那么这种挑战将是完全不合理的。

虽然 Kumaritashvili 之死没有导致诉讼，也没有人为此承担责任，但死亡相关因素都真实存在，也足以构成一个极限运动法律案件，包括：国际联盟、奥运会、赛事组织者、过失、占有者的责任、弃权、固有风险和自愿承担风险。Kumaritashvili 的家人最终从 VANOC 获得了 15 万美元的保险赔偿。

## 35.5 豁免

豁免是指通过将事故责任转移回原告（运动员），一种常见的抗辩方式。豁免函是一种法律文书，如果豁免函准备适当且当事双方签订后，可以为提出豁免函的一方提供保护。豁免函可以与免除责任、免除赔偿以及放弃起诉权利协议之间互换使用，旨在将造成人身伤害或死亡事件的法律责任分配或转移给他人。

豁免函的签订存在争议，因为它们只保护提供豁免函的一方。豁免函在部分区域没有法律效力；而在其他区域具有法律效力，可以有效地控制风险并将责任转移回运动员。

如果运动员签订了豁免函，就等于赛事组织者不需要对运动员的安全负责，法院对豁免函持谨慎态度，有时甚至不建议运动员进行签订。在极限运动方面，豁免函将由管理机构或活动组织者提出，运动员是签署者。

豁免函必须是纸质文件么？签署者经常错误地认为不需要签署纸质豁免函；但是这应该根据司法管辖区域以及具体案件来决定，有时必须使用纸质豁免函。在上诉法院的判决中，被告希望以自己的弃权作为辩护的核心。对上诉法院的判决进行最佳定量分析发现，40 多年来，发生于加拿大的 44 起案件中，其中 22 起以原告为受益人，22 起以被告为受益人。加拿大发生的两个代表性极限运动案例中，案件分别涉及白水漂流运动和高空滑索运动，豁免函是影响案件结果的核心因素。在 deaney v. Cascade River 假日有限公司的案件中，Fergus Delaney 博士在英属哥伦比亚的弗雷则河上进行娱乐性漂流时，从漂流筏子甩出，与岩石相撞后死亡。Delaney 的妻子起诉公司玩忽职守，称 Delaney 签署的豁免函不可强制执行。案件办理过程很复杂，开始初审法院同意妻子的指控，但是上述法院推翻了初审裁决并认为，Delaney 博士已充分考虑和了解了豁免函内容，在于死亡的那天早晨签署了豁免函，但是豁免函中一般只会提到了损伤风险，并不会提到死亡风险。

在 Loychuk 等人起诉美洲狮山探险公司的案件中，一名女性参与者在获得向导同意后，进行娱乐性高空滑索时与另一名中途停止的女性参与者发生高速猛烈碰撞，导致两名女士受伤。案件审判中，高空滑索操作员承认在没有确认好滑索线路通畅情况之前，就让 Loychuk 女士开始了滑索运动，这是他的过失。美洲狮山探险公司承认此次事故是由于员工过失导致的；以豁免函为基础进行辩护，豁免函明确指出探险公司的过失行为包括在参与者进行高空滑索时，未能采取合理保护措施，未能预防参与者免受风险事件，危险事件以及损伤事件的影响。BC 州最高法院判定美洲狮山探险公司胜诉，上诉维持原判。上诉法院维持了初审法院的判决，认为事故后果是参与者签署豁免函后所应承担的风险，这既非不合情理，亦不违反公众利益。

在免除责任、免除赔偿以及放弃起诉权利协议中，不常包含过失这一术语，在其他司法管辖区也不常见。过失行为在美国不容易得到支持，英国公平交易办公室（The Office of Fair Trading）和《不公平合同条款法（Unfair Contract Terms Act）》也不支持这种做法。

在涉及攀岩的极限运动案件中，美国法院通常会支持豁免函。在 Delk 女士起诉 Go Vertical 公司的案件中，美国康涅狄格州地方法院于 2004 年裁定，21 岁的 Delk 女子在进行抱石攀岩的过程，从 16 英尺的高处坠落，脊柱严重受伤，攀岩馆的免责声明有效，并可强制执行。法院认为有关厚安全垫、未尽到监督责任、未提出警告以及其他各种指控的事项均不成立，因为参与者签署的豁免函使他无法进行任何追偿。

一年前，另一起抱石攀岩案件—Lemoine 起诉美国康奈尔大学的案件中，也出现了类似结果，当时纽约最高法院上诉庭判决康奈尔大学无罪，理由是 Lemoine 是在明确了解了攀爬固有风险后才开始的运动。在 Holbrook 起诉 McCracken 的案件中，原告攀岩者起诉了他的搭档，称在他进行室内攀岩的过程中，他的搭档没有捋顺攀岩绳索。俄亥俄州上诉法院认为，受伤是由于攀登固有风险（高空坠落）导致的，驳回了 Holbrook 的诉讼。同样，在 1999 年 Mankowski 起诉 Mieras 攀岩馆的案件中，一名攀岩者按因引导路线攀爬的过程中发生坠落导致受伤，密歇根上诉法院裁定，攀岩保护者的过失是一种攀岩者需要承担的攀岩固有风险。

## 35.6 危害未成年罪

2010 年，在加拿大英属哥伦比亚圆石山（Boulder Mountain）上举行的 Big Iron Shootout 雪上摩托车比赛中，发生了雪崩，导致两名未成年人死亡，当时他们站在一个开放的且容易发生雪崩的区域内观看评分比赛，但没有足够的证据以过失犯罪或危害未成年罪的指控去起诉那些带孩子来观看 Shootout 的人。

同样地，在 2010 年，13 岁的美国人 Jordan Romero 成为最年轻的成功攀登 8848 米珠穆朗玛峰的人。由此他变得很有名，同时也有一些人持反对意见，他们认为攀登珠穆朗玛峰的风险太大，未成年人承受不了这种风险。尼泊尔不向 16 岁以下的登山者发放登山许可证，还要一家著名的向导机构——国际登山指南（International Mountain Guides）认为应禁止 18 岁以下的登山者攀登珠峰。

在攀登珠峰之前，Jordan 从未攀登过全球 14 座海拔 8000 米以上山峰的其中一座。他是由他的父亲和三名夏尔巴向导引领，从西藏面攀登珠穆朗玛峰，因为西藏没有相关规定限制未成年人攀登珠峰。

每 100 名攀登珠峰的登山者中就有 6 人死亡；自 2014 年以来，已有 265 多人在攀登珠峰的过程中丧生。攀登珠峰的风险真实存在；有些人认为风险是距离我们很遥远且发生概率很低，这是完全错误的。

同时引出了一些关于未成年人与极限运动之间关系的法律问题。未成年人能在多大程度上有能力做出明智决定，并在没有强迫的情况下做出选择，例如是否要在存在雪崩潜在危险的偏远地区观看 Big Iron Shootout 比赛，是否要攀登世界最高峰？在这种情况下，父母应该在鼓励或劝阻孩子方面起什么作用？未成年们是否应该被允许去追求这种极限冒险运动？

Jean-Pierre Herry 是法国国家滑雪与登山学院（ENSA，Ecole Nationale de Ski et d'Alpinisme）的一名医生，Jean 表示 16 岁以下的未成年不宜攀登海拔 4810 米的勃朗峰。英国登山协会（British Mountaineering Council）的医学顾问 David Hillebrandt 认为，13 岁的未成年太年轻了，不应该在如此之高海拔的地区进行攀爬运动，而且指导未成年人攀登珠穆朗玛峰的人几乎是在虐待儿童。

加拿大和美国法院还没有处理过极限运动有关的危害未成年案件。幸运的是，没有未成年人死于圆石山雪崩，Jordan 也没有在攀登珠穆朗玛峰的过程中死亡。在极限运动中，运气做扮演的角色也很重要，但是极限运动员也不应该自欺欺人，有些情况下，单凭技能不可能避免死亡或受伤事件。

值得注意的是，荷兰法庭于 2011 年短暂将 13 岁的 Laura Dekker 置于国家监护之下，因为 Laura 试图成为最年轻的单人环球航行水手，法院认为让 Laura 从事如此冒险的几项运动，这是不负责任的。荷兰政府下属的少年儿童保护当局曾向法庭再次申请为期一年的监护令，未获得通过；Laura 最终完成了 27 000 海里的航行，在 16 岁零 123 天时成为最年轻的单人环球航行水手。

　　未成年人参加极限运动的现象变得越来越普遍，这表明也会有越来越多的未成年人死于极限运动。未来，法院将会对参加极限运动未成年人的父母进行调查，判断他们是为未成年人提供了帮助，是否应对未成年人的死亡负责。

### 参考文献

［1］Wilson S. IOC approves big air snowboarding, mixed doubles curling for 2018 pyeongchang olympics [M]. National Post. 8 June 2015.

［2］Torjussen J, Bahr R. Injuries among elite snowboarders（FIS snowboard world cup）[J]. Br J Sports Med. 2006；40（3）：230 - 4.

［3］Linden AM, Feldthusen B. Canadian Tort Law, 9th edn [M]. LexisNexis Canada；2011, 360.

［4］Lines K, Heshka J. Falling in line with the law – should adults who are injured after deliberately put- ting themselves at risk expect to be compensated？ [J]. N Law J. 2008：1026 - 1027.

［5］Wilde GJS. The Theory of Risk Homeostasis： Implications for Safety and Health [J]. Risk Analysis. 1982；2：209 - 225.

［6］Olson E. Swiss judge convicts six in deaths of adventurers lost in flood [J]. The New York Times. 12 Dec 2001.

［7］Barkham P. Should a teenager be climbing Mount Everest [J]. The Guardian. 2010；12 Apr.

［8］Davies C. Dutch 14-year-old's plan to sail round world backed by court [J]. The Guardian 2010；27 July. .